耳穴诊断学

黄丽春 主编

科学技术文献出版社
·北京·

(京)新登字 130 号

内 容 简 介

本书共分三部分,上篇为耳穴基础理论,在耳穴研究上,根据作者临床经验和常用的穴位,将耳穴的类型及功能做了归类,并阐述了耳穴诊治疾病的原理;中篇为耳穴诊断总论,内容包括耳穴诊断运用的视、触、测听、辨证等方法;下篇为耳穴诊断各论,介绍了耳穴各种诊断、综合诊断、鉴别诊断方法,并详细阐述了各系统疾病诊断的特点及鉴别。为了便于诊断和鉴别诊断,掌握各种疾病在耳穴反映的规律及所有独特阳性反应特征(变色、变形、丘疹、脱屑、血管充盈),书中除大量篇幅用文字阐述外,还以彩色照片加以说明、对照,这对从事耳穴诊断研究者是很好的借鉴。

科学技术文献出版社是国家科学技术部系统惟一一家中央级综合性科技出版机构,我们所有的努力都是为了使您增长知识和才干。

前 言

耳穴诊断治疗是中国传统医学的一部分,在两千多年前,我们的祖先就已经发现了某些疾病和耳廓的内在联系。如秦汉时期成书的《黄帝内经》,晋代皇甫谧的《针灸甲乙经》,隋代杨上善的《黄帝内经太素》,唐代孙思邈的《备急千金方》等,都对耳与健康的关系做过具体的分析。清代汪宏在《望诊遵经》中专门叙述了"望耳诊法提纲"一节,对耳廓诊治作了较系统的论述。

近代由于广大耳穴工作者积极研究、大量实践和临床总结,耳穴诊断法发展很快,耳穴诊治法已成为一门具有独立理论体系的中国针灸分支学科,并逐步形成涵义和应用更为广泛的一门新兴学科——耳医学。耳穴诊断方法现已应用于临床,耳穴诊治疗法,不仅能诊断疾病、治疗疾病、预防疾病,还能美容、抗衰老、戒烟、戒酒、戒毒、减肥,特别是在美国,耳穴戒毒是被政府确认的一种有效的疗法。

耳穴诊断法正在被广大针灸耳穴工作者接受,深入展开,耳穴电测仪各种各样,用来探测疾病、判断疾病病变部位,并应用于临床诊断及鉴别诊断,同时作为临床治疗取穴的一种有效手段。笔者根据35年来从事耳穴诊断的大量临床实践、研究总结认为,耳穴诊断法包括耳穴的视诊、触诊,耳穴电测法在临床应用中不仅对急性病症、慢性病症、慢性病急性发作有诊断价值,而且对既往史、手术史、外伤史、遗传史及良性肿瘤、恶性肿瘤的诊断更有其重要的参考价值。

有些人认为"西医诊病"、"中医诊证"两方互不融合,而耳穴诊断方法包括了中西医结合诊断的重要含义。耳穴诊断法是以解剖学、胚胎学、遗传学、临床病因学为基础,是从生理学、病理形态学、临床症状学变化上进行分析辨证的新理论学说。笔者在耳穴诊断中运用了"一视(视诊法)、二触(触诊法:包括指摸法、探触法、压痛法、压痕法)、三测听(用耳穴探测仪的仪表、灯光、声音的变化)、四辨证(相应部位阳性反应,特定穴位功能,用现代医学理论和中医脏象学说、经络学说及临床经验进行辨证的)"综合系列诊断法。这种诊断法既符合了现代西医的物理诊断："视、触、叩、听"，又符合了中医的"望、闻、问、切"的辨证理论；综合系列耳穴诊断法，既操作简便，又安全方便，在临床上有很大的诊断参考价值。这种诊断方法充实、完善、发展了中医的诊断方法，非常值得推广、深入研究，造福于人类。

本书的特点是介绍了耳穴诊断学的历史和发展，耳穴各种诊断方法和手法，详细内容如下：

1. 耳穴视诊法：视诊法特征，视诊方法，阳性反应物与疾病反应规律。

2. 耳穴触诊法：包括四种触诊方法：指摸法、探触法、压痛法、压痕法，诊断适应证，内容和手法。

3. 测听法：电测仪的应用、电测方法、手法、电测路线顺序，以及如何区分阳性反应点、生理敏感点和病理敏感点。

4. 辨证：辨证的方法，相应部位上阳性反应的分析、现代医学理论分析、中医脏腑经络辨证理论及临床经验分析。

本书在诊断各论篇中，详细介绍了各系统疾病诊断的特点及鉴别诊断，书中除大量篇幅用文字阐述外，为了便于诊断、鉴别诊断掌握各种疾病在耳穴反应的规律，及所有独特阳性反应点特征：变色、变形、丘疹、脱屑、血管充盈，以彩色照片加以说明对照，这对初学者掌握这门观耳辨病，并把这门难以学习、难以掌握的耳穴诊断学，变成诊断快而准确、功效高而且富于乐趣的一门学科——耳医学。

本书在出版过程中得到国际耳医学研究和培训中心 William S. Huang，我的老师王忠，以及著名针灸专家贺普仁、李学武、王岱和著名耳医学专家陈巩荪、许瑞征、刘仕佩、管遵信、周立群、王照浩、王和见等的大力支持和协作，在此一并表示感谢！

黄丽春

目 录

上篇　基础理论

第一章　耳穴诊断学概论 ……………………………………………………（7）

第一节　耳穴诊治源于中国 …………………………………………………（7）
一、耳与经络关系的记载 ………………………………………………………（8）
二、耳与脏腑关系的记载 ………………………………………………………（9）
三、运用耳廓诊断疾病的记载 …………………………………………………（9）
四、刺激耳廓防治疾病的记载 ………………………………………………（11）
五、耳穴的记载 ………………………………………………………………（12）

第二节　现代耳穴诊治法的发展 ……………………………………………（13）
一、耳穴应用和耳穴分布规律的形成 ………………………………………（13）
二、耳穴数量及耳穴诊断、治疗方法的普及与发展 ………………………（14）
三、耳穴向深度研究和拓展 …………………………………………………（15）
四、耳穴诊断法的发展和耳医学的形成 ……………………………………（16）

第二章　耳廓解剖 ……………………………………………………………（20）

第一节　耳廓表面解剖名称 …………………………………………………（20）
一、耳廓前面表面解剖名称 …………………………………………………（20）
二、耳廓背面表面解剖名称 …………………………………………………（20）

第二节　耳廓的结构 …………………………………………………………（23）
一、耳廓的组织结构 …………………………………………………………（23）
二、耳廓的血管分布 …………………………………………………………（23）
三、耳廓的淋巴 ………………………………………………………………（24）
四、耳廓的软骨与肌肉 ………………………………………………………（24）
五、耳廓的神经 ………………………………………………………………（24）

第三章 耳穴 (36)

第一节 耳穴的定义 (36)
第二节 耳穴的分布规律 (37)
第三节 耳穴定位 (38)

一、耳垂 (38)
1. 牙 (39)
2. 下腭 (39)
3. 上腭 (39)
4. 舌 (39)
5. 下颌 (39)
6. 上颌 (39)
7. 神经衰弱点 (39)
8. 眼 (39)
9. 内耳 (39)
10. 扁桃体 (39)
11. 面颊区 (39)
12. 心律不齐沟 (39)
13. 耳鸣沟 (39)
14. 下缺齿沟 (39)
15. 上缺齿沟 (39)
16. 低血压沟 (39)
17. 身心穴 (39)
18. 智齿 (39)
19. 肿瘤特异区1 (40)
20. 颞颌关节 (40)

二、对耳屏 (40)
1. 腮腺 (40)
2. 平喘 (40)
3. 颞 (40)
4. 额 (40)
5. 枕 (40)
6. 顶 (40)
7. 脑垂体 (40)

8. 晕区 (40)
9. 神经衰弱区 (40)
10. 睾丸 (40)
11. 丘脑 (40)
12. 兴奋点 (40)
13. 皮质下 (40)
14. 癫痫点 (41)

三、轮屏切迹 (41)
1. 脑干 (41)
2. 喉牙 (41)

四、耳屏 (41)
1. 屏尖 (41)
2. 肾上腺 (41)
3. 外鼻 (41)
4. 饥点 (41)
5. 渴点 (41)
6. 降率穴 (42)
7. 咽 (42)
8. 内鼻 (42)
9. 耳颞神经点 (42)
10. 声门 (42)
11. 喉 (42)
12. 鼻咽 (42)

五、屏上切迹 (42)
外耳 (42)

六、对耳轮 (43)
1. 颈椎 (43)
2. 胸椎 (43)
3. 腰椎 (43)
4. 骶椎 (43)
5. 尾椎 (43)
6. 颈 (43)
7. 胸 (43)
8. 腹 (43)

9. 肩背 …………………………………………………………………………… (43)

10. 肋胁 …………………………………………………………………………… (43)

11. 腰肌 …………………………………………………………………………… (43)

12. 骶髂关节 ……………………………………………………………………… (43)

13. 热穴 …………………………………………………………………………… (43)

14. 乳腺 …………………………………………………………………………… (43)

15. 肋缘下 ………………………………………………………………………… (43)

16. 腹外 …………………………………………………………………………… (43)

17. 甲状腺 ………………………………………………………………………… (43)

七、对耳轮下脚 …………………………………………………………………… (44)

1. 臀 ……………………………………………………………………………… (44)

2. 坐骨神经 ……………………………………………………………………… (44)

3. 交感 …………………………………………………………………………… (44)

八、对耳轮上脚 …………………………………………………………………… (44)

1. 趾 ……………………………………………………………………………… (44)

2. 跟 ……………………………………………………………………………… (44)

3. 踝关节 ………………………………………………………………………… (44)

4. 髋关节 ………………………………………………………………………… (44)

5. 膝关节 ………………………………………………………………………… (44)

6. 外膝 …………………………………………………………………………… (45)

7. 腘窝 …………………………………………………………………………… (45)

8. 腓肠肌点 ……………………………………………………………………… (45)

9. 足心 …………………………………………………………………………… (45)

10. 股四头肌 …………………………………………………………………… (45)

11. 股外侧 ……………………………………………………………………… (45)

12. 股内侧 ……………………………………………………………………… (45)

13. 足背 ………………………………………………………………………… (45)

九、耳舟 …………………………………………………………………………… (45)

1. 指 ……………………………………………………………………………… (45)

2. 锁骨 …………………………………………………………………………… (45)

3. 腕 ……………………………………………………………………………… (45)

4. 肘 ……………………………………………………………………………… (45)

5. 肩 ……………………………………………………………………………… (45)

6. 肩关节 ………………………………………………………………………… (45)

7. 过敏区 …………………………………………………………… (45)

　8. 风湿线 …………………………………………………………… (45)

　9. 肾炎点 …………………………………………………………… (45)

　10. 腋下 ……………………………………………………………… (45)

　11. 耳大神经点 ……………………………………………………… (45)

十、三角窝 …………………………………………………………………… (46)

　1. 降压点 …………………………………………………………… (46)

　2. 盆腔 ……………………………………………………………… (46)

　3. 神门 ……………………………………………………………… (46)

　4. 耳肝点 …………………………………………………………… (46)

　5. 内生殖器、子宫 ………………………………………………… (46)

　6. 附件 ……………………………………………………………… (46)

　7. 宫颈 ……………………………………………………………… (46)

　8. 腹股沟 …………………………………………………………… (46)

　9. 便秘点 …………………………………………………………… (46)

　10. 输卵管 …………………………………………………………… (46)

十一、耳轮脚 ………………………………………………………………… (47)

　1. 耳中 ……………………………………………………………… (47)

　2. 膈 ………………………………………………………………… (47)

十二、耳轮脚周围 …………………………………………………………… (47)

　1. 口 ………………………………………………………………… (47)

　2. 食道 ……………………………………………………………… (47)

　3. 贲门 ……………………………………………………………… (47)

　4. 胃 ………………………………………………………………… (47)

　5. 十二指肠 ………………………………………………………… (47)

　6. 小肠 ……………………………………………………………… (47)

　7. 大肠 ……………………………………………………………… (47)

　8. 阑尾 ……………………………………………………………… (47)

　9. 乙状结肠 ………………………………………………………… (47)

十三、耳甲艇 ………………………………………………………………… (48)

　1. 肾 ………………………………………………………………… (48)

　2. 前列腺、内尿道 ………………………………………………… (48)

　3. 输尿管 …………………………………………………………… (48)

　4. 膀胱 ……………………………………………………………… (48)

5. 肝 ··· (48)
　　6. 胰腺 ·· (48)
　　7. 胆囊 ·· (48)
　　8. 胆道 ·· (48)
　　9. 糖尿病点 ··· (48)
　　10. 脐周 ·· (48)
　　11. 腹水点 ·· (48)
　　12. 肝肿大区 ··· (48)
　　13. 腹胀区 ·· (48)
　　14. 下焦 ·· (48)
　　15. 醉点 ·· (48)
十四、耳甲腔 ·· (48)
　　1. 心 ··· (48)
　　2. 肺 ··· (48)
　　3. 气管 ·· (49)
　　4. 支气管 ··· (49)
　　5. 脾 ··· (49)
　　6. 三焦 ·· (49)
　　7. 结核点 ··· (50)
　　8. 脾肿大区 ··· (50)
　　9. 血液点 ··· (50)
十五、屏间切迹 ··· (50)
　　1. 内分泌 ··· (50)
　　2. 目1 ··· (50)
　　3. 目2 ··· (50)
　　4. 升压点 ··· (50)
　　5. 卵巢 ·· (50)
　　6. 促性腺激素点 ··· (50)
十六、耳轮 ··· (50)
　　1. 耳尖 ·· (50)
　　2. 肛门 ·· (50)
　　3. 外生殖器 ··· (50)
　　4. 尿道 ·· (50)
　　5. 直肠 ·· (50)

6. 肝阳 …………………………………………………………………… (51)

7. 轮1～轮6 ……………………………………………………………… (51)

8. 枕小神经点 …………………………………………………………… (51)

9. 肿瘤特异区2 ………………………………………………………… (51)

10. 外交感 ……………………………………………………………… (51)

11. 动情穴 ……………………………………………………………… (51)

12. 肿瘤特异区1 ……………………………………………………… (51)

十七、耳背穴 …………………………………………………………… (51)

1. 下肢后沟 ……………………………………………………………… (51)

2. 坐骨神经后沟 ………………………………………………………… (51)

3. 脊柱沟 ………………………………………………………………… (51)

4. 胃肠沟 ………………………………………………………………… (51)

5. 脑后沟 ………………………………………………………………… (51)

6. 耳背尾椎 ……………………………………………………………… (52)

7. 耳背骶椎 ……………………………………………………………… (52)

8. 耳背腰椎 ……………………………………………………………… (52)

9. 耳背胸椎 ……………………………………………………………… (52)

10. 耳背颈椎 …………………………………………………………… (52)

11. 颈椎3、4 …………………………………………………………… (52)

12. 颈椎6、7 …………………………………………………………… (52)

13. 耳背耳大神经点 …………………………………………………… (52)

14. 颈后三角区 ………………………………………………………… (52)

15. 耳背腘窝 …………………………………………………………… (52)

16. 耳背坐骨神经 ……………………………………………………… (52)

17. 坐骨神经三角区 …………………………………………………… (52)

18. 胆囊区 ……………………………………………………………… (52)

19. 十二指肠球结节区 ………………………………………………… (52)

20. 多梦区 ……………………………………………………………… (52)

21. 聪明穴 ……………………………………………………………… (52)

22. 睡眠深沉穴 ………………………………………………………… (52)

23. 快活穴 ……………………………………………………………… (52)

24. 网球肘 ……………………………………………………………… (52)

25. 肩三点1 …………………………………………………………… (52)

26. 肩三点2 …………………………………………………………… (52)

27. 肩三点 3 ………………………………………………………………… (52)
28. 上耳根 …………………………………………………………………… (52)
29. 中耳根 …………………………………………………………………… (52)
30. 下耳根 …………………………………………………………………… (52)
31. 耳背肿瘤特异区 1 ……………………………………………………… (52)

第四节 耳穴类型 ………………………………………………………… (52)
一、相应部位穴位 …………………………………………………………… (53)
二、五脏六腑穴位 …………………………………………………………… (53)
三、神经系统穴位 …………………………………………………………… (55)
四、内分泌系统穴位 ………………………………………………………… (57)
五、特定穴位 ………………………………………………………………… (58)
六、耳背穴位及其他 ………………………………………………………… (60)

第五节 耳穴功能 …………………………………………………………… (62)
一、神经系统穴位 …………………………………………………………… (62)
  1. 神门 ……………………………………………………………………… (62)
  2. 枕 ………………………………………………………………………… (63)
  3. 额 ………………………………………………………………………… (63)
  4. 颞 ………………………………………………………………………… (63)
  5. 皮质下 …………………………………………………………………… (63)
  6. 交感 ……………………………………………………………………… (64)
  7. 脑干 ……………………………………………………………………… (64)
  8. 枕小神经点 ……………………………………………………………… (64)
  9. 坐骨神经 ………………………………………………………………… (65)
  10. 丘脑 …………………………………………………………………… (65)
  11. 兴奋点 ………………………………………………………………… (65)
  12. 神经衰弱区 …………………………………………………………… (65)
  13. 神经衰弱点 …………………………………………………………… (65)
  14. 耳颞神经点 …………………………………………………………… (65)
  15. 脑 ……………………………………………………………………… (66)
  16. 顶 ……………………………………………………………………… (66)
  17. 耳大神经点 …………………………………………………………… (66)
  18. 迷走神经点(耳中) …………………………………………………… (66)
  19. 迷走神经、面神经、舌咽神经混合支刺激点 ………………………… (66)
二、内分泌系统穴位 ………………………………………………………… (67)

1. 脑垂体 ……………………………………………………………… (67)

2. 内分泌 ……………………………………………………………… (67)

3. 肾上腺 ……………………………………………………………… (67)

4. 胰腺 ………………………………………………………………… (68)

5. 甲状腺 ……………………………………………………………… (68)

6. 卵巢 ………………………………………………………………… (68)

7. 睾丸 ………………………………………………………………… (68)

8. 促性腺激素点 ……………………………………………………… (68)

三、特定穴位 …………………………………………………………… (69)

1. 升压点 ……………………………………………………………… (69)

2. 降压点 ……………………………………………………………… (69)

3. 糖尿病点 …………………………………………………………… (69)

4. 耳肝点 ……………………………………………………………… (69)

5. 腹水点 ……………………………………………………………… (69)

6. 腹胀区 ……………………………………………………………… (69)

7. 过敏区 ……………………………………………………………… (69)

8. 晕区 ………………………………………………………………… (70)

9. 饥点 ………………………………………………………………… (70)

10. 渴点 ……………………………………………………………… (70)

11. 热穴 ……………………………………………………………… (70)

12. 风湿线 …………………………………………………………… (70)

13. 便秘点 …………………………………………………………… (71)

14. 降率穴 …………………………………………………………… (71)

15. 平喘 ……………………………………………………………… (71)

16. 肾炎点 …………………………………………………………… (71)

17. 结核点 …………………………………………………………… (71)

18. 肿瘤特异区 1 …………………………………………………… (71)

19. 肿瘤特异区 2 …………………………………………………… (72)

20. 心律不齐沟（冠心沟） ………………………………………… (72)

21. 耳鸣沟 …………………………………………………………… (72)

22. 上缺齿沟 ………………………………………………………… (72)

23. 下缺齿沟 ………………………………………………………… (73)

24. 低血压沟 ………………………………………………………… (73)

25. 癫痫点 …………………………………………………………… (73)

26. 肝肿大区 …………………………………………………………… (73)

27. 脾肿大区 …………………………………………………………… (73)

28. 身心穴 ……………………………………………………………… (73)

29. 动情穴 ……………………………………………………………… (74)

30. 醉点 ………………………………………………………………… (74)

31. 血液点 ……………………………………………………………… (74)

32. 速听点 ……………………………………………………………… (74)

33. 快活点 ……………………………………………………………… (74)

34. 睡眠深沉穴 ………………………………………………………… (74)

35. 聪明穴 ……………………………………………………………… (74)

36. 多梦区 ……………………………………………………………… (74)

四、五脏六腑穴位 ………………………………………………………… (75)

1. 心 …………………………………………………………………… (75)

2. 肝 …………………………………………………………………… (75)

3. 脾 …………………………………………………………………… (75)

4. 肺 …………………………………………………………………… (76)

5. 肾 …………………………………………………………………… (76)

6. 膀胱 ………………………………………………………………… (76)

7. 胆 …………………………………………………………………… (76)

8. 胃 …………………………………………………………………… (77)

9. 大肠 ………………………………………………………………… (77)

10. 小肠 ………………………………………………………………… (77)

11. 三焦 ………………………………………………………………… (77)

五、相应部位穴位 ………………………………………………………… (77)

1. 口 …………………………………………………………………… (77)

2. 食道 ………………………………………………………………… (78)

3. 贲门 ………………………………………………………………… (78)

4. 十二指肠 …………………………………………………………… (78)

5. 阑尾 ………………………………………………………………… (78)

6. 气管 ………………………………………………………………… (78)

7. 支气管 ……………………………………………………………… (79)

8. 咽 …………………………………………………………………… (79)

9. 喉 …………………………………………………………………… (79)

10. 声门 ………………………………………………………………… (79)

11. 内鼻 ··· (79)

12. 鼻咽 ··· (79)

13. 外鼻 ··· (79)

14. 外耳 ··· (80)

15. 内耳 ··· (80)

16. 眼 ·· (80)

17. 扁桃体 ·· (80)

18. 上颌 ··· (80)

19. 下颌 ··· (81)

20. 颞颌关节 ·· (81)

21. 上腭 ··· (81)

22. 下腭 ··· (81)

23. 舌 ·· (81)

24. 牙 ·· (81)

25. 喉牙穴 ·· (81)

26. 面颊区 ·· (82)

27. 腮腺 ··· (82)

28. 膈 ·· (82)

29. 盆腔 ··· (82)

30. 附件 ··· (82)

31. 宫颈 ··· (82)

32. 子宫（内生殖器） ·· (83)

33. 输卵管 ·· (83)

34. 腹股沟 ·· (83)

35. 前列腺 ·· (83)

36. 内尿道 ·· (83)

37. 尿道 ··· (84)

38. 输尿管 ·· (84)

39. 外生殖器 ·· (84)

40. 下焦（少腹） ·· (84)

41. 直肠 ··· (84)

42. 肛门 ··· (84)

43. 颈椎 ··· (84)

44. 胸椎 ··· (85)

45. 腰椎 ……………………………………………………………… (85)
46. 骶椎 ……………………………………………………………… (85)
47. 尾椎 ……………………………………………………………… (85)
48. 颈 ………………………………………………………………… (85)
49. 胸 ………………………………………………………………… (85)
50. 腹 ………………………………………………………………… (85)
51. 肋缘下 …………………………………………………………… (86)
52. 肋胁 ……………………………………………………………… (86)
53. 腰肌 ……………………………………………………………… (86)
54. 肩背 ……………………………………………………………… (86)
55. 乳腺 ……………………………………………………………… (86)
56. 髋关节 …………………………………………………………… (86)
57. 膝关节 …………………………………………………………… (87)
58. 膝 ………………………………………………………………… (87)
59. 踝关节 …………………………………………………………… (87)
60. 跟 ………………………………………………………………… (87)
61. 趾 ………………………………………………………………… (87)
62. 足心 ……………………………………………………………… (88)
63. 股四头肌 ………………………………………………………… (88)
64. 股外侧 …………………………………………………………… (88)
65. 股内侧 …………………………………………………………… (88)
66. 骶髂关节 ………………………………………………………… (88)
67. 臀 ………………………………………………………………… (88)
68. 腘窝 ……………………………………………………………… (88)
69. 腓肠肌点 ………………………………………………………… (88)
70. 锁骨 ……………………………………………………………… (88)
71. 肩关节 …………………………………………………………… (89)
72. 肩 ………………………………………………………………… (89)
73. 肘 ………………………………………………………………… (89)
74. 腕 ………………………………………………………………… (89)
75. 指 ………………………………………………………………… (89)
76. 腋下 ……………………………………………………………… (89)
77. 腹外 ……………………………………………………………… (89)
78. 胆道 ……………………………………………………………… (89)

79. 足背 …… (90)

80. 脐 …… (90)

81. 智齿 …… (90)

六、耳背及其他穴位 …… (90)

(一)耳背穴位 …… (90)

1. 下肢后沟 …… (90)

2. 坐骨神经后沟 …… (90)

3. 脊柱沟 …… (90)

4. 胃肠沟 …… (90)

5. 脑后沟 …… (91)

6. 耳背尾椎 …… (91)

7. 耳背骶椎 …… (91)

8. 耳背腰椎 …… (91)

9. 耳背胸椎 …… (91)

10. 耳背颈椎 …… (91)

11. 颈椎$_{3,4}$ …… (91)

12. 颈椎$_{6,7}$ …… (91)

13. 耳背耳大神经点 …… (91)

14. 颈后三角区 …… (91)

15. 耳背坐骨神经 …… (92)

16. 耳背腘窝 …… (92)

17. 坐骨神经三角区 …… (92)

18. 胆囊区 …… (92)

19. 十二指肠球结节区 …… (92)

20. 多梦区 …… (93)

21. 聪明穴 …… (93)

22. 睡眠深沉穴 …… (93)

23. 快活点 …… (93)

24. 网球肘点 …… (93)

25. 肩三点1 …… (93)

26. 肩三点2 …… (93)

27. 肩三点3 …… (94)

28. 上耳根 …… (94)

29. 中耳根 …… (94)

30. 下耳根 (94)
31. 肿瘤特异区 1 (94)
32. 耳背心 (94)
33. 耳背肝 (94)
34. 耳背脾 (94)
35. 耳背肾 (95)
36. 耳背肺 (95)

(二)其他穴位 (95)
1. 耳尖 (95)
2. 屏尖 (95)
3. 目 1 (95)
4. 目 2 (95)
5. 肝阳 (95)
6. 轮 1~轮 6 (95)

中篇 总 论

第四章 耳穴诊断总论 (99)
第一节 耳穴诊断的特点 (99)
一、安全无创伤 (99)
二、适应证范围广 (99)
三、简便易学易掌握 (99)
四、诊治相结合 (100)
第二节 耳穴诊断依据 (100)
第三节 耳穴阳性反应点与耳穴诊断方法的形成 (101)
一、阳性反应点定义 (101)
二、耳穴诊断法与阳性反应的相关性 (101)
第四节 耳穴诊断方法 (104)
一、视诊法 (104)
二、压痛法 (104)
三、压痕法 (104)
四、触诊法 (104)
五、耳穴电测法 (105)

六、耳穴染色法 …………………………………………………………… (105)
七、计算机耳穴诊断法 …………………………………………………… (105)
八、耳穴综合诊断方法 …………………………………………………… (106)
第五节 耳穴诊断操作方法 ………………………………………………… (106)
一、耳穴视诊法 …………………………………………………………… (106)
　(一)视诊的方法 ………………………………………………………… (106)
　(二)视诊阳性反应的类型、特征及临床意义 ………………………… (107)
　(三)阳性反应类型与疾病反应规律 …………………………………… (125)
　(四)耳穴视诊注意事项 ………………………………………………… (126)
二、耳穴触诊法 …………………………………………………………… (129)
　(一)耳廓指摸法 ………………………………………………………… (129)
　(二)耳穴探触法 ………………………………………………………… (131)
　(三)耳穴压痛法 ………………………………………………………… (134)
　(四)耳穴压痕法 ………………………………………………………… (137)
三、耳穴电测法 …………………………………………………………… (139)
　(一)耳穴的电学特征 …………………………………………………… (139)
　(二)耳穴电测仪种类 …………………………………………………… (139)
　(三)良导点判断标准 …………………………………………………… (140)
　(四)良导点在诊断中的意义 …………………………………………… (142)
　(五)良导点反应规律 …………………………………………………… (142)
　(六)良导点与疾病定位诊断的关系 …………………………………… (144)
　(七)双耳导电量不平衡 ………………………………………………… (145)
　(八)良导点与临床症状及病程关系 …………………………………… (145)
　(九)耳廓前与耳背导电量关系 ………………………………………… (146)
　(十)耳穴电测操作方法 ………………………………………………… (147)
　(十一)探测方法和手法 ………………………………………………… (147)
四、其他诊断方法 ………………………………………………………… (175)
　(一)染色法 ……………………………………………………………… (175)
　(二)日光反射法 ………………………………………………………… (176)
五、辨证 …………………………………………………………………… (177)
　(一)相应部位分析 ……………………………………………………… (177)
　(二)根据阳性反应点的变化规律分析 ………………………………… (178)
　(三)根据现代医学理论分析 …………………………………………… (180)
　(四)中医理论脏象经络学说进行分析 ………………………………… (180)

(五)各种疾病诊断要点参考穴位分析 ·· (181)

下篇 各 论

第五章 耳穴诊断各论 ·· (185)
第一节 内科疾病 ·· (185)
一、消化系统疾病 ·· (185)
(一)胃炎 ·· (185)
(二)胃溃疡 ·· (186)
(三)十二指肠溃疡 ·· (187)
(四)十二指肠球炎 ·· (188)
(五)食管炎 ·· (188)
(六)食管癌 ·· (189)
(七)反酸恶心 ·· (189)
(八)急性胃肠炎 ·· (189)
(九)腹泻 ·· (189)
(十)便秘 ·· (190)
(十一)肠功能紊乱 ·· (190)
(十二)消化不良 ·· (190)
(十三)肝炎 ·· (191)
(十四)肝肿大 ·· (191)
(十五)肝硬化 ·· (192)
(十六)脂肪肝 ·· (192)
(十七)肝癌 ·· (193)
(十八)胰腺炎 ·· (194)
(十九)脾肿大 ·· (194)
(二十)胃癌 ·· (195)
(二十一)结肠和直肠癌 ·· (195)

二、呼吸系统疾病 ·· (204)
(一)感冒 ·· (204)
(二)气管炎 ·· (204)
(三)支气管炎 ·· (204)
(四)支气管哮喘 ·· (204)

(五)支气管扩张 …………………………………………………………… (205)
(六)肺气肿 ………………………………………………………………… (205)
(七)肺炎 …………………………………………………………………… (206)
(八)肺结核 ………………………………………………………………… (206)
(九)肺癌 …………………………………………………………………… (207)
(十)胸闷、胸痛 …………………………………………………………… (207)

三、心血管系统疾病 ……………………………………………………………… (207)
(一)高血压 ………………………………………………………………… (207)
(二)低血压 ………………………………………………………………… (211)
(三)心律失常 ……………………………………………………………… (211)
(四)冠心病 ………………………………………………………………… (213)
(五)风湿性心脏病 ………………………………………………………… (214)
(六)心脏扩大 ……………………………………………………………… (214)
(七)心肌炎 ………………………………………………………………… (215)
(八)肺源性心脏病 ………………………………………………………… (215)
(九)脑血管疾病 …………………………………………………………… (220)

四、神经系统疾病 ………………………………………………………………… (220)
(一)头痛 …………………………………………………………………… (220)
(二)头晕 …………………………………………………………………… (222)
(三)神经衰弱 ……………………………………………………………… (222)
(四)多梦 …………………………………………………………………… (223)
(五)三叉神经痛 …………………………………………………………… (224)
(六)忧郁、焦虑、神经紧张 ……………………………………………… (229)
(七)疲劳综合征 …………………………………………………………… (229)

五、泌尿系统疾病 ………………………………………………………………… (230)
(一)肾小球肾炎 …………………………………………………………… (230)
(二)肾盂肾炎 ……………………………………………………………… (230)
(三)肾癌 …………………………………………………………………… (231)
(四)肾结核 ………………………………………………………………… (231)
(五)膀胱炎 ………………………………………………………………… (235)
(六)膀胱癌 ………………………………………………………………… (235)
(七)尿频 …………………………………………………………………… (235)

六、内分泌、代谢系统疾病 ……………………………………………………… (236)
(一)糖尿病 ………………………………………………………………… (236)

(二)甲状腺功能亢进 ……………………………………………………(236)
(三)甲状腺功能减退 ……………………………………………………(237)

第二节 外科疾病 ……………………………………………………………(237)
(一)软组织损伤 …………………………………………………………(237)
(二)关节炎 ………………………………………………………………(237)
(三)痛风 …………………………………………………………………(239)
(四)腰肌劳损 ……………………………………………………………(239)
(五)腰椎骨质增生 ………………………………………………………(239)
(六)腰椎间盘突出 ………………………………………………………(240)
(七)骶髂关节炎 …………………………………………………………(240)
(八)肾虚腰痛 ……………………………………………………………(240)
(九)腰棘间韧带、椎旁韧带劳损 ………………………………………(240)
(十)臀肌膜炎(臀部纤维织炎) ………………………………………(241)
(十一)坐骨神经痛 ………………………………………………………(242)
(十二)腓肠肌痉挛 ………………………………………………………(242)
(十三)跟痛、跟骨骨质增生 ……………………………………………(242)
(十四)颈椎病 ……………………………………………………………(243)
(十五)肩背肌纤维炎 ……………………………………………………(243)
(十六)肩关节周围炎 ……………………………………………………(244)
(十七)网球肘 ……………………………………………………………(245)
(十八)腕管综合征 ………………………………………………………(245)
(十九)板机状指 …………………………………………………………(245)
(二十)足底痛 ……………………………………………………………(245)
(二十一)阑尾炎 …………………………………………………………(245)
(二十二)胆结石、胆道系统感染 ………………………………………(246)
(二十三)痔疮 ……………………………………………………………(248)
(二十四)肛裂 ……………………………………………………………(248)
(二十五)慢性前列腺炎 …………………………………………………(249)
(二十六)前列腺肥大 ……………………………………………………(249)
(二十七)前列腺癌 ………………………………………………………(249)
(二十八)尿道炎 …………………………………………………………(250)
(二十九)泌尿系结石 ……………………………………………………(250)
(三十)睾丸炎、附睾炎 …………………………………………………(253)
(三十一)乳腺炎 …………………………………………………………(253)

(三十二)乳腺纤维瘤 (253)
(三十三)乳腺癌 (253)
(三十四)静脉曲张 (254)
(三十五)静脉炎 (254)
(三十六)静脉血栓形成 (255)
(三十七)外伤 (255)
(三十八)肋软骨炎 (256)
(三十九)肋间神经痛 (256)

第三节 妇科疾病 (263)
(一)月经不调 (263)
(二)痛经 (264)
(三)闭经 (264)
(四)功能性子宫出血 (265)
(五)盆腔炎 (265)
(六)附件炎 (266)
(七)子宫颈炎 (266)
(八)子宫内膜炎 (267)
(九)子宫肌瘤 (268)
(十)子宫颈癌 (268)
(十一)输卵管炎 (270)
(十二)卵巢炎 (270)
(十三)卵巢囊肿 (270)
(十四)月经周期 (270)
(十五)绝经期症候群 (275)

第四节 皮肤病 (275)
(一)荨麻疹 (275)
(二)皮肤划痕症 (276)
(三)脂溢性皮炎 (276)
(四)皮肤瘙痒症 (276)
(五)牛皮癣 (277)
(六)神经性皮炎 (277)
(七)结节性痒疹 (278)
(八)外阴瘙痒 (278)
(九)肛门瘙痒 (278)

(十)湿疹 ……………………………………………………………………… (278)
　　(十一)鱼鳞癣 …………………………………………………………………… (279)
　　(十二)玫瑰糠疹 ………………………………………………………………… (279)
　　(十三)痤疮 ……………………………………………………………………… (279)
　　(十四)酒渣鼻 …………………………………………………………………… (280)
　　(十五)带状疱疹 ………………………………………………………………… (280)
　　(十六)黄褐斑 …………………………………………………………………… (280)
　　(十七)白癜风 …………………………………………………………………… (281)
　　(十八)盘状红斑狼疮 …………………………………………………………… (281)
　　(十九)扁平疣 …………………………………………………………………… (281)
　　(二十)瘢痕疙瘩 ………………………………………………………………… (282)
　第五节　五官科疾病 ……………………………………………………………… (282)
　　(一)近视 ………………………………………………………………………… (282)
　　(二)远视 ………………………………………………………………………… (282)
　　(三)散光 ………………………………………………………………………… (282)
　　(四)青光眼 ……………………………………………………………………… (283)
　　(五)急性结膜炎 ………………………………………………………………… (284)
　　(六)麦粒肿 ……………………………………………………………………… (284)
　　(七)内耳眩晕症 ………………………………………………………………… (284)
　　(八)听力减退、耳鸣 …………………………………………………………… (285)
　　(九)耳聋 ………………………………………………………………………… (285)
　　(十)中耳炎 ……………………………………………………………………… (286)
　　(十一)耳痛 ……………………………………………………………………… (286)
　　(十二)鼻炎 ……………………………………………………………………… (287)
　　(十三)过敏性鼻炎 ……………………………………………………………… (288)
　　(十四)副鼻窦炎 ………………………………………………………………… (288)
　　(十五)扁桃体炎 ………………………………………………………………… (289)
　　(十六)咽炎 ……………………………………………………………………… (289)
　　(十七)喉炎 ……………………………………………………………………… (289)
　　(十八)咽部异物感 ……………………………………………………………… (290)
　　(十九)复发性口腔溃疡 ………………………………………………………… (290)
　　(二十)颞颌关节综合征 ………………………………………………………… (290)
　　(二十一)牙周病 ………………………………………………………………… (291)
　　(二十二)龈炎 …………………………………………………………………… (291)

(二十三)龋齿 (291)
(二十四)缺齿 (291)

附录一 耳穴常见病治疗取穴表 (298)
1. 内科疾病 (298)
2. 外科疾病 (302)
3. 妇科疾病 (305)
4. 皮肤病 (306)
5. 五官科疾病 (307)

附录二 耳穴诊治疾病原理的探讨 (309)
第一节 耳穴与经络的关系 (309)
第二节 耳穴与脏腑的关系 (310)
(一)观察仪器 (312)
(二)观察对象 (312)
(三)观察部位 (312)
(四)刺激部位 (312)
(五)观察结果 (313)

第三节 耳穴与神经的关系 (314)
一、耳廓与中枢神经的关系 (315)
二、耳廓与自主神经的关系 (316)

第四节 耳穴与神经体液的关系 (317)
第五节 耳针作用原理与其他学说 (319)
一、生物电学说 (319)
二、生物控制学说 (320)
三、生物全息律学说 (322)
四、闸门控制学说 (325)
五、免疫学说 (326)

参考文献 (329)

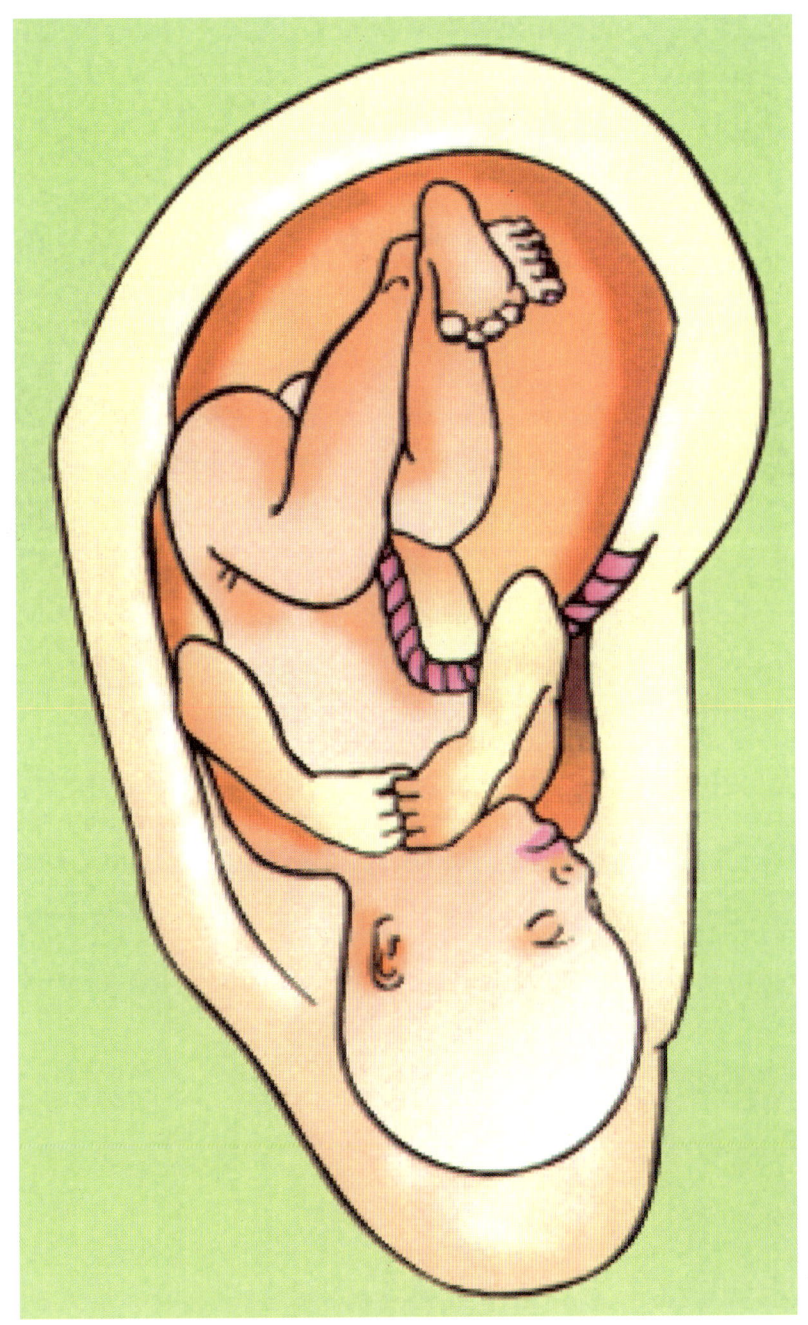

插图1　耳廓胚胎倒影图

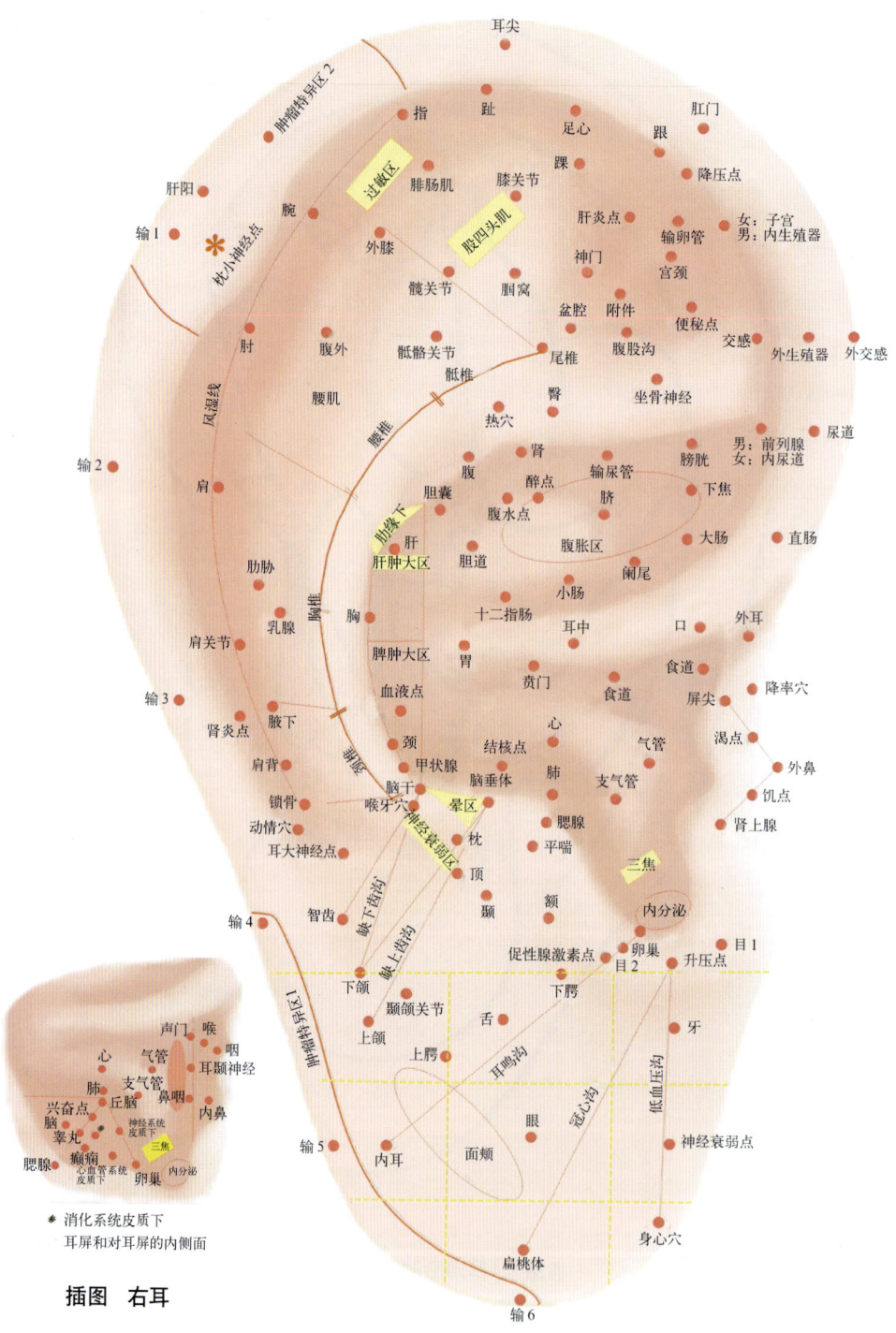

插图2　耳穴诊断治疗穴位图

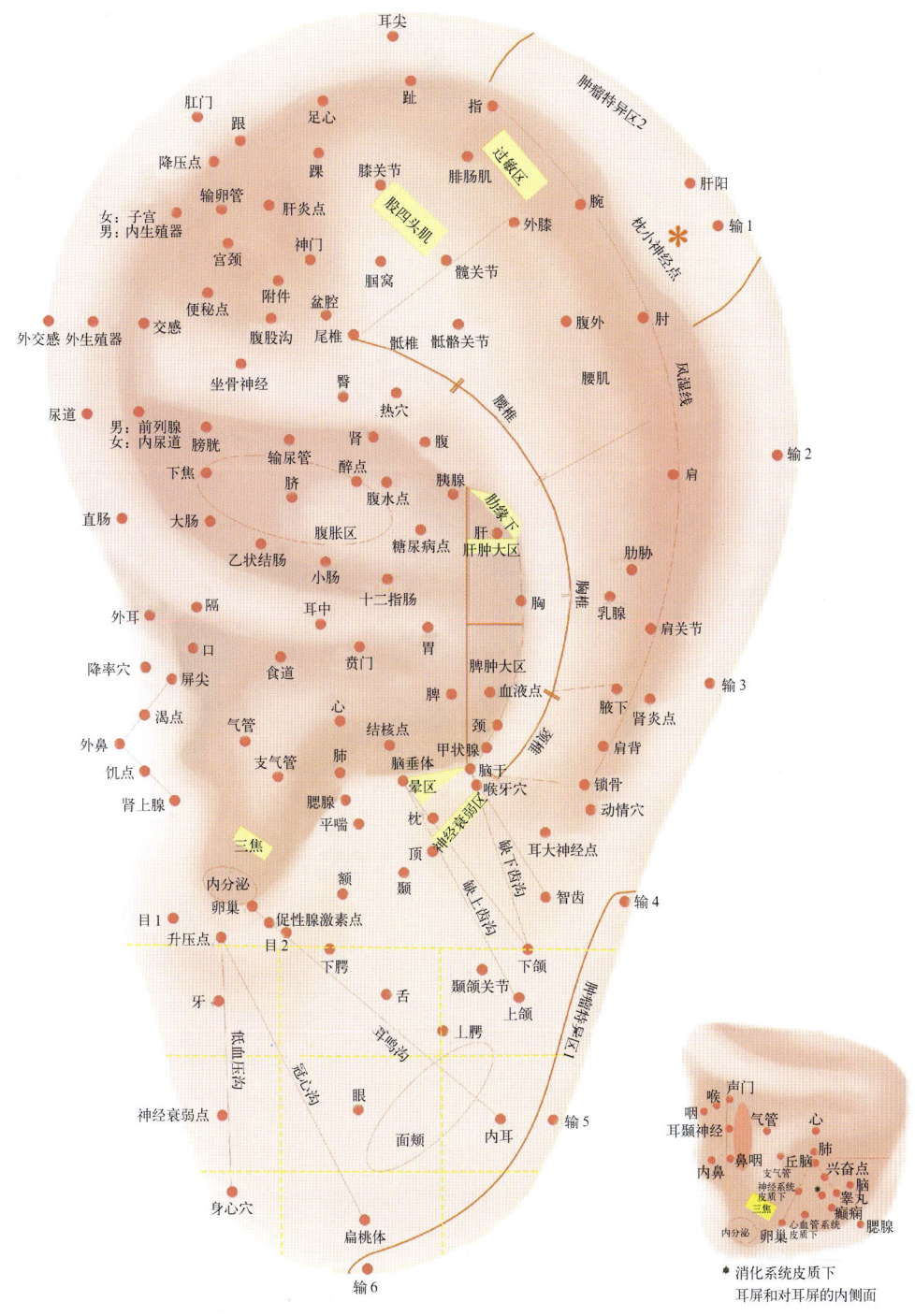

插图 左耳

插图3 耳穴诊断治疗穴位图

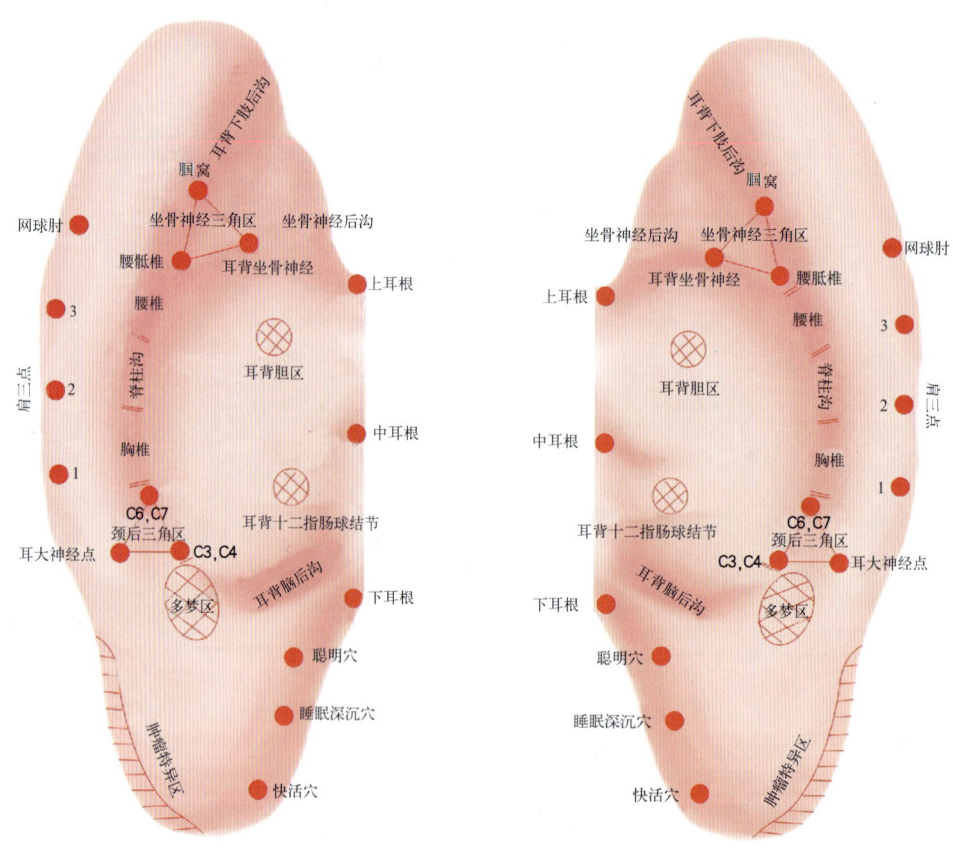

插图4　耳背诊断治疗穴位图

上篇 基础理论

第一章 耳穴诊断学概论

利用耳穴诊断疾病在中国具有悠久的历史,它是传统医学的重要组成部分,早在两千年前成书的中医经典著作《黄帝内经》中就有"视耳好恶,以知其性"等明确的记载,历代医学家通过大量医疗实践和临床总结,使耳穴望诊法不断充实和提高。

近四十余年,广大耳穴工作者,在耳穴望诊的基础上,对耳穴的功能、耳穴的特异性、耳穴诊断疾病规律、耳穴诊断方法和手法,做了大量的临床实践及理论探讨,发展了现代新型的耳穴诊断法。耳穴诊断法在中国中医"四诊"会议上引起与会专家的高度重视。实践证明,耳穴诊断不仅能对人体各部位疾病做出定位、定性诊断,而且对疾病的过去史、外伤史,一些疾病的早期发现和预后诊断都有一定意义。

现代的耳穴诊断方法,是一种综合系列的诊断法,笔者用了"一视":视诊法;"二触":触诊法,包括指摸法、探触穴位法、压痛法、压痕法;"三测听":用耳穴诊断仪的仪表、灯光、声响的变化等进行诊断;"四辨证":用中西医结合的理论、穴位的功能、相应部位的反应和临床经验进行辨证。这种诊断方法,既符合现代西医的理论即:视、触、叩、听诊断方法,又符合了中医的望、闻、问、切的辨证理论,而且弥补了中医的舌诊、脉诊及辨证等方法在诊断疾病的不足,耳穴诊断法本身融合了中西医结合诊断疾病的特点,这种诊断方法是以解剖学、胚胎学、遗传学为基础,以生理学、病理形态学及临床病因学、临床症状学进行分析诊断和鉴别诊断的新型方法。

耳穴诊断法操作简便、方便适用,而且具有无痛苦、无损伤、无副作用,诊断适应证范围广,省时省力等特点,完善、充实、发展了中医的诊断方法,颇有发展潜力,值得推广、深入研究,造福于人类。

第一节 耳穴诊治源于中国

耳穴诊治起源于中国。早在《内经》成书之前,古代医学家就积累了不少关于耳与整体相联系的经验和知识,并将其加以总结归纳,编入早期医学文献中。1973 年,中国文物考古工作者在湖南长沙马王堆三号汉墓出土的帛书中,就有《足臂十一脉灸经》和《阴阳十一脉灸经》,这是目前已知最早的经脉学和灸疗学专著。在《阴阳十一脉灸经》中就记载耳与上肢、眼、颊、咽喉相联系的"耳脉"。这说明古人已对人体生理、病理现象进行观察,并形成了初步理论。

中国第一部经典医著《黄帝内经》和历代著名医学专著中,都记叙了耳和经络的关系、耳与脏腑的关系以及借耳诊治疾病的理论和具体方法等。

一、耳与经络关系的记载

《内经》中不仅将"耳脉"发展成了手少阳三焦经,而且对耳与经脉、经别、经筋的关系都有比较详尽的记载。如《灵枢·邪气脏腑病形篇》记载:"十二经脉三百六十五络,其气血皆上于面而走空窍,其精阳之气,上走于目而为睛,其别气走于耳为听。"《灵枢·经脉篇》记载:"小肠手太阳之脉……其支者,却入耳中。""三焦手少阳之脉……其支者……系耳后,直上出耳上角……其支者,从耳后入耳中出走耳前。""胆足少阳之脉……其支者,从耳后入耳中,出走耳前。""手阳明之别……入耳,会于宗脉。""胃足阳明之脉……上耳前。""膀胱足太阳之脉……其支者,从巅至耳上角。"《灵枢·经筋篇》还提到了足阳明之筋、手太阳之筋、手少阳之筋,与耳的联系。根据《灵枢》的记载循行耳区的经脉与手足三阳经的关系最密切,六条阴经虽不直接入耳,但却通过经别与阳经相汇合,十二经脉都直接或间接上达与耳,故《灵枢·口问篇》曰:"耳者宗脉之所聚也"。

> 耳者宗脉之所聚也○南方赤色入通於心开窍於耳○肾主耳在藏为耳藏象○足太阳至耳上角○足阳明循颊车上耳前○手少阳耳后支者入耳前○手太阳之别者入耳中合於宗脉○手少阳经耳后出耳上角○足阳明之经其支者结於耳前○足少阳之经出其支者结於耳前俱经○手太阳之筋结於完骨足少阳之经出耳后入耳中出走耳前○手太阴之别气走於耳而为听○经脉三百六十五络其别气走於耳中疾痛七十○手足少阴太阴足阳明五络皆会於耳中○十二经脉三百六十五络其气血皆上於面而走空窍其精阳之气走於目而为睛○上络耳耳者宗脉之所聚也○於耳肾和则能聞五音矣○经脉十二○枕骨○枕骨足少阳之筋结於枕骨合於足少阳之经○筋结於枕骨足太阳之筋直者结於枕骨○完骨○足太阳之筋上结於完骨○手太阳之筋

到了宋代,杨士瀛说:"十二经脉,上终于耳,其阴阳诸经适有交并。"至金元时有关耳部经络的阐述出现了盛况。如刘完素《六书·耳鸣篇》提到"盖耳为肾之窍,交会手太阳、少阳、足厥阴、少阴、少阳之经";李杲《十书·耳箫声篇》说"胆与三焦之经同出于耳",罗天益《卫生宝鉴》记载"五脏六腑,十二经脉有络与耳者","夫耳者宗脉之所聚,肾气之所道,足少阴之经也";朱震亨《丹溪心法》提出"盖十二经脉,上络于耳"和"耳为诸宗脉之所附";滑泊仁《十四经发挥》论"手少阳……从耳后翳风穴入耳中"和"足少阳……从耳后颞颥间过翳风之分入耳中"。

到了明代,耳部经络又有深入阐述。李时珍《奇经八脉考》从八脉角度阐明了耳和经脉的关系,如阴阳二跷脉循行"入耳后";阳维脉"循头入耳"。徐春圃《古今医统》记载"且十二经脉上络于耳,其阴阳诸经适有交并,精气调和,血气充足,则耳闻而聪。"王肯堂《证治准绳》说:"耳属足少阴肾经,又属手少阴心经,又属手太阴肺经,又属足厥阴肝经,又属手足少阳三焦经、手太阳小肠经之会,又属手足阳明大肠胃经,又属足太阳膀胱经,又属手足少阴心肾、太阴肺脾、足阳明胃经络之络。"张介宾《类经》说:"手足三阴三阳之脉皆入耳中。"

清代沈金鳌《杂病源流犀烛》中说:"阳跷……下耳后,入风池而终。"由此可见耳与十二经络关系最为密切,耳廓虽小,却是诸经通过、终止、会合的场所,上述这些论述与记载为后来耳针的发展奠定了理论根据与研究基础,实践中表明了针刺耳廓常出现沿一定的经络感传;在经络的普查中又看到刺激十二经井穴时,有些经络的感传可通达耳廓,这种耳与经络的关系,是值得研究探讨的。

二、耳与脏腑关系的记载

耳与脏腑有着极为密切的生理关系,《灵枢·五阅五使篇》记述:"耳者,肾之官也",《素问·金匮真言论》记:"南方赤色,入通于心,开窍与耳,藏精于心"。《素问·脏器法时论》曰:"肝病者……虚则……耳无所闻……气逆则头痛,耳聋不聪。"《素问·玉机真脏论》记:"脾……不及则令人九窍不通"。《难经四十难》记:"肺主声,令耳闻声"。《灵枢·脉度篇》记:"肾气通于耳,肾和则耳能闻五音矣。"

唐代孙思邈《千金方》中又进一步提出:"神者;心之脏;舌者心之官,故心气通于舌,舌和则能审五味矣。心在窍为耳……心气通于舌,非窍也,其通于窍者,寄见于耳,荣华于耳。"《证治准绳》记:"心在窍为舌,以舌非孔窍;故窍寄于耳,则肾为耳窍之主,心为耳窍之客。"

清代沈金鳌在《杂病源流犀烛》记:"耳属足少阴,肾之寄窍也。耳所至者精,精气调和,肾气充足,则耳聪。若劳伤气血,风邪乘虚,使精脱肾惫,则耳聋,是肾为耳聋之原也。然肾窍于耳,所以聪听,实因水生于金,盖肺主气,一身之气贯于耳。"

从以上论述可以看出耳和脏腑的关系,1888年清代医家张振鋆与其族弟张地山著成《厘正按摩要术》,提出耳背分属五脏的理论。这种分部方法源于中国医学整体观,体现中国医学中局部与整体的相关性。

三、运用耳廓诊断疾病的记载

运用耳廓诊断疾病,在《黄帝内经》中已早有记载。古代医学已注意到通过观察耳廓的位置、大小、厚薄、形态及颜色诊断脏腑机能,特别是肾的情况。《灵枢·师传篇》记述:"肾者主为外,使之远听,视耳好恶,以知其性。"

《灵枢·本脏篇》记载:"(耳)黑色小理者肾小,粗理者肾大,耳高者肾高,耳后陷者肾下,耳坚者肾坚,耳薄不坚者肾脆……",唐代孙思邈根据临证体验和观察进一步指出:"耳坚者则肾坚,肾坚则肾不受病,不病肢痛","耳薄者则肾脆,脆则伤热。热则耳吼闹,善病消瘅"。并指出:"耳大小、高下、厚薄、偏圆则肾应之","正黑色小理者,肾则小,小即安难伤","粗理者则肾大,大则虚,虚则肾寒,耳聋或鸣,汗出腰痛,不得俯仰,亦伤以邪","耳前者则肾高,高则实,实则肾热……耳后陷者则肾下,下则腰尻痛,不可俯仰为狐疝"。"耳高者则肾偏。偏欹则善腰尻痛。"耳和肾的位置关系:"耳好前居牙车者则肾端正。端正则和利难伤"。在望耳诊病中《灵枢·阴阳二十五人篇》记载:"手少阳之上,血气盛则眉美以长,耳色美;血气皆少则耳焦恶色。"这是根据耳的色泽和恶美来判断气血的盛衰。医家王肯堂在《证治准绳》中指出:"凡耳轮红润者生,或黄或黑或青而枯燥者死,薄而白,薄而黑者皆为肾败。"

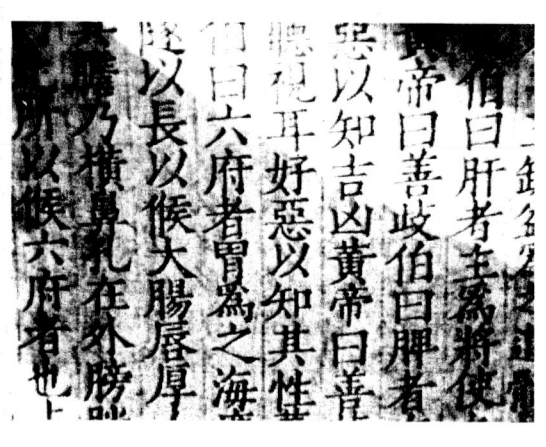

视耳好恶,以知其性
——摘自《黄帝内经》

古人曰:"有诸内,必形诸外"一语概括了机体内脏与体表相关的规律。古人确实观察了躯体内脏病变在耳廓上出现的反应。在《痘科书》耳诊中记载十分详细:"耳上属心,凡出痘时宜红色而热。若色黑寸白而冷,其筋纹如梅花品字样从皮上出者,皆逆也。……耳下属肾,凡出痘时其色宜红紫带冷,不宜淡黄带热如筋纹梅花品字样为顺,如蚤咬芝麻之形者为险逆难治之候……","凡发热,耳筋出现紫黑赤白皆凶,耳上凉者吉,耳下凉者凶,耳后青筋瘰疬。""耳后红筋痘必轻,紫筋起处重沉沉,兼青带黑尤难治,十个难求三五生。"

在耳廓上除对肾病和痘诊出现反应外,另观察道:"耳前黑者疝痛也。""耳痛后肿者,阳明中风之证也。""耳上起青筋主肝风。"《灵枢·论疾诊尺篇》记载:"耳间青筋起者,掣痛……"《灵枢·卫气失常篇》记载:"耳轮焦枯如受尘垢者病在骨。""下消则耳轮焦干,肠痈则耳轮甲错。"

隋代杨上善在《黄帝内经太素》中记述:"小肠病者,当耳前热"。"厥阴头痛,头痛甚,耳前后脉涌有热"。《中藏经》记述:"黑丁者,起于耳前,状如疤痕,其色黑,长减不定,使人牙关急,腰脊脚膝不仁,不然即痛……"。"肾绝,大便赤涩,耳干脚浮,舌肿者,六日死。"清代沈金鳌在《杂病源流犀烛·肝病源流篇》记述:"腋臭、漏腋……耳内必有油湿。"晋代皇甫谧在《针灸甲乙经·小儿杂病第十一篇》中记述:"婴儿耳间,青脉起者、瘈、腹痛。大便青瓣,飧泄。"有人认为:月蚀疮(耳背与乳突处糜烂)可作为小儿蛔虫症的诊断依据之一。耳廓、鼻尖清冷是麻疹的早期征象。

古人观察耳廓可判断预后:如《小儿五色不治歌》中的"……青色横目及入耳,此症应知死;耳内生疮黑斑出,医人休用术"。"耳门黑气入口(按:指外耳道口)者","(耳)黑如炱者","黄色靥点如拇指应耳者"均为不祥之兆。

清代,耳诊已成为中医诊断学体系中的重要组成部分。在汪宏所著的《望诊遵经》一书中,专有"望耳诊法提纲"一节,除引述前人经验外,还从色、形入手以中医基本理论为依据,对望耳诊病加以概括和阐述。将望耳诊病与中医基本理论紧密结合起来,并在宏观和微观两个方面系统加以论述,是汪氏对耳诊的重要贡献。他所提出的以耳部色泽变化分属五行"应乎五脏"

的观点,与张振鋆以耳背分部对应五脏的观点有着一脉相承的联系。

这种借耳诊病的方法在古代医学书中记载颇多,为后人思考和借鉴的宝贵资料,丰富了耳诊的内容,至今仍为许多老中医所沿用。近几十年来随着病理学、遗传学、分子生物学的发展,有些病理学者和儿科医生观察到,两侧肾未发育的婴儿耳廓低位、前倾、软骨发育不良;先天性黏多糖代谢障碍所致的多发性骨发育障碍病(黏多糖Ⅰ型),除表现智力迟钝、表情呆板外,还具有全身骨骼畸形、听力障碍和耳廓上缘位置低于眼睛水平以下等特征,现代医学的这种发现竟与古代医学"观外以揣内",中国医学中"肾主骨,开窍于耳"相吻合。

四、刺激耳廓防治疾病的记载

运用耳廓治疗和预防疾病的历史悠久,经典著作中记载很多。

1. 防病健身方面

宋《苏沈良方》记载:"摩熨耳目,以助真气"。元代危亦林《世医得效方》记述:"蓖麻子、大枣肉、人乳和作枣核大,棉里塞耳,以治全身气血衰弱,耳聋鸣。"明万历年间朝鲜许浚的《东医宝鉴》中引用中国道家的方法:"以手摩耳轮,不拘数遍,所谓修其城郭,以补肾气,以防聋聩也"。又曰:"养耳力者常饱。"

2. 在治疗疾病方面

运用耳廓治疗疾病,在《内经》中就有许多记载,如《灵枢·五邪篇》记述:"邪在肝,两胁中痛……行善掣……取耳间青脉以去其掣。"《灵枢·厥病篇》"耳聋无闻,取耳中。"《素问·缪刺论》"尸厥……不已,以竹管吹其两耳。"

晋代葛洪在《肘后备急方》卷一记述:"救猝死而目闭者,捣薤汁灌之耳中,吹皂荚鼻中,立效","用葱刺耳中、鼻中使出血,救卒中恶死。"

晋代皇甫谧《针灸甲乙经·缪刺》:"尸厥……以竹筒吹其两耳中,剔其左角之发,方寸,燔治,饮以美酒,不能饮者,灌之立也。"

唐代孙思邈《备急千金要方》载:"耳中穴……治马黄、黄疸、寒暑疫毒等。""诸瘿……灸两耳后发际一百壮。"唐代王焘记述:"言使其气入耳中,内助五络令气复通也。"

元代危亦林《世医得效方》记述:"赤眼……挑耳后红筋","脚气蒸发……以甘遂块塞耳","救自缢法……更令两人以管吹其两耳,此法最好。"

明代杨继渊《针灸大成》载:"灸耳尖……治眼生翳膜,用小艾炷五壮","针耳门治龋齿"。

清代吴尚先《理瀹骈文》记述:"半夏、蛇蜕塞两耳治少阳症疟疾","衄血……延胡塞耳左衄塞右,右衄塞左,活血利气",吴氏还进一步认识到:"凡耳病用塞法、滴法、不如涂耳外。"

古代刺激耳廓方法除用以防治久聋、暴聋、耳鸣、耳痛、聤耳等耳部本身的病症外,还治疗全身部位的病症如头痛、眼痛、牙痛、衄血、黄疸、猝死、溺水、自缢等。治疗的方法,除针刺、放血、温灸,还有按摩、塞药、吹耳、割治等,这些方法早在民间亦有流传:针刺耳轮,治腮腺炎;手捏耳垂治感冒,针刺耳道口出血治胃痛,耳背静脉放血治湿疹。嘉兴民间,在1935年用移星法(即以油灯芯灼灸耳尖)治疗风轮和气轮上的起星(即角膜炎、结膜炎)。浙江民间还有人用烧酒滴耳治牙痛。酒精滴耳治慢性气管炎,甚至牲畜发黄,耳朵上会出现黄豆大疙瘩,刺破出血,黄病即愈。民间当猪、羊、牛、鸡发生瘟疫时，常用碎碗片或刀具划破耳廓放血治疗，或剪耳尖治疗。说明古代用各种方法刺激耳廓以求治病的经验很多。因此至今仍在沿用着，用耳廓防治疾病的方法，被人们所喜爱和应用。

1930年浙江杭州市有一位76岁的老医师，由于他专用耳针治病，疗效显著，而被群众誉为"金耳朵"医师、"金耳朵"老人。

清代末年，山西运城县有一位人称孙三爷的医生擅长耳针治疗，威信很高，据孙三爷的后代孙立权老先生说："耳为泉穴，与经络有联络之系统，左耳为心，右耳为肾。"总的说来不出阴阳二气，能退诸虚、强知觉、抑心神、健肝血、善能滋阴，调理肾水，应乎天、人、地（天为头、人为中脘、地为涌泉）乃三之总司，并具体指出了许多耳穴的作用：

耳廓与耳轮可以通达脾肺。

耳底膜能入肾，强心。

耳环为之三台，能掌握三焦之苦。

耳上缘——下达阴阳二窍，它能驱逐风邪和治疗背痛。

耳中环——能去新陈代谢之病，能治九种头痛（风、火、偏、前、后、眉心、太阳、满头、头顶痛）。

耳下垂——能治癫痫、头痛，能强心抑脑。

耳底根——能治阵聋、暴哑。

耳垂根——善治胸闷，有电样感觉。

耳缘窝——能治反胃、呕吐、腹痛。

耳珠间——治诸痛、疟疾，上、中、下三针能治疟疾、黄疸，效果显著。尿为油，立时改变，还治大便困难。

五、耳穴的记载

中国很早就有关于耳穴的记载。在《内经》中就有听宫、耳中、多所闻、窗笼等名称。在《素问·气穴论》中记述有"耳中、多所闻二穴"，《灵枢·厥病篇》中说明了耳中的功用："耳聋无所闻取耳中。"在《灵枢·根结篇》中对同穴异名做了解释："少阳根于窍阴，结于窗笼，窗笼者耳中也。"以后的医学专著《针灸甲乙经》、《千金翼方》、《类经图翼》等也记载了一些分布在耳廓上的穴位。如唐代孙思邈《备急千金要方》记载："耳中穴，在耳门孔上横梁是，针灸之，治马黄黄疸，寒暑疫毒。"同时记载了耳后"阳维"穴的名称。阳维："在耳后，引耳向前弦筋上是穴。""治耳聋雷鸣"，以后黄竹斋还引证了《奇穴研究》一书中关于阳维穴之叙述"以耳翼折向前面，当耳软骨突起之处取穴。"《针灸甲乙经》记载："听宫，在耳中，珠子大，明如赤小豆，手足少阳、手太阳之会，刺入三分，灸三壮。"在《类经》中指出："耳中手太阳

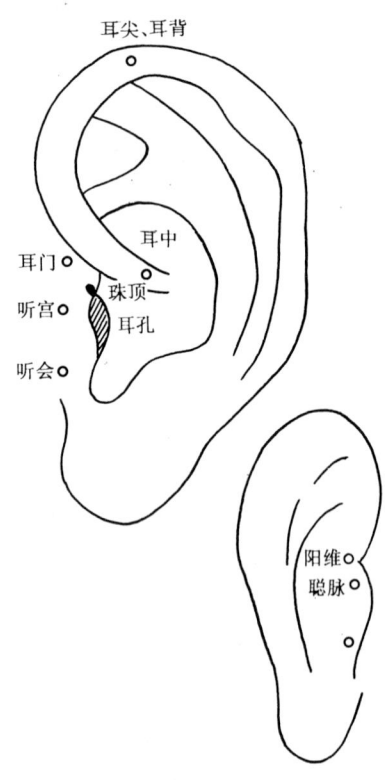

18世纪耳穴图

之听宫也。"《针灸大成》中记述:"耳尖穴在耳轮上,卷耳取尖上是穴,治眼生翳膜。"

在耳穴记载中,还有"珠顶"、"耳垂"、"耳廓后"、"郁中"、"三扁桃效"等。珠顶又称屏尖。《针灸经外奇穴治疗诀》记载:"珠顶,两耳当门耳珠尖上,主治齿痛,灸三壮。"《针灸孔穴及疗效便览》亦称"珠顶,奇穴,两耳当门耳珠尖上,针一分,灸三壮,主治齿痛,亦治耳痛"。三扁桃效又名耳上三穴、耳屏外三穴、耳廓穴等,是以下三点的总称:①对耳屏外上凹陷处;②对耳屏外方凹陷处;③对耳屏下方凹陷处,近耳垂下方,针2~5分。《针灸腧穴索引》指出:三扁桃效为耳屏三穴异名。

清末(1888年)著成的《厘正按摩要术》,将耳背分属五脏,耳背中属脾,耳背外属肝,耳背内属肺,耳背上属心,耳背下属肾,虽是从部位上分,但也给以后耳穴的定位提供了思路。

总之,耳穴源于中国,这种耳穴诊断治疗法,是历经两千多年漫长的实践、发展过程积累起来的宝贵经验,为现代耳穴诊断和治疗方法的发展,为耳穴诊疗学体系的形成提供了坚实的基础。

第二节 现代耳穴诊治法的发展

新中国成立以后,中国的传统医学取得了迅速的发展。耳穴诊治法已发展成为耳穴诊治学体系,并成为针灸学中的别具特色的学科。现代耳穴诊治法的发展可分为四个时期:

一、耳穴应用和耳穴分布规律的形成

20世纪50年代耳穴应用较为普遍,耳穴工作者已注意到不断进行临床观察和系统的总结。1956年山东莱西县发表了用耳针治疗急性扁桃体炎的文章。1958年12月,叶肖麟在《上海中医药学杂志》上摘译介绍了法国医学博士诺吉尔(P. Nogier)的发现:"外耳并非单纯唯一弯曲软骨,它与内脏器官存在密切关系,内脏疾患时在耳廓上有相应反应点出现。"诺吉尔首次提出耳廓形如"胚胎倒影"的耳穴图。

胚胎倒影耳穴图的提出,对中国医务工作者有很大启发,广大医务人员参考国内外有关数据和动态,进一步发掘古代经验,广泛开展了耳穴的诊治实践,对已发现的耳穴从临床应用和作用原理等各方面作了验证、筛选和补充。在此期间,在验证法国耳穴的同时国内已有新的耳穴名称和刺激点的提出。1960年,北京《科技小报》发表了北京平安医院许作霖大夫临床总结应用耳针疗法治疗

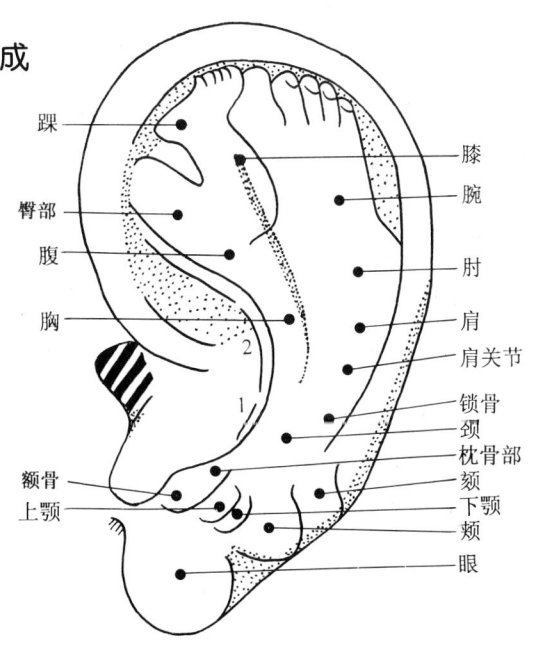

P. Nogier 的耳穴图

(叶肖麟摘译《上海中医药杂志》1958年12月号第45页)

255 例患者的科学论文,重要的是其在耳廓上发现了 15 个刺激点,临床试验效果很好。

耳廓新发现的刺激点(北京许作霖:1960 年)

名称	部　　位	主　治
天癸	三角窝中之前	痛经、月经不调
神	三角窝中、天癸微下方	失眠、安神
气	耳甲腔内下方	气短
精	耳甲腔内,于颈椎及"气"区之间	梦遗、滑精
耳廓	耳轮边缘之际(上、中、下)	扁桃体炎
顶	耳舟部下方,枕与额之间	顶痛
肱	耳舟部中间,肩与肘之间	肱痛
臂	耳舟部中上方肘与腕之间	臂痛
掌	耳舟部上方,指与腕之间	掌痛
股	对耳轮下脚,膝与臀之间	骨痛
骶椎	对耳轮下脚下方,腰椎与外生殖器之间	骶椎痛
肝阳	在耳背部,相当于对耳轮上脚后面	高血压
散光	对耳屏切迹边缘外侧	眼部疾患
青光	对耳屏切迹边缘内侧	眼部疾患
耳尖	在耳轮最上方(泻血)"此穴为经外奇穴"	暴发火眼

这些根据人体解剖部位命名的和中医理论命名的耳穴,对当时和以后都产生了较大的影响,直接被耳穴工作者所用,至今这些穴位在治疗中仍发挥很大功能。由于耳穴新刺激点不断出现,到了 20 世纪 60 年代,中国耳穴发展到近 100 个。

二、耳穴数量及耳穴诊断、治疗方法的普及与发展

20 世纪 60～70 年代,耳针疗法在中国得到了广泛的普及,对耳穴的认识也不断深化,至 1970 年,广州部队后勤部绘制的《耳针穴位挂图》中收载耳穴已达 107 个,1971 年中国科学院动物研究所编的《耳针疗法》一书中标示 112 个,1972 年王忠等著《耳针》一书中记耳穴 131 个,1974 年上海中医学院编著《针灸学》收集耳穴 154 个,1979 年郝金凯编《针灸经外奇穴图谱》中收录耳穴 199 个。与此同时,耳背穴位的数量也迅速增加。1972 年江苏新医学院及该学院第二附属医院编著的《耳穴

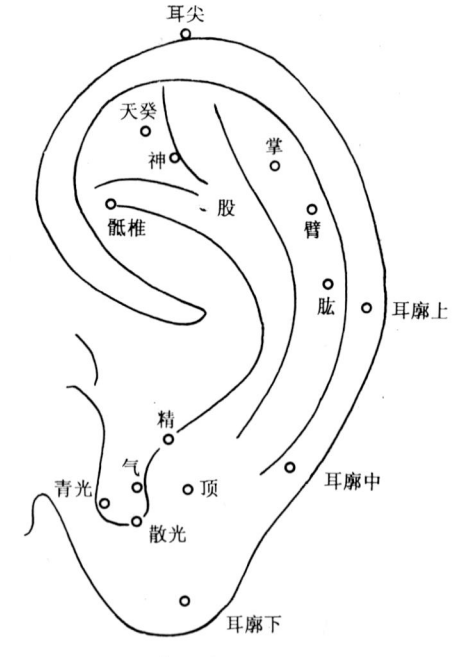

的来源发展、临床应用及作用原理的初步探讨》一书记载："仅据65份文献及不完全统计,耳穴至少已有284个名称并有记载。若按只要在定位上有差异就算一个点,则已有700个点。"

大量新耳穴的出现,反映了在实践中耳穴研究工作的不断发展,但也存在一些问题,耳穴的概念和命名缺乏统一标准,甚至有同穴异名,或同一名称可有几个不同的点,给耳穴的命名和定位造成混乱,影响耳穴的学术交流和发展。这就促成了《耳穴标准化方案》的问世。

在此时期,大量耳穴研究不再局限于初期的一般疗效观察和病案分析,在揭示耳穴与整体的关系、耳穴定位及分布规律、耳穴特异性功能等方面,都做了大量工作。中国耳穴工作者在实践中不仅验证了法国诺吉尔的"胚胎倒影"学说,而且在国内集中力量研究中医脏腑经络学说与耳穴的关系及作用原理。并在耳穴基础研究水平上,对耳廓大体形态、耳廓解剖结构、耳廓胚胎学、耳穴组织结构等取得一定的研究成果。耳针麻醉应用于临床,对耳穴作用原理的研究有很大推动作用。中国中医研究院、上海生理研究所、中国科学院动物研究所、哈尔滨医科大学等国家重要科研医疗单位,通过耳廓痛点的形成和刺激耳廓特定点镇痛机制的研究,都进一步从现代科学的角度探讨了耳与内脏、躯体的相关性及规律。

随着耳穴研究的深入,耳穴诊治法广泛应用于临床实践中。在耳穴诊断方面,除望耳法(视诊法)、压痛法外,还出现耳穴贴压测法、耳穴触摸法、耳穴压痕法,在此基础上提出了耳穴综合系列诊断法。在耳穴治疗方面,用耳穴治疗的病种达200种,这些病症涉及内、外、妇、儿、五官、骨伤科,不仅能够治疗功能性疾病,而且可以治疗器质性疾病,以及病毒、细菌、寄生虫等所致的疾病。用于防治疾病的耳穴刺激方法,有毫针法、埋针法、耳穴电针法、耳穴放血法、耳穴梅花针法、耳穴按摩法、耳穴割治法、耳穴药物注射法、耳夹法、耳穴贴压法、耳穴综合法等20余种。

因此,这一时期是国内耳穴数量大增、耳穴诊断方法及治疗方法大长的时期,是把耳穴研究推向一个发展的新时期。正是由于这一时期广大耳穴医务工作者对耳穴广泛的应用,深入的研究,积累了丰富的经验,取得了丰硕的成果。国内形成了一支素质较高的耳穴学术队伍,这为耳穴诊治学体系的形成做了充分准备。

三、耳穴向深度研究和拓展

20世纪80年代以来,耳穴研究进入了一个稳步发展的新时期,其具体表现如下:

1. 理论研究更受重视

在国内不仅重要的中医科研单位、医疗单位、耳针工作者投入对耳穴作用机理的研究,而且西医院校从事基础研究的科技人员、讲师、教授等也加入了耳穴原理的研究工作,并组成了一支多学科的协作队伍。用解剖学、组织学、生理学等现代科学方法,从经络、神经、体液等途径探讨,初步形成了由中西医两套理论指导,具有较高的实用价值的比较系统、完整的中国耳穴研究模式。

2. 全国性专业学术组织的产生标志着中国耳穴队伍的壮大和趋于成熟

1982年中国成立了全国耳针协作组,有了健全的学术组织,1984年11月在昆明召开了建国以来首届全国耳针、头针学术会议,广泛地交流了耳穴诊断、治疗、临床工作的经验。1987

年6月在安徽成立了全国耳穴研究组,并召开了关于《耳穴标准化方案》(草案)的研讨会。1987年9月在安徽屯溪、1988年10月在南京分别召开了全国耳穴系列诊断、治疗研讨会。1989年10月16日至10月19日在北京召开了国际耳穴诊治学术讨论会。这标志着中国耳穴的研究已进入一个崭新的阶段。

近代有关耳穴诊治的医学杂志有很多。在浙江有《耳穴信息报》,云南耳穴研究所编有《中国耳针文摘》。出版的耳穴专著中有王忠等著的《耳针》、上海出版的《耳针疗法》、《耳针疗法选编》,南京陈巩荪、许瑞征、丁育德编著的《耳针临床应用》,还有广州中医学院编著的《实用耳针》,以及天津的《实用耳穴诊疗法》、北京古励、周立群编著的《实用耳穴诊治手册》,李志明等编著的《耳穴诊治法》,安徽的《简明耳针学》以及《耳针歌诀》,北京解放军总医院黄丽春编著的《耳穴诊断治疗学》等。耳穴在学术上的发展,在理论上的提高,把耳针事业推向更新的阶段。

3.《耳穴标准化方案》的问世,是对耳穴一次全面性的整理

为适合国际间的耳穴学术交流日益增长的需要,世界卫生组织亚太区办事处于1982年12月委托中国拟定《耳穴标准化方案》(草案)。1982—1987年,中国耳穴工作者,先后四次召开专题会议,确定"方案"的选穴原则,判定并反复修定"方案草案"的工作。编绘耳穴图谱,并广泛征求了意见。使"方案"基本上反映了目前国内对耳穴的认识水平和较一致的看法。1992年我国颁布了世界上第一个耳穴国家标准—《耳穴名称与部位》,它标志着中国在耳穴研究领域中居世界领先地位。

耳穴诊治法,经过40多年的迅速发展,已形成了比较系统、比较完整的学科体系和理论体系,在针灸学中是一门具有发展潜力的分支学科,在未来的临床实践和深入的耳穴研究中,将会有更大的发展,在人类的医疗卫生事业中发挥更大的作用。

四、耳穴诊断法的发展和耳医学的形成

近40余年,随着耳穴研究的深入,中国耳穴工作者在古代望耳辨病的基础上,发展了耳穴视诊法、耳穴探触法、耳穴电测法、耳穴日光照射法、耳穴染色法、耳痛原因分析法、计算机诊病法等多种方法,这些方法往往综合运用,互相补充,有效地应用于临床诊断和辅助诊断,逐渐形成了具有特色的耳穴综合系列诊断法。

耳穴视诊法,是一种古老而新兴的技术,从20世纪70年代起,耳穴视诊法开始引起人们极大的兴趣和关注。如:胃切除患者在耳廓胃区出现瘢痕,肝肿大在耳肝区变隆起,颈椎病在颈椎区有隆起、结节、条索,腰腿痛在相应部位上可见血管充盈,耳垂上耳鸣沟可诊断耳鸣,甚至缺齿在耳垂可看到缺齿沟,并判断上牙缺齿和下牙缺齿,肛门穴出现结节看痔疮……无数的奇妙现象,都蕴藏着科学的规律,吸引着耳穴工作者,因枝而振叶,溯流而寻源,获得了很多有价值的发现。北京、安徽、南京、四川、上海、云南等地的耳穴工作者,通过数十万人次的临床观察和反复验证,初步总结出耳廓视诊的五大特征:变色、变形、丘疹、脱屑、血管充盈等不同反应,判断出机体各相应部位及内脏疾病诊断的方法,以运用于百余种病的辅助诊断之中,如冠心病、心律不齐、心动过速、心动过缓、心脏扩大、高血压、低血压、急性胃炎、慢性浅表性胃炎、

慢性萎缩性胃炎、便秘、肠炎、腹胀、慢性胆囊炎、胆石症、胆道系统感染、十二指肠球炎、十二指肠溃疡、慢性胰腺炎、糖尿病、支气管炎、气管炎、咽炎、鼻炎、颈椎病、腰腿痛、膝关节炎、踝关节炎及扭、挫伤、肩关节炎、网球肘、神经衰弱、多梦、子宫肌瘤、子宫内膜炎、宫颈炎、白带症、盆腔炎、附件炎、卵巢炎及卵巢囊肿、输卵管炎、过敏性皮炎、屈光不正、近视、远视、散光、牙周病、缺齿、龋齿、中耳炎、扁桃体炎、乳腺纤维瘤，甚至恶性肿瘤等。由于注意科研设计，并利用现代医学检测手段或手术对比，以及超声波、X光、CT、MRI和现代医学物理诊断对比，甚至做动物实验，并做严格的统计学处理和计算机系统处理的尝试，使现代耳穴视诊研究水平不断提高。虽然耳穴诊视技术尚很年轻，有待进一步充实、验证、完善，但耳穴视诊的近40余年的临床实践，已毋庸置疑的表现了这一项研究领域所具有的临床意义和理论价值。

耳穴压痛诊断法源于耳廓痛点的探查，《百症赋》记载："先究其病源，后攻其穴道。随手见功，应针取效。"因此可以通过耳廓上出现的与之相应部位的反应规律，来诊断病情，这就产生了耳廓压痛点的诊断方法。一般病轻者，痛点反应点也轻或痛点数目较少；病重者，反应点也重，或压痛点数目较多；病愈后痛点也随之消失；或逐渐消失；疾病转移时，痛点也相应地转移。一般双耳都有痛点反应，但以患侧较为明显，耳廓穴位阳性反应的存在和消失与疾病的痊愈好转有关，疾病痊愈则耳穴阳性反应随之消失。据美国疼痛控制研究组报道，耳穴压痛点准确性约达80%。目前，耳穴压痛点探查法的研究发展已成为耳穴诊断疾病和鉴别疾病部位一种重要手段。

20世纪50年代末期的文献中"耳穴的临床研究及其机制的初步探索"，"耳穴的临床研究初步观察报告"等都记载了耳穴痛点探查法，并在探查器械及具体手法等方面都积累了一定经验，此后，天津、陕西、福建等地分别对外伤、头痛、传染性肝炎及其他常见病进行了临床动态观察，提出耳穴压痛点与病程长短、机体病理变化和机能状态及疾病的急性期或慢性期有密切关系，从而深化了对耳穴压痛诊断疾病规律性的认识。与此同时，哈尔滨、上海等地还采用人体生理负荷增加和动物身体局部伤害性判断等方法，成功地进行了耳穴压痛点模型，进一步为耳穴压痛诊断提供了实验依据。近40余年，耳穴压痛诊断法被广泛应用于胆囊炎、胆道感染、肾炎、良性肿瘤、腰腿痛、肩关节周围炎、胃炎、胃及十二指肠溃疡、糖尿病、恶性肿瘤等百余种疾病的诊断，并且成为发现和研究新耳穴的重要手段。另一方面，人们在对耳穴压痛点所反应疾病的分析中发现：脾区有压痕，不仅提示脾功能紊乱、消化功能差，而且往往使免疫功能低下，这进一步显示和验证了耳穴与解剖生理功能部位和中医脏象学说的密切关系。这以实践为依据并带有经验性的理论，在用于指导耳穴压痛诊断的临床实践中，得到了不断提高和完善。

耳穴电测法是继耳穴视诊法、压痛法后逐步形成的，具有科学定量、定性的运用现代的医疗仪器进行诊断疾病的方法，最早的耳穴电测仪来自1950年德国医生Voll，他设计了针灸探测仪，同年，日本中谷义雄提出了良导路系统，推动了人体经穴电特性研究的进程，在此基础上，以探测体表电阻及电位等参量为主要内容的穴位电特性研究被引进耳穴研究领域，其中探查耳穴低电阻点成为耳穴诊断参考的重要因素。1958年，张协和使用经络测定仪探测耳穴取得初步经验，其后全国各地研制出多种可用于耳穴的电探测装置，如上海产D2-3型袖珍诊断、治疗、按摩三用机和宇宙牌经络测定仪，北京产的WQ-10D_I、D_{II}型多用电子穴位测定仪，中国科学院力学研究所研制的EZ I型，安徽产DF-2穴位电阻测定仪，山西产JJ-30型经络诊疗仪器等,各地还专门试制了多种型号的耳穴探测仪,如南京产 DY-304 型耳穴探测仪,四川自贡产 CE-Ⅰ型耳穴探测器,国际耳医学研究培训中心研制的耳穴诊断治疗仪等共达 40 余种。除音响、氖灯光、仪表等探测指示形式外,近来还出现液晶数字显示、联机信息处理等新型探测仪器,表明耳穴探测设备正在与现代科学技术紧密结合中得到发展。

耳穴电测法基本原理是以电阻降低的部位作为躯体、内脏、诊断疾病为依据,当人体患病时,与疾病相关的耳穴电阻低,皮肤导电量高,而与疾病无关的耳穴部位电阻值正常,经过科学研究单位观测,一般与疾病相关的耳穴电阻值较正常耳穴电阻值降低平均 10～15 倍,因此耳穴探测仪能准确地探测出疾病部位,并以电测良导点作为疾病定位诊断或定性诊断的重要参考依据,这种方法既科学、又准确地反应疾病的病变部位,同时,又可作为治疗取穴的依据,因此,这种方法颇受耳穴工作者欢迎。

笔者在 1997—1998 年,在美国波斯顿肿瘤研究中心,合作进行恶性肿瘤在耳穴反应规律的观察,耳穴探测法对良、恶性肿瘤反应规律不同,良性肿瘤电测反应不明显,只有触诊时才能发现;而恶性肿瘤在体内变化复杂,耳穴检查以电阻低、疼痛敏感、病理变化、结节、水肿、压痕为主,其反应部位及反应强度均与肿瘤的发生、发展、转移、手术、化疗、放射有密切关系。良性肿瘤均在相应部位耳穴上出现结节与形态变化;恶性肿瘤不只在相应部位上出现病理形态学的改变,而且低电阻、高声响,疼痛敏感,同时在耳垂外侧肿瘤特异区 1 出现低电阻、高敏感疼痛反应区,以肿瘤特异区 1 的阳性反应、强阳性反应作为判断肿瘤恶性程度。在临床实践中,耳穴电测法对血压高低的判断、肿瘤部位的定位诊断、腹部内脏器官的病变部位的鉴别诊断,甚至对机体健康状况、既往史,都可提出诊断参考依据。耳穴电测仪可以把人体的全部信息,通过低电阻信息,转化为声、光,并以计算机数据转换方式指示出来,做出比较明确的诊断及鉴别诊断,它是一种科学的方法,也是耳穴领域中最重要的方法之一。

耳穴触诊法:这是伴随耳穴视诊法、压痛法、电测法的临床大量应用中,总结出来的一种以解剖生理学、病理学、遗传学、胚胎学、免疫学为基础,以耳穴病理形态学为诊断依据所形成的诊断方法,这种诊断方法的形成和发展更接近了西医的物理诊断(视、触、叩、听),中医的望、闻、问、切,是中西医结合的一种重要的诊断方法。

这种诊断方法的基础理论是根据生物全息论,胚胎学说,机体的患病部位与耳穴间存在着对应关系。当疾病发生后,病灶对应的耳穴产生高度特异性病理反应——直接反应;也可由于病灶影响了与其密切的组织器官,这些组织器官,使其相应的耳穴产生阳性反应——间接反应,形成了"相关群"现象,这种躯体,内脏的生理变化和病理变化,均在耳廓的相应部位上发生某些特别的变化,如变色、变形、丘疹、脱屑、血管充盈、低痛阈和低电阻等,这种相对应特异性变化,已发展成为耳穴诊断学重要的理论根据,而耳穴相应部位上的各种不同形态的变化,如隆起、凹陷、水肿及疼痛敏感,形成了耳穴触诊法,而低电阻是耳穴电测法的基本依据,耳穴的变形、隆起、凹陷、水肿、丘疹、脱屑、血管充盈及变色(红色、暗红、暗紫、褐色、灰色、白色)又是作为视诊的重要特征。

触诊法:是用于慢性病、外伤、既往史、恶性肿瘤、良性肿瘤、溃疡病、糖尿病、颈椎病、神经衰弱、冠心病、心律不齐、心动过速、心动过缓、便秘、痔疮、前列腺肥大、子宫肌瘤、乳腺纤维瘤、慢性胆囊炎、肝肿大、脂肪肝等所必须用的诊断手法之一,上述这百余种疾病的定性诊断均以触及形态变化及判断形态变化(部位、范围、疼痛敏感),同时辅以低电阻变化,才能做出定位诊断及定性诊断。对一些慢性器质性疾病、退行性病变,一定有病理的形态变化,伴随形态变化,同时有变色,急性病症多在形态变化中有红色反应,慢性病症有白色、褐色反应,恶性肿瘤有灰色反应。

触诊法常用指摸法,用手指触摸耳穴相应部位的形态变化;探触法:用耳穴探测仪、探笔探触穴位形态变化来感应穴位下有无结节、凹陷、水肿及观察患者疼痛反应,在探触中同时又以耳穴探测仪所发出的声响强弱及声响出现的速度来判断疾病的性质,以做出正确诊断。

压痕法:这种方法是一种新兴的诊断方法,属于触诊法之一,也是近30余年笔者总结出来的新耳穴诊断法,过去人们在进行耳穴探测时,常以音响和仪表的变化来作为诊断依据,所以很难判断出疾病严重情况及病程的长短,笔者在30余年耳穴诊断研究中发现,在耳穴电测中,一些慢性器官损伤性疾病,不只有声响变化,还有病理形态学变化,更重要的在耳穴探测后会遗留下不同程度反应——压痕反应,压痕反应的形成最根本的病理变化是与疾病相关的耳穴出现缺血、缺氧,不同病种、病程长短不同、病理损伤严重情况不同,压痕反应也不同,通常出现耳穴组织水肿,压痕;若严重缺血,缺氧,耳穴探测后会出现皮肤损伤,甚至组织液渗出、出血。因此,在诊断中应根据水肿情况,压痕反应,颜色深浅,压痕恢复平坦时间快慢,有无皮肤损伤、组织液流失,判断疾病严重程度,做出诊断。笔者在耳穴诊断冠心病,判断心肌缺血,肺气肿、糖尿病及肾病、肾功能衰竭,浮肿严重的器质性疾病、慢性病等均以触诊法、压痕法作为判断病变病位及病情程度,压痕法是诊断慢性器质性疾病的重要参考依据。

在耳穴诊断实践中,世界各地的耳诊工作者,还发现总结了一些其他耳穴诊断方法,如耳温测定法、耳染色法、目光反射法、耳穴镜法、耳痛原因分析法等,这些方法各具特色,均丰富了耳穴诊断的内容。

40年来,针灸学、中医学、耳医学等传统医学方面,以特有的优势广泛开展了耳穴诊断的临床和实践研究,取得了宝贵的科研数据资料。尽管耳穴诊断方法有一定的局限性,但是其临床辅助诊断的实用价值已日益为人们所重视,同时耳穴诊断提高了耳穴治疗效果,促进耳穴定位和耳穴特异性研究等方面,显示了不可低估的潜力。毫无疑问,关于耳穴诊断和机理的深入研究,必然对阐发耳穴本质,探索耳廓与躯体、内脏相关规律性产生深远的影响。

耳穴诊治法,经过40余年的迅速发展,现已形成了比较系统、完善的科学体系和理论体系,在中医学中是一门具有发展潜力的分支学科,相信在大量的临床实践和深入的研究中,将会有更大的发展,为人类的医疗卫生事业发挥更大的作用。

第二章　耳廓解剖

第一节　耳廓表面解剖名称

一、耳廓前面表面解剖名称

1. 耳轮——耳廓外缘向前卷曲的部分。
2. 耳轮结节——耳轮外上方稍肥厚的结节状突起,又称达尔文结节。
3. 耳轮尾——耳轮下缘与耳垂交界处。
4. 耳轮脚——耳轮深入到耳甲腔的横行突起。
5. 对耳轮——与耳轮相对的隆起处。
6. 对耳轮上脚——对耳轮向上的分支。
7. 对耳轮下脚——对耳轮向下的分支。
8. 三角窝——对耳轮上下脚之间构成的三角凹窝。
9. 耳舟——对耳轮与耳轮之间的凹沟。
10. 耳屏——耳廓前面的瓣状突起,又称耳珠。
11. 对耳屏——耳垂上部与耳屏相对的隆起。
12. 屏上切迹——耳屏上缘与耳轮脚之间的凹陷。
13. 屏间切迹——耳屏与对耳屏之间的凹陷。
14. 轮屏切迹——对耳屏与对耳轮之间的凹陷。
15. 耳甲——是由对耳屏和弧形的对耳轮体部及对耳轮下脚下缘围成的凹窝。
16. 耳甲艇——耳轮脚以上的耳甲部。
17. 耳甲腔——耳轮脚以下的耳甲部。
18. 耳垂——耳廓最下部无软骨的皮垂。

二、耳廓背面表面解剖名称

耳廓背面解剖有三个面、四个沟、四个隆起。
三个面：
耳轮背面——耳轮的外侧面,因耳轮是向前卷曲的,故此面多向前方。

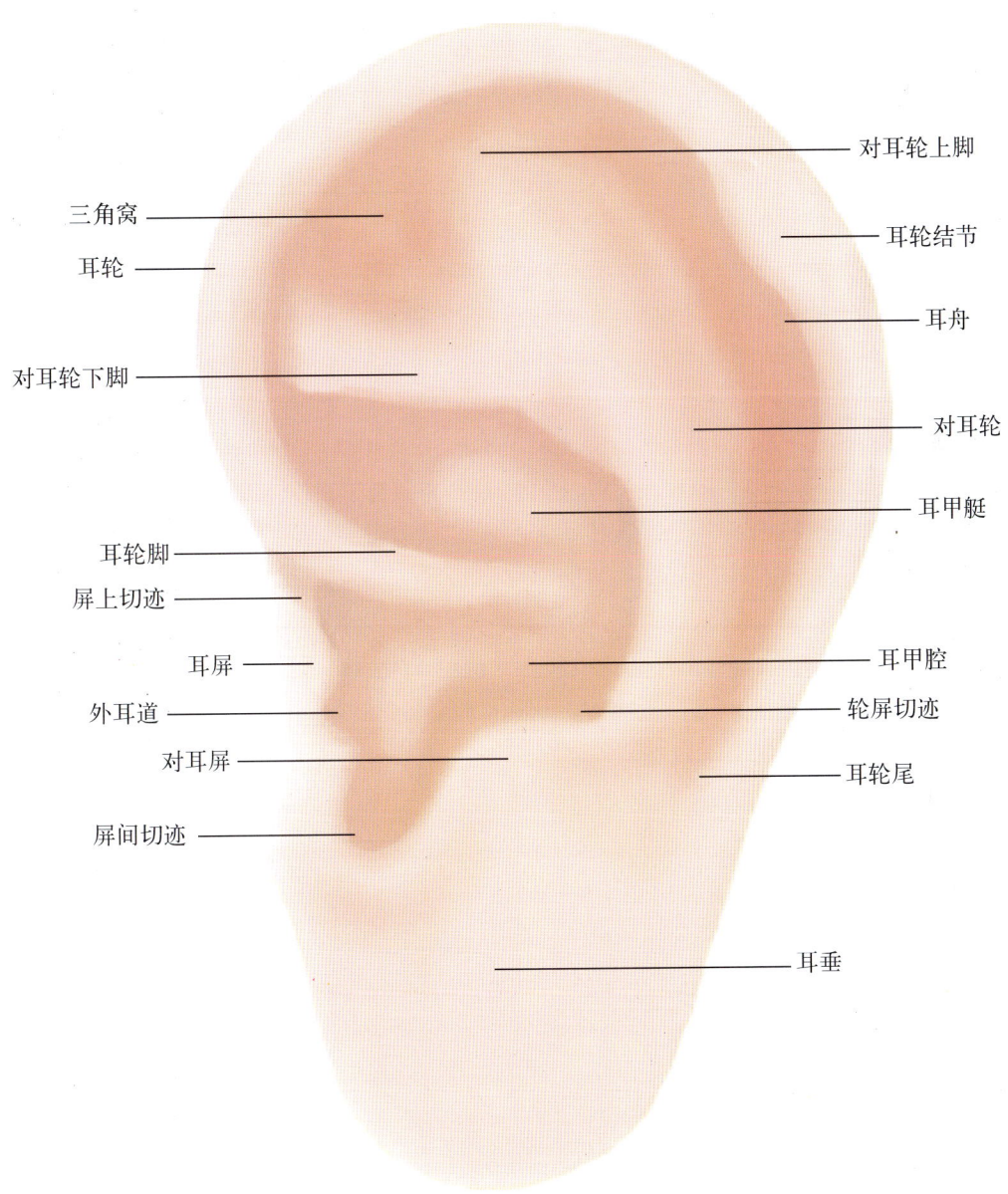

彩图1　耳廓正面解剖名称图

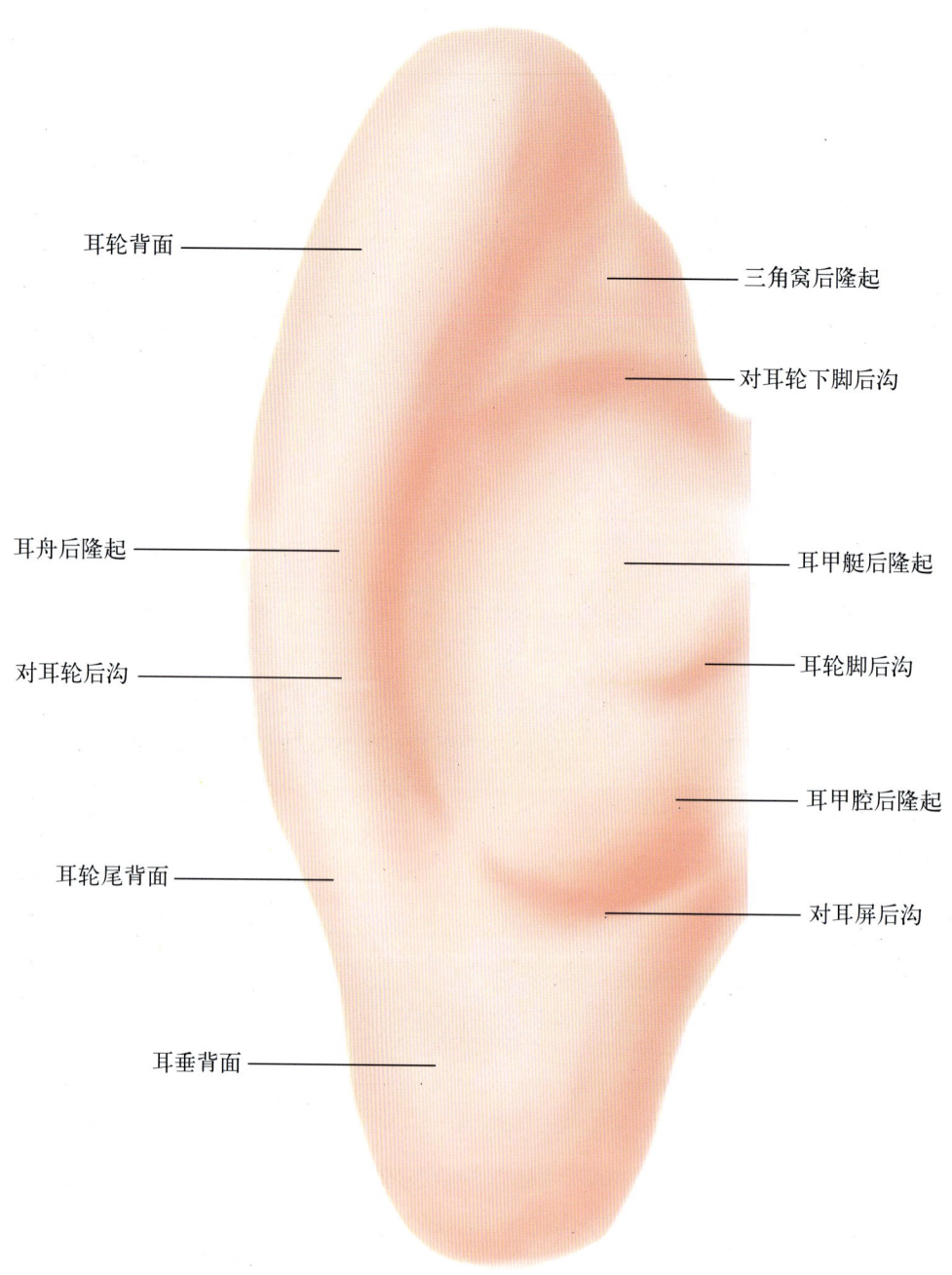

彩图2　耳背解剖名称图

耳轮尾背面——耳舟隆起与耳垂背面之间的平坦部分。
耳垂背面——耳垂背面的平坦部分。
四个沟：
对耳轮后沟——对耳轮上脚和对耳轮体部背面的凹沟。
对耳轮下脚沟——对耳轮下脚的背面，是一条从内下略向外走行的凹沟，又称耳后上沟。
耳轮脚沟——耳轮脚的背面。
对耳屏沟——对耳屏背面的凹沟。
四个隆起：
耳舟后隆起——耳舟的背面。
三角窝后隆起——三角窝的背面，即对耳轮沟与对耳轮下脚沟之间。
耳甲艇后隆起——耳甲艇背面之隆起。
耳甲腔后隆起——耳甲腔背面之隆起。

第二节 耳廓的结构

一、耳廓的组织结构

耳廓外背皮肤，内以形态复杂的弹性软骨为支架，并附以韧带、脂肪、结缔组织及退化的肌肉等结构组成。耳廓皮下分布着丰富的神经、血管与淋巴管。耳廓上 3/4～4/5 的基础是弹性软骨，下 1/4～1/5 部是含有脂肪与结缔组织的耳垂。

耳廓有表皮与真皮。表皮由生发层、颗粒层、透明层及角质层组成；真皮较厚，是致密的结缔组织，其中分布有毛囊及皮脂腺、汗腺、血管、神经和淋巴管，还有一些散在的脂肪组织，毛囊和皮脂腺靠近外耳道口较多。

在贴近软骨的皮下组织中，循行有较粗的神经与血管分支，越近表皮，分支越细，最后的神经末梢及毛细血管延伸至毛囊、皮脂腺及表皮下的组织中。

神经入耳后，贴近软骨循行，分布于软骨上的神经越近皮肤分支越细，并于表层皮肤中形成深浅神经丛，以游离神经末梢及其他型末梢而终。耳甲艇、耳甲腔、三角窝处神经分布较密，神经较细。耳轮脚起始部及外耳道之神经较粗。在耳轮附近软骨边缘的皮下组织中，神经环绕着软骨边缘而分布。在耳廓皮肤中，分布着游离丛状感觉神经末梢、被囊感觉神经末梢及环层小体。在耳肌及肌腱中存在着单纯型和复杂型丛状感觉神经末梢、高尔基腱器、露菲尼样末梢及肌梭。

二、耳廓的血管分布

(1)动脉：动脉在耳廓的分布，全部来自颈外动脉的分支——颞浅动脉和耳后动脉，这些分支在耳廓深部沿骨膜走行。

颞浅动脉在外耳门前方分出下、中、上三支，主要供应耳廓前面；耳后动脉从下耳根沿着耳廓背面上行，发出上、中、下三支，主要供应耳廓背面。有时来自颈外动脉，也供应耳廓背面下1/3部分。

颞浅、耳后、枕动脉之间有较大的吻合支连接，前后互相穿通，而且动脉血管都是由耳根部和外耳道附近向耳轮周缘分支。因此，正常人的耳穴皮肤温度离耳根越近温度也越高。

(2)静脉：耳廓的静脉均起于耳廓的浅层、前面，最后汇成2～3支较大的静脉，并在耳轮和耳垂有较大的吻合支连接，经颞浅静脉注入颈外静脉。耳背小静脉亦汇集成3～5支，经耳后静脉汇入颈外静脉。

三、耳廓的淋巴

耳廓的淋巴，流注于耳廓周围的淋巴结，根据其流向分前组、后组和下组。
(1)前组：耳廓前面及耳道上壁的淋巴汇流入耳前淋巴结和腮腺淋巴结。
(2)后组：耳廓后面的淋巴汇流入耳后淋巴和乳突淋巴结。
(3)下组：耳垂、外耳道下壁淋巴汇流入耳后淋巴结。
三组淋巴结均汇入颈上淋巴结。

四、耳廓的软骨与肌肉

耳廓的肌肉包括附着于耳软骨之间的耳内肌和附着于耳廓和颅骨之间的耳外肌。
耳内肌：有耳轮大肌、耳轮小肌、耳屏肌、对耳屏肌、耳横肌和耳廓斜肌等。
耳外肌：有耳轮上肌、耳后肌、耳前肌等。
人类除了少数人耳外肌尚有明显收缩作用，能使耳廓转动外，大多数人已退化，仅留一些痕迹。从组织学上来看，许多穴位如肾、膀胱、枕、下肢后沟、上耳根穴等部位有退化了的耳肌附着。
耳廓的软骨：整个耳廓除了耳垂外其余部分均由软骨支撑。

五、耳廓的神经

耳廓上的神经支配非常丰富，既有与脊髓颈2、3、4节段相连的躯体神经，又有与脑干相连的脑神经，还有来自颈交感神经节，沿着血管分布的交感神经。
脊神经：包括耳大神经、枕小神经，部分病例中有枕大神经。
耳大神经是耳廓的主要神经。起于第二、第三颈神经，行于胸锁乳突肌后缘深部，达该肌后缘中点，继续至该肌的浅层，向耳垂方向上行，分出耳下支(前支)和耳上支(后支)。
耳下支粗大在耳垂根部分三支：
①耳垂支：呈伞状分布耳垂皮下，偶有小支穿至耳垂外侧面与耳颞神经的耳屏支相吻合。

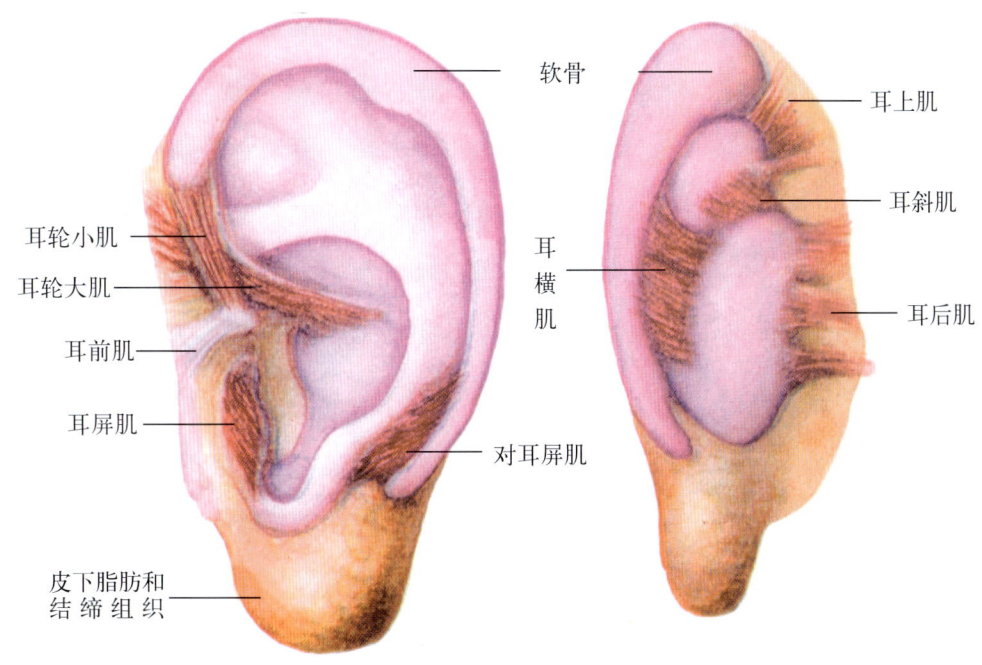

彩图3　耳廓的软骨和肌肉图

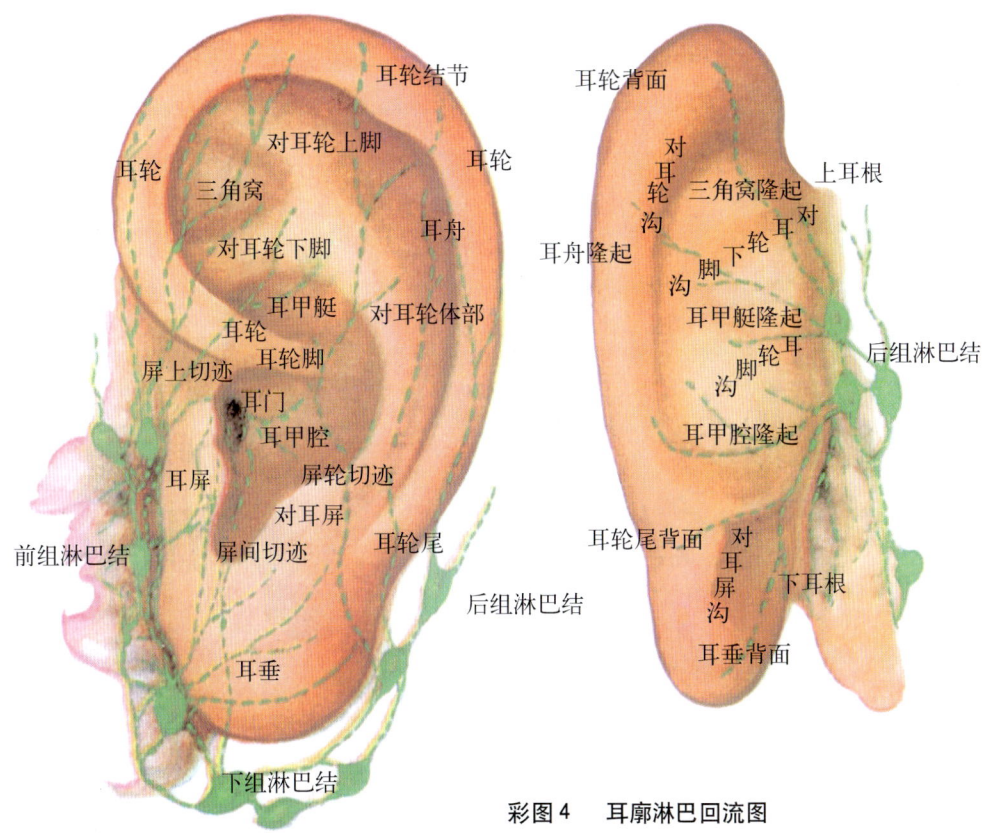

彩图4　耳廓淋巴回流图

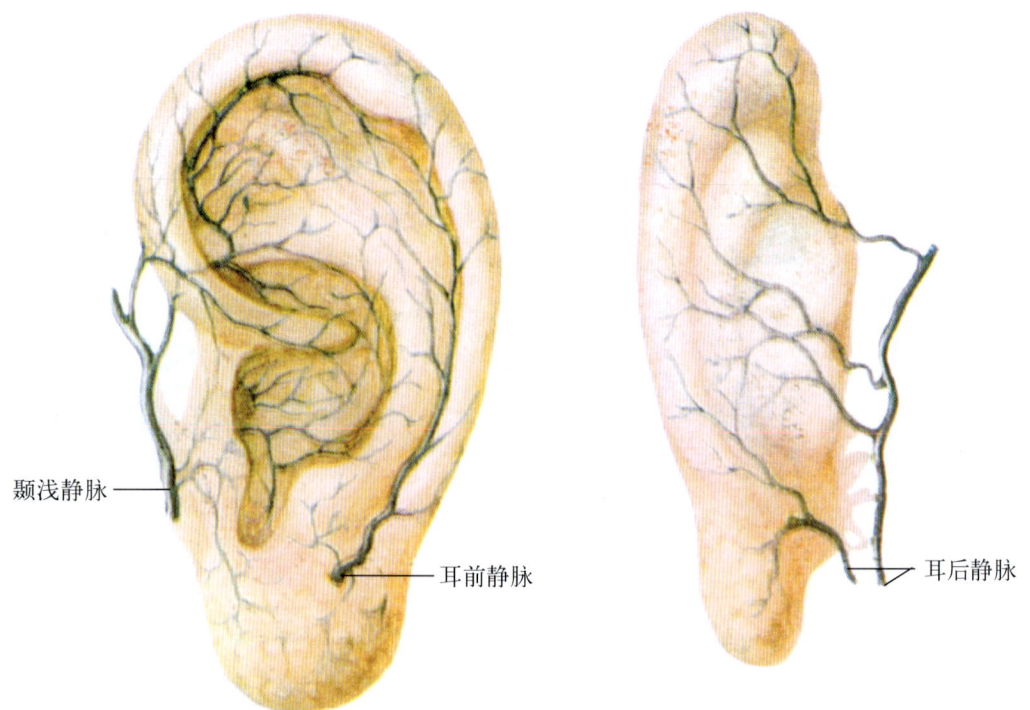

彩图5　耳廓的静脉回流图

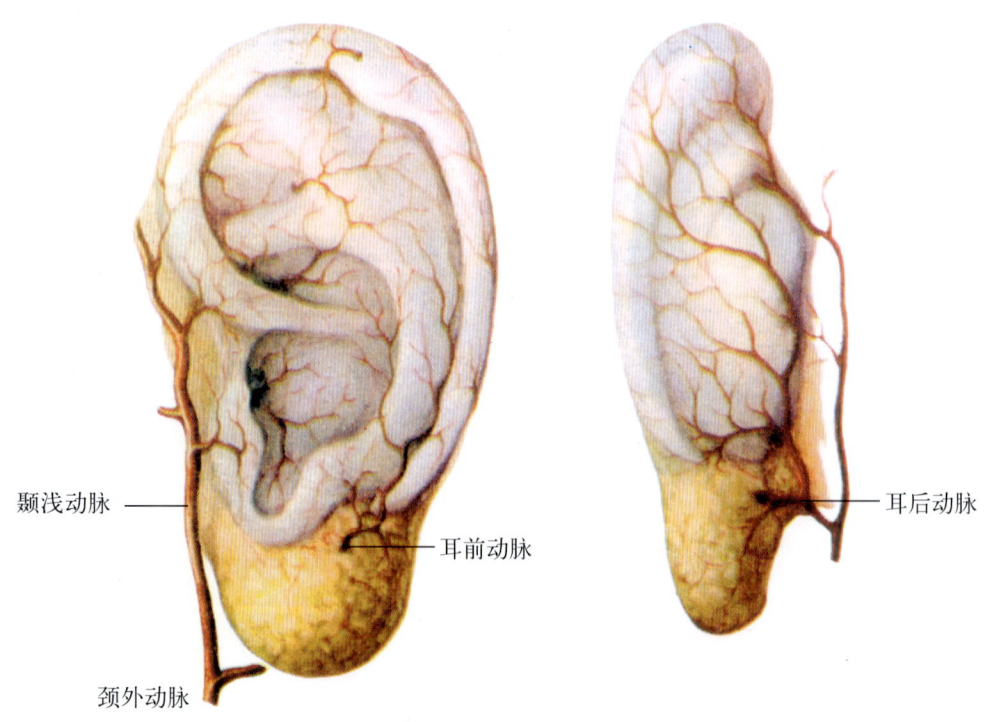

彩图6　耳廓的动脉供应图

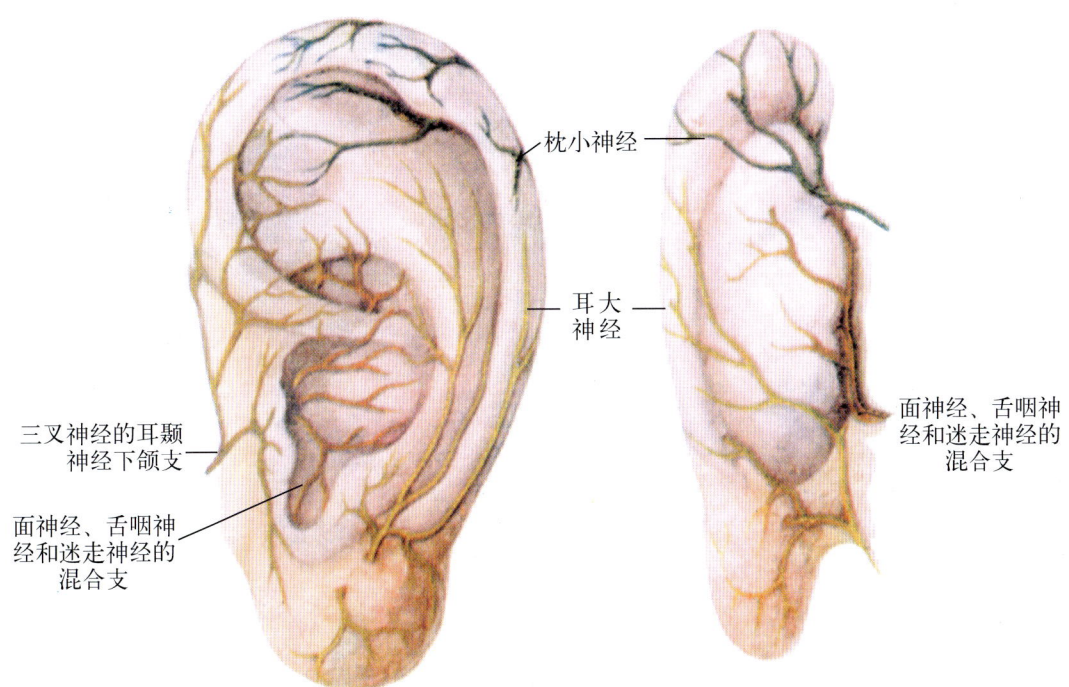

彩图7　耳廓上各神经主要分支

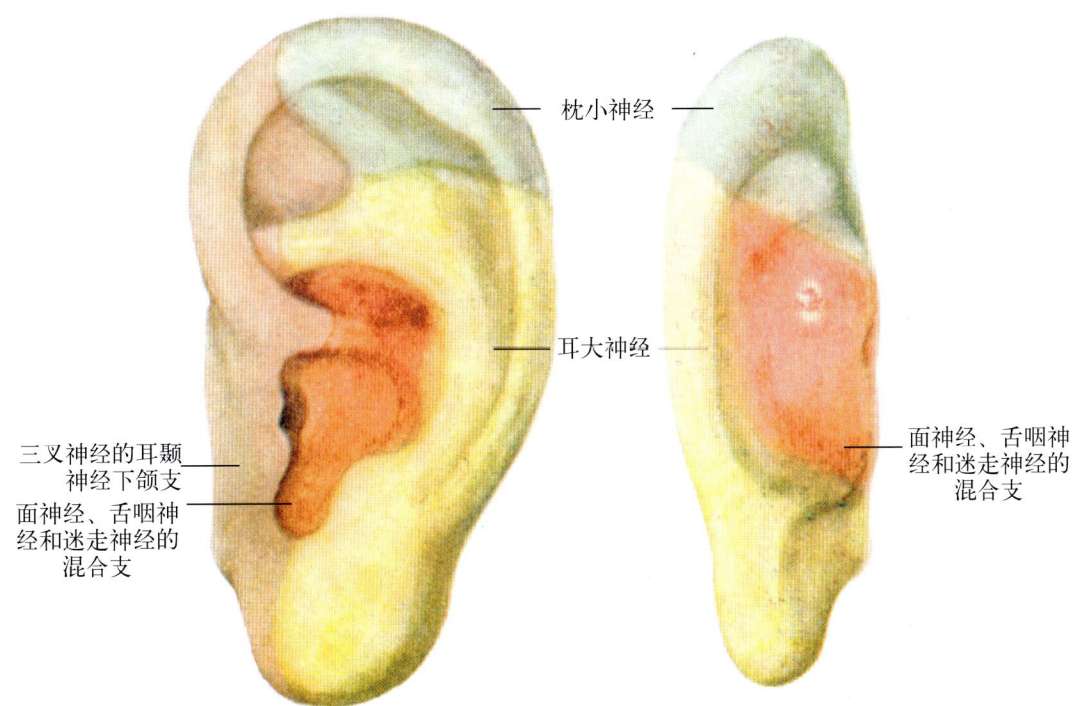

彩图8　耳廓上神经支配的大致分区图

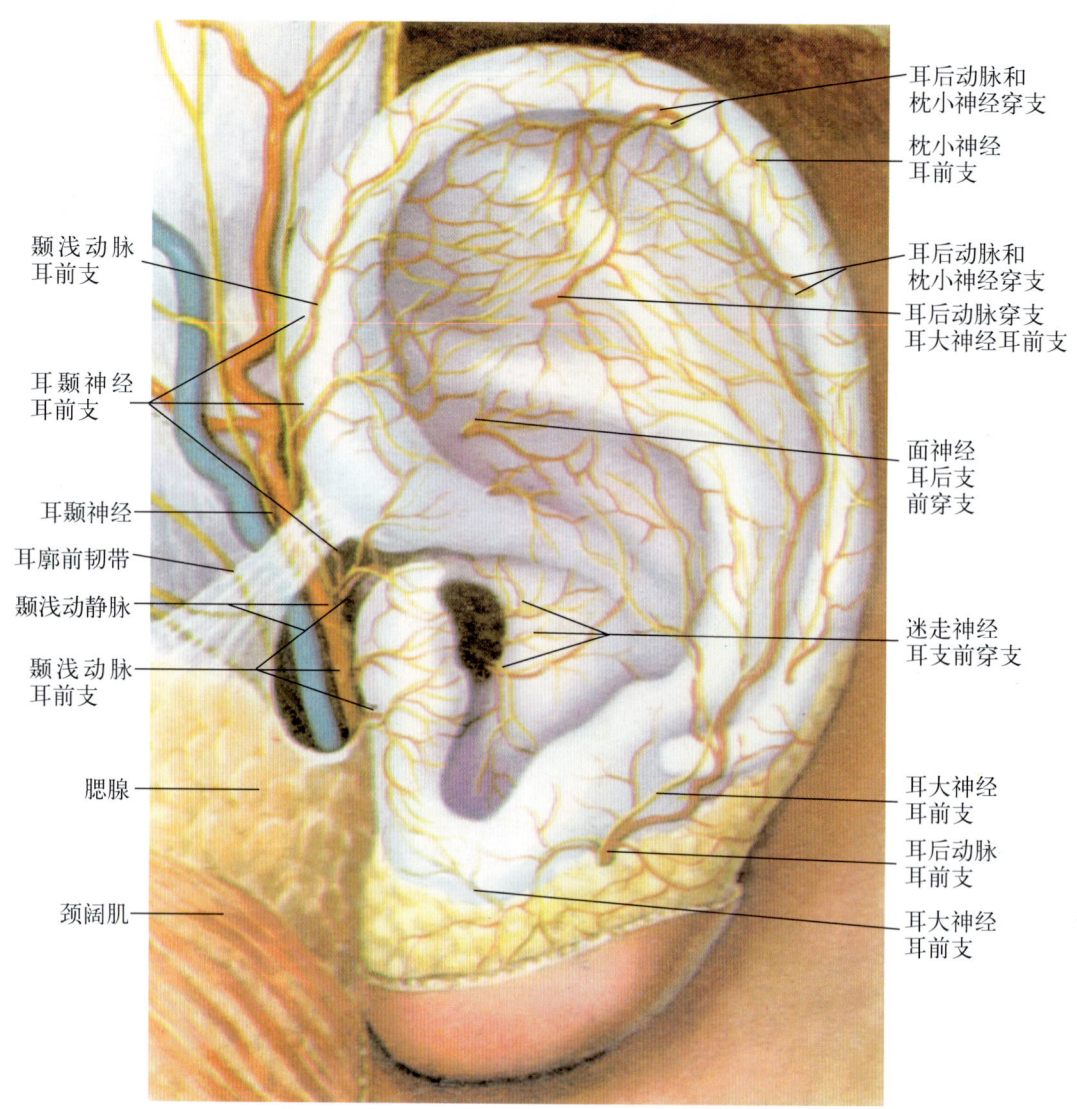

彩图 9　耳廓前面局部解剖图

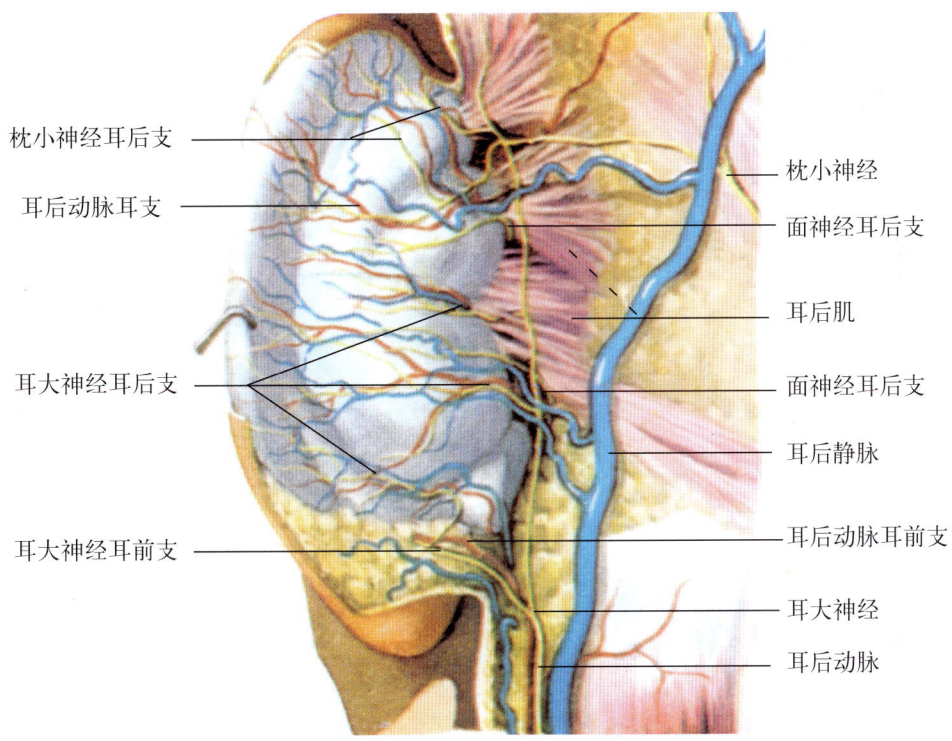

彩图10　耳廓后面局部解剖图（浅层）

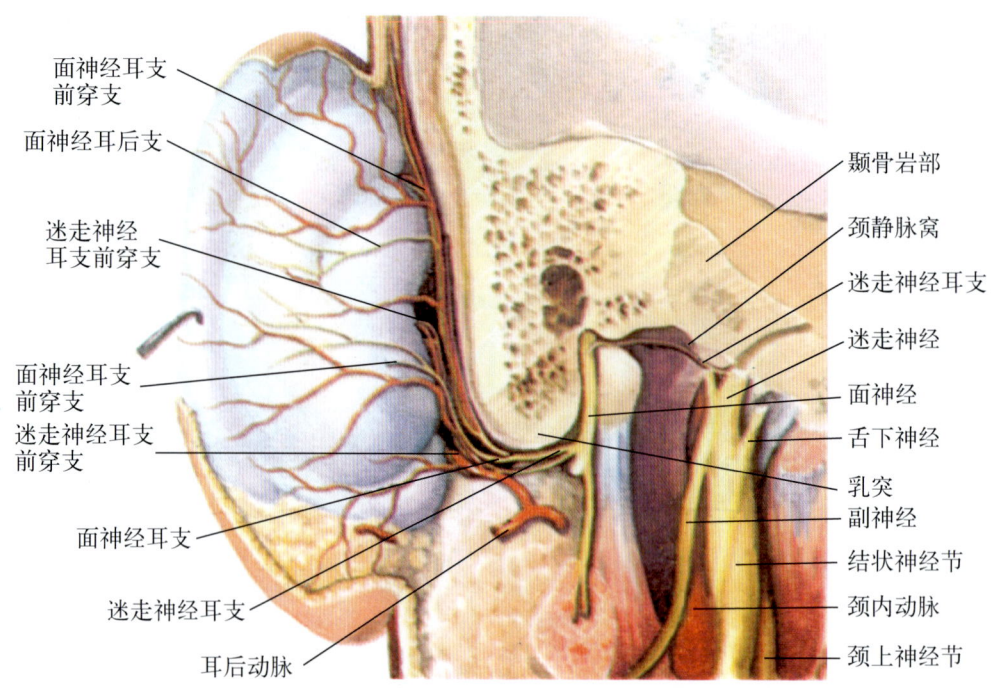

彩图11　耳廓后面局部解剖图（深层）

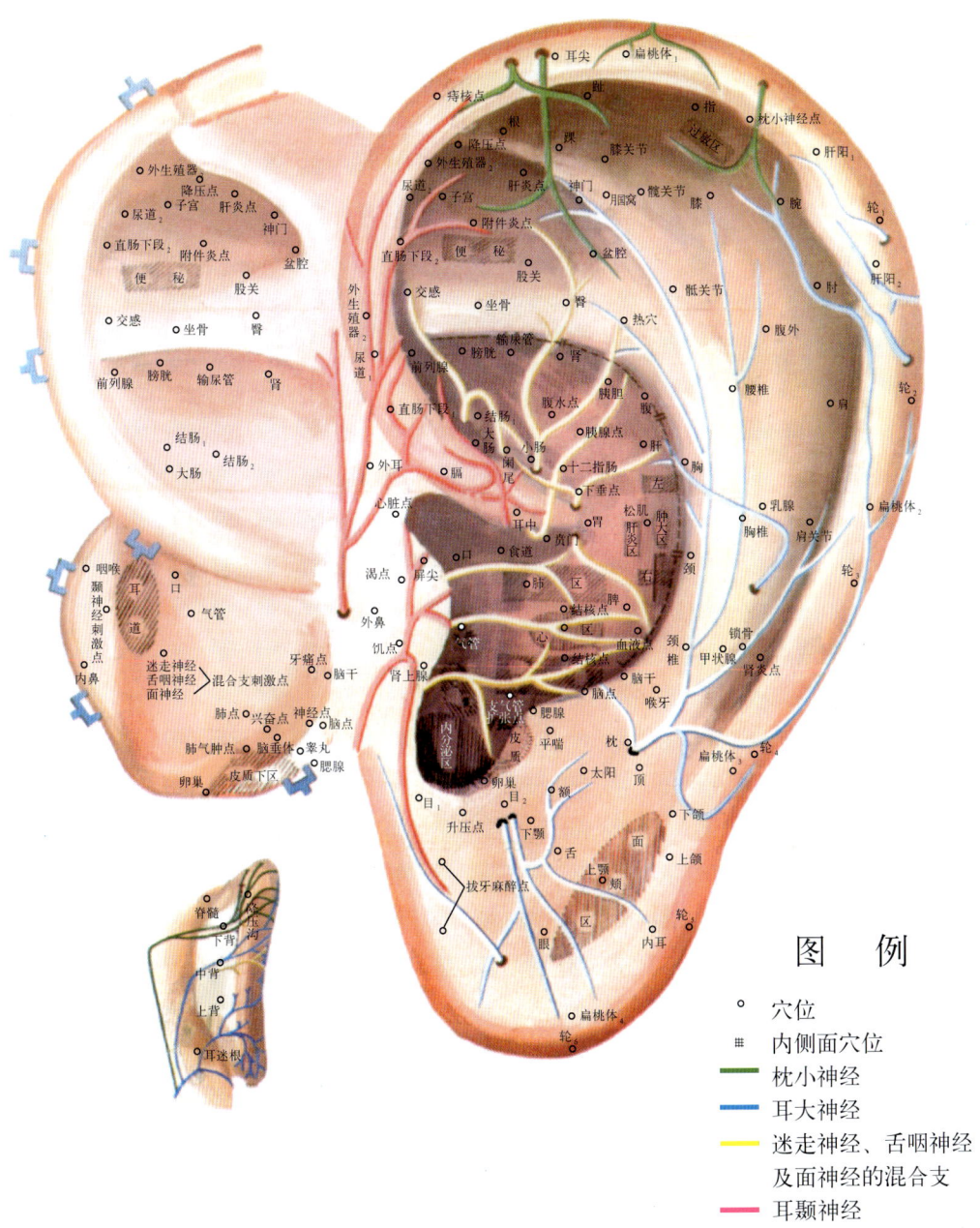

彩图12　耳廓神经穴位分布图

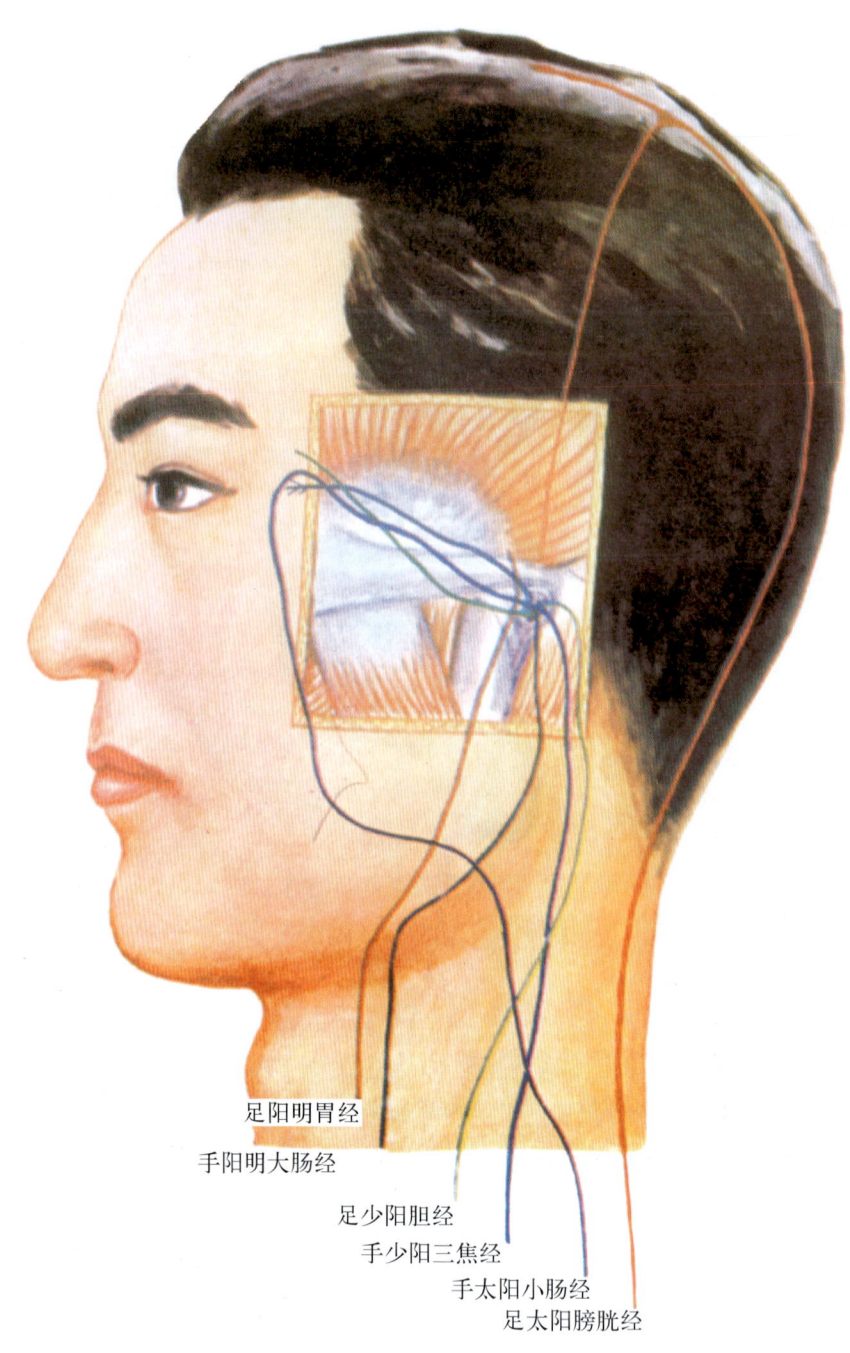

彩图13 耳部的经络分布解剖示意图

②耳中支：较粗，分两支穿到耳垂外侧面，较小一支从屏间切迹后窝穿出分布耳垂前面；较大一支从对耳屏外上方相当于枕区穿出至耳廓外侧面。穿出后分3~5支，其中一支越过对耳屏至对耳屏内侧，一支穿出向下至耳轮边缘，沿着耳轮边缘上升，另有一支沿着对耳轮上升，并有分支到耳甲腔，最后分布在三角窝内，其他分支分布于耳舟部。

③耳上支：至耳廓内侧面之耳缘分两支，一支穿过软骨边缘至耳廓外侧面，分布于耳舟区；另一支在内侧面沿耳轮缘上升。

耳上支自耳大神经分出后，斜向上至耳后肌，分布于耳廓内侧面，常有小支穿过软骨缘。至耳廓外侧面，并有交通支和枕小神经共同穿过软骨至耳廓外侧面。

枕小神经主要起自第二颈神经，也可有第三颈神经加入，沿胸锁乳突肌后缘斜向上行至耳轮根部水平面以小于直角的转折直至耳廓内侧面上部，中途分成两支，分布于内侧面后上部，有较小支穿过软骨至耳廓外侧面上部。其中以耳尖支较大，分布于三角窝，对耳轮上、下脚与耳舟上部。

脑神经：耳颞神经是三叉神经下颌神经的分支，循耳廓前缘上行，沿途发出若干细支，分布于外耳道前壁、耳屏、耳轮脚上部、耳轮升部及三角窝，有的耳颞神经可延伸到耳垂、耳甲艇、三角窝，与该处耳大神经、迷走神经耳支、枕小神经的分支交织成网。

迷走神经耳支经静脉孔时，从迷走神经颈静脉节发出一分支与附近的舌咽神经支相会合，合成耳支，耳支穿行于颞骨乳突部的骨孔中在茎突孔与面神经纤维交织。面神经的耳后支亦有入耳前支的穿支，支配耳廓的肌支。耳支的主要穿支支配耳背深部组织，分布于耳后肌和耳廓内侧面的中上部。3~4小支于耳轮脚穿过软骨，从耳背穿至耳廓外侧面，分布于耳轮脚及附近耳甲腔。亦有分支到三角窝，有的人迷走神经耳支延伸到耳廓中段的对耳轮与耳舟。

交感神经：来自颈动脉丛，沿动脉血管分布。交感神经分布在动脉血管周围，由粗细不等的纤维缠绕管壁，纤维的密度随动脉的管径变小而减少，静脉管壁上只有稀疏的纤维分布，在动、静脉管吻合支上纤维分布最多，在动、静脉之间有纵横交错互相连接。

从神经分布看出，耳垂、耳轮、耳舟及对耳轮区，主要是脊神经，即耳大神经和枕小神经分布。耳甲区为脑神经，即耳颞神经和迷走神经耳支、舌咽神经与面神经的混合支分布。三角窝内神经分布极为丰富，几乎所有支配耳廓的神经都有分支至三角窝内。

耳廓上各神经的主要分支、可能支配的范围及其与中枢联系的部位和作用

神经及其主要分支		在耳廓上可能支配的区域	与中枢联系的部位	作 用
耳大神经	前支（耳前支）	耳垂前面和背面、耳舟、耳轮、对耳轮、对耳屏、三角窝及耳甲腔、耳甲艇的外缘	脊髓颈2、3、4节段	感觉（包括温、痛、触、压觉）
	后支（耳后支）	耳背下2/3、耳轮、对耳轮和三角窝		
枕小神经	在背面分成三支并有1~2个穿支至耳廓前面	耳廓背面上1/3、耳轮后上缘及三角窝，对耳轮上、下脚和耳舟上部	脊髓颈2、3、4段	躯体感觉

续表

神经及其主要分支		在耳廓上可能支配的区域	与中枢联系的部位	作　用
三叉神经的耳颞神经	外耳道支	外耳道前壁、前上壁、鼓膜、耳轮脚及耳甲艇	三叉神经主核	躯体感觉
	耳屏支	耳屏前面、后面、少数还支配耳垂近耳根处	三叉神经脊束核	
	耳前支	耳轮脚、耳轮升部、三角窝	孤束核、迷走神经核	
迷走、舌咽和面神经的吻合支	混合支的耳前支	外耳门周围,耳轮脚起始部上下,耳甲艇、耳甲腔	迷走神经:孤束核、疑核、三叉神经脊束核 舌咽神经:孤束核、疑核、延髓下涎核 面神经:孤束核、桥脑上涎核、面神经运动核	感觉(包括温、痛、触、压),少数人面神经还有运动耳肌的作用
	面神经的耳后支	耳背中部近耳根处皮肤、耳背外肌、耳内肌		
交感神经		沿血管分布、在血管壁上缠绕着粗细不等的交感纤维。血管之间亦有纤维相互连接	脊髓胸1~5节段	血管运动等

耳廓各部分可能参与支配的神经

耳廓部分		可能参与支配的神经			
		耳大神经	枕小神经	三叉神经的耳颞支	迷走、舌咽面神经的吻合支
耳轮	前升部			X	
	上部	X(少数)	X(偏后部)	X	
	后降部	X(下2/3)	X(上1/3)		
耳舟	上1/3	X(少数)	X		
	中1/3	X			X(少数)
	下1/3	X			
对耳轮	上脚	X(少数)	X		
	下脚	X(少数)			X(少数)
	主干	X			X(中部偏耳腔缘)
三角窝		X(少数)	X(少数)	X	X
耳甲艇		X(外缘)		X	X
耳轮脚				X	
耳甲腔		X(外缘)			X
外耳道				X	X(开口周围)
鼓膜				X	X(外侧迷走、内侧舌咽)
耳屏	外面			X	
	内面	X(少数)		X	

续表

耳廓部分		可能参与支配的神经			
		耳大神经	枕小神经	三叉神经的耳颞支	迷走、舌咽面神经的吻合支
对耳屏	外面	X			X
	内面				
耳垂	前面	X		X(近耳根处)	
	后面	X		X(近耳根处)	
耳背	上1/3	X(少数)	X		
	中1/3	X			X
	下1/3	X			

注："X"表示支配部位的神经

第三章 耳 穴

第一节 耳穴的定义

耳穴是耳廓皮肤表面与人体脏腑、经络、组织器官、四肢百骸相互沟通的部位,也是脉气输注的所在。所以在耳廓上能反应机体生理功能和病理变化的部位均统称为耳穴。耳穴是耳廓诊断疾病和治疗疾病的特定点。

当机体组织或器官发生病变时,耳廓上相应的耳穴就出现各种阳性反应,对产生阳性反应的耳穴,用适当的方法进行刺激,就可以对疾病的病理过程发生影响,促其逆转或消除。从神经生理学的观点说,耳穴是能产生针感的感受装置比较密集的部位,耳穴是信息的接受站,又是输出站,而经络、神经体液等是信息的通路。针刺信息是由感觉神经传入脊髓后上传到脑才产生针感的,动物试验中观察,针刺传入信息和伤害性的传入信息在脊髓水平就进行整合。针刺传入信息,对伤害性刺激传入信息的抑制作用,主要是突触前抑制的过程。由于耳穴与机体有密切的联系,耳穴与神经、体液、脏腑、生物电等又有极复杂的多途径、多层次的联系,人体患病时,在相应的耳穴上以多种形式的阳性反应表现出来,因此,人们可以通过耳穴阳性反应点的变化,分析、判断疾病的部位及性质,并通过多种方法刺激耳穴治疗疾病。所以,人们通常又把耳穴称反应点、反射点、敏感点、阳性点、压痛点、低电阻点、良导点、治疗点等等。

经过多年的临床大量实践,笔者对耳穴的定位、特性、形态、分布范围大小等进行研究,结果发现人体正常耳穴与疾病相关的耳穴,存在的方式和反应的形式不同。正常时耳穴分布大致为一个区。而区中有一代表点,当人体患病时与疾病相关的耳穴确以不同的形态、不同范围大小的形式显示出来。疾病时相关的耳穴随着机体病理变化而变化,随着病理过程的演变而演变,常伴有变色、变形、丘疹、脱屑、血管充盈等,当机体内发生严重的病理变化、缺血、缺氧时,相关的耳穴可见明显变形、水肿,甚至耳廓皮肤组织变的质薄、脆,一触即破,有组织液及血性渗出液渗出,此时的耳穴,并不是以点的形式存在,而是变成区,呈现大范围的病理形态变化,因此耳穴的病理形态学与机体病理变化相一致。当人体疾病痊愈后,又可见在耳穴上遗留下永久性反应性病理痕迹,因此这些病理改变就为我们进行耳穴诊断和鉴别诊断,奠定了有力的、可靠的理论基础,提供了诊断的依据。

临床观察中,笔者对耳穴作了归类。

1. 按耳穴的类型分为六大类：

相应部位穴位

五脏六腑穴位

神经系统穴位

内分泌系统穴位

特定功能穴位

耳背穴及其他穴位

2. 按穴位功能归类： 归为 46 组，即构成有效的临床经验治疗处方。

十止、六对、利五官

三抗、一退、调整三

两补、三健：脑、肝、脾

催、理、降、解、利、眠、收

3. 按特定穴位出现的形式归类，在临床上有特定诊断与治疗的耳穴有五种形式：

点、区、沟、线、经。

上述对耳穴的归类经临床研究和总结，不但便于耳穴诊断，在治疗上更提供了经验处方。在治疗手法上，应根据耳穴的面积大小、病理改变的程度和临床所涉及的症状，决定适当刺激强度和范围，并决定刺激方向。同时研究也证实，在临床治疗用药籽贴压法刺激的是一个区，更优于耳毫针等其他治疗方法。耳毫针刺激的是一点，药籽贴压法是根据病理形态变化给予一定的适合的刺激范围和强度。耳穴归类应用于临床，有效的提高耳穴诊断符合率和治疗效果。

第二节 耳穴的分布规律

小小的耳廓布满了密密麻麻的耳穴点，乍看起来耳穴是杂乱无章的，很难学习和记忆，而实际上耳穴在耳廓上的分布是有规律的，它在耳前外侧面的排列像一个在子宫内倒置的胎儿，头部朝下、臀部及下肢朝上，胸部及躯干在中间。内脏器官在耳廓代表区的形态与器官自身的形态颇为相似，往往呈"投影"的对应关系。耳前控制人体的前面、五脏六腑、组织器官和五官七窍，耳背控制人体的背面、神经系统、肌肉骨骼等运动系统。左耳控制人体的左半身组织器官。右耳控制人体的右半身组织器官。

耳穴分布与人体的对应规律：

1. 耳垂——相当于头、面部。

2. 对耳屏——相当于头、脑部和神经系统。

3. 轮屏切迹——相当于脑干。

4. 耳屏——相当于咽喉、内鼻和鼻咽部。

5. 屏上切迹——相当于外耳。

6. 对耳轮——相当于躯干、运动系统

7. 对耳轮下脚——相当于臀部、坐骨神经。

8. 对耳轮上脚——相当于下肢。

9. 耳舟——相当于上肢。

10. 三角窝——相当于盆腔、内生殖器。

11. 耳轮脚——相当于膈肌。

12. 耳轮脚周围——相当于消化道。

13. 耳甲艇——相当于腹腔。

14. 耳甲腔——相当于胸腔。

15. 屏间切迹——相当于内分泌系统。

耳穴分布与人体相对应的规律,掌握这种规律可便于定位取穴治疗,然而有的耳穴的分布又不完全在耳廓解剖相应部位上,如肾上腺穴、卵巢穴、睾丸穴。因此在临床取穴治疗中,仍需注意穴位特殊性的分布。

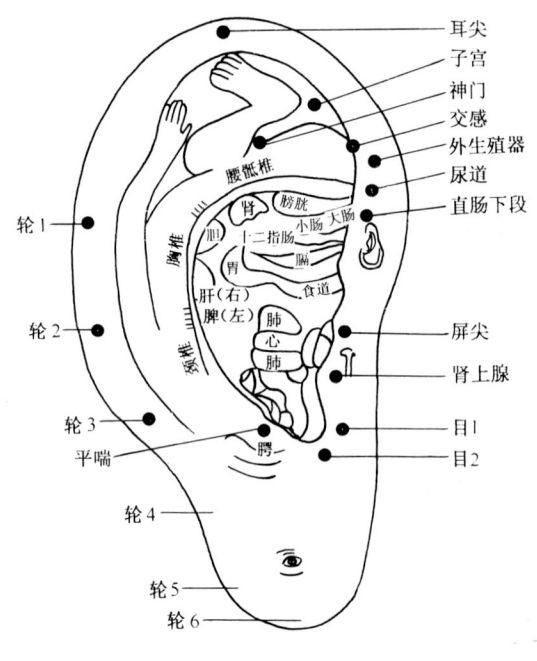

耳穴形象示意图

第三节 耳穴定位

一、耳垂

相当于人体的头面部。为了准确性定位,将耳垂分成九区:即从屏间切迹软骨下缘至耳垂下缘划三条等距离水平线,再在第二条水平线上引两条垂直线,由内向外、由上而下把耳垂分成 1、2、3、4、5、6、7、8、9 个区。

1. 牙:在 1 区中点。

2. 下腭:在 2 区上线,将其分成三等份,在中、内 1/3 交界处。

3. 上腭:在 2 区外线,将其分成四等份,在下 1/4 与上 3/4 交界处。

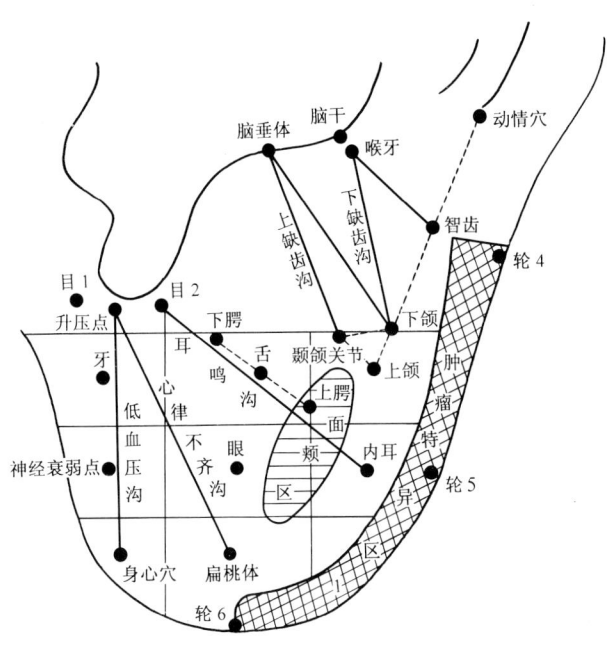

耳垂穴位图

4. 舌:在上、下腭连线的中点。

5. 下颌:在 3 区上线的中点。

6. 上颌:在 3 区中点。

7. 神经衰弱点:在 4 区中点。

8. 眼:在 5 区中点。

9. 内耳:在 6 区中点。

10. 扁桃体:在 8 区中点。

11. 面颊区:在 3、5、6 区交界周围。

12. 心律不齐沟:亦称冠心沟,自屏间切迹下至扁桃体。

13. 耳鸣沟:自屏间切迹外侧目 2 穴至内耳。

14. 下缺齿沟:自轮屏切迹至智齿或下颌为下缺齿沟。

15. 上缺齿沟:自脑垂体至下颌或上颌为上缺齿沟。

16. 低血压沟:自屏间切迹下至耳垂 7 区为低血压沟。

17. 身心穴:在 7 区中点。

18. 智齿:在耳轮尾与下颌连线中点。

19. 肿瘤特异区1：在耳轮尾至耳垂8区，呈弧形条状区域。
20. 颞颌关节：在与上颌、下颌内侧构成的三角点。

二、对耳屏

相当于人体的头部。为定位确定方便起见，由对耳屏屏尖向内侧面与外侧面画一条线，将对耳屏内外两侧分成四等份。

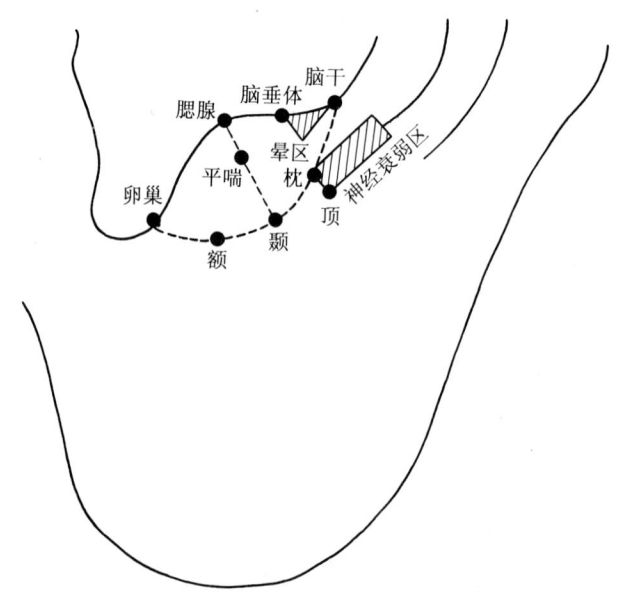

对耳屏外侧面穴位

1. 腮腺：对耳屏尖端。
2. 平喘：腮腺穴向外下0.2厘米处。
3. 颞：对耳屏外侧下缘的中点。在枕、额之间，颞曾称太阳穴。
4. 额：对耳屏外侧面前下方下缘中点。
5. 枕：对耳屏外侧面外下方下缘中点。
6. 顶：枕穴垂直向下0.15厘米处。
7. 脑垂体：对耳屏外上方上缘中点，即对耳屏屏尖与轮屏切迹之间。
8. 晕区：对耳屏外侧面外上方，在脑垂体与枕两穴之间连线取中点，此点与脑垂体、脑干之间即晕区。
9. 神经衰弱区：颈椎与枕、顶两穴之间。
10. 睾丸：在对耳屏内侧面，腮腺穴向下0.2厘米处，称精穴。
11. 丘脑：在对耳屏内侧面中线下端。
12. 兴奋点：在睾丸与丘脑之间。
13. 皮质下：在对耳屏内侧面前下方，将其分为三区。

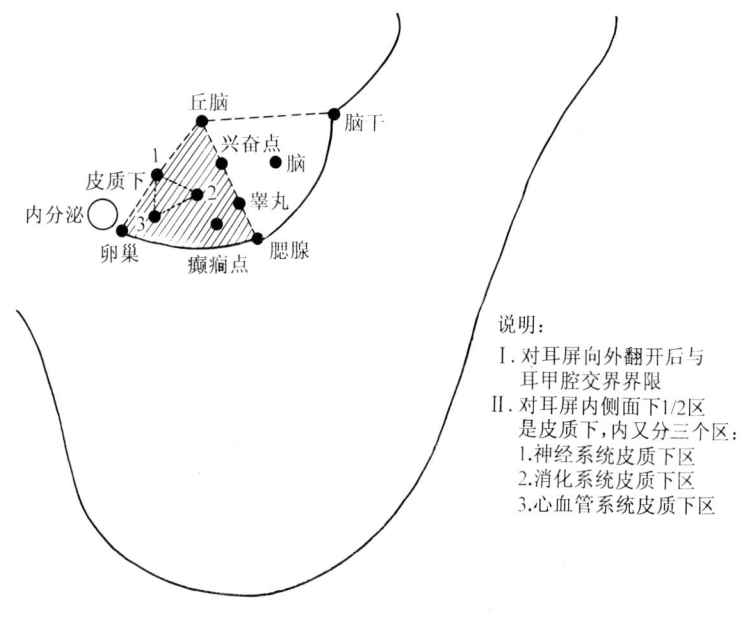

对耳屏内侧面穴位

神经系统皮质下区：在对耳屏内侧前下方下缘中点。

消化系统皮质下区：在对耳屏内侧面前下方中点。

心血管系统皮质下区：在对耳屏内侧前下方，与神经系统皮质下，消化系统皮质下呈等边三角形。

14．癫痫点：在对耳屏内侧面下 1/2 处。消化系统皮质下与对耳屏内侧中线相平行的睾丸穴的内侧缘。

三、轮屏切迹

相当于人体脑干。

1．脑干：在轮屏切迹处。

2．喉牙：在轮屏切迹外下缘脑干穴下方 0.2 厘米。

四、耳屏

相当于人体的咽喉、内鼻鼻咽、肾上腺。将耳屏内外侧均分成上、下两等份。

1．屏尖：耳屏外侧面上 1/2 隆起平面的中点。

2．肾上腺：耳屏外侧面下 1/2 隆起平面的中点。

3．外鼻：耳屏外侧面与屏尖、肾上腺呈等边三角形。

4．饥点：外鼻与肾上腺连线中点。

5．渴点：外鼻与屏尖连线中点。

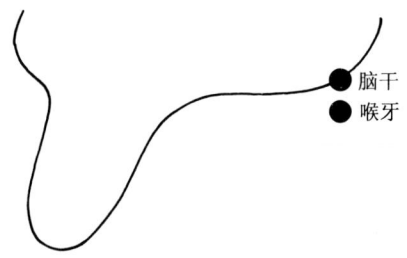

轮屏切迹穴位定位图

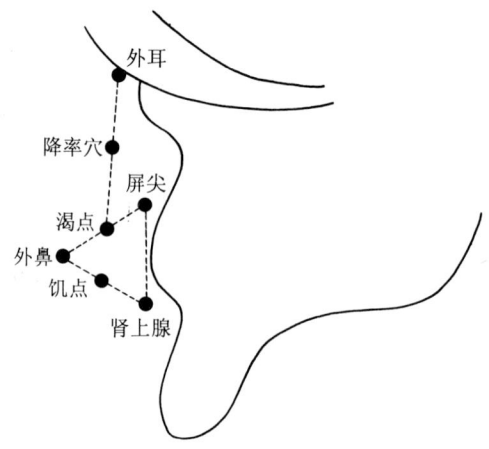

耳屏外侧面穴位定位图

6. 降率穴：渴点与外耳连线中点。
7. 咽：耳屏内侧面上 1/2 的中点。
8. 内鼻：耳屏内侧面下 1/2 的中点。
9. 耳颞神经点：耳屏内侧面，在咽与内鼻向内，与之形成等边三角形。
10. 声门：在耳屏内侧面最上方。
11. 喉：在声门与咽穴之间。
12. 鼻咽：在外耳道口与内鼻连线中点。

五、屏上切迹

相当于外耳。

外耳：屏上切迹近耳轮缘凹陷处。

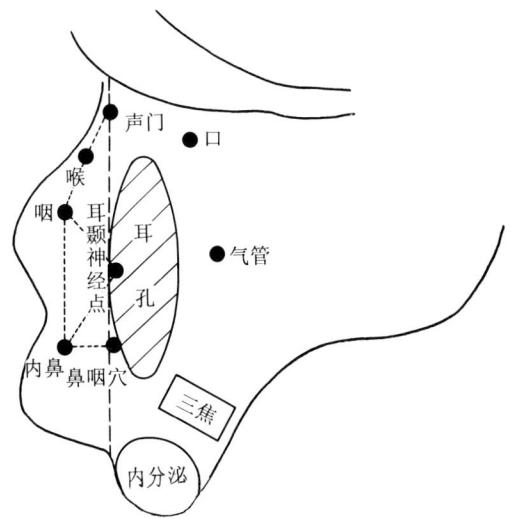

耳屏内侧面穴位定位图

六、对耳轮

相当于人体的躯干。对耳轮中线相当于脊柱,从对耳轮中线起始处至对耳轮上、下脚分叉处,共分五等份,分别为颈椎、胸椎、腰椎、骶椎和尾椎。

1. 颈椎:对耳轮下1/5处。
2. 胸椎:对耳轮下2/5及3/5处。
3. 腰椎:对耳轮上2/5处。
4. 骶椎:对耳轮上1/5处。
5. 尾椎:对耳轮上下脚分叉处,三角窝顶角的外缘。
6. 颈:颈椎穴内侧中点近耳腔缘。
7. 胸:胸椎穴内侧中点近耳腔缘,此穴与屏上切迹相平行。
8. 腹:腰、骶椎内侧中点近耳腔缘。
9. 肩背:颈椎穴外侧缘近耳舟处。
10. 肋胁:胸椎穴外侧缘近耳舟处。
11. 腰肌:腰骶椎穴外侧缘近耳舟处。
12. 骶髂关节:骶椎与髋关节连线的中点。
13. 热穴:尾椎与腹连线的中点。
14. 乳腺:胸椎与肋胁连线的中点。
15. 肋缘下:在对耳轮内侧缘,胸、腹两穴中点,即肝穴外侧的耳腔缘。
16. 腹外:在腰肌区外侧缘中点。
17. 甲状腺:在颈与脑干穴之间。

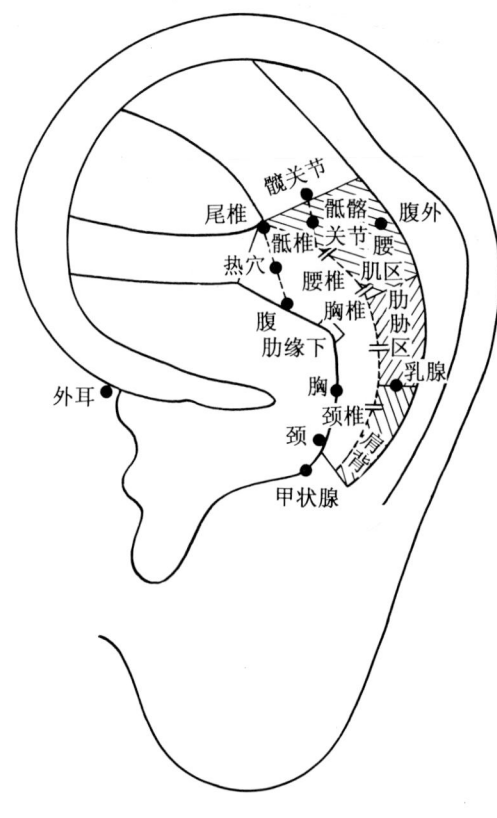

对耳轮穴位定位图

七、对耳轮下脚

相当于人体的臀部。将对耳轮下脚分成三等分。
1. 臀:对耳轮下脚外 1/3 处。
2. 坐骨神经:对耳轮下脚中 1/3 处。
3. 交感:对耳轮下脚内 1/3 的内上方处。

八、对耳轮上脚

相当于人体下肢。
1. 趾:对耳轮上脚的外上角。
2. 跟:对耳轮上脚的内上角。
3. 踝关节:跟、膝关节两穴连线之中点。
4. 髋关节:对耳轮上脚起始部中点。
5. 膝关节:对耳轮上脚的中点。

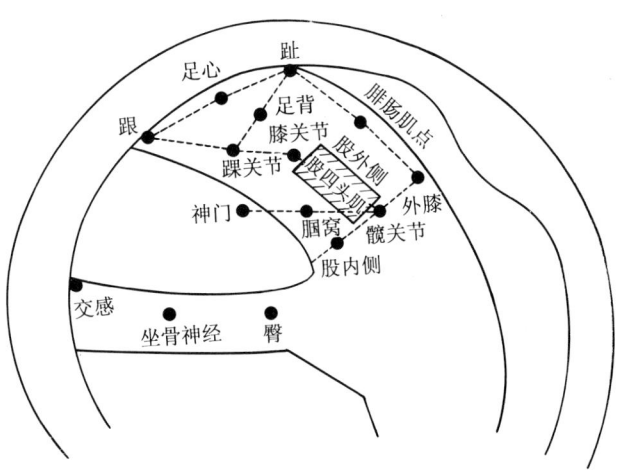

对耳轮上脚、对耳轮下脚穴位定位图

6. 外膝:对耳轮上脚起始部外缘。

7. 腘窝:髋关节、神门两穴连线之中点。

8. 腓肠肌点:趾、膝两穴连线之中点。

9. 足心:在趾、跟穴连线中点。

10. 股四头肌:在膝关节与髋关节之间。

11. 股外侧:在股四头肌外侧缘。

12. 股内侧:在髋关节与对耳轮上脚起始处内侧缘连线的中点。

13. 足背:在趾和踝连线的中点。

九、耳舟

相当于人体上肢。

1. 指:耳舟上方的顶端。

2. 锁骨:与轮屏切迹同水平的耳舟部,与心穴相平行。

3. 腕:将指与锁骨之间的耳舟部分为五等份,自上而下第一等份上方为指,第二等份上方中点为腕。

4. 肘:第三等份上方中点。

5. 肩:第四等份上方中点。

6. 肩关节:肩与锁骨两穴之间。

7. 过敏区:指、腕两穴区间。

8. 风湿线:指、锁骨两穴的连线。

9. 肾炎点:肩关节、锁骨两穴外缘中点。

10. 腋下:肩关节、锁骨两穴内缘中点。

11. 耳大神经点:在与颈椎、锁骨形成的等边三角形的下方。

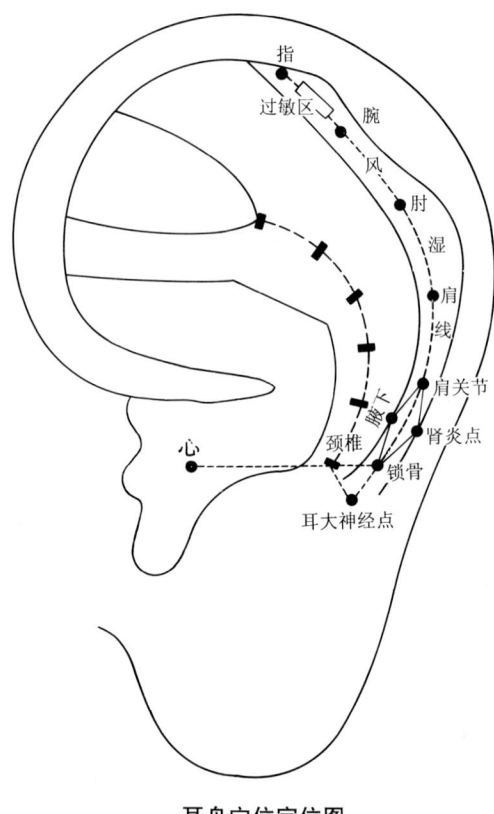

耳舟穴位定位图

十、三角窝

相当于人体的内生殖器官。

1. 降压点:三角窝内的外上角。
2. 盆腔:对耳轮上、下脚分叉处的内缘。
3. 神门:降压点与盆腔穴连线的中、下 1/3 交界处,称神穴。
4. 耳肝点:降压点与盆腔穴连线的中、上 1/3 交界处。
5. 内生殖器(男),子宫(女):三角窝凹陷处前缘。
6. 附件:子宫与盆腔连线的中、后 1/3 交界处。
7. 宫颈:子宫与盆腔穴连线的中、前 1/3 交界处。
8. 腹股沟:与臀、坐骨神经呈等边三角形的对耳轮下脚的上缘处。
9. 便秘点:与坐骨神经、交感呈等边三角形的对耳轮下脚的上缘处。
10. 输卵管:在子宫、宫颈、降压点、耳肝点四穴之间。

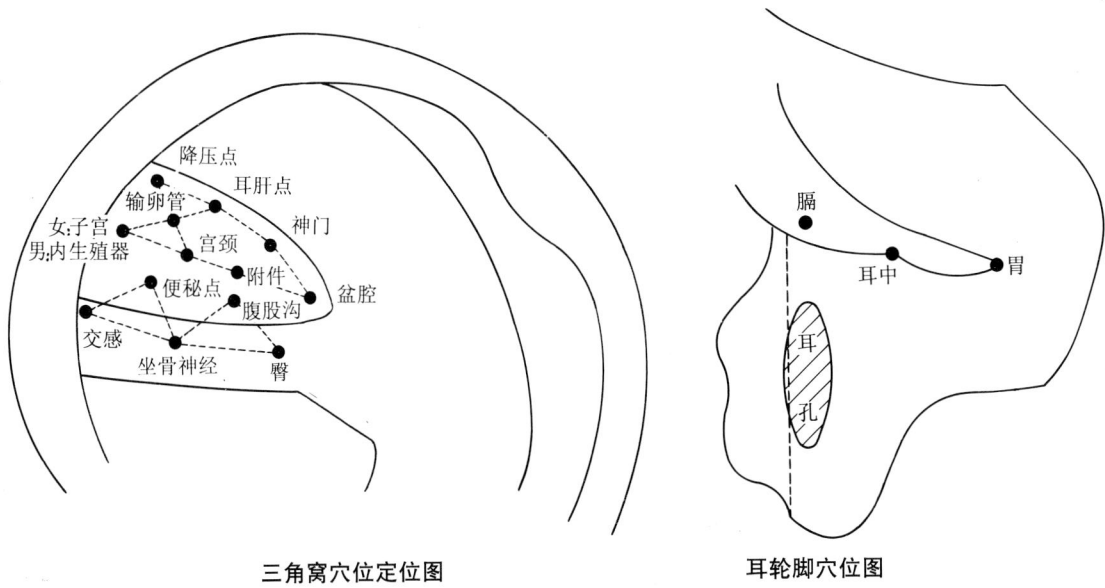

三角窝穴位定位图　　　　耳轮脚穴位图

十一、耳轮脚

相当于人体膈肌。

1. 耳中:耳轮脚中点的下缘处,称支点。亦称为零点。此穴由于有迷走神经分支发出,分布于耳甲腔、耳甲艇。故此点又称迷走神经刺激点。

2. 膈:与外耳道孔垂直向上方的耳轮脚起始部中点。

十二、耳轮脚周围

相当于人体消化道。

1. 口:外耳道口上方外侧缘与耳轮脚起始处连线中点。

2. 食道:耳轮脚下方中 1/3 处。

3. 贲门:耳轮脚下方外 1/3 处。

4. 胃:耳轮脚消失处周围。

5. 十二指肠:耳轮脚上方的外 1/3 处。

6. 小肠:耳轮脚上方的中 1/3 处。

7. 大肠:耳轮脚上方的内 1/3 处。

8. 阑尾:右耳大肠、小肠两穴之间。

9. 乙状结肠:左耳大肠、小肠两穴之间。

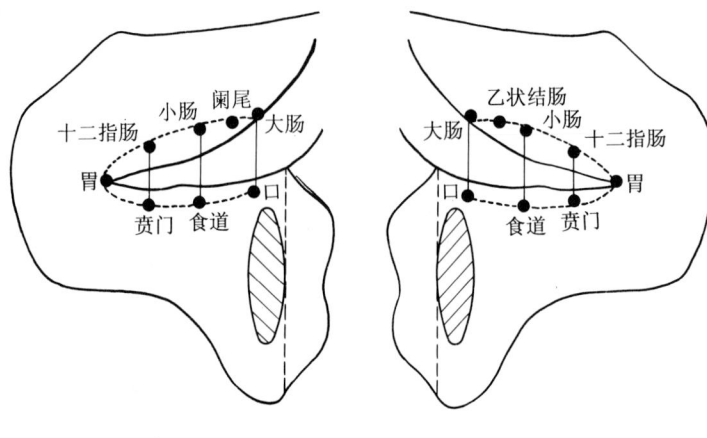

右耳轮脚周围穴位定位图　　左耳轮脚周围穴位定位图

十三、耳甲艇

相当于人体腹腔。

1. 肾:对耳轮上、下分叉处直下方的耳甲艇处。
2. 前列腺(男)、内尿道(女):耳甲艇前上角。
3. 输尿管:肾、前列腺连线的中后 1/3 交界处。
4. 膀胱:肾、前列腺连线的中前 1/3 交界处。
5. 肝:耳甲艇的后下方。
6. 胰腺:在左耳肝、肾两穴之间。
7. 胆囊:在右耳肝、肾两穴之间。
8. 胆道:胆与十二指肠穴之间。
9. 糖尿病点:胰与十二指肠穴之间。
10. 脐周:耳甲艇中央。
11. 腹水点:在肾与十二指肠两穴连线的中上 1/3 交界处。
12. 肝肿大区:在肋缘下内侧、胃区外侧和脾肿大区之间。
13. 腹胀区:在肾、输尿管、膀胱、十二指肠、小肠、阑尾、大肠穴区处。
14. 下焦:在膀胱与大肠两穴之间。
15. 醉点:在肾与小肠连线中上 1/3 交界处。

十四、耳甲腔

相当于人体的胸腔。

1. 心:耳甲腔中心凹陷处。
2. 肺:心区的下方。下方为同侧肺,临床上多用下肺。

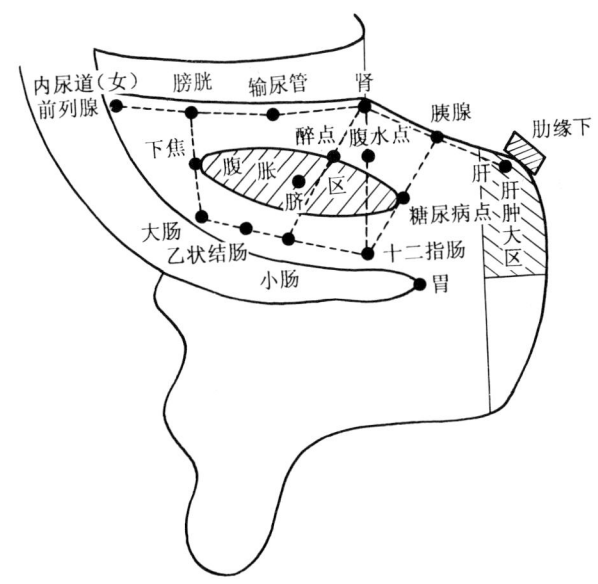

左耳甲艇穴位定位图

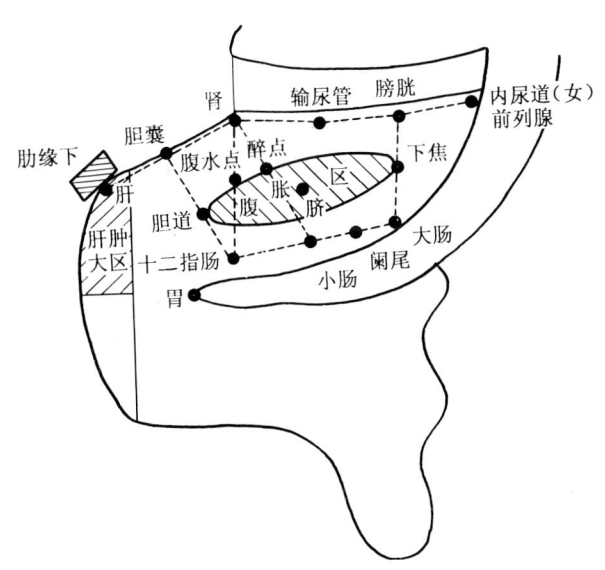

右耳甲艇穴位定位图

3. 气管:外耳道口与心穴之间。

4. 支气管:气管与下肺连接的中点。

5. 脾:耳甲腔外上方,在耳轮脚消失处与轮屏切迹连线的中点。

6. 三焦:外耳道孔后下方与对耳屏内侧下1/2连线中点。此点由于有舌咽神经、面神经、迷走神经混合支发出,分布于耳甲腔等部位,此点又称舌咽神经、面神经、迷走神经混合支刺激点,又称气穴。

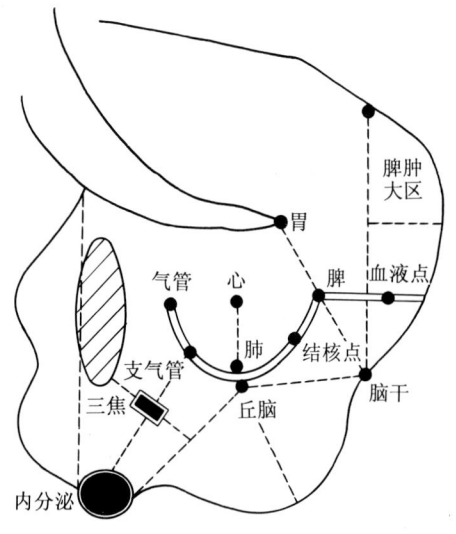
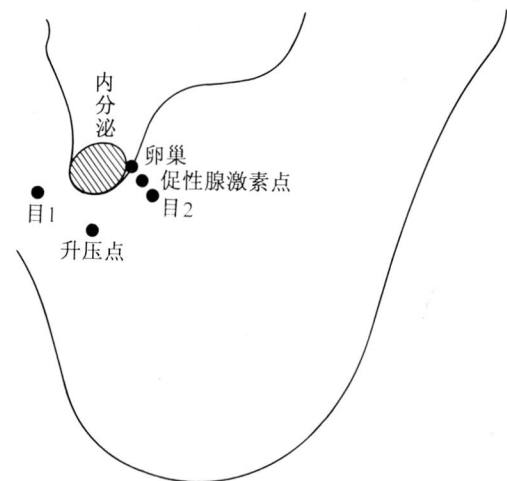

耳甲腔穴位定位图　　　　**屏间切迹穴位定位图**

7. 结核点：心与下肺外侧三穴形成等边三角形。

8. 脾肿大区：在耳轮脚消失处与对耳轮内侧缘划一平行线，取之中点，由此点向脾穴划一垂直线，脾肿大区在并行线、垂直线与对耳轮内侧缘所构成的区域内。

9. 血液点：在脾与颈穴连线之并行线中点。

十五、屏间切迹

相当于人体的内分泌。

1. 内分泌：耳甲腔底部，屏间切迹内 0.5 cm 处。
2. 目 1：屏间切迹前下方，称青光穴。
3. 目 2：屏间切迹后下方，称屈光不正、散光穴。
4. 升压点：屏间切迹下方中点。
5. 卵巢：屏间切迹外缘与对耳屏内侧缘之间；在男性称精穴。
6. 促性腺激素点：在卵巢与目 2 连线之中点。

十六、耳轮

1. 耳尖：耳轮顶端。将耳廓从中耳背向前反折，耳轮最高部位，再把耳轮分成前、中、后三等份，耳尖在中、后 1/3 交界处。
2. 肛门：在对耳轮上脚前缘相对的耳轮上。
3. 外生殖器：与对耳轮下脚上缘同水平的耳轮处。
4. 尿道：与对耳轮下脚下缘同水平的耳轮处。
5. 直肠：对耳轮起始部，接近屏上切迹处，与大肠穴同水平。

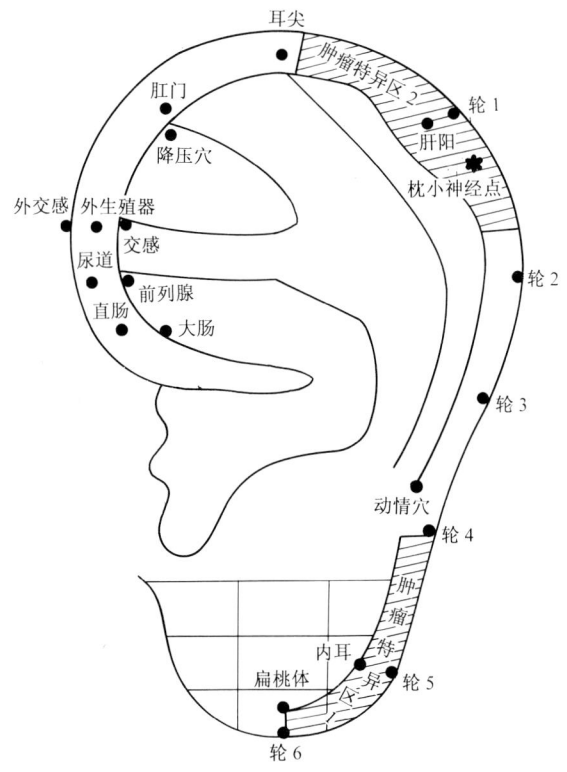

耳轮穴位定位图

6. 肝阳：耳轮结节处。

7. 轮1～轮6：自耳轮结节下缘至耳垂下缘中点划为五等份，由上而下依次为轮1、轮2、轮3、轮4、轮5、轮6。

8. 枕小神经点：耳轮结节起始部内侧缘。

9. 肿瘤特异区2：在耳轮的外上方，耳轮结节的上、下缘。

10. 外交感：与交感、外生殖器同水平的耳轮与头面部相交处。

11. 动情穴：在耳轮尾消失处。

12. 肿瘤特异区1：在耳垂外侧缘，轮4到轮6。

十七、耳背穴

1. 下肢后沟：在耳背对耳轮上脚凹陷处。

2. 坐骨神经后沟：在耳背对耳轮下脚凹陷处。

3. 脊柱沟：在对耳轮的耳背处。

4. 胃肠沟：在耳轮脚的耳背处。

5. 脑后沟：在对耳屏的耳背处。

6. 耳背尾椎：在与尾椎相对的耳背部。

7. 耳背骶椎：在与骶椎相应的耳背部。
8. 耳背腰椎：在与腰椎相应的耳背部。
9. 耳背胸椎：在与胸椎相应的耳背部。
10. 耳背颈椎：在与颈椎相应的耳背部。
11. 颈椎$_{3,4}$：在与颈椎下 1/3 相对应的耳背部。
12. 颈椎$_{6,7}$：在与颈椎上 1/3 相对应的耳背部。
13. 耳背耳大神经点：在与耳大神经点相对应的耳背部。
14. 颈后三角区：是由颈椎$_{3,4}$、颈椎$_{6,7}$与耳大神经三个穴位构成的等边三角形。
15. 耳背腘窝：在与腘窝相对的耳背处。
16. 耳背坐骨神经：在与坐骨神经相对的耳背处。
17. 坐骨神经三角区：是由耳背坐骨神经、耳背腘窝及腰骶椎构成的三角区。
18. 胆囊区：在与胆相对的耳背部。
19. 十二指肠球结节区：在与十二指肠相对应的耳背部。
20. 多梦区：在与神经衰弱区、枕、顶穴三穴相对应的耳背部。
21. 聪明穴：在与额相对应的耳背部。
22. 睡眠深沉穴：在与神经衰弱点相对应的耳背部。
23. 快活穴：在与身心穴相对应的耳背部。
24. 网球肘：在与肘相对应的耳背部。
25. 肩三点 1：在与锁骨相对应的耳背部。
26. 肩三点 2：在与肩关节相对应的耳背部。
27. 肩三点 3：在与肩相对应的耳背部。
28. 上耳根：在耳廓最上缘与头皮相交处。
29. 中耳根：耳背与乳突交界的根部，耳轮脚对应处，又称耳迷根。
30. 下耳根：在耳背耳垂与面颊交界处。
31. 耳背肿瘤特异区 1：在与肿瘤特异区 1 相对应的耳垂背部。

第四节　耳穴类型

　　根据中国针灸学会受世界卫生组织西太区委托制订的《耳穴标准化方案》(草案)，耳穴共有 90 个穴位，但这 90 个穴位对耳穴工作者从事耳穴诊断的专业人员是不够用的，笔者临床中常用的穴位近 190 余个，对这 190 余个常用耳穴的类型、功能作了分类，对穴名及含义作了分析，认为耳穴的命名特点是既有以解剖部位命名的，也有以中医脏腑、经络学说命名的，又有以穴位在诊断治疗中的特异功能命名的。其中很大一部分耳穴命名是依据人体解剖部位在耳廓上的对应部位命名的。这部分耳穴生理功能及其主治范围，经临床验证均归属解剖、生理学范畴。脏腑、经络学说命名的耳穴虽然数量很少，但应用范围之广、所占位置之大，正显示出中国的脏象学说、经络学说辨证施治的核心，代表了中国耳医学的特色。另有一部分在耳穴诊断及治疗上有特定作用的耳穴,正是这些穴位的发现,使耳穴的诊断从定位诊断,推至到定性诊断,推动耳穴诊断治疗学的发展。所以不少人这样评价耳医学,既属于中医体系,很大一部分又属于西医的范畴,耳医学为"中西医结合的产物"。它揭示了为什么耳穴应用之广、学习的人之多,不只是从事中医、针灸工作者学习钻研这一门学科,而且从事西医的医务工作者,从事基础教学的、实验研究的人员也热中于探讨这门科学,这正是耳穴的特点所决定的。正如唐代《千金翼方》记载:"凡诸孔穴,名不徒设,皆有深意。"

笔者根据从事耳穴诊断和治疗30余年的临床体会及对耳穴应用与研究,积累了耳穴部位与人体对应关系,耳穴的性质、功能主治及耳穴特异性等方面的经验。为便于临床应用,将多年在临床上常用的耳穴、经验用穴、研究发现的耳穴及经过临床验证确有诊断和治疗价值的耳穴共190个,分成六大类型加以介绍,以满足从事耳医学专业的工作者应用,以便更进一步认识耳穴、剖析耳穴、发掘耳穴奥妙,从而提高耳穴应用范围及使用价值。

一、相应部位穴位

根据人体的解剖部位在耳廓上的投影,用其解剖名称命名的穴位。而相应部位在耳廓上是一笼统的泛指的含意,只要机体某一组织器官或某一部位患病,在耳廓上相对应的部位处便有反射点或称阳性点等,相应部位在耳廓上可以具体代表某一穴名,也可在耳廓的某一区域中代表某一点,耳穴特点是区中有点。如前臂部位在耳穴图上没有这个名称,但在耳廓上却有这个相应部位,即在耳穴腕、肘之间。因此相应部位是代表与机体相对应的解剖部位。如耳舟上的锁骨、肩……;对耳轮上脚的趾、跟……;对耳轮的颈、胸……;对耳轮下脚的臀;耳甲腔的支气管、气管……;耳甲艇的输尿管、胆管……;耳垂的眼、内耳……;耳屏的咽喉、内鼻等,在耳穴图上可达77个穴位,占总穴数目40.05%。相应部位穴位在诊断上有其重要的定位诊断意义,在治疗取穴中是首选的刺激点、治疗点。

耳穴中最重要的一类穴位是相应部位穴位,特别在治疗痛症时是主要首选穴位,过去人们在治疗痛症中,首先考虑的选穴是神门,而经过对相应部位和神门穴实践对照组观察:相应部位是止痛要穴,独取相应部位可达止痛效果,独取神门不能获得满意治疗效果,因此神门只是起镇静目的,并不是止痛要穴。在治疗痛症中,只要选准相应部位进行耳穴贴压,并给予手法治疗,即指功发热、活血通络、气至病所的方法,疼痛可立即缓解和消失,临床中可获得满意疗效。

二、五脏六腑穴位

根据经络、脏象学说命名的穴位,这部分穴位有心、肝、脾、肺、肾、大肠、小肠、胆、膀胱、胃、三焦等11个穴位,这11个穴位从解剖学来说,是人体解剖部位对应的脏腑,本可归属相应部位范畴,然而这些穴位更重要的是包含着脏象和经络学说的丰富内容。在耳穴诊断和治疗应用中具有一穴多病,一穴多治的特点。如肺穴在耳诊方面,除肺本身的疾病外,皮肤病在肺区也有反应。在治疗上,肺穴不仅可治疗肺部疾患和鼻、咽部疾病,对治疗各种皮肤病也很有效,

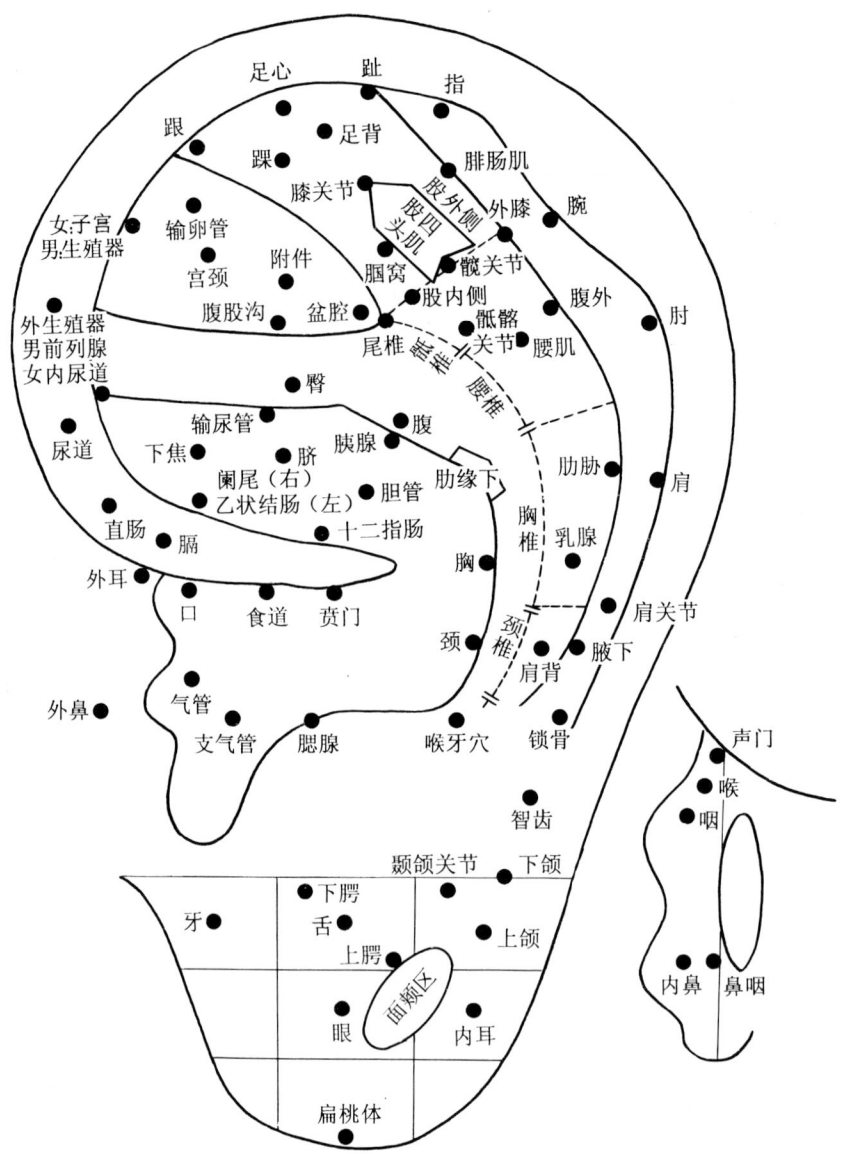

相应部位穴位

这是因为脏象学说"肺主皮毛"、"肺开窍于鼻"、"咽喉为肺的门户"有关。又如膀胱穴可以治疗坐骨神经痛,这是因为坐骨神经痛部位为足太阳膀胱经的循行部位。这一部分穴位仅占5.8%,而在诊断疾病和治疗疾病中是非常重要的。在诊断中各穴位所出现的阳性反应点要用中西医结合的观点去辨证分析,特别要以现代的医学理论为指导,因为耳廓与胚胎发育学说有密切关系,在胚胎发育过程中,胚胎中各胚层组织,内胚层、中胚层、外胚层与耳穴各穴位点都有着同源组织关系,耳穴诊治学的机理,又以生理学、解剖学、遗传学,神经、体液学说为基础,耳穴的病理形态反应,又与病理学、临床症状学、病因学有密切关系,因此当五脏六腑等任一器官患病时,并不只限于一个脏器的病理反应,而是互相影响、互相牵连的,在耳穴诊断中必须全面分析,例如肝硬化时,耳穴反应点不只根据一个肝穴阳性反应就可以诊断什么性质的疾病,肝穴阳性反应时,只会说明肝的部位有病,但具体是什么病还要进一步分析,因为肝硬化时门静脉高压会出现脾功能亢进,严重时,引起胃底静脉曲张、食道静脉曲张、腹部静脉和痔静脉的曲张,会出现一系列临床表现,所以耳穴诊断肝硬化时最根本的一定是脾肿大,说明耳穴在诊断中特别是脏腑器官有严重的器质性的疾病时,不是一个穴位阳性反应就可以诊断的,五脏六腑的穴位有多穴一病的诊断特点,因此对五脏六腑疾病一定以临床症状学、病因学、病理学等进行分析判断,用中西医结合的理论去辨证治疗。

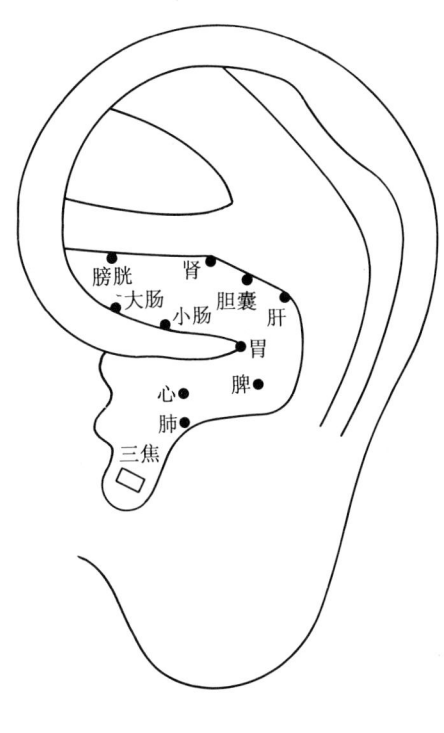

五脏六腑穴位

三、神经系统穴位

耳廓的穴位不但有与机体相对应的神经系统的穴位,如脑、脑干、丘脑、额、颞、顶、枕、交感、坐骨神经,并有调节大脑皮层神经兴奋、抑制功能的一对穴即神门和兴奋穴,有专用于治疗神经科常见病——神经衰弱的神经衰弱区、神经衰弱点的穴位。皮质下穴是神经系统的重要代表穴,是人体感觉分析的最高级部分,为高级神经活动中枢。根据大量病例良导点电测,皮质下可分神经系统皮质下区、消化系统皮质下区、心血管系统皮质下区,耳穴除了有具体反应人体神经系统的穴位,研究中还发现了边缘系统与人体情绪变化的重要穴位——身心穴(焦虑穴),它不但可以进行诊断,判断人体情绪变化,忧郁、焦虑、紧张,而且可以有效的改变人体的情绪使其快活起来。

又由于支配耳廓的神经非常丰富,有四对来自脑干的脑神经。

1. 三叉神经下颌神经的分支——耳颞神经:耳颞神经与脊髓发生关系,司咀嚼和头面部感觉。

2．面神经：司面部表情肌运动，并管理一部分腺体。

3．迷走神经。

4．舌咽神经。

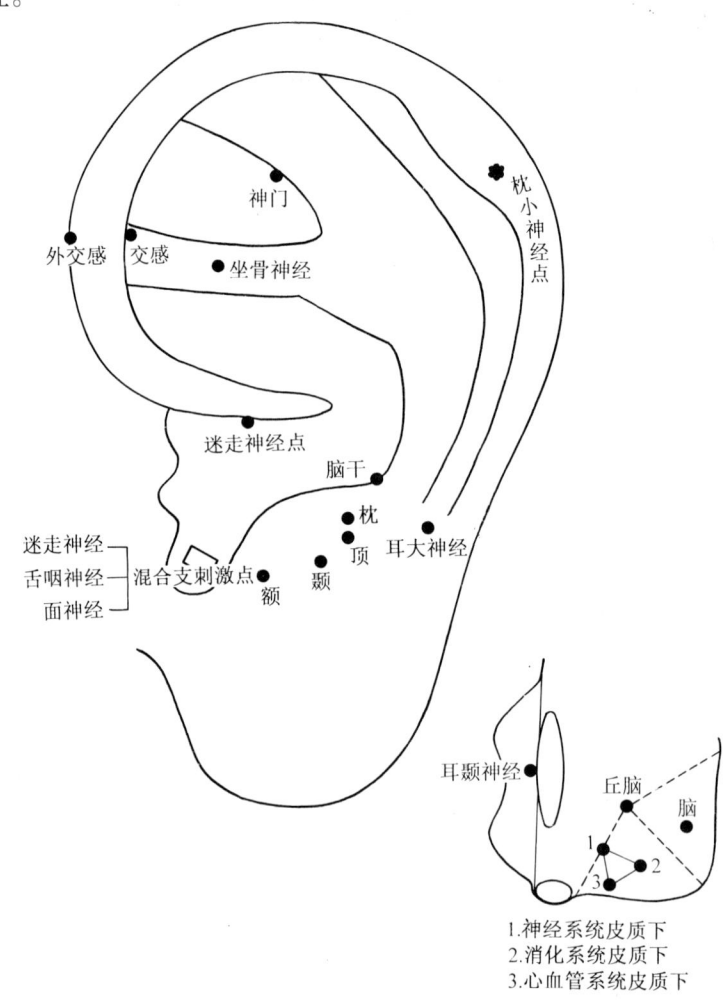

神经系统穴位

迷走神经和舌咽神经对呼吸中枢，心脏调节中枢，血管运动中枢，唾液分泌中枢及呕吐、咳嗽反射中枢等都有明显调节作用。

耳廓上从脊髓发出的两对脊神经有耳大神经、枕小神经，除管理躯干、四肢、骨关节运动外，还支配五脏六腑的运动。由脑干脊髓发出的副交感神经和脊髓，胸、腰段发出的交感神经（分布在耳廓上的迷走神经、副交感神经、交感神经，在耳廓上伴有动脉分布）所组成的内脏神经对全身的脏器几乎都有双重支配作用，两者互相抵抗，而又互相协调，共同维持全身脏腑和躯干四肢的正常活动。

耳廓上的脊神经及脑神经的神经分支，分别从脊髓及脑干发出后，至耳廓都有耳前支或穿支,支配各解剖部位。临床中观察,分别刺激耳前支或穿支,对一些神经系统疾病,内脏疾患及躯干、四肢运动等疾患有独特效果。如耳颞神经点治疗三叉神经痛、神经血管性头痛、头面部疾患。迷走神经、舌咽神经、面神经混合支刺激点,治疗内脏疾患、面神经麻痹、面肌抽搐、牙痛、舌部疾患及语言障碍。消化系统疾病:腹胀、便秘。肝病、胆囊疾病、泌尿生殖系统用于利尿、消肿,并用于治疗糖尿病和减肥。枕小神经点治疗肢体麻木、脑震荡后遗症、后头痛。耳大神经点治疗颈肩综合征、多发性肌纤维炎。因此除以原耳穴神经命名的穴位外,笔者在耳廓上又提出耳颞神经刺激点、迷走神经刺激点,舌咽神经、面神经、迷走神经混合之刺激点、耳大神经及枕小神经刺激点等五大神经刺激点。

神经系统穴位有19个,占总数10%。由于神经系统穴位的作用,特别是五大神经刺激点的应用,扩展了耳医学的治疗范围,提高了耳穴临床治疗效果。

四、内分泌系统穴位

耳穴与机体对应的内分泌穴位不多,仅有内分泌、脑垂体、促性腺激素点、甲状腺、肾上腺、胰腺、睾丸、卵巢等8个穴位,占总数4.21%。丘脑是自主神经系统的较高级中枢,而它的某些核团的神经细胞又能生成催产素、抗利尿素,并能分泌多种肽类激素——神经激素,来控制腺垂体生成和释放各种促激素,调节机体的功能。胰腺是兼有内分泌和外分泌功能的腺体,胰腺的内分泌功能主要与糖代谢的调节有关,胰腺的外分泌物称胰液,具有很强的消化能力。耳穴"内分泌"是整个内分泌系统功能的代表区,与机体生理机能的调节、各个内分泌腺分泌功能的相对稳定、机体内外理化因素的平衡有关。耳穴虽有内分泌各腺体的相对应代表点,但是在临床观察中,耳穴对内分泌系统功能的调节是相互作用、相互增强的。因此耳穴在对内分泌功能紊乱的疾病治疗中,常同时应用几个主要穴位,达到调节内分泌功能的目的。比如治疗闭经,通常取内分泌、卵巢、脑垂体、促性腺激素点、内生殖器等穴,效果明显。临床观察14例闭经病人,1例原发性闭经治疗无效,而13例患者经耳穴治疗,均在治疗一个疗程内月经来潮,而对内分泌等穴位刺激敏感的患者,在接受耳穴治疗后第一、二次月经可来潮。又如糖尿病的耳穴治疗,取内分泌、胰腺、糖尿病点、丘脑、脑垂体等,一次耳穴治疗后感觉口渴、易饥或肢体麻木、疲乏无力等症状好转,这正说明刺激耳穴后使胰岛素的分泌功能得到调节。

在针刺过程中,机体的功能得以调节,其作用方式:

1. 神经系统一般需要通过神经纤维传导去极化实现。
2. 内分泌系统是通过血液运输使激素作用于某些细胞组织来调节其功能。

正如神经生理学家在研究针刺原理时得出的结论,认为针刺的传入冲动,在影响中枢神经系统机能状态的同时,一方面通过丘脑系统调节交感和副交感神经对机体的平衡和营养状况的调节;另一方面通过丘脑-垂体系统,影响体液中激素的动态平衡,激发机体内非特异性的防御反应,动员体内各种免疫因素,从而达到治愈疾病的目的。

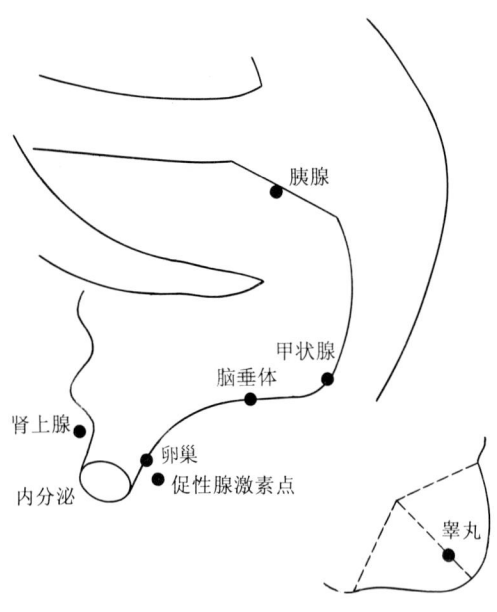

内分泌系统穴位

五、特定穴位

是对某一种病有特定的诊断和治疗功能的穴位,即一穴一病的诊断要穴,不但有定位诊断的意义,更有定性诊断的价值。耳穴在诊断中,又有一穴多病的诊断,即一个穴位阳性反应,可以反应多种疾病,这类穴位须运用中西医理论知识去辨证分析。也有多穴一病的诊断,即多个穴位阳性反应才能诊断一种病。

特定穴多为一穴一病的诊断:

过敏穴:是诊断过敏性疾病、判断是否为过敏体质的要穴。

结核点:是诊断体内患有结核病灶的特定点。

升压点:是诊断和治疗低血压,判断血压高低的特定点。

肿瘤特异区1:是判断体内有否恶性肿瘤的特定区。

降率穴:是治疗心动过速及房颤的特定点。

诸如耳穴具有这种特定功能的穴位有36个,占总穴数的13.68%。由于这些特定点的存在,使耳穴的诊断从定位向定性阶段发展,提高了耳诊符合率,进一步推动了耳穴诊断学的发展,并为临床治疗提供了准确部位,提高了耳穴治疗效果。

耳穴的特定穴具有耳穴所共有的特点,当机体有病时,与疾病相关的耳穴出现变色、变形、丘疹、血管充盈、疼痛敏感及低电阻等,而特定穴更有其本身的特性,即当机体有病时,耳穴特定穴所出现的阳性反应,只限为一种病所具有,所有特定穴有特定诊断价值。

特定穴出现的反应是不同的,如有的特定穴当人体患病时,只呈现变色、变形、水肿,触诊时有红色压痕,如过敏区出现此种阳性反应时才可以判断患者有过敏反应,为过敏体质。有些特定穴只限于视诊,如低血压沟,在耳垂前缘见到从升压点到身心穴走行的沟可诊断低血压。有些特定穴只限于电测诊断呈现低电阻,并不伴有变色、变形,如身心穴,当人体情绪变化时,忧郁、焦虑不安、神经紧张,用耳穴探测仪探测该耳穴呈现低电阻、高声响,而低电阻愈明显,病情愈重,此穴声响愈高。因此,我们探测身心穴根据声响的强弱、高低及出现的速度快慢来判断情绪变化。在过去,从未有人用耳穴或其他方法来诊断情绪变化,而特定点身心穴,不但可以诊断情绪变化,而且可以治疗并改变人的情绪,使其精神放松,心胸开朗。有的特定穴,在人体有病时,不仅低电阻,而且低痛阈,疼痛敏感,如当机体某部位患有恶性肿瘤时,耳垂前、耳垂后的肿瘤特异区1呈现高声响,高敏感的疼痛反应,这些特定穴所具有耳穴特定阳性反应点,为耳穴判断肿瘤的存在提供了依据。而良性肿瘤在耳穴诊断时只用于触诊法不伴有疼痛反应,这些特性为鉴别恶性肿瘤和良性肿瘤存在与否提供了诊断依据。

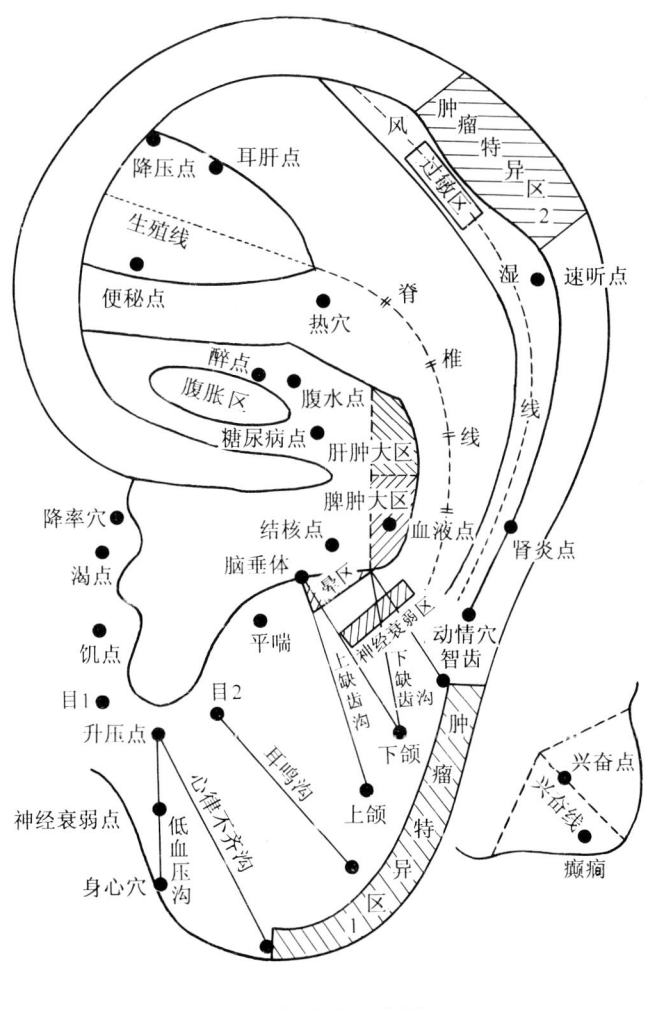

耳穴特定穴图

当人体患病时,耳穴的特定点会以不同的形式反应在耳穴上,在耳穴上不常以点的形式反应,据临床观察,其特定点有五种类型:有点、有区、有沟、有线、有经络反应,即点、区、沟、线、经。正是由于耳穴具有与机体密切相关的特点,又由于耳穴具有反应人体健康状况的特性,因此,耳穴特定点是非常重要的一类穴位,它不但定位而且定性,特定穴是做耳穴诊断及鉴别诊断的特定手段。

耳穴特定点分类

特定点		特定线	特定经	特定沟	特定区
降压点	热穴	生殖线	速听经	低血压沟	过敏区
升压点	兴奋点	脊柱线		冠心沟	腹胀区
耳肝点	血液点	兴奋线		耳鸣沟	肝肿大区
便秘点	聪明穴	风湿线		缺上齿沟	脾肿大区
快活点	结核点			缺下齿沟	晕区
神经衰弱点	醉点			坐骨神经后沟	神经衰弱区
焦虑穴(身心穴)	渴点			下肢后沟	面颊区
降率穴	饥点			脊柱后沟	肿瘤特异区1
平喘	腹水点			脑后沟	肿瘤特异区2
网球肘点	动情穴			胃肠沟	坐骨神经三角区
速听点					十二指肠球结节
糖尿病点					胆囊区
促性腺激素点					颈后三角区
睡眠深沉穴					多梦区

六、耳背穴位及其他

耳背穴原有9个,其中有心、肝、脾、肺、肾。1888年清代医学家张地山继承明代周于蕃的学术思想,在所著《厘正按摩要术》一书中最早提出耳背分属五脏的理论。这是继《内经》之后,论述耳与脏腑生理关系最引人瞩目的观点。耳背的心、肝、脾、肺、肾五穴与耳廓前的穴位关系是有规律的。从脏腑解剖上及生理功能应用上是一致的。耳背脾与耳前胃相对应,脾、胃为互相表里关系;耳背外侧肝与耳廓前肝穴相一致;耳背肺与耳廓前上肺相对应;耳背上心与耳廓前神门穴相对应,"心主神志"、"心藏神",因此主治精神、神经系统疾病。耳背下属肾与耳廓前脑相对应。中医认为"肾主骨生髓"、"脑为髓之海"、"肾壮则脑健",因此治疗作用是相一致的。

耳背另有一沟三根穴,耳背沟原是降压沟,为延续应用下来的传统用穴。耳背上耳根、中耳根、下耳根三个根是实践中发展起来的穴位,其中中耳根与耳前的耳中穴(迷走神经刺激点)相对应,故有耳迷根之称,亦有耳背零点之称。

自20世纪70年代,本人对耳背穴进行了研究,经过大量病例临床疗效对照观察,发现有些疾病,特别是运动系统疾病、神经系统疾病、消化系统疾病,用耳背穴治疗效果优于耳前穴,研究结果,总结出重要规律性:耳廓前面相当于人体的前面,耳廓背面相当于人体的背面;耳前多反应人体的感觉障碍,耳背多反应人体的运动障碍。

因此在1999年,全美中医公会学术大会上(AAOM),笔者正式发表新耳背穴位图,提出耳背穴有五个沟、四个区、三个根、两个三角、七个特定点。这些穴位不但可用于诊断,而且用于治疗。如四个区:胆囊区、十二指肠球结节区、多梦区、肿瘤特异区在诊断上有重要价值;耳背两个三角区:下三角区治疗颈椎病、肩背肌纤维炎,上三角区治疗坐骨神经痛,腰、腿痛,疗效极显著,而且简便易学易掌握。这是笔者30余年对耳穴研究的又一大成就。

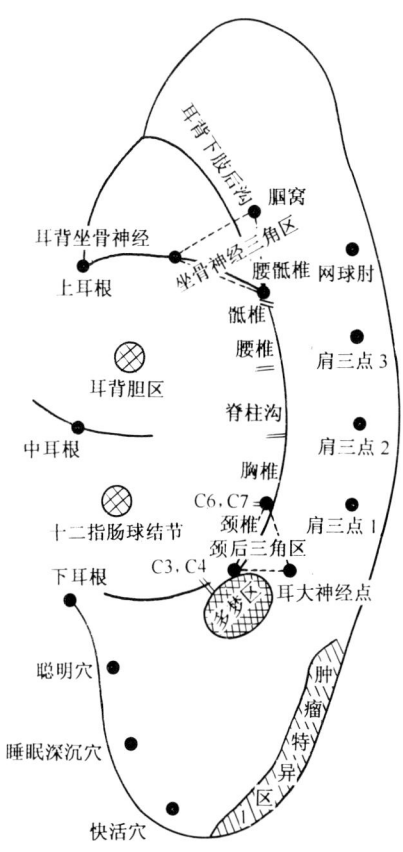

耳背诊断治疗穴位图

耳廓除有上述五大类穴位及耳背穴外,还有在古医籍中记载,流传至今仍广泛被应用于临床的耳穴,有在诊断中有特定价值的穴位如目2,有些穴位的命名,既不属于人体解剖对应部位,又不属于神经、内分泌系统及特定穴,这些穴位多是按在耳廓上所在部位及形象命名,如耳尖、屏尖、耳中、目1、目2、肝阳、轮1~轮6,将这些穴位归属其他。耳背穴及其他穴有42个,占22.15%。

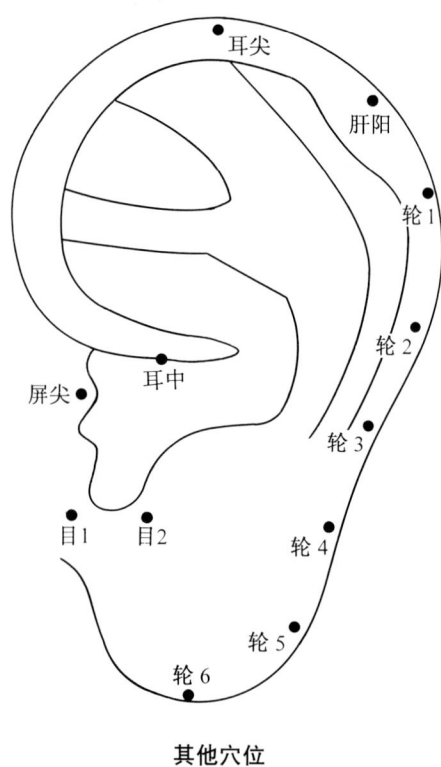

其他穴位

第五节　耳穴功能

对耳穴的功能、特性,从不认识到比较认识,从只用于治疗疾病到用于某些疾病的辅助诊断和鉴别诊断,经过大量的临床实践,以便于临床应用,将常用的190多个耳穴按其功能分成六组,从治疗到诊断,阐明各组穴位的主要功能。

一、神经系统穴位

1. 神门

神门是镇静安神要穴,北京许作霖大夫最早提出神门为神穴。

(1)镇静作用:用于镇静安神、降压、止痛、止痒、止泻、止带、止晕,常用于神经系统、心血管系统、呼吸系统、消化系统、泌尿生殖系统及运动系统的疾病。

(2)镇痛作用:用于各种疼痛性疾患。

(3)消炎作用:用于各种炎症疾患,常用于治疗妇科炎症疾患。

(4)诊断:神门穴无明显定位、定性诊断意义,神门穴呈现阳性反应,多提示机体患有神经衰弱或疼痛性疾患。

2. 枕

枕是止晕要穴。

(1)止晕作用:用于内耳眩晕症、自主神经功能紊乱、高血压所致的头晕,脑动脉硬化供血不足所致的头昏、头晕,以及晕车、晕船、晕机等。

(2)镇静作用:枕和神门穴是一组对穴,亦称姊妹穴,常一起用以加强镇静安神作用,用于降压、安神、镇静,止咳、止喘、止痒、止痛、止吐、止泻,主治后头痛、枕大神经痛。

(3)镇惊作用:用于治疗癫痫、面肌抽搐、小儿多动症、震颤等。

(4)明目作用:枕穴相当于人体的视觉中枢,常用于治疗眼疾、视神经、视网膜病变、青光眼,并用于屈光不正、弱视、假性近视等。

(5)诊断:枕区电测阳性反应,并可见隆起,多提示后头痛。枕区阳性反应并见凹陷或低平伴有红润,多提示头晕。

3. 额

健脑要穴。

(1)健脑、清脑明目作用:用于治疗头昏、麻木、头部沉重感、记忆力减退、精力不集中、嗜睡症、忧郁症、高血压、视力模糊、视力减退。

(2)镇痛作用:用于治疗各种原因引起的前头痛。

(3)诊断:

额穴、颞穴、枕穴,若见平坦、凹陷,同时可见头脑清晰线,提示头脑清楚,思维敏捷,反应力快。

额穴隆起、电测阳性反应,多为圆形隆起或条片状,或不规则隆起,质软,多为前头痛。

额穴、顶穴、枕穴、颞穴均出现阳性反应,并在以上穴位具有不规则隆起,多提示全头痛、头晕、头胀、头脑不清晰。

4. 颞

助听止鸣,是诊断治疗偏头痛的要穴。

(1)助听止鸣:颞相当于人体的听觉中枢,常用于治疗耳鸣,听力下降。

(2)镇静止痛:用于治疗偏头痛、双太阳穴痛和双颞侧头痛。

(3)诊断:

双耳颞穴电测呈现阳性反应,多提示双侧头痛。

单耳颞穴电测阳性反应,并可见片状隆起,严重时,可触及条片状隆起、质硬,多提示偏头痛。

颞、额、枕、顶四穴均为隆起,双耳电测阳性反应,多提示全头痛。

颞、内耳阳性反应多提示听力下降,耳鸣。

5. 皮质下

调节大脑皮层功能的要穴。

(1)用于治疗大脑皮层兴奋和抑制功能失调所致的疾病。如神经衰弱、自主神经功能紊乱、神经官能症、精神分裂症,情绪不稳定、紧张、忧郁、焦虑等。

(2)用于治疗消化系统疾病。如消化不良、胃炎、胃及十二指肠溃疡、恶心呕吐、腹胀、腹泻、便秘及肝胆系统疾病。

(3)用于治疗心血管系统疾病。如高血压、大动脉炎、血栓闭塞性脉管炎、静脉炎、雷诺病、冠心病、心律失常等疾病。

(4)皮质下三个分区:神经系统皮质下、消化系统皮质下、心血管系统皮质下。对于诊断与鉴别诊断消化系统、心血管系统、神经系统疾病有一定参考意义。

在耳穴电测中,必须探测大脑皮质下的三个分区,即神经系统皮质下区、消化系统皮质下区、心血管系统皮质下区,比较三个分区的反应点的强弱,分辨强阳性或阳性反应,便可知人体中哪一系统为主要病变部位,例如消化系统肝胆或胃肠系统疾病时,消化系统皮质下一定会出现强阳性反应或阳性反应。神经衰弱时,神经紧张、忧郁、焦虑不安,神经系统皮质下一定会出现强阳性反应或阳性反应,心血管皮质下区呈阳性或强阳性反应时多提示高血压、心律不齐或冠心病等心血管系统疾病。三个皮质下区,对于诊断及鉴别诊断各系统疾病有非常重要的参考价值。

6. 交感

内脏止痛、解痉、止酸、止涎、止汗要穴,同时是活血要穴,是五大活血要穴之一。

(1)调节自主神经功能:用于治疗自主神经功能紊乱。

(2)可缓解内脏平滑肌痉挛,对内脏有镇痛解痉作用。因此,称交感穴为内脏止痛要穴。常用于治疗内脏的疼痛疾患、胃肠道痉挛、肾及输尿管结石、胆石症、胃炎、胃及十二指肠溃疡、哮喘等疾病。腹胀时禁用此穴。

(3)对血管舒缩功能有调节作用。常以扩张血管的作用为主。用于治疗血栓闭塞性脉管炎、静脉炎、大动脉炎、雷诺病,循环系统功能障碍等疾病,由于有扩张血管、促进血液循环作用,因此出血性疾病,如月经过多、功能性子宫出血、便血、咯血等忌用此穴。

(4)对腺体有抑制作用,交感穴有三止作用:止汗、止涎、止酸,因此常用于治疗多汗症、流涎、胃酸、胃灼热感,并可治疗脂溢性脱发,治疗胃酸过多时有奇效,故交感亦称为止酸要穴。

(5)诊断:由于交感近三角窝、上耳根部、低电阻,在诊断上无意义。交感穴是治疗要穴。交感穴属于18个正常生理敏感点之一。

7. 脑干

镇惊熄风,益脑安神要穴。

(1)用于治疗惊厥、癫痫、多动症、帕金森病、面肌麻痹、面肌痉挛、精神分裂症、脑膜刺激症、神经官能症等。

(2)用于止咳:治疗干咳、气管炎、支气管炎。

(3)用于退热、小儿高热。

(4)诊断:无定位及定性意义。

8. 枕小神经点

通经活络、镇静止痛要穴,是五大神经刺激点之一,又是五大活血要穴之一。

用于治疗后头痛、枕大神经痛、耳廓痛、四肢末梢关节痛、四肢末端血液循环不良。

用于治疗血管痉挛、脑外伤后遗症、脑动脉硬化、神经官能症、半身麻木和四肢末端麻木、头部麻木及颈椎病。

枕小神经点是五大神经刺激点之一,尤以治疗颈椎病引起肢端麻木,针刺感、蚁走感较明显。所以枕小神经有"枕小神经通肢末"之说。

9. 坐骨神经

具有通经活络、镇静止痛作用。

常用于治疗坐骨神经痛。治疗坐骨神经痛时,经临床对比观察,耳背的坐骨神经点,耳背坐骨神经三角区,并沿坐骨神经走行出现的症状部位和相应部位反应点取穴治疗效果明显,优于耳前,在治疗坐骨神经痛时,必须施以手法。

诊断:耳前坐骨神经穴,在诊断坐骨神经痛时无特定意义,在耳穴电测中应根据对耳轮、对耳轮上脚阳性反应点,若此处阳性反应点均以沿坐骨神经痛时行走的部位出现,应判断坐骨神经痛之可能。

10. 丘脑

丘脑相当于下丘脑,是自主神经较高级中枢,对内脏及体内的生理活动有一定调节作用,并可调节体温、摄食、水盐代谢和内环境的平衡、内分泌和情绪反应等。

常用于治疗单纯性肥胖、过食性肥胖、嗜睡症、水肿、内分泌功能紊乱,丘脑和饥点合用,可控制摄食,对减肥有帮助作用。

11. 兴奋点

是兴奋要穴。

对大脑皮层有一定的兴奋作用。用于治疗嗜睡症、夜尿症、肥胖症、内分泌及性功能低下,如阳痿、席汗综合征、埃狄森病、甲状腺功能低下、闭经等。

丘脑、兴奋点两穴,均在对耳屏内兴奋线,丘脑和兴奋点合用有加强机体的兴奋性、提高机体新陈代谢功能,给人以活力,并有助于减肥。

12. 神经衰弱区

是诊断治疗失眠、入睡慢的要穴。

(1)治疗失眠入睡慢时,常用于耳前神经衰弱区和对应的耳背神经衰弱区既多梦区,2~4粒王不留行子贴压以加强刺激,耳背部相应的神经衰弱区,曾有利眠区之称。

(2)诊断:神经衰弱入睡慢只用指摸法,用拇指指腹在神经衰弱区触及条片状软骨增生,触之发硬,提示入睡慢。

13. 神经衰弱点

是诊断治疗失眠、睡眠浅、易醒、早醒、睡眠时间短的要穴。

(1)治疗失眠、睡眠浅、睡眠时间短、易醒、醒后不易入睡等多种类型的神经衰弱。

(2)诊断:失眠,睡眠轻、浅、短、早醒、醒后不易入睡,只用耳穴电测仪电测法,当测到神经衰弱点,强阳性反应或阳性反应,触之凹陷,呈现压痕反应,提示失眠;睡眠轻、浅、短,醒后不易入睡,若电测神经衰弱点强阳性反应,深压痕,压痕周围水肿或触及条索为严重神经衰弱,睡眠浅、早醒,故此点曾有早醒点之称。由于神经衰弱点在耳垂前中点处,故又有垂前之称。

14. 耳颞神经点

是治疗三叉神经痛要穴,是五大神经刺激点之一,是脑神经三叉神经投影点。

(1)耳颞神经来自三叉神经下颌支的分支,因此主治三叉神经痛,并以三叉神经下颌支痛为主,在治疗选穴时,加以下颌或下腭穴可获得其显著疗效。

(2)耳颞神经点用于治疗耳廓痛,特别是外耳道口周围,耳前痛即耳廓神经痛为佳,因为耳颞神经分布耳廓前方。

(3)耳颞神经点并可用于治疗偏头痛、头晕、鼻咽部疾患、嗅觉失灵及脑神经功能紊乱引起的病症。

(4)耳颞神经点若电测时强阳性反应,疼痛敏感、耳垂上三叉神经分支的相应部位穴位阳性反应,诊断三叉神经痛。

15．脑

是治疗脑源性疾患的要穴。

(1)治疗脑病、脑动脉硬化供血不足、脑血栓后遗症、小脑共济失调、癫痫、帕金森病、小儿多动症、低智儿等。

(2)在诊断中,电测呈阳性反应或强阳性反应多提示脑部病症,当脑出血时,在脑区会出现片状红润,正常时脑均为阴性反应,在诊断治疗头痛病人时,特别要探测脑穴排除脑内占位性病变。

16．顶

诊断和治疗头顶痛要穴。

诊断:顶穴呈片状隆起,电测反应阳性或强阳性,多提示巅顶痛。

17．耳大神经点

是治疗颈肩综合征要穴,是五大神经刺激点之一,又是五大活血要穴之一。

耳大神经来自颈$_3$、颈$_4$脊髓节段,支配耳垂前面及背面、耳舟和耳轮、对耳轮、对耳屏、三角窝、耳甲腔、耳甲艇外缘。支配与耳廓相关部位的头面部,特别是颈椎、胸椎、腰椎、上下肢等部位,而其主干在耳穴颈椎与锁骨穴以下部位,因此主干即耳大神经点,主治颈椎病、肩背痛、肩周炎、上肢麻木、落枕、多发性肌纤维织炎和耳廓神经痛,所以耳大神经点又有"耳大神经通肩背"之说。

耳大神经点是治疗痛症、运动系统疾病的主要用穴,在诊断中无特定意义。

18．迷走神经点(耳中)

迷走神经点是五大神经刺激点之一。

迷走神经点又称耳中、支点、零点,由于它在耳廓几何平面的中点上,因此它可调整脏与脏、腑与腑以及脏腑之间的功能。另外,它还是直接来自第五对脑神经的迷走神经分支,因此它可以调节机体内脏各项功能,临床观察中,可治疗消化系统疾病,特别是肝胆疾患,治疗心血管系统疾病,对治疗糖尿病也有一定疗效。经实验对照观察,针刺交感神经可以抑制胰岛素的分泌,而针刺迷走神经可促使胰岛素的分泌,因此治疗糖尿病时除取糖尿病特定点、内分泌、脑垂体穴之外,更重要的是取耳中——迷走神经点、三焦。

耳中穴也用于治疗夜尿症。

19．迷走神经、面神经、舌咽神经混合支刺激点

此点是五大神经刺激点之一,是脑神经反射点,中医属气穴。

由于此点靠近耳根处,从耳根发出,分布在外耳门周围,耳轮脚起始部上下、耳甲艇、耳甲腔,有丰富的迷走神经、面神经、舌咽神经混合支,控制人体的内脏感觉系统,包括温、痛、触、压,因此,此穴在解剖上占重要位置。

1959年,北京平安医院许作霖大夫在耳穴上提出四个重要穴位即:精、气、神、天癸。经过研究观察,三焦是气穴,是重要穴位,有理气止痛、补心养肺、健脾益胃、补肾利水、化气输精、生津止渴、通利关节的作用,正是在三焦穴深层解剖学中有丰富的迷走神经、面神经、舌咽神经支所在,所以,可以治疗消化系统疾病,如肝胆疾病、腹胀、便秘,泌尿系统疾病,五官科疾病如口腔溃疡、牙痛及面肌抽搐、面肌麻痹、面部皮肤病。此穴曾称牙痛奇穴,三焦还是减肥要穴,又是美容要穴。

二、内分泌系统穴位

1. 脑垂体

为脑垂体代表区。

(1)用于治疗脑垂体功能紊乱、脑垂体病症,如垂体病、席汉综合征、尿崩症、侏儒症。

(2)用于治疗内分泌系统疾病,内分泌功能紊乱:如糖尿病、甲状腺功能低下、埃狄森病、性功能低下等。

(3)用于治疗妇科病:闭经、月经不调、月经过多、功能性子宫出血。

(4)用于治疗泌尿系统疾病:夜尿症、遗尿、前列腺肥大、阳痿、性功能低下。

(5)用于升血压:与升压点、肾上腺、内分泌等构成一组升压要穴。

(6)用于止血:如便血、尿血、月经过多、功能性子宫出血,鼻衄、咯血、胃十二指肠溃疡引起的出血,与脾、肾上腺、膈等构成一组四大止血要穴。

(7)诊断:脑垂体肿瘤时,可触及结节或条索。

2. 内分泌

是内分泌系统代表区,相当于人体的松果体。

(1)调节内分泌功能。用于治疗内分泌功能紊乱引起的疾病,如甲状腺功能亢进、糖尿病、尿崩症等。

(2)内分泌有抗风湿、抗感染、抗过敏的"三抗"作用。用于治疗过敏性疾病、风湿病、胶原组织疾病、泌尿生殖系统疾病及各种炎症性疾病。

(3)用于治疗消化吸收功能障碍性疾病,如消化不良、萎缩性胃炎。

(4)内分泌穴有利湿消肿的作用。用于治疗内分泌功能紊乱引起的水肿、神经血管性水肿、湿疹,并用于减肥。

(5)诊断:对于泌尿生殖系统疾病,如肾炎、月经失调、性功能低下、肿瘤诊断有参考意义,但无特定部位诊断意义。

3. 肾上腺

是肾上腺皮质代表区,调节肾上腺及肾上腺皮质功能,增加机体的应激能力。

(1)用于治疗肾上腺皮质功能紊乱所致的疾病,如埃狄森病、柯兴综合征。

(2)"三抗一退"的作用,即抗过敏、抗风湿、抗感染、退热,用于治疗风湿病、胶原组织病、过敏性疾病及各种炎症病变。

(3)肾上腺穴有调节血管收缩功能的"一升一止"作用,用于提升血压治疗低血压休克,用于止血治疗出血性疾病,如月经过多、功能性子宫出血、便血、鼻衄。

(4)有解痉镇静的作用:用于解除支气管平滑肌痉挛,治疗支气管哮喘、喘息性支气管炎。

(5)在诊断上无特定意义。

4．胰腺

胰腺是兼有内分泌和外分泌功能的腺体。

(1)胰腺的内分泌功能主要是参与糖代谢的调节,治疗糖尿病、降血糖。

(2)胰腺的外分泌物质是胰液,由于胰液中有消化酶,如胰淀粉酶、胰脂肪酶、胰蛋白酶和糜蛋白酶,正常胰液中还含有核糖核酸酶、脱氧核糖核酸酶和羟基酞酶等。胰液具有很强的消化能力,因此可以用胰腺穴治疗脾虚、纳呆、消瘦、乏力、消化不良、消化吸收功能差,同时胰腺可以增肥。

(3)诊断:胰腺穴强阳性、阳性反应,伴隆起变形,触压痛明显诊断胰腺炎;不诊断糖尿病,糖尿病的诊断只根据糖尿病点变化为依据。

5．甲状腺

甲状腺代表区。

(1)对甲状腺功能有一定的调节作用,用于治疗单纯性甲状腺瘤、甲状腺弥漫性增生、甲状腺功能减退或亢进。

(2)诊断:单纯性甲状腺肿,甲状腺穴可触及结节条索。甲状腺功能低下,甲状腺穴色白水肿,触之压痕,电测阳性反应。甲状腺功能亢进,甲状腺穴为红色反应,变形隆起,触之压痕,电测阳性或强阳性反应。

6．卵巢

卵巢代表区。

(1)主治月经不调、闭经、功能性子宫出血、不孕症、内分泌功能紊乱、更年期综合征、女性性功能低下、卵巢炎、附件炎、痛经。

(2)诊断:卵巢穴隆起、肿胀、质软,多提示卵巢囊肿。卵巢穴隆起肿胀,触及条索,提示卵巢肿物手术切除后瘢痕反应,耳穴电测中注意比较双耳反应,以判断出患病部位。

7．睾丸

睾丸代表区,许作霖大夫称睾丸穴为精穴。

(1)用于治疗睾丸炎、附睾炎、阳痿、不育症、前列腺炎。

(2)诊断:睾丸穴肿胀,多提示睾丸炎症、精囊炎、鞘膜积液等。睾丸、内生殖器、肾、生殖腺穴均呈现阳性反应,多提示阳痿、性功能低下等。

8．促性腺激素点

是调整性激素的特定点,尤其是调整女性荷尔蒙的重要穴位。

(1)用于治疗性功能低下、性冷淡、更年期综合征、月经不调,闭经,不孕不育症。

(2)用于保健摄生抗衰老。

(3)诊断:无特定意义。

三、特定穴位

1. 升压点

是诊断和治疗低血压的特定点,是判断血压高低的参考穴。

(1)治疗低血压,用升压四要穴:升压点;肾上腺、脑垂体、内分泌辅以心、肝两穴。

(2)诊断:低血压(见诊断各论)。

2. 降压点

是诊断和治疗高血压的特定点,是判断血压高低的参考穴。

(1)治疗高血压,以降压点加以镇静穴位,并给予耳尖放血数滴。

(2)诊断:高血压(见诊断各论)。

3. 糖尿病点

是诊断和治疗糖尿病的特定点。

(1)治疗糖尿病,常取穴迷走神经点和三焦,内分泌,脑垂体,并随症加减。

(2)诊断糖尿病以探测左耳糖尿病特定点为主穴。

阴性反应:为正常体质、无糖尿病。

阳性反应:耳穴糖尿病点红色反应为正常,疑有糖尿病家族史。

阳性反应:探测糖尿病点,伴随白色水肿压痕反应,为糖尿病。

强阳性反应或阳性反应:伴色白肿胀,触及条索,并且压痕反应,刺痛,而内分泌、膀胱、尿道均呈现阳性反应,提示有糖尿病且病程长。

4. 耳肝点

(1)治疗肝区痛的要穴,是诊断肝胆疾病的参考穴。

(2)诊断:耳肝点阴性反应,肝功能正常,提示无肝胆疾病史,若耳肝点为阳性反应、肝穴阳性反应,多考虑肝胆疾病。此时注重肝、胆、胆道三穴的探测(见诊断各论)。

5. 腹水点

诊断和治疗水湿不运病症的主穴。

(1)常用于治疗腹水、浮肿、神经血管性水肿、内分泌功能紊乱引起的水肿、下肢静脉回流障碍引起的水肿,并用于减肥。此点又称利水点。

(2)诊断:腹水点探测阳性反应,并见颜色发白、水肿或水纹波动,多提示体内水湿停留。

6. 腹胀区

是诊断治疗腹胀的要穴。

(1)治疗:上腹胀区有理气消胀的作用,常辅以脾、三焦、肺及消化系统皮质下;但禁忌镇静穴:神门、枕、交感。

(2)诊断:腹胀区呈现阳性反应,视诊时伴大片状色白,隆起肿胀,色泽光亮,触之压痕、压痕周围肿胀,多提示肝胆疾病引起之肝胃不和或脾虚不运所致的腹胀。

7. 过敏区

诊断和治疗过敏性疾病、过敏体质的要穴,有三抗一提的作用,即抗过敏、抗感染、抗风湿,是提高机体免疫功能的主要穴位。

(1)用于治疗过敏性疾病,如支气管哮喘、过敏性支气管炎、过敏性结肠炎、过敏性鼻炎、过敏性紫癜、荨麻疹、皮肤瘙痒症、接触性皮炎、免疫功能低下。

(2)用于治疗胶原组织疾病:红斑狼疮、硬皮病、皮肌炎、风湿性关节炎、类风湿性关节炎等。

(3)诊断:诊断急性荨麻疹及过敏反应时,过敏区呈现片状充血红润,电测阳性反应。

皮肤病:如牛皮癣、皮肤瘙痒症、过敏性皮炎,过敏区可见片状脱屑。

慢性过敏性鼻炎、过敏性疾患,或对空气尘土、某种气味、花粉或某些海味食物过敏时,电测过敏区均为阳性,色白肿胀,触之呈现凹陷性水肿。

人工荨麻疹、划痕症、过敏体质严重时,用耳穴电测仪探笔探测后耳廓出现红色划痕反应,划痕后呈现白色肿胀。

8．晕区

是诊断和治疗头晕的要穴。

(1)治疗各种原因所致的头晕,特别适用于治疗颈椎病,颈$_1$、颈$_2$、颈$_3$、颈$_4$骨质增生引起的头晕,治疗时,常取耳前晕区,以及晕区相对应的耳背部,辅以颈后三角区及耳尖放血。

(2)诊断:当用手食、拇指牵拉对耳轮起始部,中指从耳背顶起晕区时,若晕区不但不隆起反而呈条片状或三角形凹陷伴充血红润时,多提示头晕。

9．饥点

是减肥、控制饮食的要穴。

(1)可控制摄食量,治疗常和丘脑两穴同时应用可增加饱腹感,用于治疗肥胖症、神经性多食、易饥、甲状腺功能亢进。

(2)诊断上无定性意义。

10．渴点

是生津止渴的要穴。

(1)可控制饮水量,有生津止渴的作用,治疗口干、口渴、神经性多饮、尿崩症、糖尿病等。

(2)诊断上无特定意义。

11．热穴

活血通络的要穴,是五大活血穴(热穴、皮质下、交感、耳大神经点、枕小神经点)之一。

(1)耳穴热穴可改善外周血液循环,提高皮肤温度,用于治疗血栓闭塞性脉管炎、血栓性静脉炎、雷诺病、糖尿病引起的下肢血液循环障碍和肢体怕冷,因此,热穴又有"热穴活血通下肢"之说。

(2)热穴在诊断上无特定意义。

12．风湿线

用于诊断风湿性疾病和类风湿性关节炎的特定穴。

(1)无特定治疗意义,常于近风湿线耳轮处放血,如轮1～轮4,放血以抗风湿活动,疏筋活络,活血止痛。

(2)诊断:在耳舟处若耳穴电测仪电测时,均呈线状阳性反应,则提示风湿病,若风湿在线

1/2 处呈现强阳性反应点,则提示有类风湿性关节炎的可能性。若风湿线下 1/2 处呈强阳性反应则提示风湿性关节炎。

13. 便秘点

是诊断便秘的特定点。

(1)治疗时,尚无特定作用,临床治疗便秘的要穴以大肠、乙状结肠、三焦、脾为主。

(2)诊断:有参考意义,便秘点若触及条索,多提示便秘。

14. 降率穴

是调整心率、降心率之要穴。

(1)治疗上用于心动过缓、房颤,常辅以心、胸、皮质下、神门、枕为组穴。

(2)诊断上,降率穴阳性反应,若在心区下 1/4 触及条索,多考虑心动过速。

15. 平喘

是止喘止咳之要穴。

(1)治疗过敏性支气管炎、支气管哮喘、喘息性支气管炎时,平喘为主要止喘穴位,辅以交感、肾上腺、支气管、肺。

(2)诊断:支气管、平喘、过敏区电测阳性反应,多提示支气管哮喘。支气管、肺、平喘阳性反应,而过敏区阴性反应,多提示支气管炎或支气管扩张、喘息性支气管炎。

16. 肾炎点

是诊断和治疗肾小球肾炎之要穴。

(1)治疗肾小球肾炎主要穴位,主要取穴为肾、过敏区、内分泌、三焦穴。

(2)诊断:肾炎点阳性反应或强阳性反应,肾区呈现阳性反应伴有刺痛,过敏区、内分泌阳性反应,多提示肾小球肾炎。

17. 结核点

是诊断肺内和肺外结核的参考穴。

(1)在治疗上无明显意义。

(2)诊断:结核点呈阳性反应点,提示体内有结核病灶史。

若电测肺区。结核点均为阳性反应,则提示肺有结核病灶史。

若一侧耳穴有结核点阳性反应,而且肺区呈阴性反应,则应该考虑肺外结核,注意探测与结核相关的耳穴。

18. 肿瘤特异区 1

是诊断肿瘤的特定穴。诊断恶性肿瘤时,须有以下条件作参考:

(1)耳穴电测仪探测肿瘤特异区 1,呈现条片状或线形强阳性反应或阳性反应,即高声响区。

(2)触压及电测时,肿瘤特异区 1 耳前及耳后均呈现疼痛反应。

(3)电测耳垂前及耳垂后肿瘤特异区 1,均呈现阳性或强阳性反应。

(4)肿瘤特异区 1 耳前及耳后阳性反应程度及疼痛敏感反应程度,如果将肿瘤特异区分成上、下两部分,下 1/2 处强于上 1/2 处。

(5)若在耳垂前肿瘤特异区 1 内侧设一对照线,进行电测时,电测反应及疼痛敏感反应均呈阴性。

(6)电测耳穴某一相应部位,例如胃或肝或大肠有结节状隆起,触之质硬,疼痛敏感,而且电测反应均为强阳性或阳性反应,具备以上条件,此部位应考虑有恶性肿瘤存在的可能性。

(7)若肿瘤已做手术切除,或切除术后经放疗或化疗肿瘤得以控制。则探测肿瘤特异区1均以弱阳性反映出现,且疼痛反应不明显。

(8)若肿瘤已多发且转移,则相应部位均呈现肿瘤结节,疼痛敏感,肿瘤特异区1电测反应呈现强阳性及阳性反应,且疼痛敏感。

19. 肿瘤特异区2

是诊断肿瘤的特定穴。

(1)诊断时,以视诊肿瘤特异区2色泽呈灰色、暗褐色,如蝇屎状,压之褪色,触之肿瘤特异区2有小结节,多提示体内有肿瘤疾患。

(2)肿瘤诊断符合率,肿瘤特异区1,诊断价值要高于肿瘤特异区2。

(3)诊断肿瘤,均以机体病变部位相对应的耳穴形态学变化及疼痛敏感、电测反应为主要参考依据。

20. 心律不齐沟(冠心沟)

是诊断冠心病及心律不齐的参考穴。

(1)诊断时多用视诊法。当视诊耳垂部位从升压点至扁桃体区呈现皮肤皱褶加深,电测时若心区触诊及视诊亦有冠心病或心律不齐阳性反应的特征时,可考虑冠心病及心律不齐。

(2)临床上,对冠心沟与冠心病的相关性观察,冠心沟对冠心病的诊断无明显参考意义,只有50%的可能性,而冠心病的诊断,更主要以电测及触诊心区的形态学及缺血的程度、血管硬化程度来判断。

(3)视诊,耳垂上有心律不齐沟出现时,可考虑心律不齐。

21. 耳鸣沟

是诊断耳鸣和听力下降的特定沟。

(1)耳鸣沟在耳垂上是有特定走行的,从目2至内耳,耳鸣的轻重和病程的长短与耳鸣沟皮肤皱褶的深浅有密切的关系,轻度耳鸣或偶发性耳鸣,在耳垂上不会出现耳鸣沟,可能电测内耳穴上出现电测阳性反应。内耳凹陷反应或内耳穴有浅的 小的皮纹皱襞,呈线状或放射状。

(2)中度耳鸣时才可见耳鸣沟,中度耳鸣耳鸣沟浅且短或耳鸣沟中间有中断,甚至只见下1/2处有耳鸣沟,未见全长耳鸣沟。

(3)重度耳鸣,耳鸣沟深且长,耳穴电测时呈现强阳性反应或阳性反应,且听觉中枢——颞穴呈现阳性反应。

22. 上缺齿沟

是诊断上牙缺损特定穴。

(1)诊断:上缺齿沟在耳穴上有特定路线,从轮屏切迹至对耳屏上缘,尤以脑垂体穴位为主,从此部位走行至下颌及上颌的皮肤皱襞均诊断上牙缺齿,缺齿的多少与沟的多少有一定的关系。

(2)上缺齿沟只用于诊断,在治疗尚无意义。

23．下缺齿沟

是诊断下牙缺损的特定沟。

(1)诊断:当视诊时,从轮屏切迹即脑干穴、喉牙穴走向智齿或下颌的穴位,可见皮肤皱褶,诊断下牙缺损,此沟只有一个特定沟。

(2)上缺齿沟及下缺齿沟均用于视诊,在治疗上无意义。

24．低血压沟

是诊断低血压的特定沟。

(1)低血压沟只用于视诊法,当视诊升压点凹陷,而从升压点至耳垂8区有皮肤皱襞时——即低血压沟,诊断为低血压。

(2)低血压沟电测诊断无意义,亦无治疗意义。

25．癫痫点

是诊断和治疗癫痫的参考穴。

(1)诊断:癫痫点阳性反应多考虑癫痫可能性。

(2)治疗:以取癫痫点为主。辅助穴:脑干、脑、神经系统皮质下、神门、枕和耳尖放血。

26．肝肿大区

是诊断肝脏大小,判断肝肿大的特定区。

(1)诊断上判断肝脏肿大的情况,以触诊为主,正常肝脏在耳穴肋缘穴触及不到肝脏边缘,当在肋缘穴内至肝肿大区触及条索,考虑肝肿大(见诊断各论)。

(2)肝肿大时,亦可见片状隆起。

(3)治疗以肝、胆、脾、三焦、内分泌、消化系统皮质下为主。

27．脾肿大区

是诊断脾大和脾气虚弱的特定区。

(1)正常脾的位置,在胃与脑干穴连线的中点。

(2)在脾肿大区,触及条索或结节,为脾肿大。

(3)在脾肿大区见片状隆起,触之压痕反应,且电测反应阳性为脾虚。

(4)在脾肿大区近肝肿大区下缘,耳轮脚与对耳轮内侧缘水平线处,触及条索为巨脾。

(5)治疗脾虚可取脾、脾肿大区、肝、胃、三焦、消化系统皮质下。

28．身心穴

是诊断治疗情绪变化的特定点。

(1)情绪的变化以身心穴为主要反应点,以耳穴电测法为主,当耳穴电测身心穴呈现阳性或强阳性反应时,提示情绪有明显变化,忧郁、焦虑不安、神经敏感、容易紧张。

(2)当耳穴电测身心穴呈现阳性或强阳性反应时,且见触压后组织肿胀,明显压痕反应,不易恢复正常,多诊断严重情绪异常。

(3)治疗情绪变化,忧郁、焦虑不安、神经敏感、紧张,以身心穴、快活点、心血管系统皮质下、神门为组穴。

29．动情穴

是治疗性功能低下、性冷淡、阳痿的主穴。治疗时以动情穴、兴奋线、内分泌、内、外生殖器为主穴。

诊断上无特定意义。

30．醉点

用于戒酒要穴，治疗时常以醉点为主，辅以交感、神门、神经系统皮质下、身心穴、肾、肝为组穴。

31．血液点

是诊断和治疗血液病的参考穴。

(1)患有血液系统疾病时，血液点、耳穴探测时多呈阳性反应或强阳性反应。

(2)治疗时，以血液点、脾、三焦、内分泌、肾、肝、胰为组穴。

32．速听点

是治疗听力下降的主穴。沿速听点起始至速听经上的耳穴均可提高耳内听力，治疗听力下降时，常以速听点(肘穴)、听觉中枢—颞穴、内耳、外耳、三焦、目1、肾、胆为组穴。

33．快活点

是治疗情绪变化之主穴。治疗时，以耳背穴快活点、神经系统皮质下、神门、交感为主，临床上治疗情绪不稳定。用王不留行籽对贴身心穴和快活穴，以加强刺激，可使情绪稳定，心胸开阔。

34．睡眠深沉穴

是治疗睡眠轻、浅、短、易醒之要穴。可使睡眠深沉，睡眠时间延长。

(1)治疗失眠，睡眠轻浅、短、早醒、易醒，常以耳前神经衰弱点与相对应的耳背睡眠深沉穴，用王不留行籽对贴，嘱患者每日自行按压可起到安眠、镇静作用。

(2)治疗中，辅以耳尖放血，配神门、神经系统皮质下、神经衰弱区、枕。

35．聪明穴

是健脑要穴。

(1)聪明穴在耳背，脑后沟的内侧缘与耳前的额穴相对，额是健脑要穴。在聪明穴和额两穴，王不留行籽对贴有醒脑开窍、加强记忆的作用。

(2)健脑时，可用肾、心、脾、丘脑穴，丘脑与人体记忆有关。

36．多梦区

是诊断和治疗多梦、入睡慢，睡眠轻、浅、短的要穴。

(1)诊断多梦，只用指摸法。当手指触摸多梦区，平坦或凹陷，可诊断无梦或少梦，醒后对梦记忆不清。

(2)当手指触摸多梦区，片状软组织隆起，似半个花生米大小，质软为多梦。

(3)当手指触摸多梦区时，可用双手指提起软组织隆起处为严重多梦，或者此梦过一段时间又重复出来，即会做连续梦、重复梦。

(4)治疗多梦时，以多梦区为主，用4～6个王不留行籽贴压，辅以耳前神经衰弱区、神经系统皮质下、神经衰弱点、睡眠深沉穴、神门、枕、耳尖放血。

四、五脏六腑穴位

1. 心

具有强心、调节血压、宁心安神、清泻心火等功能,为"一穴多治"。

心主血脉:中医有"气行血则行"、"气为血帅,血为气母"之说,心穴有疏通经脉、活血止痛之功,多用于治疗心、脑血管系统疾病,如冠心病、心律不齐、高血压、脑动脉供血不足、脉管炎、雷诺病。

心主神志:用于治疗神经系统疾病。如神经衰弱、多梦、自主神经功能紊乱、神经官能症、忧郁症等。

心主汗:汗为心之液,用于治疗多汗症。

"心其华在面"可用于治疗气血不足所致的面色苍白、晦暗;心开窍于舌,舌为心之苗,其经脉循行于咽喉两旁,用于治疗咽炎、舌炎、声音嘶哑、顽固性口腔溃疡、心血瘀阻所致面色青紫。

诊断:心穴在诊断上有一穴诊断多病的特点。

(1)神经衰弱:心、神经衰弱区、神经衰弱点、神经系统皮质下区、神门均呈阳性反应。

(2)心悸:心区呈圆形色白肿胀,触诊时可见小于0.5厘米的水纹状波形。

(3)冠心病、心律不齐的诊断见诊断各论。

2. 肝

有舒肝利胆、健脾和胃的作用。

肝主肋胁,肝穴有舒肝理气、通经止痛之功。用于治疗慢性肝炎、肝炎后综合征、胆道疾病、慢性胃炎、腹胀等疾患。

肝主疏泄,肝经绕阴器、抵少腹、流于腋下、上巅顶。用于治疗神经官能症、妇科及泌尿生殖系统疾病、头顶痛。

肝脏血,有养肝益血作用,用于治疗血液系统疾病、血管病、高血压。

肝主筋,"诸风掉眩,皆属于肝",肝穴有祛风除痰、疏筋止痛的功能,用于治疗头晕、癫痫、肢体麻木、手足抽搐、面肌痉挛。

肝开窍于目,肝穴有补肾养肝、活血益气之功,用于治疗目疾。

诊断:肝区呈阳性反应,对肝病及肝大有诊断意义(见诊断各论)。

3. 脾

脾主运化,脾为后天之本。脾穴有调节消化系统功能的作用,用于治疗各种消化系统疾病,如五更泄、腹胀、便秘、消化不良等。

脾性喜燥恶湿,"诸湿肿满,皆属于脾"。脾穴有消肿利湿之功,用于治疗浮肿、腹水、皮肤病、眩晕。

脾统血,有止血调经之功,可治疗各种出血性疾病。如月经过多、功能性子宫出血及其他出血性疾病。

脾气主升,可提补中气,用于治疗中气下陷所致的内脏下垂之疾病,如胃下垂、脱肛、痔疮。

脾主肌肉、四肢,可用于治疗腰腿痛、肩背痛、肌肉萎缩、四肢无力。"脾开窍于口,其华在唇",有清热利湿之功,用于治疗顽固性口腔溃疡、唇炎、舌炎。

从现代医学理论认识脾为免疫器官,选用脾穴可提高机体免疫功能。

诊断:脾穴阳性反应多为脾虚。脾穴阳性反应,脾区隆起,反应点上移并触及条索,多提示脾肿大。

4．肺

肺主气、司呼吸、主肃降,"肺朝百脉",肺穴有养肺气、通血脉、宣肺平喘、除痰止咳的作用。可用于治疗呼吸系统疾病,如支气管炎、支气管哮喘、肺炎。

肺通调水道,肺穴可用于治疗各种原因引起的浮肿、水肿。

肺主皮毛,肺穴有疏风解表之功,可用于治疗感冒、自汗、皮肤病、脱发。

肺脉出肺系(喉咙)开窍于鼻,可治疗鼻炎,副鼻窦炎、咽炎、鼻咽炎、声音嘶哑、嗅觉失灵。

肺与大肠相表里,肺穴有清泄腑实、利湿导滞的功能。用于治疗便秘。

诊断:肺有"一穴多病"诊断特点(见诊断各论)。

5．肾

肾为强壮保健穴。"肾为先天之本","肾藏精,肾主命门相火"为生命之根本。可壮阳气、益精液、强腰脊、利水道、聪耳明目。肾穴用于治疗各种慢性虚弱性疾病,如肾炎、肾盂肾炎、腰膝酸痛、足跟痛、消化不良、五更泄、阳痿遗精、月经不调、闭经等。

肾主骨、生髓,通于脑,脑为髓之海,可用于治疗各种神经性疾病、神经衰弱、自主神经功能紊乱,颈椎、腰椎、关节等退行性病变。并用于治疗低智儿及记忆力下降。

肾开窍于耳,肾穴可用于治疗耳鸣、听力下降。

五轮学说中"瞳孔属肾",肾穴可用于治疗眼病。

肾其华在发,肾穴可用于治疗脱发、斑秃。

肾主水、通调水道,肾穴可用于治疗浮肿、腹水。

诊断:肾为"一穴多病"反应穴。电测时,常出现弱阳性反应。弱阳性反应可不作分析,肾穴电测阳性反应或强阳性反应时,可考虑肾脏本身病变(各种肾病诊断见诊断各论)。

6．膀胱

"膀胱主气化"膀胱经与肾经相表里,有调理膀胱湿热、补肾益气之功,膀胱穴可用于治疗尿频、尿急、尿痛、尿潴留、肾盂肾炎等症。

膀胱有储尿作用,膀胱穴用于治疗夜尿症、尿失禁。

膀胱经上额,交巅,从巅顶入脑络,下循肩膊内、挟脊抵腰,循膂贯臀入腘中,可用于治疗后头痛、腰脊痛、坐骨神经痛、神经衰弱、失眠等。

诊断:膀胱穴刺痛明显,尿道呈阳性反应,多提示为急性泌尿感染。膀胱穴阳性反应,尿道呈阳性反应可触及条索,多提示为泌尿系统慢性炎症。

7．胆

胆主储藏清汁(胆汁),胆经与肝经相表里,胆穴有舒肝利胆、理气止痛功能,主治胆道疾患、口苦、肋胁胀满、带状疱疹。根据胆经循颈抵耳上角,从耳后入耳中,出走耳前,用于治疗耳鸣、耳聋、偏头痛、颈项强直。

诊断：可见诊断各论。

8. 胃

"胃为后天之本"，胃有"水谷之海"之称，胃经与脾经互为表里。胃穴有健脾和胃、补中益气、疏肝理气、和胃降逆之功能。主治各种胃病，胃炎、胃溃疡、胃痉挛、胃肠功能紊乱。

胃气以降为顺，胃穴可治疗恶心呕吐、呃逆、嗳气、反酸等症。

胃经入齿、循发际至前额，可治疗牙痛、前头痛及神经系统疾病如癔症、忧郁症。

诊断：胃穴有"一穴多病"诊断特点，胃病诊断及鉴别诊断见诊断各论。

9. 大肠

大肠主传导糟粕，可清热洁腑、通便止泻。大肠穴主治肠炎、肠功能紊乱、便秘、腹胀。

肺与大肠相表里，大肠穴可治疗皮肤病、鼻咽部疾病、气管炎、支气管炎等症。

诊断：见诊断各论。

10. 小肠

小肠主"受盛化物，分清泌浊"，主消化吸收，有清热利湿、通便止泻功能。主治消化不良、腹泻、便秘、腹胀、胃肠功能紊乱。

小肠经与心经相表里，可治心脏疾病。

小肠主液所生病，其经循颈，心经有热可移热于小肠。小肠穴可治疗乳汁少、咽喉痛、口生疮、小便赤。

诊断：小肠穴阳性反应，多提示为肠道消化吸收功能差；小肠区呈现片状隆起，触之略有水肿，提示为肠功能紊乱。

11. 三焦

三焦穴，北京许作霖大夫最早称之为气穴，从现代解剖学观点，由于近耳道口有丰富的迷走神经、舌咽神经、面神经混合支通过，又称此穴为迷走神经、舌咽神经、面神经混合之刺激点。

三焦，上、中、下焦综合了五脏六腑的作用，因此三焦穴有理气止痛、补心养肺、健脾益胃、补肾利水、化气输精、生津止渴、通利关节的作用。

可用于治疗泌尿系统疾病，消化系统疾病如腹胀、便秘、浮肿、肋胁胀满。

三焦经络循行于耳，入耳中，故三焦穴又能治疗耳鸣、耳聋、听力下降、耳部堵塞感。

三焦穴又是迷走神经、面神经、舌咽神经混合支刺激点，可治疗面瘫、面肌抽搐，牙痛、舌痛、口腔疾患及语言不利。三焦是美容和减肥要穴。

三焦穴在治疗中是要穴、是气穴、是广谱穴，在诊断中无特定意义。

五、相应部位穴位

1. 口

(1) 治疗口腔、咽喉疾病，如口腔溃疡、舌炎、牙周炎、牙龈出血、颞颌关节紊乱、咽炎、喉炎。

(2) 口穴具有止咳作用，用于治疗急、慢性气管炎。

(3) 口穴具有一定的镇静作用，用于治疗失眠，口穴为催眠点。

(4) 口穴为疲劳恢复点，治疗由于劳累引起腰酸腿痛、乏力。

(5)诊断：

口区:点状凹陷的为缺齿；

口区:呈大片水肿,触之凹陷为牙龈出血。

2．食道

(1)具有宽胸利膈、通利食道的作用,用于治疗食道炎、胸闷、梅核气、呼吸不畅。

(2)诊断：

食道穴分布丰富的血管、迷走神经,电阻偏低。

食道穴为正常生理敏感点。电测时,呈现弱阳性反应,临床上不作分析诊断。食道穴电测强阳性反应时,触及疼痛敏感、压痕反应或肿物时,应作分析,若肿瘤特异区1亦触及强阳性反应或阳性反应时,应考虑食道癌。

食道穴电测阴性反应,可见色红,电测肿瘤特异区1阴性反应,应考虑食道炎。

3．贲门

是诊断治疗反酸、烧心、恶心、呕吐、食道裂孔疝要穴。

(1)治疗贲门疾患：贲门失弛缓症、食道裂孔疝、反酸、胃烧灼感、恶心、呕吐、胸部不适,贲门为止酸、止吐、止呕要穴。

(2)诊断：贲门穴电测阳性,色红润、肿胀、触之压痕,多提示胃部不适、反酸、烧心。并可诊断食道裂孔疝。

贲门穴电测阳性或强阳性反应,触及肿物或疼痛敏感,肿瘤特异区1呈低电阻,强阳性,低痛阈,疼痛敏感时,可考虑贲门处恶性肿瘤。

4．十二指肠

(1)治疗十二指肠球部溃疡和十二指肠球炎,低血糖。

(2)是诊断十二指肠溃疡、十二指肠球部变形、十二指肠球炎、低血糖的重要参考穴(见耳穴诊断各论)。

5．阑尾

(1)治疗:急、慢性阑尾炎。

(2)诊断:急性阑尾炎时,阑尾穴色红、触痛,电测阳性反应。

慢性阑尾炎时,阑尾穴色白隆起,触之条索,电测阳性反应。

阑尾穴近耳轮脚处触及条索,视诊阑尾区似瘢痕样改变,多提示阑尾切除术后。

6．气管

利咽、止咳、祛痰作用；治疗急、慢性咽炎、喉炎、气管炎。

诊断：咽炎、喉炎、气管炎、牙周炎及牙龈出血参考穴。

咽炎、喉炎诊断以气管穴电测阳性反应为主。

气管炎耳穴诊断以支气管探测阳性反应、触及条索为主,气管穴出现阳性反应多考虑咽喉炎。

牙周炎及牙龈出血：以口区至气管穴变形,肿胀,电测阳性反应,并在相应部位上,上颌或下颌呈大片状隆起肿胀,若是急性牙周病,牙龈出血,可见大片红润充血肿胀,触之压痕反应,电测相应部位,而呈强阳性反应或阳性反应。

7. 支气管

治疗：止喘、止咳、祛痰作用；用于治疗急、慢性气管炎，支气管哮喘，支气管扩张。

诊断：急、慢性支气管炎。

(1)急性支气管炎：支气管穴呈现强阳性反应，视诊时可见色泽红润。

(2)慢性支气管炎：支气管穴呈白色片状隆起或伴有丘疹，触及条索，电测呈阳性反应。

(3)支气管扩张：多在支气管区触及数目不等的条索，并可见毛细血管呈红色条段扩张，横贯肺区。

8. 咽

是治疗咽部疾患的要穴。

(1)急、慢性咽炎，咽干、口渴、梅核气等症。

(2)诊断急性咽炎和慢性咽炎(见诊断各论)。

9. 喉

是诊断和治疗喉部疾患的要穴。

(1)治疗急性喉炎、慢性喉炎、声音嘶哑、支气管哮喘，急、慢性支气管炎，梅核气。

(2)诊断：若喉穴肿胀，触之压痕，伴有疼痛敏感，电测阳性反应，多为急性喉炎。

10. 声门

诊断和治疗声门、声带疾患。

(1)治疗声带闭合差，声音嘶哑，梅核气。

(2)声门穴电测阳性反应，提示声门和声带病变。

11. 内鼻

(1)治疗各种鼻部疾患，鼻炎、过敏性鼻炎、副鼻窦炎、鼻衄、感冒等症。

(2)诊断：

单纯性鼻炎：内鼻区电测阳性反应，无变形、变色。

肥大性鼻炎：内鼻区呈白色片状隆起，隆起处触之较硬；电测阳性反应。

过敏性鼻炎：内鼻区白色、片状隆起、肿胀，触诊可见凹陷性水肿、压痕深，过敏区、内鼻穴呈阳性反应，触之点状压痕。

副鼻窦炎：内鼻区呈片状隆起，上颌穴、额穴呈现不规则隆起。触诊内鼻区隆起质硬。电测内鼻、上颌、额穴，均为阳性反应。

12. 鼻咽

是诊断治疗鼻咽部炎症，鼻液倒流的主穴。

(1)治疗鼻咽部不适，鼻液倒流。

(2)诊断：鼻咽穴，近外耳道孔前壁强阳性反应，触及肿胀，伴有鼻液倒流，诊断鼻咽炎。鼻咽穴强阳性反应，触及肿物疼痛敏感，肿瘤特异区Ⅰ呈现阳性反应且疼痛敏感，应考虑鼻咽部肿物。

13. 外鼻

是治疗外鼻部疾患的主要穴位，如鼻疖肿、鼻部痤疮、酒渣鼻、鼻前庭炎、鼻部黄褐斑。

治疗时可在外鼻穴点刺放血数滴或耳尖穴放血，也可在外鼻穴进行贴压王不留行籽。

14．外耳

是鼻通、助听、止痛、止晕要穴。

(1)可治疗偏头痛、三叉神经痛、外耳廓神经痛、颈项部疼痛。

(2)有通鼻作用可治疗鼻塞不通,外感风寒、鼻炎、副鼻窦炎及嗅觉失灵。

(3)可助听,治疗听力下降。临床观察,治疗耳鸣时可使耳鸣加重,故外耳只用于治疗听力下降,内耳穴既可助听又可止鸣。

(4)可用于止晕,各种原因引起的头晕、头涨、尤其是梅尼埃综合征加重引起之眩晕。

(5)外耳可治疗耳廓皮肤病、湿疹、神经性皮炎、脂溢性皮炎、耳廓牛皮癣及耳廓冻疮。

(6)外耳穴在诊断上无特定意义。

15．内耳

(1)治疗:耳部疾病,耳鸣、听力减退、中耳炎、内耳晕眩症。

(2)诊断:

耳鸣:内耳穴电测呈阳性反应,并可触及点状、线状凹陷,为轻度耳鸣。若视诊内耳穴及周围见到放射状线形皱褶或可见耳鸣沟,为持续性耳鸣。

听力减退:电测时,内耳穴多呈阳性反应,耳鸣沟明显。

鼓膜内陷:内耳穴视诊时,可见点状凹陷。触诊时凹陷明显,不易恢复。

中耳炎:内耳穴可见片状隆起、肿胀,急性炎症时电测内耳穴为强阳性反应,隆起处片状红润,并见毛细血管呈网状充盈、疼痛敏感。慢性中耳炎时触诊内耳穴,触之片状隆起、触痛不明显,电测阳性反应或弱阳性反应。

16．眼

是眼代表区。在诊断上无明显定性意义,眼是治疗要穴。

治疗各种眼疾,急性结膜炎、麦粒肿、角膜炎、虹膜睫状体炎、青光眼、屈光不正、小儿弱视、假性近视、视网膜病变及视神经病变引起的视物模糊。

17．扁桃体

(1)治疗:扁桃体炎、咽喉炎。

(2)诊断:

急性扁桃体炎时:视诊片状充血、红润、毛细血管呈网状充盈,扁桃体穴肿胀。触诊痛甚,疼痛评级Ⅱ度～Ⅲ度,扁桃体穴电测强阳性反应。

慢性扁桃体炎:扁桃体穴色白隆起,可见点片状红润,电测阳性反应。

18．上颌

治疗:各种原因引起的牙痛、牙周炎、牙龈出血、颞颌关节紊乱、三叉神经上颌支痛。

诊断:上颌穴视诊、触诊均见凹陷,多为缺齿或龋齿,上牙缺齿时可见上缺齿沟。

上颌穴触压痛Ⅱ～Ⅲ度,电测阳性反应多为牙痛。

上颌穴视诊、触诊均为片状隆起,压痛多为炎症。

上颌穴疼痛敏感,电测强阳性反应且上颌穴、耳颞神经点均为强阳性反应、触痛,考虑三叉神经上颌支痛。

19．下颌

(1)治疗:各种原因引起的牙痛、牙周病、牙龈出血、颞颌关节炎、三叉神经下颌支疼痛。

(2)诊断:下颌穴在耳垂处外上方所占范围大,上至智齿位置,下颌穴多代表门齿部位,诊断下牙痛及下颌病变及牙周病、龋齿等,应视阳性反应点部位而定。

下颌穴视诊、触诊均见凹陷,多见龋齿和缺齿,如下颌穴片状深凹陷多为下颌缺齿,多数或全部脱落,并可见下缺齿沟。

下颌穴电测阳性反应性且见疼痛明显多为牙痛。

下颌穴视诊红色肿胀,毛细血管充盈,触之压痕反应为急性牙周病。

下颌穴视诊白色肿胀,隆起,电测弱阳性反应,疼痛不明显为慢性牙周病。

下颌穴疼痛敏感,电测强阳性反应,且下腭穴、耳颞神经点均为强阳性反应 触痛敏感,考虑三叉神经下颌支痛。

20．颞颌关节

是诊断治疗颞颌关节功能紊乱、颞颌关节痛之要穴。

(1)治疗颞颌关节病变,以颞颌关节、三焦、口、喉牙穴为主穴。

(2)诊断:急性疼痛时,颞颌关节片状隆起为红色肿胀,电测强阳性反应,疼痛敏感。慢性颞颌关节炎,颞颌关节功能紊乱,片状隆起,电测及疼痛反应不明显。

21．上腭

相当于上腭包括上唇。

(1)治疗:唇炎、口腔溃疡、三叉神经上颌支痛。

(2)诊断:上腭穴电测阳性反应,触痛明显,上颌穴、耳颞神经点均电测阳性反应或强阳性反应,多考虑三叉神经上颌支痛。

下腭穴、舌穴、上腭穴呈现隆起不平,电测阳性反应多为复发性口腔溃疡。

22．下腭

相当于下腭包含下唇。

(1)治疗:唇炎、口腔溃疡、三叉神经下颌支痛。

(2)诊断:下腭电测阳性反应,触痛明显,下颌穴、耳颞神经点电测均为阳性反应或强阳性反应,多考虑三叉神经下颌支痛。

下腭穴、舌穴、上腭穴呈现片状隆起不平,电测阳性多为复发性口腔溃疡。

23．舌

(1)治疗:舌炎、舌裂、舌部溃疡等舌部病症。

(2)诊断:舌部疾患参考穴。若视诊舌穴点状红润或隆起多见舌部溃疡或炎症。

24．牙

是治疗牙痛用穴。

在诊断上无特定意义。

25．喉牙穴

是治疗咽喉和牙痛要穴。

在诊断上无特定意义。当牙齿缺齿,缺齿沟多从喉牙穴、脑垂体走行至智齿或下颌,在视诊时此穴有意义。

26．面颊区

是美容要穴。

(1)治疗面神经麻痹、面肌痉挛、三叉神经痛、面部皮肤病和美容。

(2)诊断:面神经麻痹急性期面颊区可见椭圆形红润区,电测阳性反应,疼痛不明显。面肌痉挛(面肌抽搐),触诊时,面颊区隆起,电测反应为阳性,疼痛不明显。

27．腮腺

是治疗和预防腮腺炎之要穴。

腮腺穴有止痒作用,可治疗皮肤病,如皮肤瘙痒症,神经性皮炎。

28．膈

具有止血、凉血,解痉止痛、镇静止痒的作用。

(1)止血、凉血:用于出血性疾病如鼻衄、月经过多、功能性子宫出血、便血、咯血,膈是四大止血穴之一。四大止血穴有肾上腺、脑垂体、脾、膈。

(2)解痉止痛:膈肌痉挛、呃逆、嗳气。

(3)镇静止痒:皮肤病如皮肤瘙痒症、湿疹、神经性皮炎。

(4)诊断上无特定意义。

29．盆腔

是治疗诊断盆腔疾患要穴。

(1)治疗盆腔炎、下腹部疼痛、痛经及前列腺炎。

(2)诊断

盆腔穴片状充血红润,电测强阳性反应,疼痛敏感,提示急性盆腔炎。

盆腔穴片状隆起,肿胀,电测反应阳性,触之不平,有压痕反应,诊断为慢性盆腔炎。

未婚女性盆腔穴,电测阳性反应,多提示痛经。

男性盆腔穴阳性反应,多提示内生殖系统疾病、前列腺炎、少腹痛。

30．附件

附件是指围绕卵巢、子宫周围的附件,包括韧带、卵巢、输卵管。是诊断治疗附件炎的要穴。

(1)治疗:附件炎、痛经、少腹痛、带症。

(2)诊断:

附件炎片状或条状隆起,触之条段状增生或条索,电测反应阳性多为附件炎。

若形态变化,电测反应阳性只限一侧,多为患侧附件炎。

若变形反应和电测反应为双耳反应,为双侧附件炎,诊断时应以变态反应、电测反应强弱来判断患病部位及两侧附件炎症轻重程度。

年青女性电测阳性反应多为痛经。

男性附件电测阳性反应或片状肿胀,多为前列腺炎,内生殖系统疾病及少腹坠痛。

31．宫颈

是诊断治疗宫颈疾患要穴。

(1)治疗:宫颈炎、宫颈糜烂、带症、前列腺炎。
(2)诊断:宫颈穴及其周围片状凹陷,充血红润,伴有脂溢性脱屑,触诊时,皮肤脆薄易破。可见红色出血点,多为宫颈炎、宫颈糜烂。

宫颈穴及其周围片状凹陷、红润,伴有脱屑,电测呈阳性反应,多提示白带症。

宫颈穴触之结节隆起,不平,触及疼痛敏感,电测强阳性反应,肿瘤特异区1电测强阳性或阳性反应,疼痛敏感,应考虑宫颈癌。

宫颈穴,男性患者阳性反应时,多提示内生殖器病变,如有前列腺炎、肿瘤、下腹痛。

32．子宫(内生殖器)

妇科疾病诊断治疗要穴。

(1)治疗:各种妇科病,如月经不调,月经过少、闭经、月经过多、功能性子宫出血、子宫内膜炎、子宫内膜异位、不孕症、不育症、性功能减退。

(2)诊断:内生殖器为一穴多病反应(见诊断各论)。

33．输卵管

是诊断治疗输卵管疾病的特定穴。

(1)治疗:输卵管炎、输卵管狭窄、不孕症。

(2)诊断:输卵管探测阳性反应多诊断输卵管炎症。

输卵管探测阳性反应,多触及不规则隆起为输卵管慢性炎症。

输卵管探测阳性反应,触及条索结节为输卵管慢性炎症、输卵管狭窄和结节性输卵管炎或周围组织粘连。

34．腹股沟

是诊断治疗腹股沟病症要穴。

(1)治疗:下腹部疼痛、腹股沟淋巴结炎、精索静脉炎、精索静脉曲张、腹股沟疝。

(2)诊断上无特定意义。

35．前列腺

是诊断前列腺炎和前列腺肥大的要穴。

(1)治疗:前列腺炎、前列腺肥大。

(2)诊断:

前列腺探测强阳性或阳性反应,触之光滑,尿道穴呈阳性反应为前列腺炎。

前列腺探测强阳性或阳性反应,触之结节条索,尿道穴呈阳性反应为前列腺肥大。

前列腺穴探测阳性或强阳性反应。触之结节条索,疼痛敏感,肿瘤特异区1触痛敏感,电测阳性反应或强阳性反应,应考虑前列腺癌。

36．内尿道

是诊断和治疗女性泌尿系统感染要穴。

(1)治疗:尿路感染、尿频、尿急、尿痛。

(2)诊断:女性内尿道探测强阳性反应,尿道穴阳性或强阳性反应,而肾、输尿管、膀胱穴呈阴性反应,可诊断尿路感染。

37. 尿道

是诊断治疗尿道疾患,鉴别泌尿系统感染要穴,是鉴别肾小球肾炎和肾盂肾炎之要穴。

(1)治疗:尿路感染、尿频、尿急、尿痛、前列腺炎、夜尿症的主穴。

(2)诊断:尿路感染、膀胱炎、肾盂肾炎、尿道穴均呈阳性反应。

急性尿路感染:尿道、内尿道疼痛敏感,电测阳性反应或强阳性反应。

慢性尿路感染:尿道穴电测阳性反应,可触及条索反应物。

膀胱炎:膀胱穴、尿道穴均呈阳性反,而肾穴阴性反应或弱阳性反应。

肾盂肾炎:肾、尿道穴均呈阳性反应,而膀胱为弱阳性反应。

肾小球肾炎时:尿道为弱阳性或阴性反应,而肾炎点、肾、内分泌、过敏区呈现阳性反应。

38. 输尿管

是诊断和治疗输尿管结石的要穴。

(1)治疗:输尿管结石取输尿管穴,一定要探测阳性反应部位来分辨出结石部位是输尿管上段、中段还是下段,准确探测出结石部位并予以贴压治疗。

(2)诊断:输尿管穴位不是一点,而是一线。诊断输尿管结石时一定用耳穴诊断仪探测阳性反应点,判断出结石部位,为治疗取穴做准备。

39. 外生殖器

是诊断治疗外生殖器疾患参考穴。

(1)治疗:外生殖器疾患,如尿道炎、龟头炎、阴囊湿疹、外阴瘙痒、阳痿及腰腿痛。

(2)诊断:外生殖器穴探测强阳性反应,内生殖器、肾、神经系统皮质下探测阳性反应,多为性功能低下,阳痿。

40. 下焦(少腹)

相当于少腹穴,是治疗泌尿生殖器系统疾病,妇科病之要穴。

(1)用于治疗痛经、附件炎、盆腔炎、子宫内膜炎、子宫内膜异位症、前列腺炎、前列腺肥大等引起的少腹坠痛、下腹胀痛。

(2)用于治疗男性内生殖器系统疾病,如前列腺炎引起的下腹痛。

(3)在诊断上无特定意义。

41. 直肠

是治疗直肠疾患,如痔疮、脱肛之要穴。

(1)治疗:内外痔、脱肛、大便失禁、痢疾、肠炎。

(2)诊断:直肠穴为阳性反应,伴有大肠穴充血红润,触之平坦,多为肠炎、腹泻。

42. 肛门

是诊断治疗肛门疾患,如内痔、外痔、混合痔之要穴。

(1)治疗:内痔、外痔、混合痔、脱肛、肛门瘙痒等症。

(2)诊断:用于诊断内痔、外痔、混合痔、肛裂等(见诊断各论)。

若肛门穴视诊皮肤粗糙、纹理加深,呈深褐色改变,多提示肛门瘙痒。

43. 颈椎

是诊断及治疗颈椎病之要穴。

(1)治疗:颈椎病及各种原因引起的颈部疼痛。如颈椎扭、挫伤。
(2)诊断:是诊断颈椎骨质增生和鉴别颈部软组织疼痛,颈椎病定位诊断的重要参考穴(见诊断各论)。

44．胸椎

是胸椎病变诊断治疗参考穴。

(1)治疗:胸椎病变,如胸椎骨质增生、胸背部疼痛及扭、挫伤。

(2)诊断:胸椎穴探测阳性反应,胸椎穴触及条索,多为胸椎骨质增生。

若胸椎触及条索,胸椎穴、结核点电测均为阳性反应,提示胸椎结核。

45．腰椎

是诊断治疗腰椎病变及腰痛主要穴位。

(1)治疗:腰椎病变,如腰椎骨质增生及各种原因引起的腰痛。

(2)诊断:

腰椎骨质增生,腰椎穴电测阳性反应,并触及条索反应。

腰椎韧带损伤,在腰椎穴中线或中线两旁电测阳性反应,触之压痕。

腰肌劳损及软组织损伤引起腰痛,在腰肌区电测阳性反应并可见片状白色肿胀变形。

肾虚腰痛在腰椎区及腰肌部位电测阳性反应,并见片状白色肿胀,触及压痕,压痕深而不易恢复,无条索反应。

46．骶椎

是诊断和治疗骶椎病变主要穴位。

(1)治疗骶椎病变以及各种原因引起腰骶椎部疼痛、夜尿症、遗尿。

(2)诊断:骶椎穴触及条索,若为水平样条索多为骶椎腰化或腰椎骶化。

骶椎穴或腰椎穴之间,若触及不规则走行条索,多为斜行,线状隆起,考虑腰骶椎外伤史。

47．尾椎

是治疗和诊断尾椎病变主要穴位。

(1)治疗尾椎挫伤、尾骨骨折引起的疼痛。

(2)诊断电测尾椎穴阳性反应,触及条索多提示尾椎外伤史。

48．颈

是治疗颈部病变之要穴。

(1)治疗颈部淋巴结炎、颈部肌肉拉伤。

(2)诊断上无特定意义。

49．胸

是诊断治疗胸痛、胸闷之要穴。

(1)治疗胸痛、胸闷、胸膜炎、肋软骨炎、肋间神经痛、带状疱疹等症。

(2)诊断:胸穴电测反应阳性或强阳性,多提示胸闷、胸痛。

胸穴电测反应阳性或强阳性并触及肿胀或条索,多提示肋软骨膜炎。

50．腹

是诊断治疗腹部疾患参考穴。

(1)治疗腹部疾患,如肠炎、便秘、痛经、产后宫缩痛、减肥等。
(2)诊断:电测时若阳性反应点在近对耳轮下脚起始部,多为下腹痛。
若阳性反应点近肋缘下,多提示上腹痛。

51．肋缘下

是诊断肝区痛,判断肝脏大小的重要穴位。
(1)治疗肝胆疾患引起的肝胆区疼痛。
(2)是诊断肝脏大小是否正常和能否触及肝脏边缘的特定穴,若在肋缘下触及条索,提示肝脏肿大而触及边缘,若条索在肝肿大区内所触及提示明显肝肿大。

52．肋胁

是治疗肋胁部疾患要穴。
(1)治疗胸胁部扭、挫伤、带状疱疹或肝胆疾病、神经官能症引起的肋胁胀满。
(2)诊断:肋胁部探测阳性反应点,只能提示此区有不适、疼痛,而不能定性诊断。

53．腰肌

是诊断和治疗腰肌劳损的特定穴。
(1)治疗腰肌劳损。
(2)诊断:视诊腰肌穴,片状充血红润或见毛细血管为条段或放射状扩张,触诊疼痛Ⅰ°～Ⅱ°,电测阳性反应,多提示急性腰痛。
若视诊腰肌穴片状色白隆起,腰肌穴对耳轮外侧边缘不整,触之隆起处质硬或条索感,电测弱阳性反应,多提示慢性腰肌劳损。

54．肩背

是诊断治疗肩背痛,多发性肌纤维炎的要穴。
(1)治疗颈椎病、颈肩综合征、肩背肌纤维炎引起的肩背痛。
(2)诊断:视诊肩背穴色白条片状隆起,肩背穴对耳轮外侧边缘不整,触之隆起处质硬或条索感,电测阳性反应多提示肩背部肌纤维炎、肩背部疼痛。

55．乳腺

是诊断治疗乳腺疾患之要穴。
(1)治疗乳腺炎、乳腺导管增生、乳腺小叶增生、少乳、乳腺肿瘤。取穴多取外侧乳腺。
(2)诊断:
乳腺穴探测阳性反应,未触及结节条索,多为乳腺胀痛或经前期乳胀。
乳腺穴隆起质软,触之不痛,肿瘤特异区1电测阴性,多为乳腺囊肿。
乳腺穴结节隆起,触之质硬,肿瘤特异区1电测阴性,多为乳腺纤维瘤。
乳腺穴结节隆起,触之质硬,疼痛敏感。乳腺穴及肿瘤特异区1均呈强阳性反应或阳性反应,可考虑乳腺癌。
乳腺穴色素加深,可见乳腺穴的对耳轮外侧缘缺损不整齐,多提示乳腺切除术后。

56．髋关节

是诊断治疗髋关节疾患之要穴。
(1)治疗:髋关节疾患及腰髋痛、坐骨神经痛。

(2)诊断：

髋关节电测阳性反应,触之条索或结节,提示髋关节病变。

髋关节只是电测阳性反应,只提示髋部软组织痛。

髋关节视诊见斜行条状隆起,从三角窝向腰肌外侧走行,多提示髋关节外伤史。

57．膝关节

是诊断治疗膝关节病变之要穴。

(1)治疗各种膝关节疼痛,如各种原因引起的膝关节炎,膝关节扭、挫伤和膝关节肿胀、酸痛、无力。

(2)诊断：

正常时膝关节穴位只代表膝关节正中部位(髌骨)。

膝关节疼痛时,由疼痛反应部位不同,电测时阳性反应多变。

膝关节片状充血红润或可见毛细血管条状扩张或呈肩形分布,多提示急性关节疼痛。

膝关节片状白色肿胀,触之凹陷压痕,不易恢复,提示关节炎肿胀或关节腔积液。

膝关节耳穴电测时,在膝关节内侧缘出现反应点,多提示膝关节内侧或内膝眼部位疼痛。

若在膝关节外侧缘出现反应点,多提示外侧膝关节痛或局限在外膝眼部位疼痛。

膝关节穴触及条索时,其条索与膝关节为同水平位,电测阳性或疼痛敏感,为膝关节本身病变,如骨性关节炎、外伤性关节炎等退行性病变。

膝关节穴触及条索,其条索斜行走形,从内踝到外膝,提示膝关节外伤史。

58．膝

是治疗膝部软组织损伤引起疼痛。

(1)治疗膝关节软组织扭、挫伤,炎症引起的疼痛,经常用于治疗良性关节痛。

(2)膝关节阳性反应,多提示良性关节痛,无关节腔及骨性病变。

59．踝关节

是诊断治疗踝关节疼痛、扭挫伤之穴位。

(1)治疗踝关节部位病变,如踝关节扭挫伤、踝关节炎等。

(2)诊断：踝关节穴若触及条索,多为踝关节扭伤。

60．跟

是诊断治疗跟部疾患之要穴。

(1)治疗：跟部疾患,如跟骨骨质增生引起的疼痛及肾虚引起的足跟疼痛,跟腱炎和筋膜炎引起的跟痛。

(2)诊断：跟穴阳性反应多为足跟痛。

若跟穴触及条索,多为跟骨骨质增生。

61．趾

是诊断和治疗趾疾患穴位。

(1)治疗：趾关节扭伤、挫伤、冻伤、四肢末梢血液循环障碍、麻木怕冷、脚癣等。

(2)诊断：趾穴电测阳性反应,只能定位诊断,无定性诊断意义。

62．足心

治疗和诊断足心痛要穴。

(1)治疗筋膜、肌腱炎或肾虚引起的足心痛。

(2)诊断：足心穴电测阳性反应点，只能提示足心不适或疼痛。

63．股四头肌

治疗和诊断大腿肌肉疼痛要穴。

(1)治疗股四头肌损伤、牵拉伤引起的疼痛及小儿麻痹后遗症引起抬腿困难、跛行和中风后遗症，下肢运动障碍。

(2)诊断：股四头肌电测阳性反应点，只提示大腿部位病变，无特定诊断意义。

64．股外侧

治疗和诊断股外侧皮神经麻痹之要穴。

65．股内侧

是治疗和诊断股内侧(大腿根部)疼痛的要穴。

(1)治疗股内侧(大腿根部)肌肉紧张、酸痛，当下肢活动外展时，引起的疼痛。

(2)诊断：只有定位诊断，无特定意义。

66．骶髂关节

是诊断治疗骶髂关节疼痛的要穴。

(1)治疗骶髂关节劳损，治疗取穴以耳背的相对应的骶髂关节穴为主。

(2)诊断：有定位诊断意义。

67．臀

是诊断治疗臀部肌肉疼痛穴位。

(1)治疗臀部肌肉损伤、炎症引起疼痛和腰骶部、坐骨神经痛，尤以治疗臀部梨状肌损伤引起的坐骨神经痛。

(2)诊断：可定位诊断。

68．腘窝

是诊断治疗腘窝疾患、治疗坐骨神经痛之要穴。

(1)治疗坐骨神经炎引起的腘窝痛，深部膝关节痛。

(2)诊断：坐骨神经痛以电测为主，腘窝、腓肠肌点、髋关节强阳性反应，跟、趾多呈阳性反应。

69．腓肠肌点

是诊断治疗腓肠肌痉挛之要穴。

(1)治疗腓肠肌痉挛、腓肠肌纤维组织炎、坐骨神经炎引起的腓肠肌部疼痛。

(2)诊断：电测腓肠肌点阳性反应时，多考虑腓肠肌痉挛。

电测腓肠肌点、髋、膝关节、踝关节、趾阳性反应，多考虑坐骨神经痛。

70．锁骨

是诊断和治疗肩关节及肩关节周围炎之要穴。锁骨、肩关节、肩统称肩三点，锁骨是治疗肩关节周围炎的要穴之一。

(1)治疗肩周炎,肩背部和颈肩部痛,无脉症等。
(2)诊断:肩周炎的重要参考穴,肩周炎、前屈后伸等功能障碍时,多以锁骨穴、肩关节穴电测阳性反应为主。

71. 肩关节

是诊断治疗肩关节炎、肩关节周围炎之要穴,是肩三点要穴之一。
(1)治疗肩关节炎及肩周炎、肩关节扭伤。耳前肩关节穴,治疗肩前痛,肩关节不能外展及后伸。
(2)诊断:肩关节病变有定位诊断意义。

72. 肩

是诊断和治疗肩周炎之要穴,是肩三点要穴之一。
(1)治疗肩周炎,以手臂不能外展及抬举为主,上臂肌肉痛。
(2)诊断:网球肘、肘穴可见片状肿胀或隆起变形,电测阳性反应。耳背网球肘穴可能触及条索。

73. 肘

是诊断治疗网球肘、高尔夫球肘之要穴。
(1)治疗网球肘、高尔夫球肘、肘部扭伤、风湿性关节炎。
(2)诊断:网球肘时,肘穴可见片状肿胀或隆起变形,电测阳性反应,耳背网球肘穴可触及条索。

74. 腕

是治疗腕管综合征、腕关节炎、腕关节扭伤之穴位。
诊断腕管综合征时,腕穴可见变形肿胀,电测阳性反应。

75. 指

是治疗指关节疾病,如指关节扭伤,颈椎引起的手指麻木、针刺感,手部皮肤病、雷诺病、多汗症的穴位。
诊断上无定性意义。

76. 腋下

是治疗腋窝部疼痛、腋窝下淋巴结炎、乳腺切除后引起的腋窝及上臂水肿,多汗症的穴位。
诊断上无定性意义。

77. 腹外

是诊断治疗泌尿系统结石引起的肾区疼痛的穴位,腹外穴是肾区疼痛反射区,是治疗肾结石之要穴。
诊断:对肾结石的诊断有参考意义。

78. 胆道

是诊断治疗胆道感染之要穴。
(1)治疗胆道感染,慢性胆囊炎和胆结石,胆囊切除后所致胆道感染。
(2)诊断:胆道电测阳性反应或强阳性反应,触及压痕或条索提示胆管炎感染。胆道穴片状肿胀,色黄,提示阻塞性黄疸。

79．足背

是诊断和治疗足背疾患的穴位。

80．脐

是治疗脐周围痛之要穴。

(1)治疗脐疝、胆道蛔虫症、泌尿系统感染、泌尿系统结石、前列腺炎、腹痛、痛经。

(2)诊断上无特定意义。

81．智齿

是诊断治疗智齿病变的穴位。

(1)治疗牙痛。

(2)诊断：智齿缺齿时，可见从轮屏切迹至智齿走行的下缺齿沟。

六、耳背及其他穴位

(一)耳背穴位

1．下肢后沟

是治疗用穴。

治疗坐骨神经痛、髋关节痛、膝关节痛和腘窝痛、腓肠肌痉挛、踝关节扭伤和跟痛。

2．坐骨神经后沟

是治疗用穴。

主治坐骨神经痛和臀部肌肉损伤，臀部肌肉炎症引起的疼痛。

3．脊柱沟

是治疗背痛要穴。

治疗颈椎病、颈部肌肉紧张、肩背肌纤维组织炎、胸背痛、腰肌劳损、腰骶椎病变、腰椎间盘突出、骶髂关节炎、腰部韧带损伤及软组织损伤、肾虚引起的腰酸背痛。

耳背部脊柱沟治疗背痛及脊椎病，优于耳前脊柱线。根据临床观察所见：

(1)耳背相当于人的背部，控制人体的运动系统，耳前相当人体的前面及内脏、五官，控制人的感觉系统，所以运动系统疾病取耳背穴效果显著。

(2)耳穴分布的特征

耳穴有低凹性的特点，低凹部位的耳穴敏感，耳背脊柱沟处在耳背低洼处，所以脊柱病变、颈椎病、腰椎病、腰痛 坐骨神经痛均取耳背脊柱沟阳性反应点。

耳穴有向轮性的分布特点，脊椎、颈、腰背均分布在低凹部位的对耳轮后沟处，相对的高敏感区。

耳穴分布有前后相一致性的特点，对于运动系统疾病，耳前可做定位诊断，相对应的耳背部可用于治疗，必要时耳前及相对应的耳后面做对应治疗以加强刺激，提高疗效。

4．胃肠沟

是治疗用穴。

治疗急、慢性胃炎,胃溃疡、十二指肠球炎、十二指肠溃疡、便秘、腹泻、肠功能紊乱等病症。

5. 脑后沟

是健脑抗衰老之要穴。

治疗各种头痛、头晕、头昏、自主神经功能紊乱、神经衰弱、记忆力减退、老年痴呆症、脑震荡后遗症、脑动脉硬化、椎基底动脉供血不足、高血压、眼疾、视力减退、耳鸣和听力下降。

6. 耳背尾椎

是治疗用穴。

主治尾椎病变,尾椎损伤、挫伤引起的疼痛。

7. 耳背骶椎

是治疗用穴。

治疗骶椎病变、腰椎骶化或骶椎腰化、坐骨神经痛、骶髂关节劳损或骶髂关节炎。

8. 耳背腰椎

是治疗用穴。

治疗腰椎病变、腰椎骨质增生、腰椎间盘突出、腰椎韧带损伤、肾虚引起的腰酸背痛。

9. 耳背胸椎

是治疗中背痛及上背痛之要穴。

主治背肌劳损,背部多发性肌纤维组织炎及胸椎结核引起的背痛。

10. 耳背颈椎

是治疗颈椎病之要穴。

治疗颈椎病时,取耳背颈后三角区,须施以指功发热,通经活络,气至病所的手法。

11. 颈椎$_{3、4}$

是治疗颈椎$_{3、4}$增生的要穴。

治疗颈椎$_{3、4}$骨质增生引起神经压迫症状,枕大神经痛、后头痛、头晕、颈部肌肉紧张。

12. 颈椎$_{6、7}$

是治疗颈椎$_{6、7}$骨质增生引起的颈项、肩背痛、肌肉紧张,手指麻木或针刺感。治疗肩关节,上臂痛及肘关节、腕关节、指关节痛。

13. 耳背耳大神经点

是治疗颈、肩综合征,颈椎病及肩关节痛、上臂痛,多发性肌纤维炎之要穴。

耳大神经从颈$_{2、3、4}$脊髓发出后,支配头部、肩背部,耳廓上耳垂、对耳轮、耳舟、对耳轮上脚均为耳大神经支配区,而对耳轮起始部恰恰相当于颈椎及肩背部,因此,颈肩背部、颈部肌肉紧张、肩关节周围炎、上肢麻木或手指麻木、针刺异常感均可刺激耳大神经,可缓解疼痛。

14. 颈后三角区

是治疗颈椎病、肩背痛之要穴。

颈后三角区是以颈$_{3、4}$,颈$_{6、7}$及耳大神经点构成颈后三角,此三点是引起颈椎病颈部疼痛的主要部位,抓住三点,相当于抓住颈椎病主要发病部位,颈椎病所引起的各部位症状均可在治疗后得以缓解。

治疗时,可在轮3与轮4之间点刺放血,因为此点接近颈椎、肩背,放血可以祛瘀更新,通经活络,因此在放血之时,又可起到相应部位的按摩作用。

选取颈后三角区治疗颈椎病时,要施以手法、指功按摩及气至病所的方法。

15．耳背坐骨神经

是治疗坐骨神经痛之要穴。

耳背坐骨神经与耳前坐骨神经点相对应,由于耳背控制人体的背面运动系统,坐骨神经痛是指沿坐骨神经走行部位从腰骶部、臀、大腿后侧、腘窝、腓肠肌及跟趾部位所出现的疼痛和麻木,因此取耳背坐骨神经穴,更接近坐骨神经走行引起疼痛的部位,应用坐骨神经三角区治疗坐骨神经痛效果优于耳前坐骨神经穴。

16．耳背腘窝

是治疗坐骨神经炎引起腘窝痛之要穴。

耳背腘窝相当于委中,委中是治疗腰背痛、坐骨神经痛主要的穴位,因此耳背腘窝可治坐骨神经痛、腘窝痛、深部膝关节痛及腓肠肌痉挛。

17．坐骨神经三角区

是治疗坐骨神经痛及腰腿痛之要穴。

坐骨神经三角区是以腰骶椎、腘窝及坐骨神经后沟的中点坐骨神经点构成坐骨神经三角区,这三点是坐骨神经痛的主要干线,因此取坐骨神经三角区,治疗效果敏感。

治疗以活血通络、气至病所的手法为主要刺激方法,均以王不留行籽贴压法为宜,嘱患者回家后继续进行自我按摩坐骨神经三角区,以巩固疗效。

18．胆囊区

是诊断治疗胆囊炎、胆囊结石、胆道感染之要穴。

(1)治疗胆囊疾病及慢性胆囊炎、胆结石、胆道感染,除用耳前胆囊、胆道穴治疗胆道疾病外,由于胆道疾患,在发病时,向着右肩背呈放射性牵涉性疼痛,因此胆囊疾病时,与胆囊相对的耳背部有明显反射点,所以,耳背胆囊区治疗胆囊病是有效的。

(2)诊断:胆囊疾患,如胆囊炎、胆道疾病要穴。

由于支配胆囊的神经与肩背的神经来自同一水平的脊髓节段,因此当胆囊疾患时,不只耳前胆囊穴出现阳性反应,而相对的耳背部也出现阳性反应,胆囊区出现结节状隆起,电测阳性反应。

胆囊疾病与家族遗传史有关,有胆囊疾病家族史的患者在耳背胆囊区可触及小米粒大小结节。触及到胆囊结节,便可以诊断胆囊病。

19．十二指肠球结节区

是诊断治疗十二指肠病变之要穴。

(1)治疗十二指肠球炎和十二指肠溃疡等,十二指肠疾患,疼痛向右腰背相对应的十二指肠区产生放射性疼痛时,治疗时可取十二指肠球结节区。

(2)由于支配十二指肠的脊神经与相对的腰背十二指肠区的脊神经,来自同一脊髓段面,因此十二指肠溃疡或十二指肠球炎时,十二指肠区的疼痛不但在耳前十二指肠区疼痛明显,而且耳背十二指肠区域也有反射性的牵涉痛,电测出现阳性反应。

(3)十二指肠疾病与家族遗传史有关,有家族遗传史的患者耳背一定出现十二指肠球结节,当触及到十二指肠球结节时,可明确诊断十二指肠的病变。

20．多梦区

是诊断治疗多梦的特定区。

(1)治疗多梦、入睡慢、神经衰弱。多梦时,触及耳背多梦区为片状软组织隆起,似半个花生米或半个黄豆大小,因此治疗时一定要给予大面积刺激,多用6～8个王不留行籽贴压,加强入睡时间而减少做梦。

(2)诊断多梦,以手指触摸法,当触摸多梦区,片状软组织隆起似半个黄豆大小或半个花生米大小,质软,诊断多梦时,梦越多软组织隆起愈明显,触之范围愈大,当用手指可提捏起多梦区软组织和皮肤提示梦多,可能做连续梦、重复梦、恶梦。

21．聪明穴

是健脑抗衰老增强记忆要穴。

(1)治疗头晕、头昏、头重、前头痛、记忆力减退、低智儿、老年痴呆症、脑动脉硬化。

(2)诊断上无定性意义。

22．睡眠深沉穴

是延长睡眠时间和加强睡眠深度之要穴。

(1)治疗睡眠差、睡眠轻、浅、短、易醒、醒后不易入睡,早醒并伴多梦,治疗神经衰弱、失眠时,常与神经衰弱区、神经衰弱点合用,以加强刺激,提高睡眠质量。

(2)诊断上无特定意义。

23．快活点

是治疗情绪变化,使人以精神振奋、心胸开阔的要穴。

(1)治疗神经衰弱综合征、情绪不稳定、忧郁、焦虑不安、神经敏感、易紧张或身倦怠无力,常与耳垂前身心穴合用,以对贴加强疗效。

(2)诊断上无特定意义。

24．网球肘点

是治疗网球肘、高尔夫球肘之要穴。

(1)治疗网球肘及高尔夫肘时以耳背网球肘穴为主,耳背控制人的后面,网球肘、高尔夫球肘,多在肘后关节内外两侧痛甚,耳前肘以诊断为主,耳背网球肘穴以治疗为主。

(2)诊断以耳前肘穴阳性反应为主,网球肘及高尔夫球肘严重时,可见片状隆起,触及条索。

25．肩三点1

是治疗肩周炎、颈椎病之要穴。

(1)治疗肩周炎以抬举、外展运动功能障碍为主,配肩三点3可提高疗效,此外肩三点1与耳前锁骨相对应,可治疗肩背痛、上背痛及无脉症。

(2)诊断上无特定意义。

26．肩三点2

是诊断治疗肩关节及肩关节周围炎之要穴,是肩三点要穴之一。

(1)治疗肩关节及肩关节周围炎、五十肩。肩三点2相当于肩关节后侧部位,因此治疗肩关节后侧病变及周围肌腱、韧带损伤 当肩关节痛时肩臂不能旋前,取肩三点 2 为主,肩关节炎引起的肩前痛以耳前肩关节穴为主。

(2)诊断上无特定意义。

27．肩三点 3

治疗肩周炎,以上肢外展、抬举功能障碍为主。

(1)治疗五十肩、肩臂肌肉酸痛,由于肩关节周围炎引起上肢的酸痛,不能外展及抬举。

(2)诊断上无特定意义。

28．上耳根

(1)治疗鼻衄及神经系统疾病。

(2)诊断:临床上常以上耳根和下耳根电阻值为耳穴基础电阻值。

29．中耳根

是治疗用穴。

用于治疗胆囊炎、胆石症、胆道蛔虫症、心动过速、胃及十二指肠溃疡、胃炎及十二指肠球炎、偏头痛。

诊断上无特定意义。

30．下耳根

(1)治疗低血压,内分泌功能紊乱、耳鸣、听力下降、眼疾。

(2)诊断:临床上常以上耳根和下耳根电阻值为耳穴基础电阻值。

31．肿瘤特异区 1

是诊断恶性肿瘤的重要参考穴。

当诊断恶性肿瘤时,应考虑以下因素:

(1)电测诊断仪探测肿瘤特异区 1 时,耳垂前及耳垂后均呈现阳性反应或强阳性反应,即出现高声响区。临床上观察耳垂后肿瘤特异区 1 阳性反应率高于耳前肿瘤特异区 1。

(2)触及肿瘤特异区 1 时,耳前及耳垂后均出现疼痛敏感。

(3)若在耳垂前、后的肿瘤特异区 1 内侧,设一对照线,进行电测时,电测反应及疼痛反应均呈现阴性。

(4)耳穴电测仪,探触耳穴某一相应部位,可见结节状肿物,触之质硬,疼痛敏感,电测反应阳性或强阳性。

具备以上几种反应,应考虑某一相应部位可能属于恶性肿瘤。

32．耳背心

与耳前神门穴相对应,有镇静安神作用,主治心悸、失眠多梦、高血压、头痛。

33．耳背肝

与耳前肝穴相对应,主治肝炎、肝区痛、肋胁痛、胆囊炎、胆石症。

34．耳背脾

与耳前胃相对应,脾胃在经络上相表里,主治胃炎、十二指肠球炎、胃、十二指肠溃疡、消化不良、食欲不振。

35. 耳背肾

与耳前脑、皮质下穴相对应,肾主骨生髓,脑为髓之海,主治各种头痛、头晕、神经衰弱、自主神经功能紊乱、忧郁症、焦虑不安、神经紧张、敏感、身体倦怠。

36. 耳背肺

与耳前肺穴相对应,主治气管炎、支气管炎、支气管哮喘、皮肤病等。

(二)其他穴位

1. 耳尖

是传统治疗穴,通常以放血为宜。

耳尖有六大作用:退烧、消炎、镇静、止痛、降压、抗过敏、清脑明目作用。

治疗发热,各种炎症疾病,如扁桃体炎、乳腺炎、阑尾炎、肠炎。耳尖放血可降压,镇静安神,治疗高血压、失眠、头痛、头晕目眩、视物模糊,在法国认为耳尖穴是过敏点,临床研究证明耳尖不只治疗过敏性疾病,耳尖是多功能广谱穴,治疗多种疾病时常以放血为主,耳舟上的过敏区是诊断治疗过敏性疾病的要穴。

耳尖有三抗一升作用:抗过敏、抗炎症、抗风湿,提升机体免疫功能。

耳尖有镇静作用,在用于治疗痛症之前,先给予耳尖放血,可通经活络、祛瘀生新、镇静,治疗颈椎病,多发性肌纤维炎、肩关节炎、头痛、牙痛,均可耳尖放血。

2. 屏尖

是治疗用穴,通常以放血为宜。

屏尖穴具有消炎、镇静、止痛退热的作用。

治疗各种原因引起的低烧、高热,常和耳尖、肾上腺同时应用,并采用屏尖、耳尖、肾上腺三点放血可以退烧。

3. 目1

是北京平安医院许作霖老前辈治疗青光眼之要穴。本穴原称青光。

目前常用于治疗青光眼、视网膜炎、虹膜睫状体炎及神视经萎缩等眼底疾患。

4. 目2

是北京平安医院许作霖老前辈治疗散光之要穴。本穴原称散光。

目前用于治疗屈光不正、弱视、近视、视力模糊、视力减退、眼结膜炎、眼睑炎、麦粒肿、散粒肿等外眼疾患。

诊断屈光不正有参考意义(见诊断各论)。

5. 肝阳

是治疗肝阳上亢的穴位。

当肝阳上亢时通常以肝阳穴放血,用于治疗慢性肝炎、迁延性肝炎引起的肝炎上亢等病症。

6. 轮1~轮6

是治疗要穴,用于消炎退烧、镇静止痛,以放血为主要治疗手段。

轮6放血:治疗咽炎、喉炎、扁桃体炎。

轮5放血：治疗中耳炎、耳痛、耳堵塞感、耳鸣或听力下降。

轮4放血：治疗口腔疾患，上、下牙痛，牙周病，颞颌关节炎及功能紊乱。亦可用于颈椎病、肩周炎、多发性肌纤维炎、后头痛。

轮3放血：治疗颈椎病、肩背痛、肩关周炎。

轮2放血：治疗肩周炎、网球肘、高尔夫球肘。

轮1放血：治疗四肢末端疾患，如指趾关节炎、手指麻木针刺感、皮肤病。

轮4、轮3、轮2、轮1和耳尖放血：治疗全身痛症，多发性肌纤维组织炎。

中篇 总论

第四章 耳穴诊断总论

第一节 耳穴诊断的特点

耳穴诊断能在短短的 30 余年内得以迅速发展，而且成为中国针灸学别具一格的具有独立理论体系的耳医学，并日益引起国内外医学界的瞩目，在临床上发挥越来越重要的作用，这正是由耳穴诊断自身的特点所决定的。

一、安全而无创伤

作为一种安全可靠，无痛苦、无创伤、无损害、无副作用的诊断技术，耳穴诊断具有独特的优势，耳穴有多种不同形式的诊断方法，视诊法、电测法、指摸法，可在完全无痛苦的情况下进行，老人、小孩、精神敏感者、惧痛的患者均可接受此种方法检查，而触诊法，特别是压痛法、压痕法会有轻微疼痛，而神经痛的患者如三叉神经痛、急性痛症、恶性肿瘤时疼痛才会敏感，但此种方法无创伤，便于诊断、鉴别诊断及定性诊断，耳穴诊断法安全，在诊断中从未发生意外事故，易于接受。

二、适应证范围广

耳穴诊断可以对全身健康状况作系统检查，对于疾病做出定位诊断，并可对部分疾病做出定性诊断和鉴别诊断，如右上腹部位肝、胆、十二指肠、胆道疾患的鉴别诊断，女性右下腹部的输尿管、输卵管、卵巢、阑尾及附件等疾病的鉴别诊断，特别是当问诊困难，如昏迷、聋哑、幼儿等患者及其他诊断条件不足时更为适用，耳穴诊断不但可对某些疾病做出早期诊断，又可以对过去疾病、既往史、外伤史、手术史做出推断，并可在条件许可的情况下进行大规模普查，发现传染病可早期诊断隔离，在多发病及癌肿的普查筛选等领域中均有特定的诊断价值和发展潜力，据文献统计耳穴诊断已被用于 200 多种病症。

三、简便易学易掌握

随着对耳穴的定位、耳穴的分布规律、耳穴的功能及归类研究的深入，以及对耳穴诊断及治疗特点认识的深入，特别是对单穴的实验研究，即独穴诊断、独穴治疗的大量临床观察和总结，现在已经非常方便初学者掌握这种耳穴诊断法。目前耳穴各种诊断方法也趋于规律化、系统化,耳穴诊断的各种仪器更加完善,更加定量化,便于操作使用。微机系统信息处理也被引入了耳穴诊断中,计算机、数码照相机也应用于临床,提高了对耳穴反应点规律的观察,加强了对耳穴定位、耳穴特性及对人体的耳穴正常生理反应与病理形态学的认识。随着对耳穴规律认识的提高,临床观察耳穴分布的特点,不单只是以点的形式出现,在耳穴的归类中有点、区、线、经,掌握了耳穴的分布特点,便容易掌握耳穴诊断规律和方法,只要不断研究分析,观察耳穴各种不同病理形态学的变化,并研究耳穴与遗传学、免疫学、神经体液学说的相关性,便可掌握耳穴诊断方法,提高临床耳穴诊断符合率。

四、诊治相结合

耳穴的诊断和治疗是结合的,自古就有例症,如《黄帝内经太素》载,邪在肝"耳间青脉,附足少阳脉……在耳本,如鸡足青脉络刺出血如豆,可以去痹也。"明代《东医宝鉴》中总结出"以手摩耳轮,不拘遍数,此所谓修其城廓,以补肾气,以防聋聩也。"又曰"养耳力者常饱"。清代末年孙立权老先生说:"耳为泉穴,与经络有联络之系统,左耳为心,右耳为肾,总的说来不出阴阳二气,能退诸虚、强知觉、益心神、健肝血,善能滋阴、调理肾水,应乎天、人、地(天为头,人为中脘,地为涌泉)"乃三之总司,因此按摩耳廓,电测探压耳穴本身就有治疗作用。

近代耳穴诊断中,所出现的各种阳性反应点、压痛点、低电阻等病理反应点,正是治疗疾病的刺激点,选择治疗点的正确与否,往往直接取决于耳穴诊断的精确程度,也是决定疗效的关键。探测的目的是找出阳性反应点,做出诊断后,给于适当方法治疗,在探测的过程中可进行治疗,现在运用耳穴诊断仪,正是把诊断和治疗结合运用。

第二节 耳穴诊断依据

耳廓是人体一个重要组成部分,被认为是一个具有独特的局部反应整体全部信息的微观世界。新的生物全息论指出,生物的任何一部分都含有整体各部分的全部信息。信息作为反映物质运动客观存在的变量状态,存在一切事物之中,人们时时刻刻都在获取和传播种种信息,信息的内容非常广泛,人体的信息,反应了人体的生命活动,包括了生理活动和病理活动的信息和生物电信息,如心电、脑电、肌电、穴位电流等,同时,人体有非生物电信息,如体温、脉搏、呼吸、血压和人体的经络反应,耳穴上皮肤的变化如变色、变形等,耳廓与鼻、手、足、舌、眼等一样都是人体的组成部分,都能反应机体的全部信息功能。

据此可知,由于耳廓上具备全身的所有信息,当人体脏腑、组织器官、躯干四肢发生疾病时,在耳廓相应部位上就可出现各种不同的阳性反应点,如在相关部位上的耳穴电阻值下降、耳穴变形、变色、丘疹、脱屑、血管充盈以及组织化学和微量元素变化。这些反应点,可随着疾病的发生、发展、转归而演变,耳穴阳性反应点可以发生在疾病未显露之前,作为早期发现疾病的重要手段,也可以在病愈之后,在耳穴上留下永久的反应痕迹,作为推断既往病史的依据。耳廓是反映人体疾病信息的一个窗口,在临床观察中,急性病症时,耳穴以低痛阈和低电阻变化为主,而慢性疾病时与机体相关的耳穴,以变色、变形为主,因此耳诊工作者,应以耳廓所反映的阳性反应在疾病的不同阶段的表现作为疾病诊断依据。

第三节　耳穴阳性反应点与耳穴诊断方法的形成

一、阳性反应点定义

当人体脏腑、组织器官、四肢躯干发生疾病时,在耳廓上与机体相对应部位上,出现各种不同的阳性反应,如颜色、形态的改变,丘疹、脱屑、血管充盈、疼痛敏感、低电阻、组织化学及微量元素变化等,这些在耳穴上的阳性反应均称阳性反应点。

阳性反应点是诊断疾病的重要依据,在耳穴诊断中有定位、定性诊断及鉴别诊断的意义,这些阳性反应点,在耳穴治疗中,又是取穴的依据,是治疗中首选的穴位。

二、耳穴诊断法与阳性反应的相关性

在人体患病时与机体相关的耳穴上出现各种阳性反应,不同的病种,阳性反应不同,病情演变过程不同,阳性反应与疾病的发生、发展、转归过程不同。因此,病程的不同时期,所选用的耳穴诊断方法也不同,根据阳性反应点的各种特征形成了不同的诊断方法,这些诊断方法有的可用于急性病症、痛症,以及恶性肿瘤的诊断与鉴别诊断;有的适用于慢性病、器质性疾病、既往史的诊断;有的诊断方法适用于情绪的诊断,睡眠状况及血压高低的判断。而综合系列诊断法,即一视、二触、三测听、四辨证,常用于普查及全身系统检查。耳穴诊断方法的形成决定于阳性反应点的性质、特点,掌握阳性反应点的变化规律,正确运用各种诊断方法和手法,做综合性的分析辨证,才能做出正确诊断,提高耳穴诊断符合率。

常见的阳性反应点有九种不同形式,按其特点形成了以下几种诊断方法:

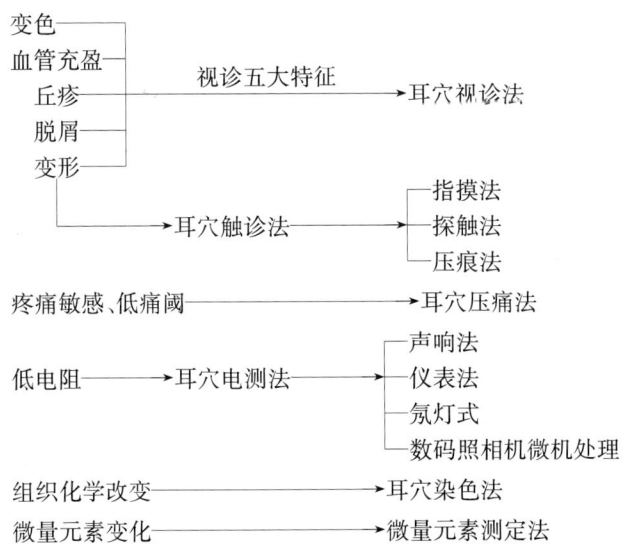

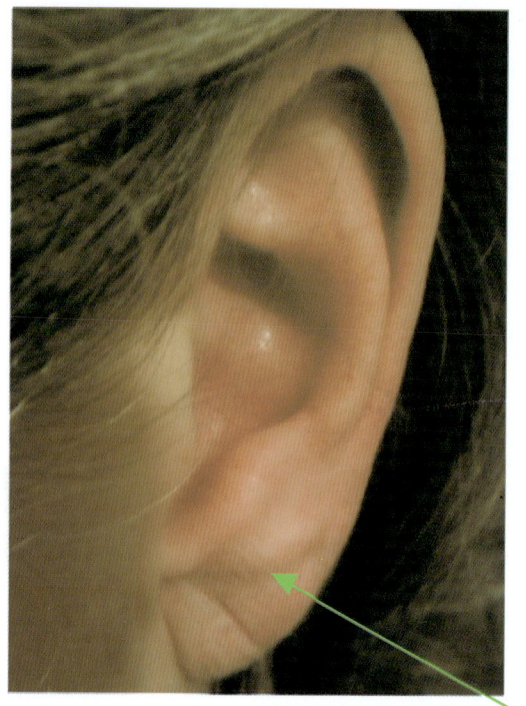 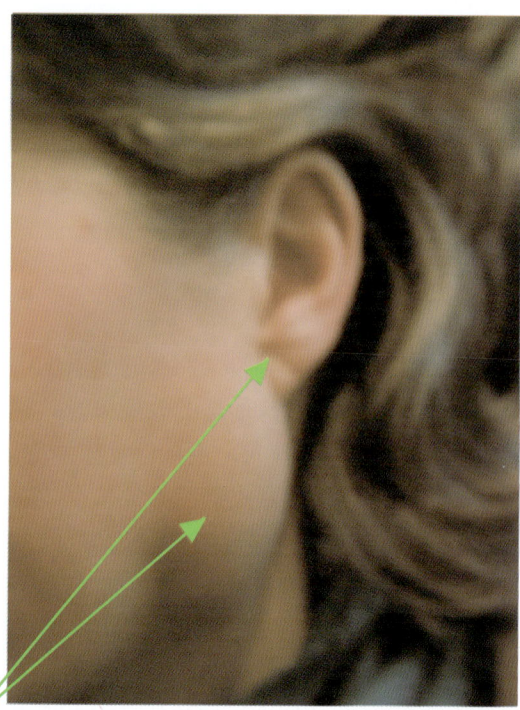

腮腺肿瘤

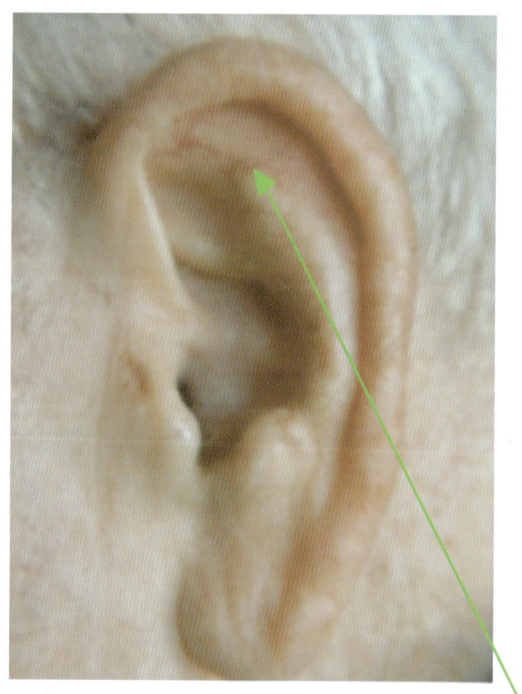 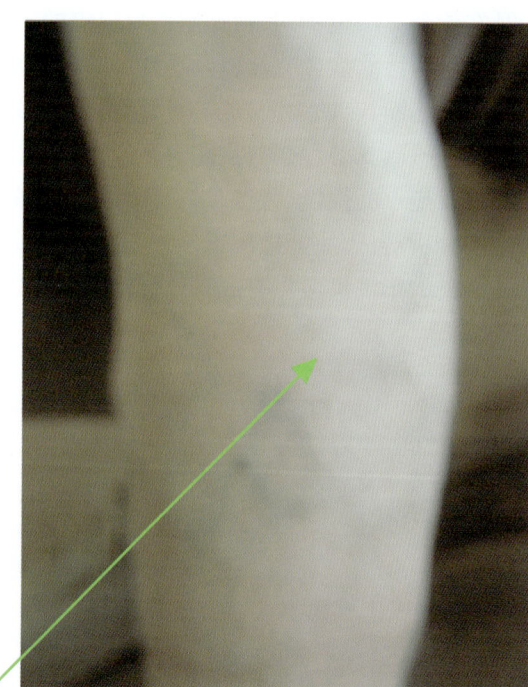

静脉曲张

图片 1

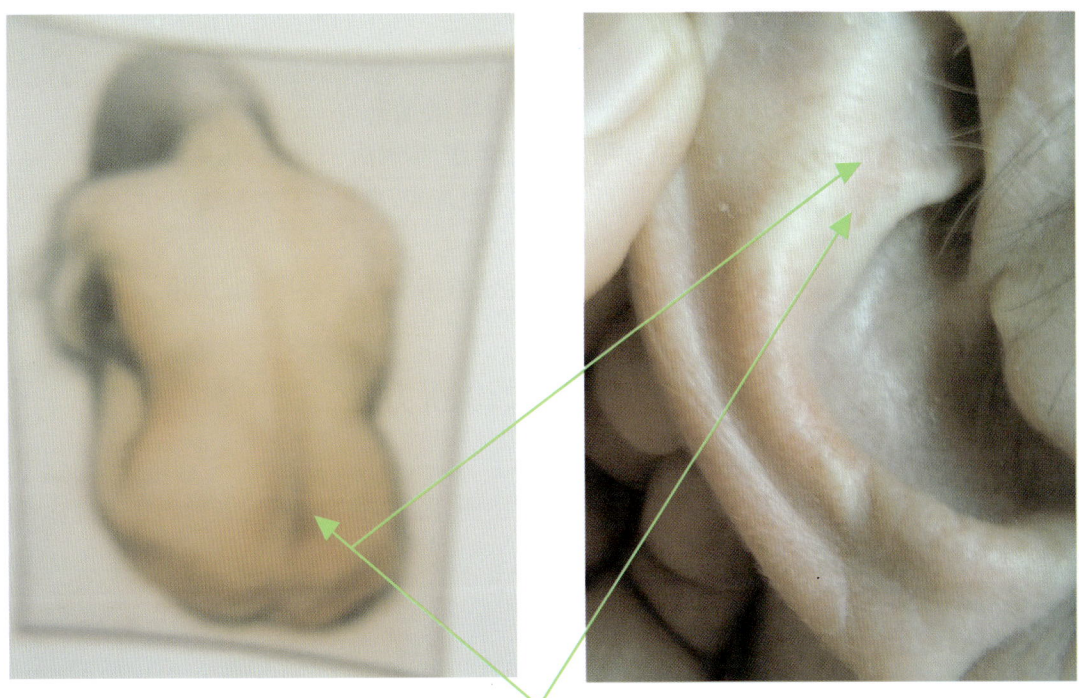

腰骶痛

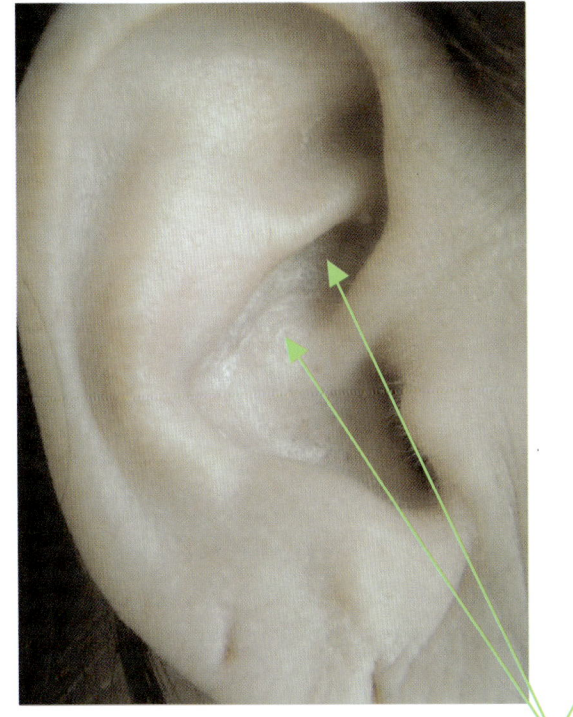
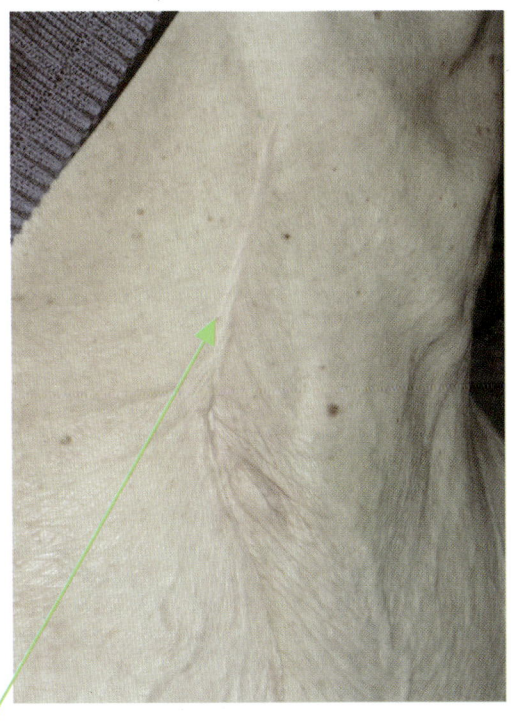

腹部手术瘢痕

图片 2

根据耳穴阳性反应点的变化,形成了上述几种方法。其中归类起来常用的诊断方法有三种:

视诊法:视诊五大特征——变色、变形、丘疹、脱屑、血管充盈。

触诊法:以变形和疼痛敏感为主,常用方法:指摸法、探触法、压痕法、压痛法。

电测法:以探测低电阻为主,低电阻点是疾病的反应点,电测法以声响法为有效的一种检查疾病的方法。

其他的诊断方法如耳穴染色法、微量元素测定法常用于科研,临床上很少用。

第四节 耳穴诊断方法

耳诊工作者根据人体患病时耳穴各种阳性点特征,用不同的方法,对各种病症进行诊断,常见的诊断方法有:

一、视诊法

是根据耳穴的变色、变形、脱屑、丘疹、血管充盈,用目视的方法进行诊断疾病的一种方法。视诊法常用于各种急性病、慢性病及慢性病急性发作的诊断,主要用于定位和定性诊断。

二、压痛法

是根据人体患病时,耳廓的相应部位上出现低痛阈、疼痛敏感,特别是急性病、肿瘤,耳穴痛点明显,人们常用压痛棒或耳穴诊断仪的探笔,探压耳穴上的痛点,并观察患者的疼痛反应,从而寻找出压痛最敏感的耳穴作为诊断疾病的一种方法。

此种方法适用于各种急性病症、痛症,肿瘤的定位、定性诊断和鉴别诊断,急腹症常用此法进行鉴别诊断。

三、压痕法

是根据人体患病时相应的耳穴上出现形态的改变,如隆起、肿胀等,用探笔按压耳穴时,可留下痕迹反应。压痕有深有浅、压痕色泽不同,有红色压痕反应和白色压痕反应,压痕恢复平坦时间不同,临床上人们根据这些情况进行分析诊断。压痕法用于急性病、慢性病,特别是严重缺氧、缺血的器质性疾病,如冠心病、糖尿病、肾病综合征等,并用于辨别虚症和实症。

四、触诊法

是根据人体患病时,病理改变过程中和病情的发生、发展、转归不同,耳穴随之发生不同类型变化。慢性器质疾病,在病愈后耳穴上可遗留下永久性反应的痕迹。因此,触诊法是根据疾病的不同阶段在相应的耳穴出现各种不同形态的改变,用探笔可触及隆起、凹陷及水肿、肿胀等不同反应,进行疾病诊断的一种方法。触诊法近二十余年来发展很快,由于触诊法的不断发展,提高了耳穴单穴的应用,特别是一穴多病的诊断和鉴别诊断,扩大了耳穴的诊断范围,不断提高了耳穴诊断符合率。触诊法主要适用于慢性病、器质性疾病,如颈椎病、腰椎病的定位诊断,十二指肠溃疡、心律不齐、心动过速、心动过缓、冠心病、糖尿病、神经衰弱、多梦、前列腺肥大、外伤等既往史的诊断。

五、耳穴电测法

耳穴电测法是根据耳廓与疾病相关的耳穴电阻降低,大约 20~500 kΩ,与疾病无关的耳穴一般电阻较高,大约 5 000~10 000 kΩ。电测法是测定耳穴的皮肤电阻,并以电阻降低的部位作为躯体、内脏病症诊断及治疗取穴的依据。用于测定耳穴皮肤电阻的仪器多称为耳穴探测仪。耳穴探测仪显示疾病的方式很多,如声响式、氖灯式、微安表式、数据化处理示波器显示等,多用于定位和定性诊断。

电测法适用于急性病、慢性病、慢性病急性发作、肿瘤、痛症及情绪变化、神经衰弱、睡眠轻、浅、短、早醒和血压的判断。此种方法常结合触诊法,可提高耳诊符合率。

六、耳穴染色法

耳穴染色法是根据生物组织学染色的道理,用一类具有鲜艳色彩的有机化合物,使与疾病相关的耳穴着色,而与疾病无关的耳穴不着色,形成耳穴染色法。此法适用于慢性病,定位诊断常用于科研。

七、计算机耳穴诊断法

是根据耳穴电阻的变化,分别测定电阻参考穴位的平均电阻,并计算二者的比值,用百分比的形式表示穴位的电阻变化。医生可以根据有关穴位的百分比的变化和其他有关信息作出诊断。

由于采用了计算机,电阻值的测定精确性大大提高,并解决了各种不稳定因素对测定的影响,精确地把这种变化用数字表示出来,克服了人工判断的不足。但由于当机体患病时,在耳穴与疾病相关的部位,不只表现出电阻的变化,还有变色、变形、丘疹、脱屑、血管充盈及微量元素等变化。这些错综复杂的改变很难用一种方法把全部的信息反应出来进行诊断,计算机耳穴诊断法仍需进一步研究探讨来使之更完善,更好地应用于临床诊断。

八、耳穴综合诊断方法

耳廓诊断方法很多,由于每种方法对疾病的病程诊断适应证不一样,有的方法适用于急性病、痛症、肿瘤的诊断,有的方法适用于慢性病、器质性病变。临床观察所见急性病症以相关耳穴的痛阈值低和电阻值降低为主。肿瘤的诊断常用压痛方法及耳穴电测法。慢性病时以相关的耳穴形态变化为主,常用触诊法。因此,单用任何一种方法很难对全身急、慢性疾病进行全面的分析判断,作出较确切的诊断。为了能通过耳穴诊断,全面了解耳廓阳性反应点的变化,在临床耳穴诊断中综合运用上述各种诊断方法,提出一视、二触、三测听、四辨证的综合诊断法:

一视:视诊法,亦是望诊法,对初诊病人先进行耳廓视诊,了解病变发生的部位和病程的不同阶段,然后再有目的地进行触诊和电测以进一步判断。

二触:触诊法,用于急性病、痛症病、病情严重阶段以疼痛敏感为主,慢性病、器质性疾病以耳穴形态变化为主,因此,触诊法很重要,可进一步了解耳穴特异性改变。触诊法内容包括四种方法:

①压痛法;②压痕法;③指腹触摸法;④探笔探触法。

三测听:是运用耳穴诊断仪进行探测,将所得到的阳性反应点进行分析。测听和触诊的方法是同时进行的,在运用耳穴电测仪的探笔探测耳穴时,既要注意仪表数字、声响的变化,也要注意探笔探触到穴位的形态变化,有无凹陷、隆起、结节、条索、水肿等,并注意触压的痕迹、颜色、深浅和恢复平坦的时间,在测听的同时主要注意听声音,观察仪表及数字显示出阳性的穴位颜色及形态的改变,这对定位及定性诊断是有意义的。

四辨证:是将运用一视、二触、三测听后所获得的阳性反应所有的数据,结合病史,应用中西医理论知识,进行综合分析,作出正确的诊断及鉴别诊断,为治疗提供准确的依据。

第五节 耳穴诊断操作方法

一、耳穴视诊法

耳穴视诊法是通过肉眼观察耳廓皮肤上的变色、变形、丘疹、脱屑、血管变化等色泽形态改变进行诊断疾病的一种方法。

(一)视诊的方法

1.耳穴视诊前切勿清洗消毒按摩耳穴,以免充血,或使阳性反应物消失,出现假阳性。

2.视诊时,医者两眼平视,用拇指和食指轻轻捏住耳廓,由内向外,由上向下,顺着耳廓表面解剖部位,仔细观察耳穴阳性反应点。

3. 发现可疑阳性反应点时,宜用食指或中指从耳背顶起,首先暴露阳性反应物位置,然后用拇指和食指对其上提、下拉、外展,使阳性反应物先绷紧,再慢慢放松,然后再绷紧、放松,仔细辨认阳性反应物的位置与性质,大小、形态、色泽、硬度等变化,并将双耳对照观察。

4. 发现皮下或皮内有可疑结节、条索、隆起等病理反应时,可用手指触摸或用探棒前后左右触诊,辨认结节、大小、硬度、可否移动、边缘整齐否、有无压痛。

5. 当发现一侧耳廓有阳性反应点时,必须对双侧耳廓进行探测对比观察,以鉴别阳性反应物的部位真伪和性质。

6. 视诊三角窝、耳甲艇、耳甲腔等部位时,应借助中指顶起耳廓,并用探笔拨开耳轮脚和对耳轮下脚,以充分暴露视诊部位。

7. 视诊时的光线要充足,以自然光线为佳。

(二)视诊阳性反应的类型、特征及临床意义

1. 变色

1)红色反应有淡红、鲜红、绛红、暗红之分。

(1)淡红色:常见于疾病初发或疾病恢复期,或病史较长者。中医证属热毒较轻,例如急性腰痛恢复期,十二指肠球炎,颈椎病,月经前期。

(2)鲜红色:常见于急性痛症,炎症,出血性疾病,中医证属疾病的热势较盛,有继续发展的趋势。例如急性腰腿痛,急性胃炎,急性肠炎,急性牙周病和扁桃体炎,月经期,胃、十二指肠溃疡,宫颈糜烂,头晕等。

(3)绛红色:病情较重,急性热病。中医证属,蕴毒较深,血络受伤,胆管阻塞,黄疸。

(4)暗红色:常见于疾病恢复期,或病程较长者。中医证属热,虽不甚,但瘀阻较明显,例如十二指肠球部溃疡引起变形,十二指肠溃疡愈合期及月经后期。

据本人临床观察,变色见于急性病、热症、痛症,由淡红、鲜红、绛红到暗红,反应了疾病由轻到重的发展过程中的不同阶段,若治疗得当,则可由绛红转化到淡红,直到正常颜色。

红色反应在耳廓穴位可见不同形状,可见点状,如溃疡、宫颈糜烂,也可见片状白色中间有红色反应,如慢性胃炎急性发作。一般病变反应规律是点状红色病变范围小,片状者病变范围大,病情的轻重多以耳穴低电阻测定强度为判断标准。

2)白色反应有淡白、黄白、灰白或外白中间点红和片红之分。

白色反应多见慢性病,如慢性器质性疾病,退行性病变。中医症属虚寒症。例如慢性浅表性胃炎,在胃区呈现大片不规则状白色反应,肝脾不和或脾胃不和引起腹胀时,腹胀区大片白色反应,慢性胃炎急性发作时,胃区不规则白色隆起中可见片状红色反应。

肩背肌纤维炎时,肩背穴可见大片状或条状白色隆起。

(1)淡白色反应:多见慢性器质性疾病,脏腑器官功能虚弱,抗病能力低下。中医证见气血不足,心脾两虚。

(2)苍白色反应:多见痛症、惊吓所致疾病。中医症属体虚而受寒邪。

(3)灰白无泽:多见病重,病情严重,难以恢复,提示气血枯竭,阳气衰弱,如癌肿晚期耳廓均呈现灰白、无色泽,耳廓变薄。

白色反应多半有不规则隆起,视诊时,两者合诊。

3)灰色反应:有淡灰、暗灰、深灰和灰黑之分。

灰色反应多见慢性病,亦可见恶性肿瘤,恶性肿瘤除在耳穴与疾病相关的穴位会见暗灰色结节,肿瘤特异区2也呈暗灰色反应,似蝇屎状,压之褪色。

4)青紫色反应:青紫色反应,多见于血瘀症,若青紫色固定不移,久不变色,多为血液循环障碍,或慢性器质性疾病。如下肢静脉曲张,耳廓对耳轮上脚可见青紫色血管充盈。

5)深褐色反应:多见疾病病愈后,在与疾病相关的耳穴上呈现色素加深,色素沉着。

例如:乳腺癌手术切除后,可在同侧乳腺穴位上,呈现色素加深。神经性皮炎、皮肤瘙痒症等在与疾病相关的耳穴上皮肤粗糙、纹理加深、色素沉着。十二指肠溃疡病愈后,可见十二指肠穴呈现褐色反应,耳穴皮肤呈瘢痕样反应。痔疮手术后,肛门穴皮肤粗糙不平,可见深褐色反应。

2. 变形

慢性病、严重的器质性病变、退形性病变、外伤骨折、肿瘤等,在与疾病相关的耳穴上,出现病理形态学的改变,变形以隆起、凹陷、水肿及皮肤形态改变为主,亦可见皮肤色泽加深,粗糙及增厚,同时,可见皮肤皱褶,亦称耳折征,变形反应对耳穴视诊及触诊均有重要意义。

1)隆起:有结节状、串珠状、线形及条状、条片状隆起,大片圆形隆起及不规则隆起。

(1)结节状隆起:小的如王不留行籽,或芝麻粒大小,大的如绿豆、黄豆,隆起处均高出皮肤,在耳垂及对耳屏部位隆起,皮肤多为正常颜色,触之质软。例如:正常肤色结节状隆起,多见前头痛。白色结节状隆起,多见子宫肌瘤、颈椎病、痔疮、乳腺纤维瘤。

(2)串珠状隆起:亦称链珠状隆起,结节状隆起,不只单纯一个,而多个结节状隆起连在一起,似串珠状。串珠状隆起,多见运动系统疾病,如肥大性脊柱炎、颈椎病、痔疮。

(3)条状及线形性隆起:触之质硬,多见运动系统疾病。例如:颈椎病、腰背痛、关节疼痛、外伤、输卵管狭窄及输卵管炎、十二指肠溃疡。

(4)条片状或圆形隆起:多见消化系统、心血管系统、运动系统疾病。例如:慢性浅表性胃炎、慢性胆囊炎、腹胀、便秘、小肠功能紊乱、肝肿大、脾肿大、心脏扩大、肿瘤、慢性腰肌劳损、慢性牙周病、颞颌关节炎、妇科病、近视等。

(5)不规则隆起:多见运动系统疾病。例如:肩周炎、网球肘、高尔夫球肘、外伤。

2)凹陷:可见点状、片状或条状、线形凹陷,线形凹陷亦称耳折征、耳穴沟。

(1)点状凹陷:多见体内组织器官缺损性病理改变。例如:缺齿、龋齿、鼓膜内陷、鼓膜穿孔、散光、胃、十二指肠溃疡、溃疡性结肠炎。

点状凹陷数目不等:多见心律不齐,完全性束支传导阻滞和不完全性束支传导阻滞。若水肿伴数目不等的点状凹陷,为子宫颈炎。

(2)片状凹陷:缺齿、散光、鼓膜内陷、耳鸣、耳聋、腹泻、十二指肠球炎。

(3)线形凹陷:亦称"耳折征"、"耳穴沟"。例如:低血压沟、冠心沟、耳鸣沟、上缺齿沟、下缺齿沟。

3)隆起伴凹陷:可见中间条状或片状隆起,两边有点状或片状凹陷;可见在隆起中间有点状或片状凹陷,或不规则隆起同时伴有不规则凹陷。

近视伴散光:片状隆起伴片状或点状凹陷,或圆形隆起,两边伴点状凹陷,似小狗鼻子和眼睛,或圆形隆起,中间圆形凹陷,似盆地。

远视伴散光:可见中间条状隆起,两边点状的或片状的凹陷,似大象的鼻子和眼睛。

屈光不正:不规则隆起伴有不规则凹陷。

风湿性心脏病:心区周围呈环状不规则的或结节状隆起,中间凹陷。

心肌炎:周围呈环状隆起,中间呈片状不规则的隆起和凹陷。

4)水肿:多见严重的机体内脏器官病变,如缺氧、缺血、机体免疫功能减退,机体内代谢循环障碍性疾病。例如:心肌缺血、冠心病、肾功能衰竭、糖尿病、肺气肿、肾虚腰痛,下肢血液循环障碍、胆囊炎、胆道阻塞。

5)皮肤粗糙:纹理加深,伴色素沉着,常见皮肤病。

6)瘢痕样改变:皮肤凹隆不平,色泽为红色、白色或褐色改变,并可见皱褶,如手术瘢痕、萎缩性胃炎。

3. 丘疹

耳穴丘疹常见点状、水疱样和脂溢性丘疹,丘疹可呈单个点状,也可呈多个簇集状,丘疹高出于皮肤伴有颜色改变,如红色丘疹、白色丘疹、褐色丘疹或白色丘疹中间有红色,或多个丘疹伴褐色似鸡皮疙瘩。

丘疹成扁平样、簇集状,似蚕子,常见结节性痒疹、扁平疣。

丘疹成点状白色或数目不等,常见胆囊结石、慢性支气管炎、便秘、多发性子宫肌瘤。

丘疹呈褐色数目不等像鸡皮样,常见皮肤病、皮肤瘙痒、神经性皮炎。

丘疹呈褐色"米"字排列改变,常见心律不齐、完全性传导阻滞。

丘疹呈褐色半个"米"字排列改变,常见心律不齐、不完全性传导阻滞,如右束支传导阻滞或左束支传导阻滞。

丘疹呈脂溢状白色高出于皮肤,数目不等,见脂溢性皮炎。

4. 脱屑

耳廓部位多有白色糠皮样脱屑或鳞状脱屑,脱屑可见于耳廓某区或某部位、某一耳穴,亦可见全耳脱屑。脱的屑有的容易擦掉,有的不易擦去,不同部位脱屑,不同性质脱屑,诊断疾病不同。

三角窝处脱屑	多见妇科病、带症
过敏区脱屑	多见过敏性皮肤病
相应部位鳞状脱屑	多见牛皮癣、盘状红斑狼疮、鱼鳞癣
食道、贲门穴区脱屑	多见消化不良,吸收功能障碍
大肠区、乙状结肠区脱屑	多见便秘
肺区鳞状脱屑,不易擦去	多见结核病
全耳皮肤干燥脱屑,裂纹状	多见维生素缺乏,皮肤干燥症
全耳皮肤脱屑,肺区脱屑	多见皮肤瘙痒症
全耳皮肤脂溢性脱屑	多见脂溢性皮炎,脂溢性脱发
全耳皮肤色红脱屑,对耳轮、肝胆区增厚、增宽变形多见高血脂	

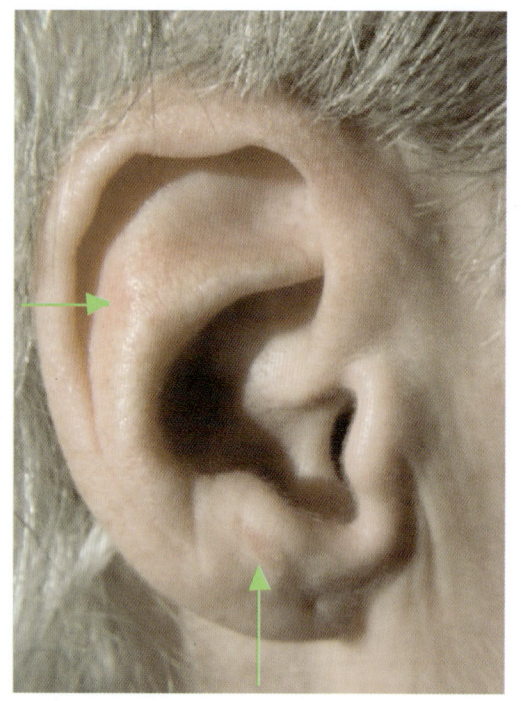
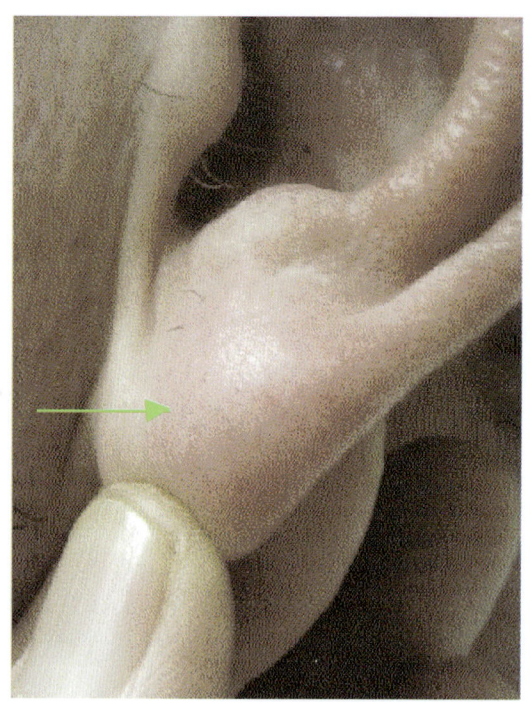

红色反应

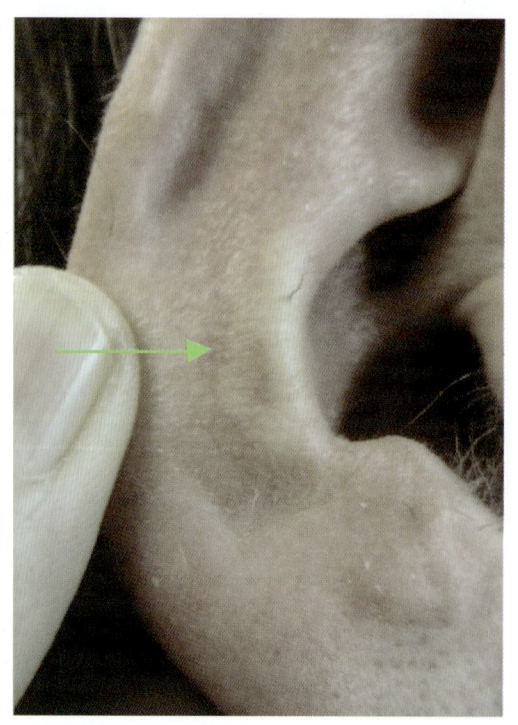
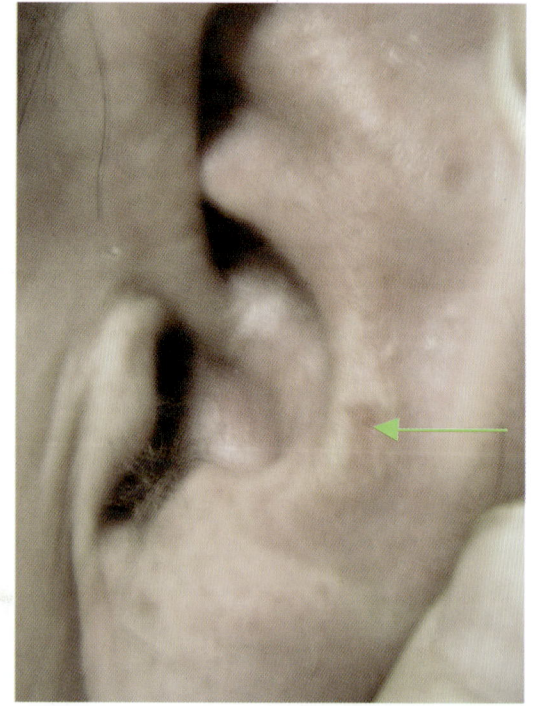

暗红色反应

图片3

第四章 耳穴诊断总论

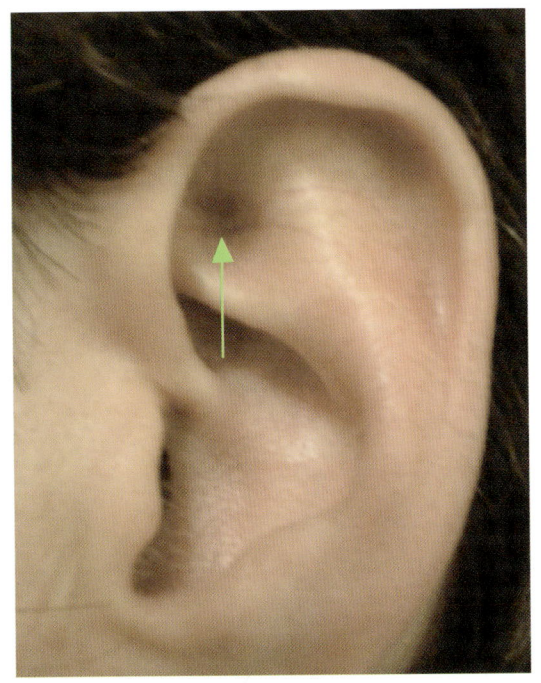

鲜红色反应

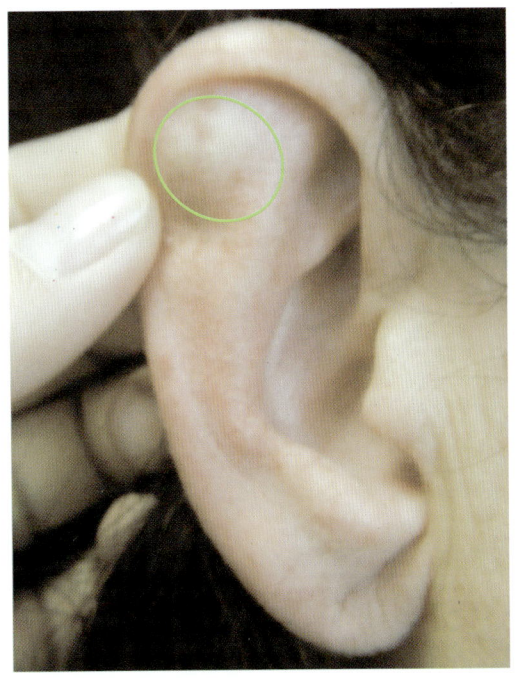

白色反应

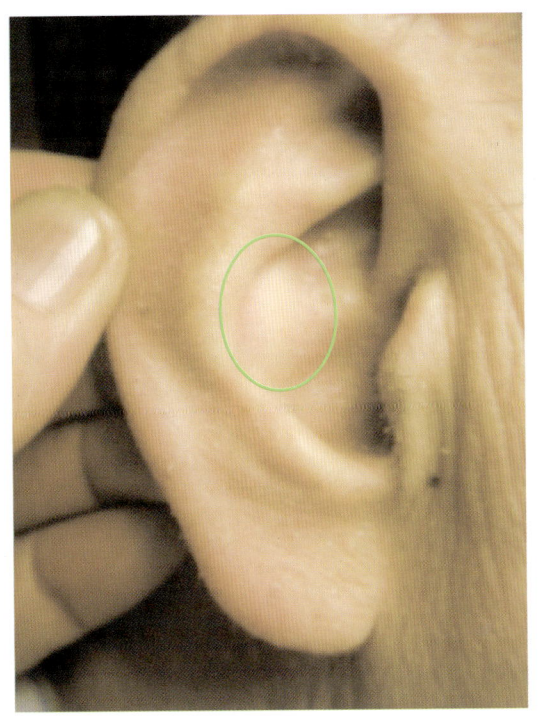

白色反应

图片 4

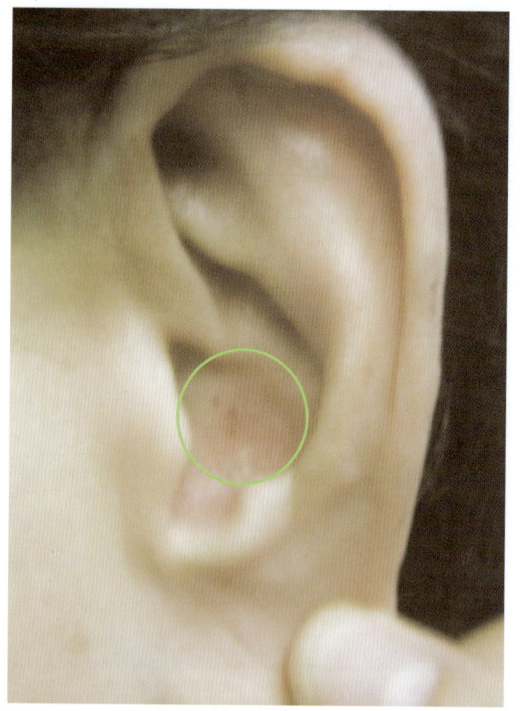

暗灰色反应

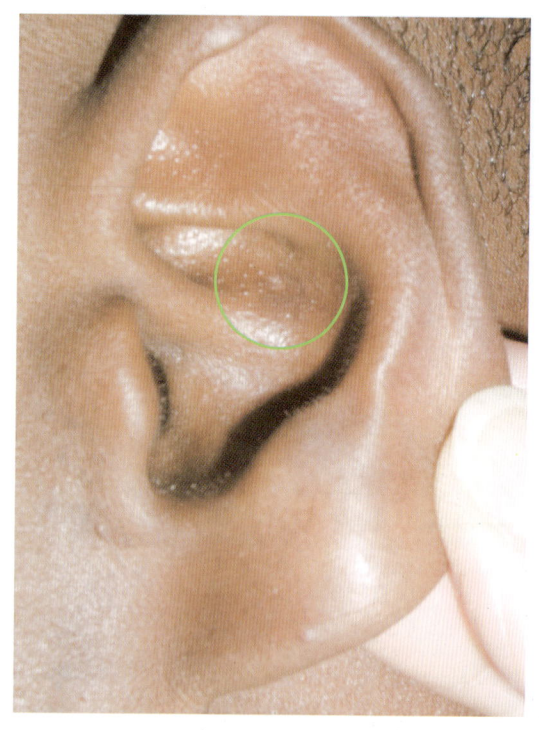

褐色反应

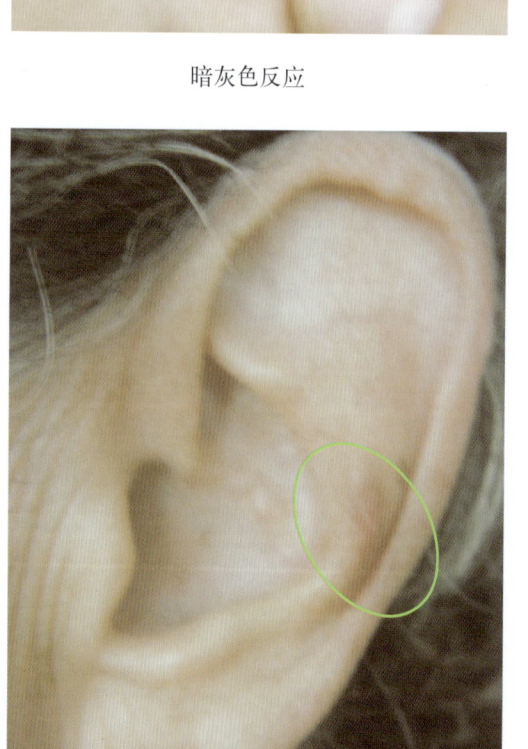

褐色反应

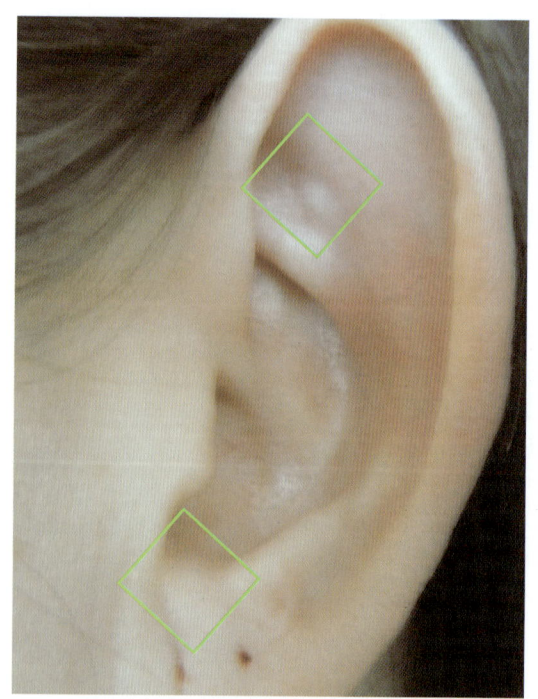

结节反应

图片 5

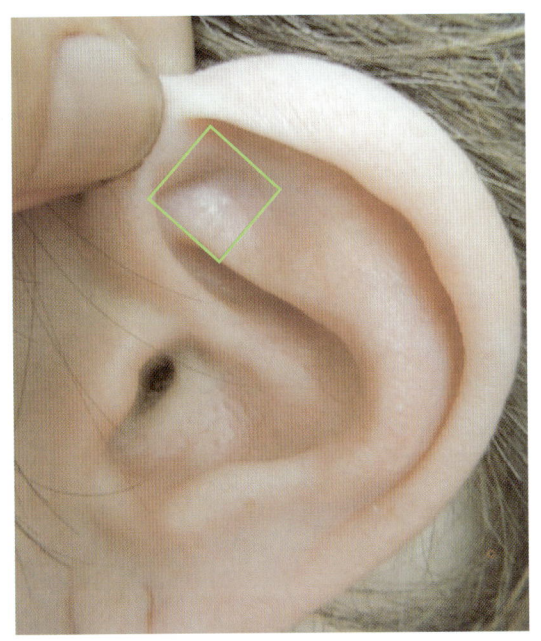
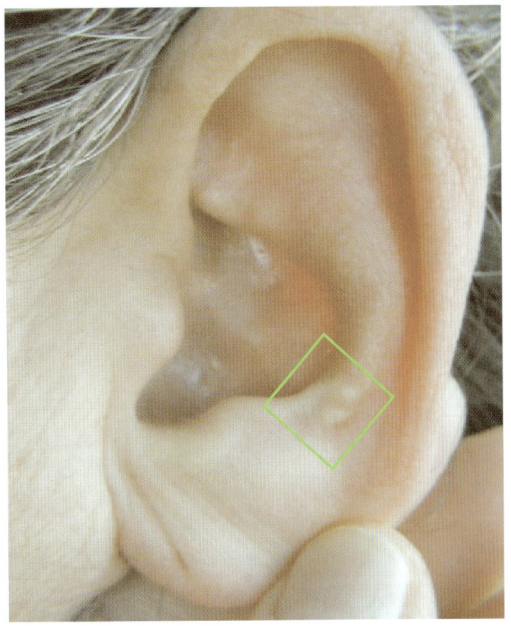

结节反应

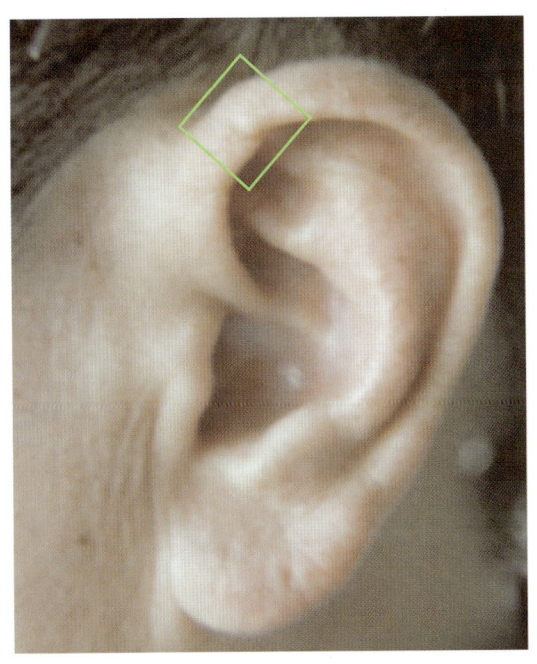
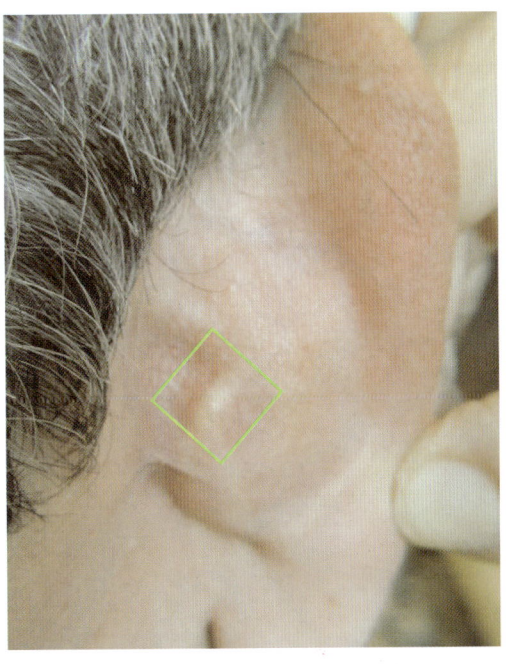

结节反应　　　　　　　　　　　十二指肠球结节反应

图片6

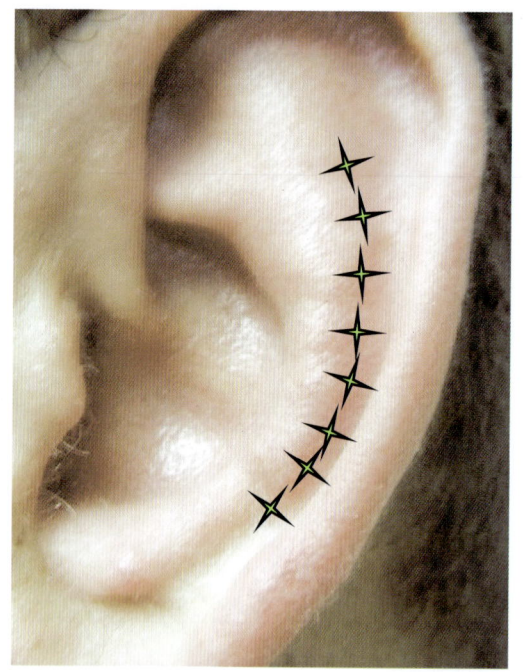

串珠状结节

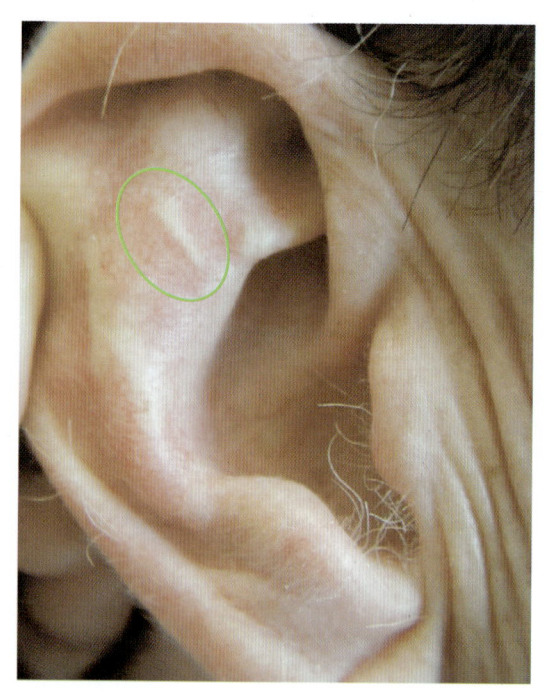

条状隆起

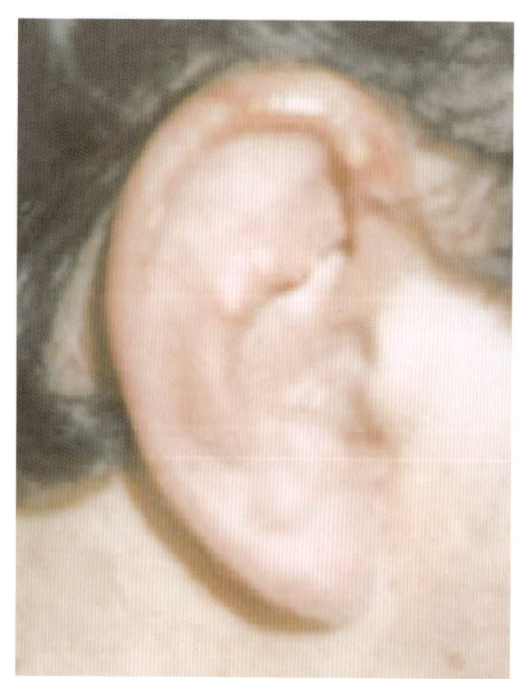
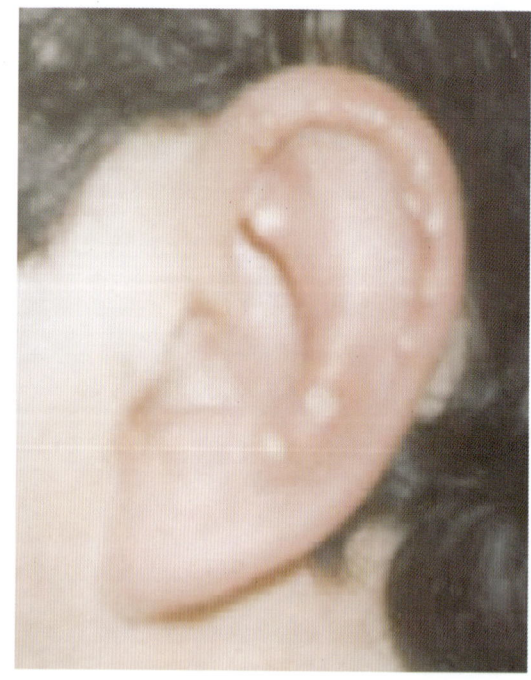

多发性结节→痛风

图片 7

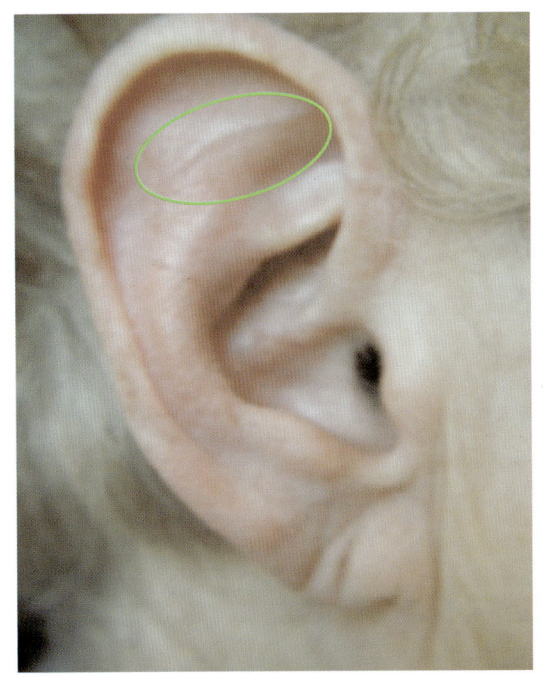
斜形隆起

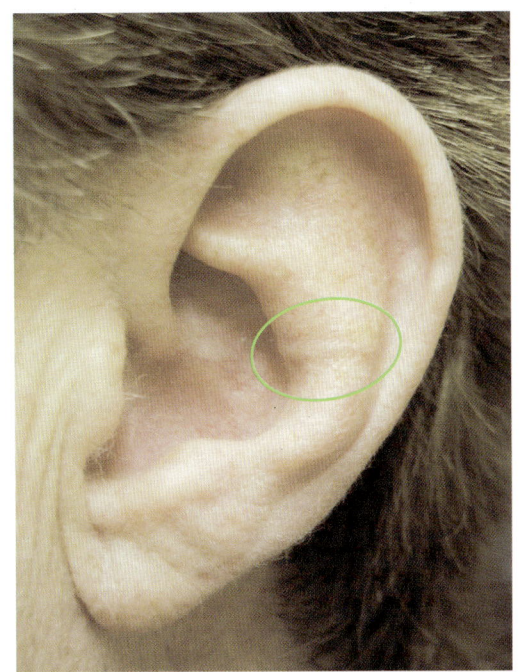
弧形隆起

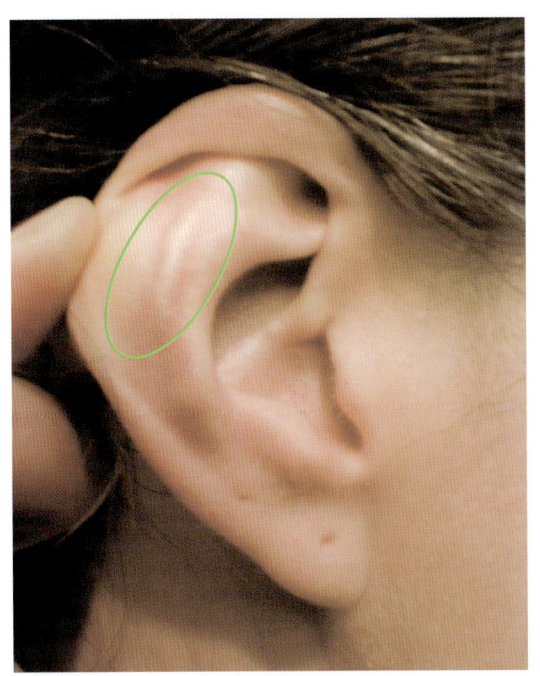
垂直片状隆起

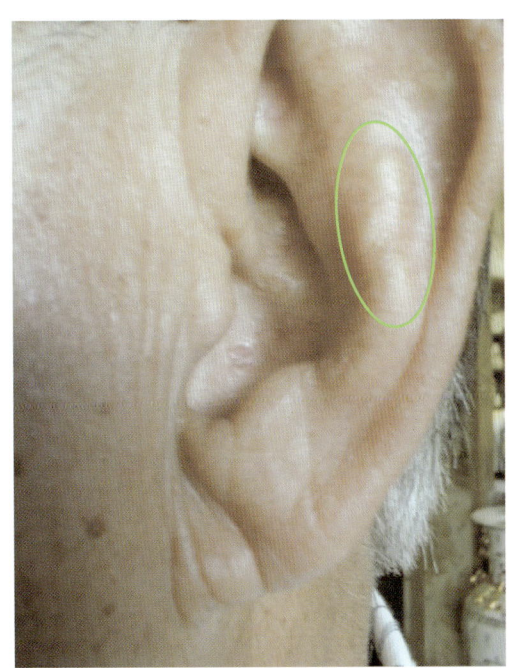
脊柱侧弯

图片 8

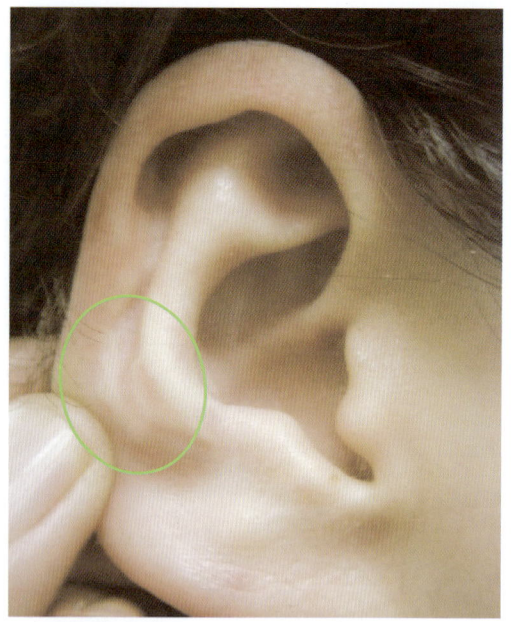
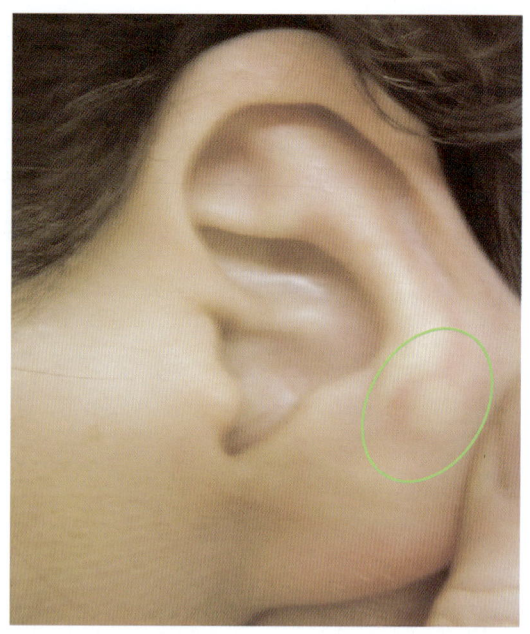

不规则隆起

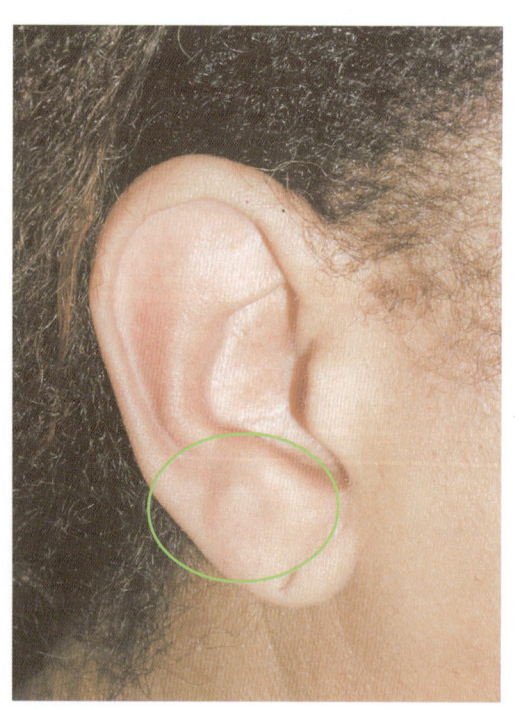
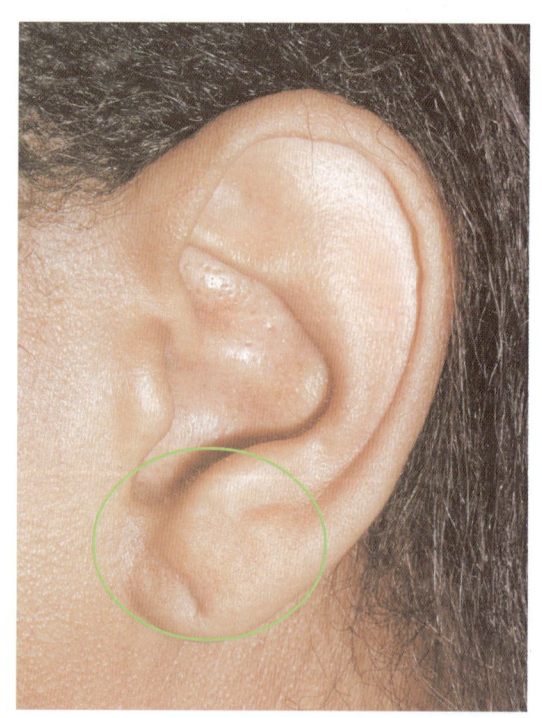

片状隆起

图片 9

第四章 耳穴诊断总论

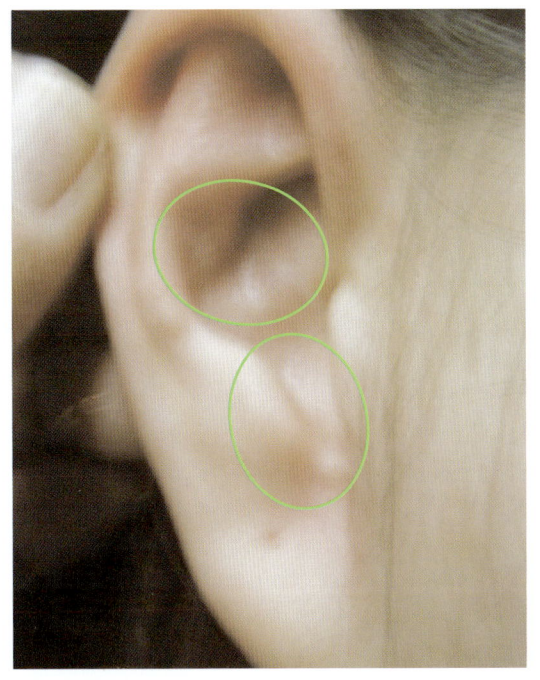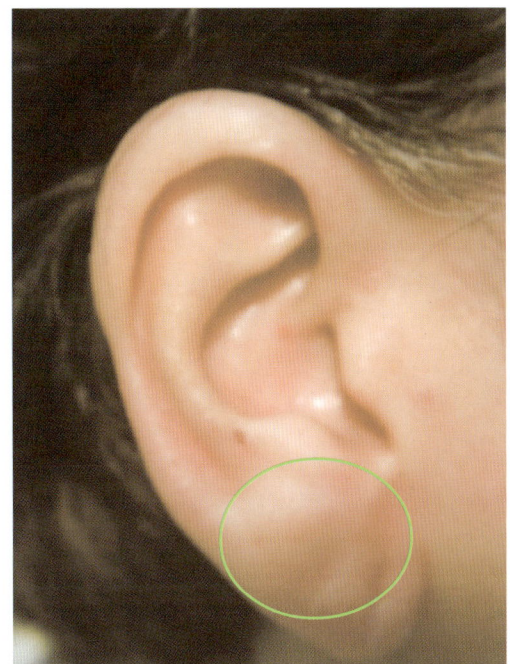

片状隆起

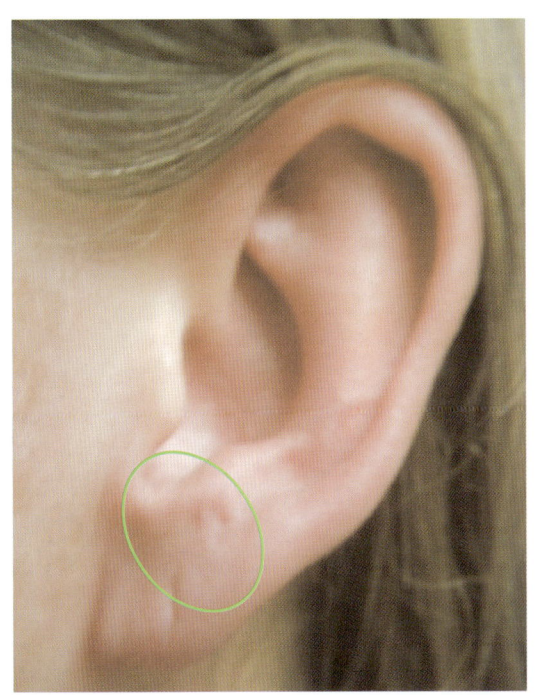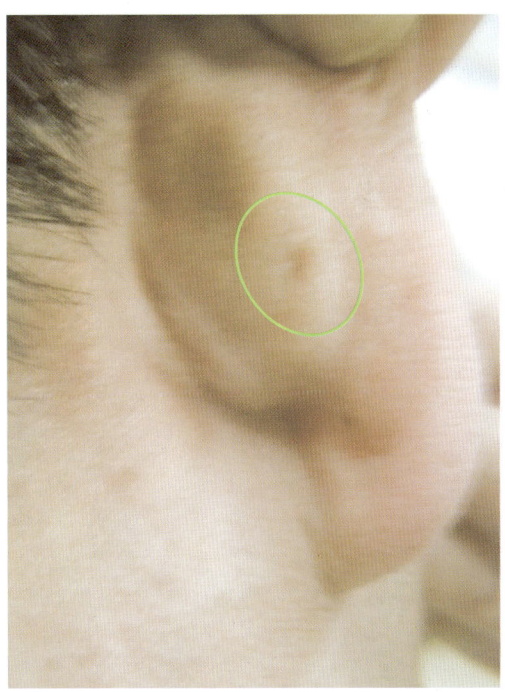

凹陷 点状凹陷

图片 10

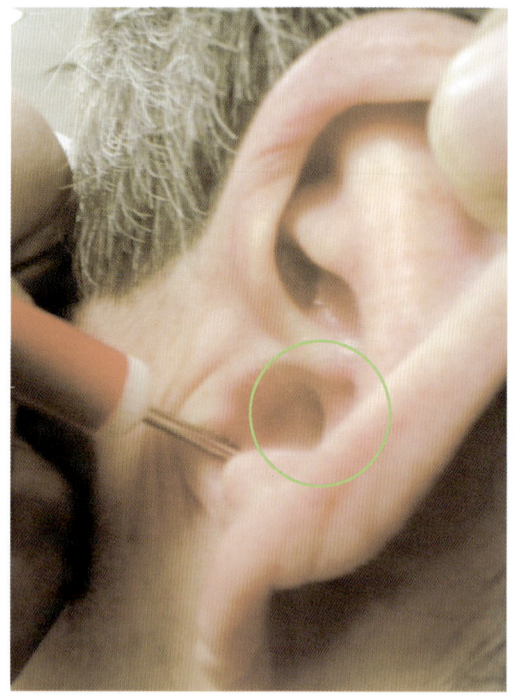
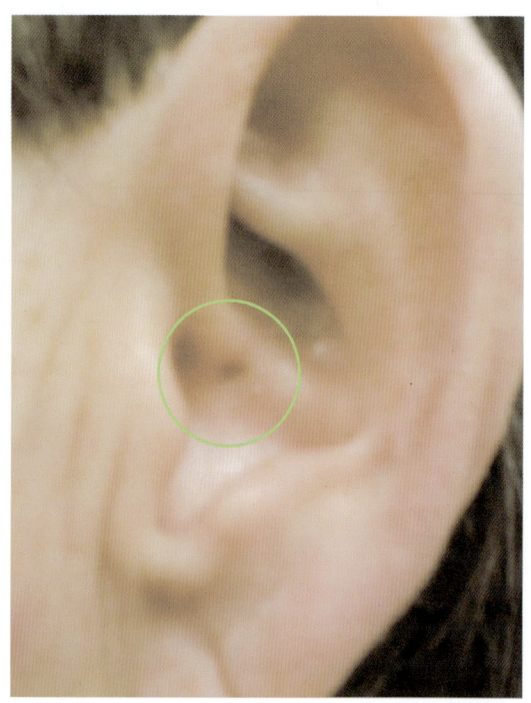

点状凹陷

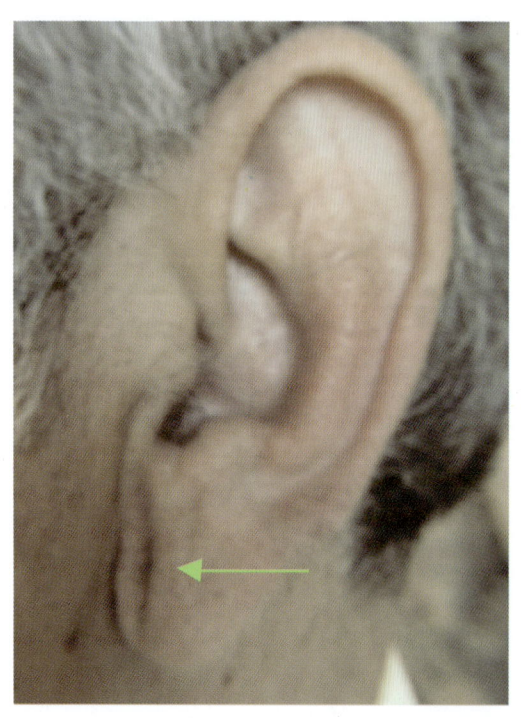
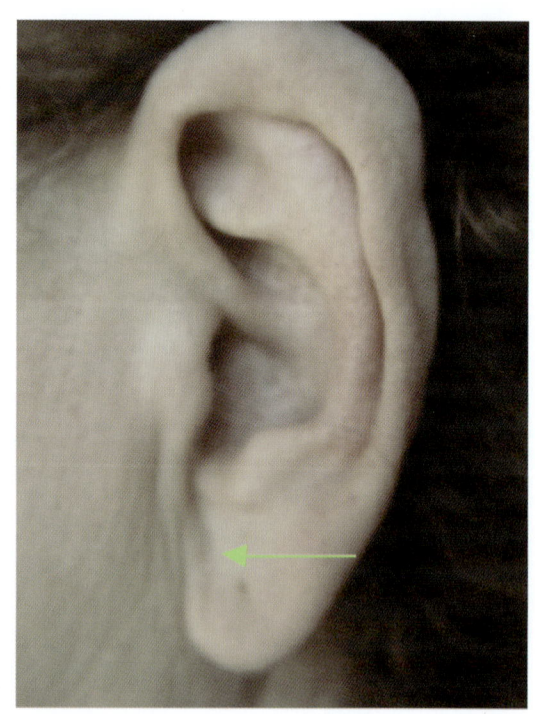

线形凹陷→低血压沟

图片 11

第四章　耳穴诊断总论

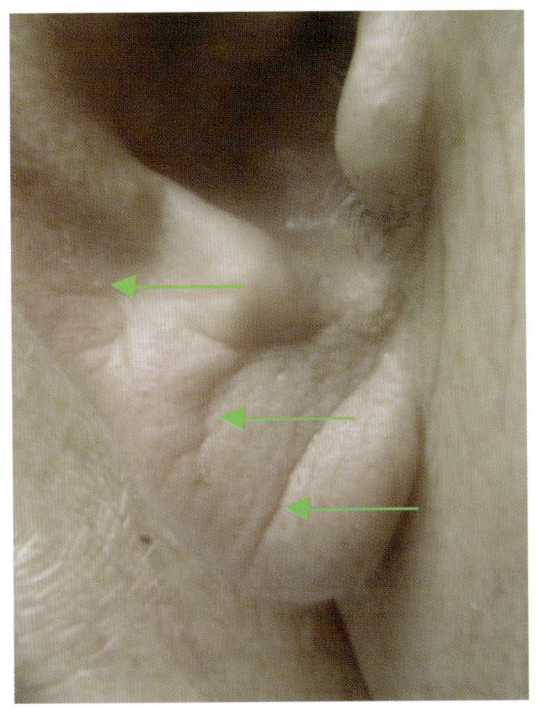

耳穴沟

心区水肿

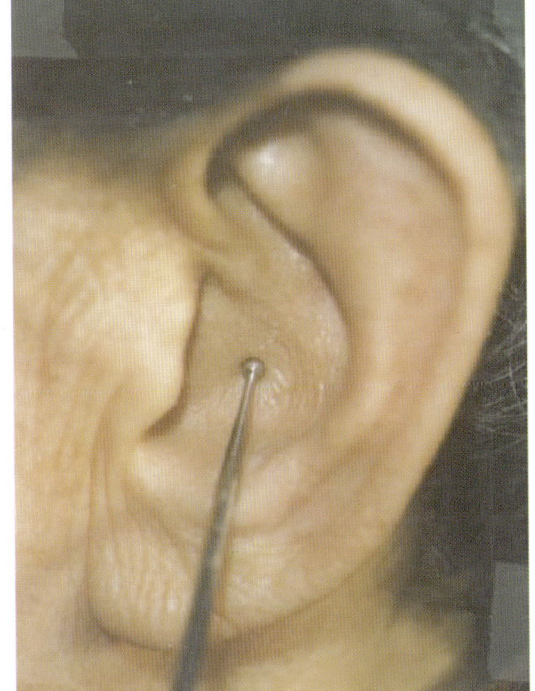

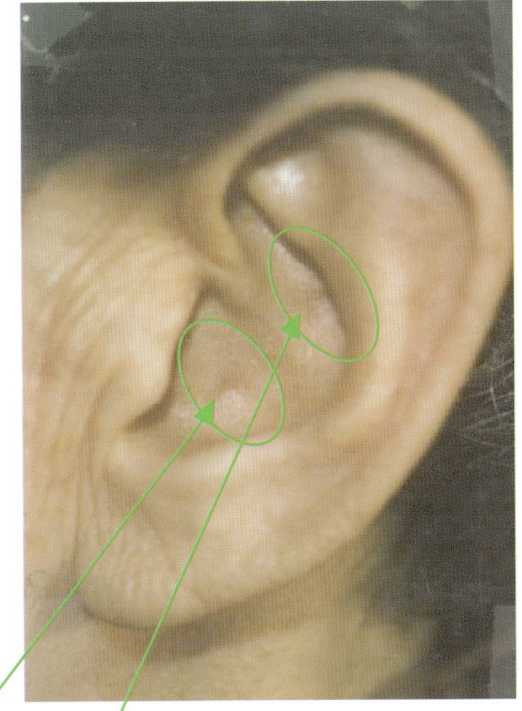

心区和糖尿病点水肿

图片 12

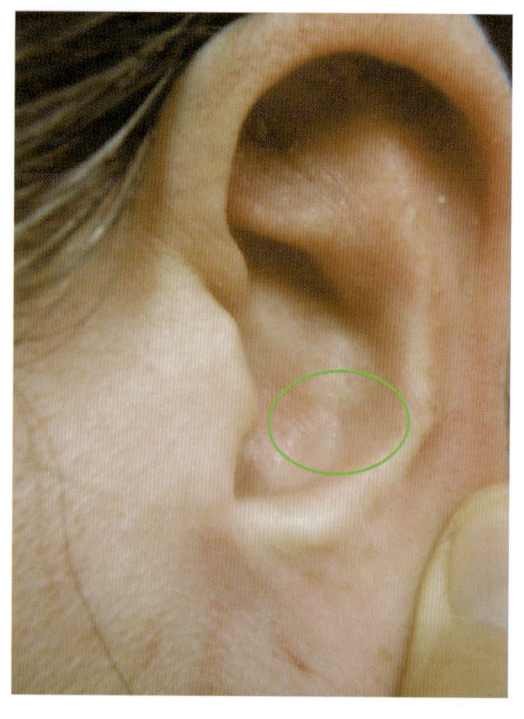
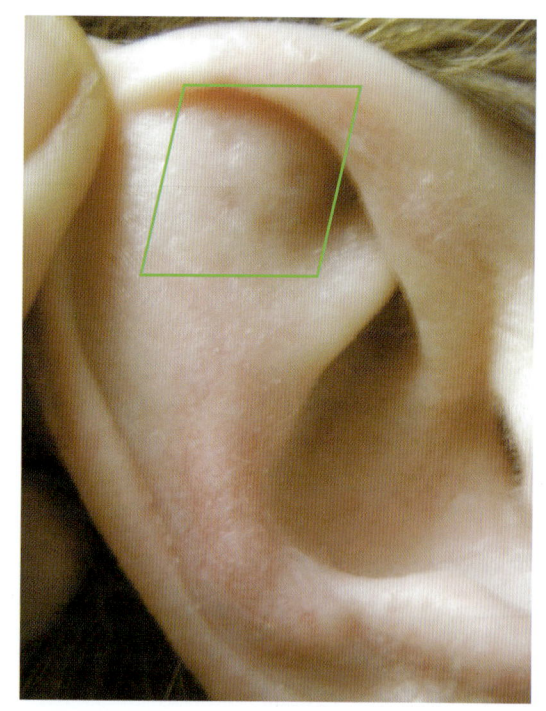

脾虚　　　　　　　　　　　　下肢水肿

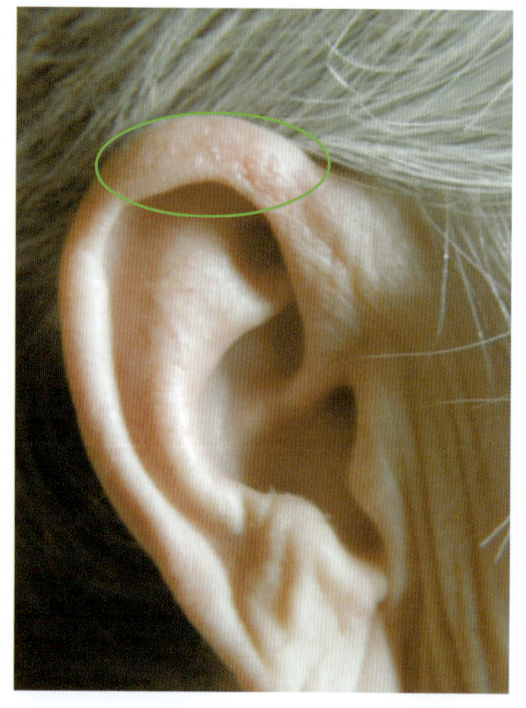
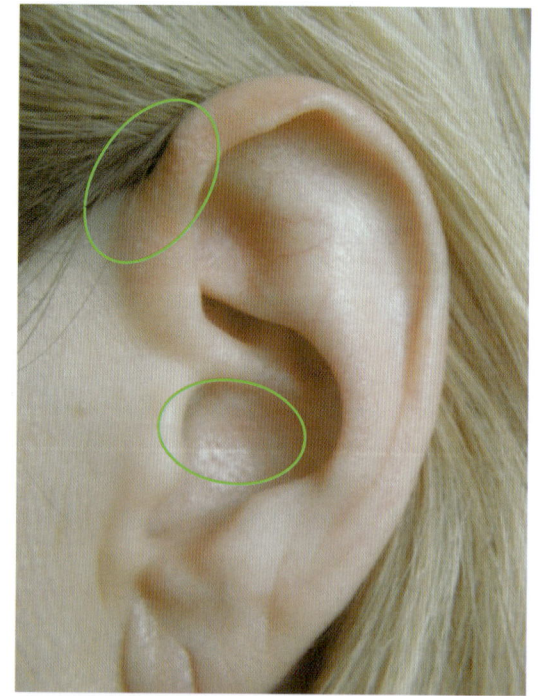

丘疹

图片 13

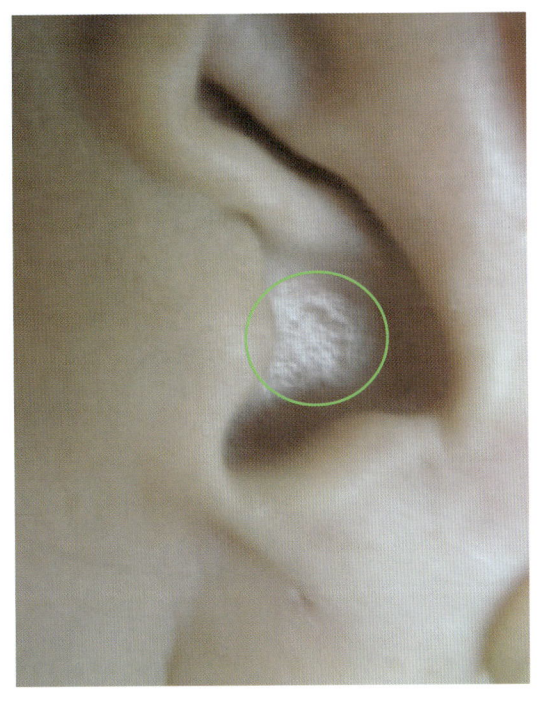
环形丘疹

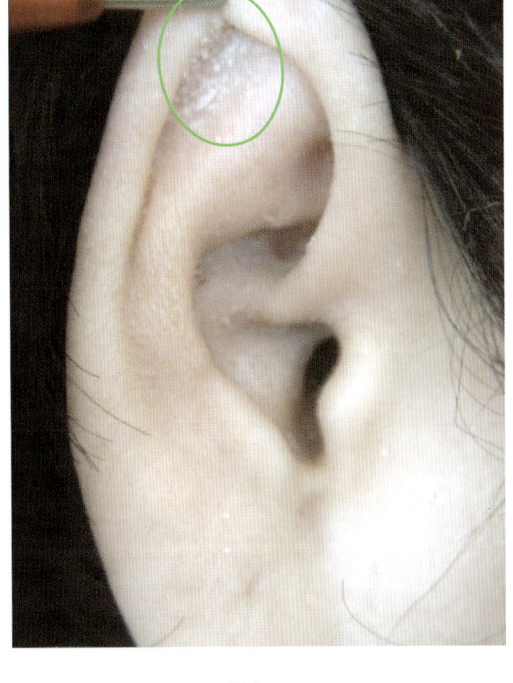
脱屑

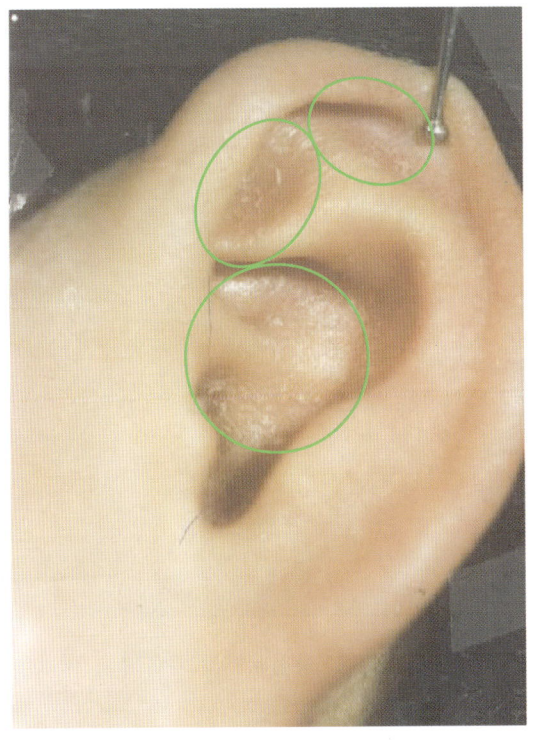
脱屑

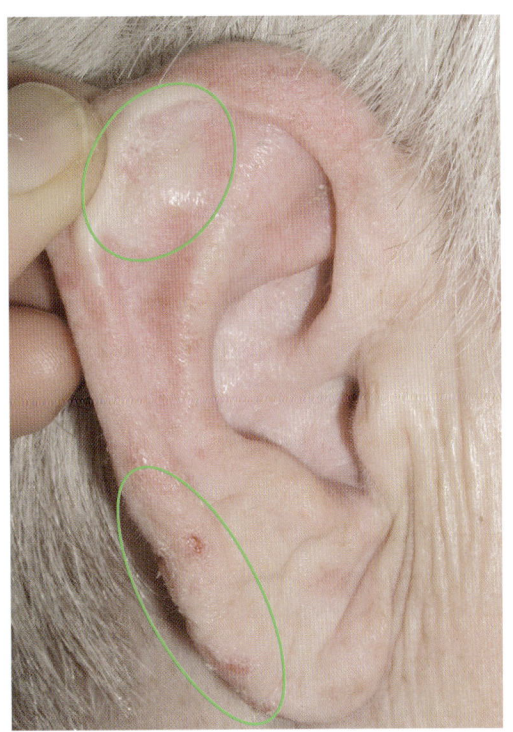
牛皮癣

图片 14

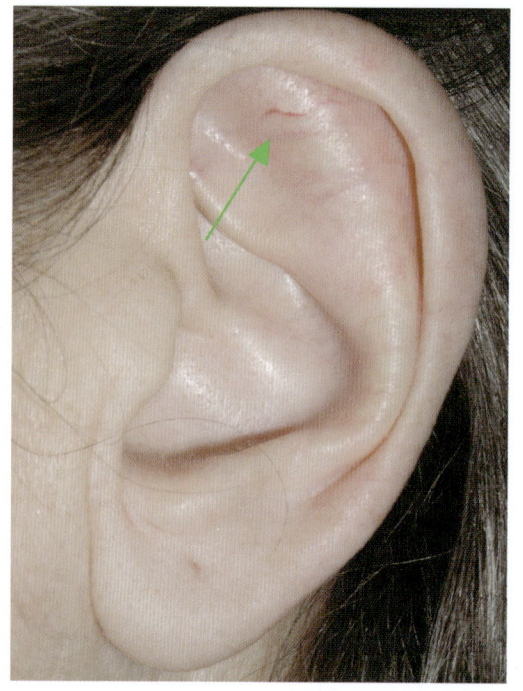
条状血管充盈

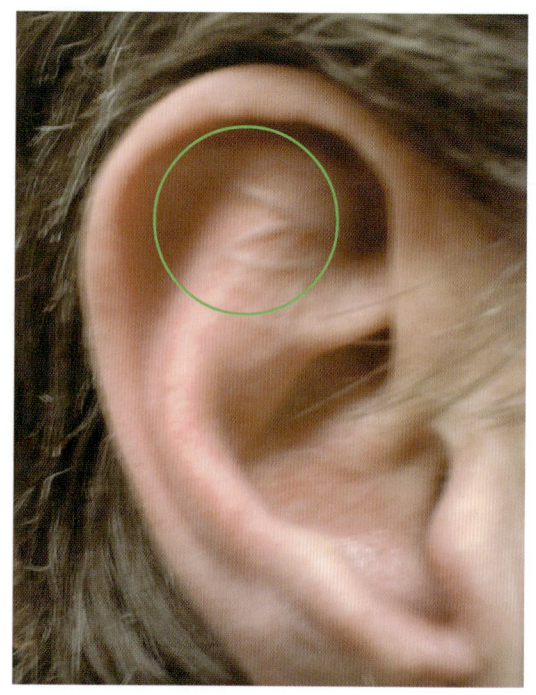
放射状血管充盈

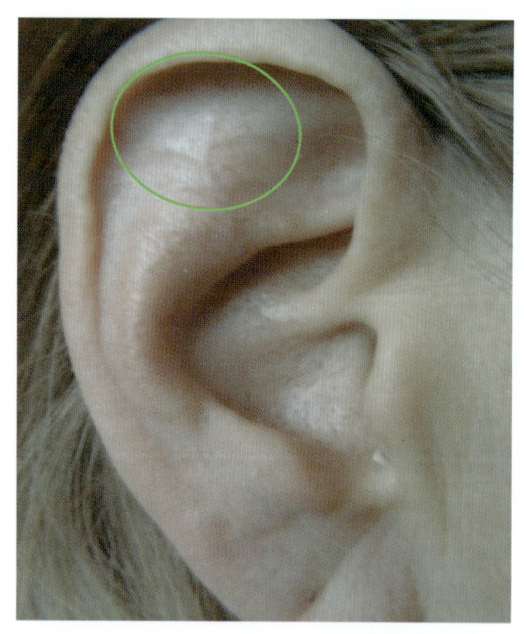
树枝状充盈

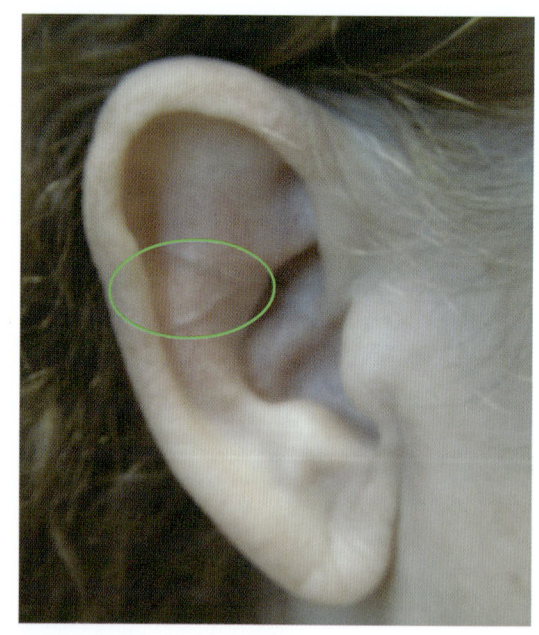
放射状充盈

图片 15

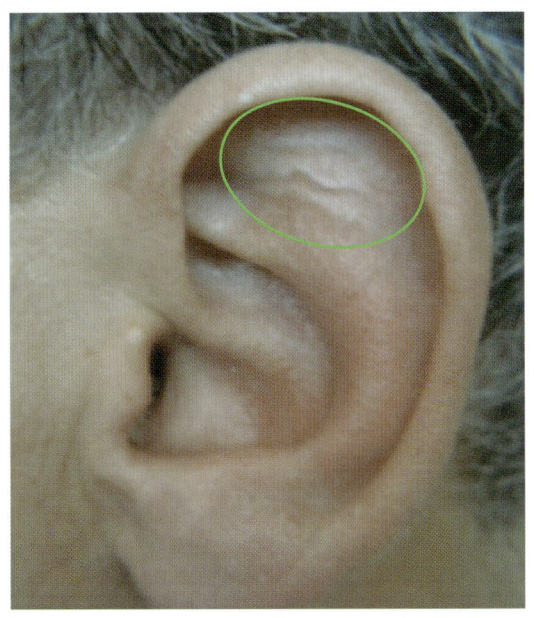

水波纹状隆起

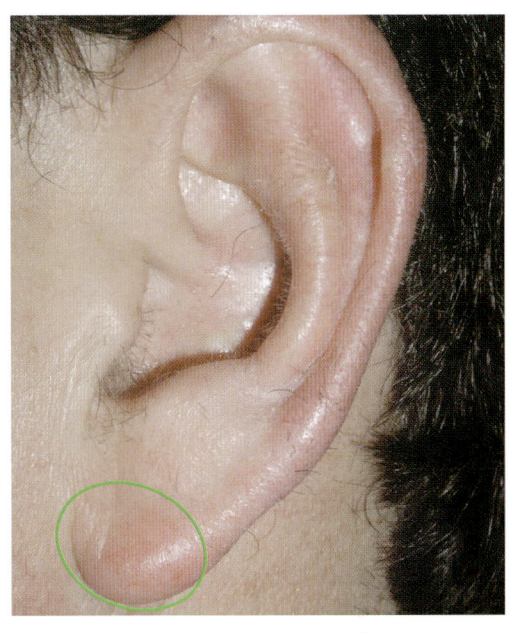

血管网状充盈

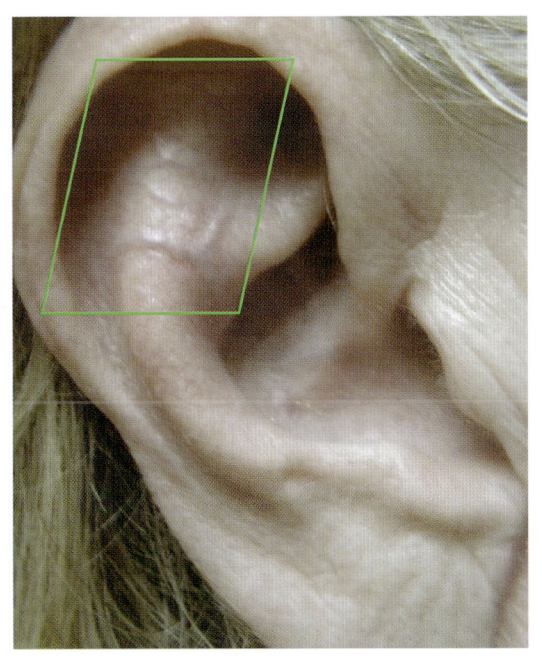

血管不规则充盈

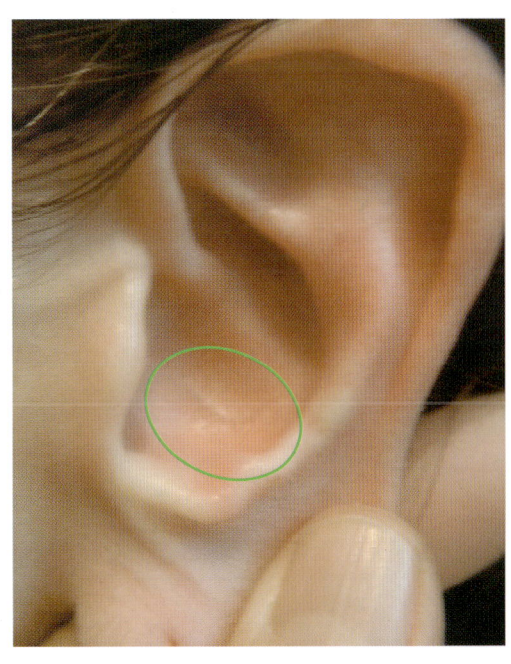

血管条状充盈主干中断

图片 16

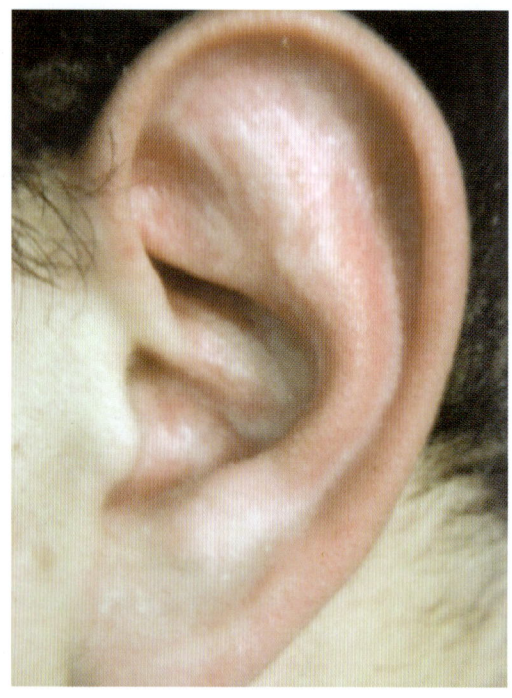
人工荨麻疹

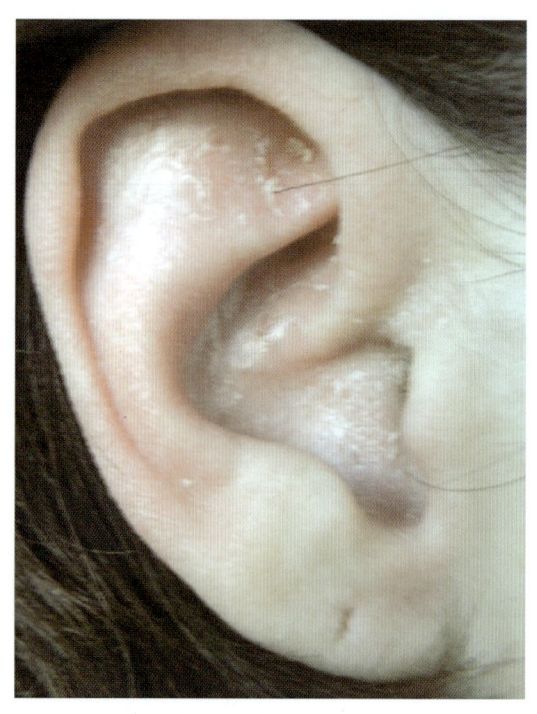
脂溢性皮炎

图片 17

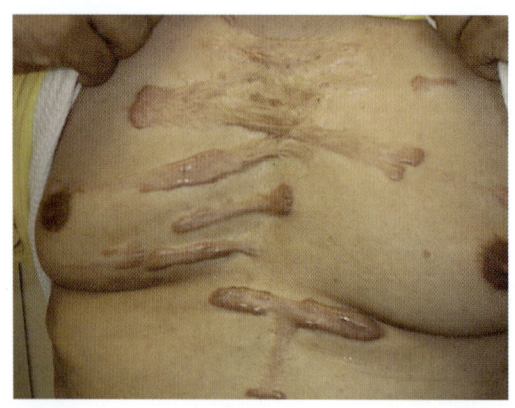
瘢痕疙瘩

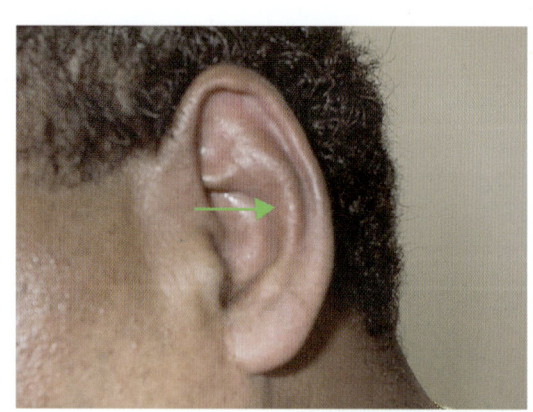
瘢痕疙瘩耳穴反应

图片 18

5．血管充盈

根据耳廓血管的变化，进行耳穴诊断，是一种最新型的耳穴诊断方法之一，特别是应用于耳穴视诊及耳穴触诊中，当机体患病时，与疾病相关的耳穴可见血管充盈。血管充盈的部位、范围，血管的颜色与疾病的部位、病程、病情有密切关系，触诊时血管的软硬度均有确切的定位及定性诊断价值。

血管充盈的部位及数量多少，是单一的还是多个的，是呈放射状，还是呈扇形分布的，与疾病的定位有关。

血管充盈的颜色，鲜红、暗红还是暗紫与疾病判断有关，鲜红色用于急性病诊断，暗红、暗紫用于慢性病诊断，褐色多为既往史。

血管的软硬度可判断病程的长短及疾病严重性，当人体冠状动脉硬化时，心区血管扭曲，血管色泽可为鲜红色、暗红色、暗紫色，血管反应的不同形态及不同颜色诊断不同疾病。

1）血管扩张：可见条段性扩张，亦可见放射状扩张。

条段状扩张：关节炎、腰腿痛、胃、十二指肠溃疡、支气管扩张、冠心病、泌尿系统感染、月经期、急性胃炎。

放射状扩张：似扇叶状和树枝形，腰、膝关节痛，胃溃疡、急性胃炎，血管颜色色泽鲜红，多为急性病、痛症。色泽暗紫，多为疾病复发期。色泽为褐色，多为病愈，既往史。

2）血管扭曲：可见不同扭曲状态。

环状扭曲：风湿性心脏病。

蝌蚪状扭曲、鼓锤状扭曲：冠状动脉硬化性心脏病。

海星状扭曲：胃溃疡、十二指肠溃疡、肝硬化。

梅花状扭曲：肿瘤，血管充盈呈梅花状扭曲，色泽暗红，多见肝癌，若血管扭曲色泽鲜红呈梅花状多见肝血管瘤。

3）网状扩张：血管成网状扩张，多见急性炎症。如扁桃体炎、急性咽喉炎、乳腺炎、急性胃炎、急性中耳炎、急性牙周炎、急性膝关节炎。

4）血管走行中主干中断：血管主干充盈扩张，中间呈条状中断。常见于心肌梗塞。

(三)阳性反应类型与疾病反应规律

1．急性病症：与疾病相关的耳穴区，色泽充血红润，可见点状、片状或不规则改变，毛细血管呈色泽鲜红，耳穴区可见脂溢及光泽。

2．慢性病症：器质性病变、退行性病变、外伤，与疾病相关的耳穴区，呈白色、褐色，伴有点状、片状、线状隆起或凹陷，水肿、白色丘疹、褐色丘疹、无脂溢、无光泽或见脱屑。

3．慢性病症急性发作：白色片状隆起，中间红色。

4．皮肤病：糠皮样或鳞状脱屑，褐色丘疹，皮肤粗糙、纹理加深、色素沉着，呈深褐色。

5．肿瘤疾患：色泽正常，与疾病相关的耳穴呈结节状隆起，多见良性肿瘤，色泽灰暗，或呈蝇屎状，结节状隆起多为恶性肿瘤。

6．手术瘢痕：内脏组织器官手术切除后相关的耳穴皮肤皱褶似线条或半月形，呈褐色、暗红色瘢痕样反应。

视诊规律总原则

急性色泽多发红,血管条状树枝形。
慢性色暗与发白,变形明显凹肿隆。
丘疹点或簇集状,气管炎或瘙痒症。
脱屑易擦为炎症,三角窝处妇科病。
肺区片红鳞屑状,多见顽癣结核病。
过敏全耳肺脱屑,脂溢代谢皮肤病。
手术切除留瘢痕,多呈条状月牙形。
肿瘤多呈结节状,暗灰肿痛见癌肿。

(四)耳穴视诊注意事项

1. 视诊时光线要充足,以自然光线为准。

2. 视诊时,医者坐位要高于患者,以便于双眼平视于患者耳廓。

3. 视诊前,不要擦洗耳廓,不要按摩耳穴,以免皮肤充血、变色,改变阳性反应物,影响视诊准确性,若耳廓凹陷部位,如耳甲窝、三角窝、耳甲腔、耳舟不洁净时,有污垢,脱屑等,宜用干棉球,沿着一个方向擦拭,手法要轻。

4. 视诊时要注意患者体质上的差异,男女老幼及不同时期的耳廓反应,如妇女月经期、月经前、月经中、月经后及排卵期,三角窝均有不同颜色反应,月经前期,三角窝已变成轮廓清晰,成粉红色,色泽鲜艳,月经中,呈鲜红色,月经后色泽变暗,三角窝的颜色随着月经周期的改变而改变。

5. 视诊时,要区分耳廓正常生理解剖的标志,应与耳廓先天性畸形鉴别,如耳廓上常见到的畸形有耳甲艇分隔,耳轮脚延伸,耳甲外侧变形等。耳轮脚延伸时,不要诊断胃下垂,耳甲艇分隔时,切勿诊断肠道肿瘤及腹胀、便秘,耳甲外缘软骨变形,切勿诊断肝　脾肿大。

6. 视诊时,要区分耳廓本身的病变。常见的病变有非特异性耳软骨膜炎,在耳甲窝及耳甲腔外侧,肝、脾两穴区域中;急性的非特异性耳软骨膜炎时,在肝、脾两穴区呈大片状隆起,触之质软,呈囊性改变,若抽吸其组织液时,为黄色透明液体,若急性期过后,组织液已被吸收,慢性期在肝脾区,片状隆起,触之质硬。若此时,询问病人有无肝病史、脾脏肿大史,检查肝功能正常,B超检查未见异常发现,切勿诊断肝、脾肿大,应诊断非特异性耳软骨膜炎的既往史。此时若见肝、脾肿大区,黄豆粒大的结节状隆起,若诊断肝、脾大,应以肝、脾肿大区内触及边缘条索为依据,不以视诊为主。

7. 视诊时,应排除非病理性改变,如色素症,毛囊炎,冻疮等,以辨别出病理改变和非病理改变,可用探笔触之做鉴别诊断,若触之时,无酸、胀、痛等应视为假阳性。

8. 视诊法常和触诊法同时进行,当发现可疑的阳性反应物,不能立即确定,诊断时应用耳穴电测仪探测其阳性反应物、性质,注意探笔探压后,穴位及周围的病理形态变化,有无压痕反应,水肿及水波纹向四周波动,注意其波动范围。

9. 发现病理反应点,要结合相应部位观察。穴位的特异性,特定点的部位及功能点,以中、西医结合的理论进行分析辨证并做出诊断及鉴别诊断。

第四章 耳穴诊断总论

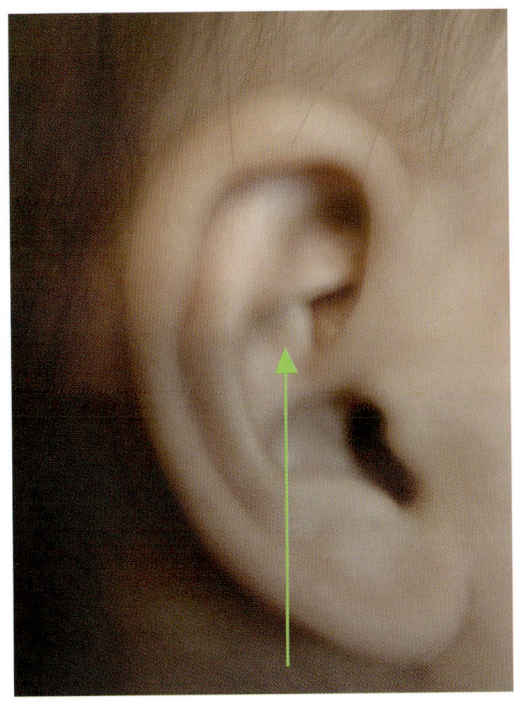

耳甲艇分割

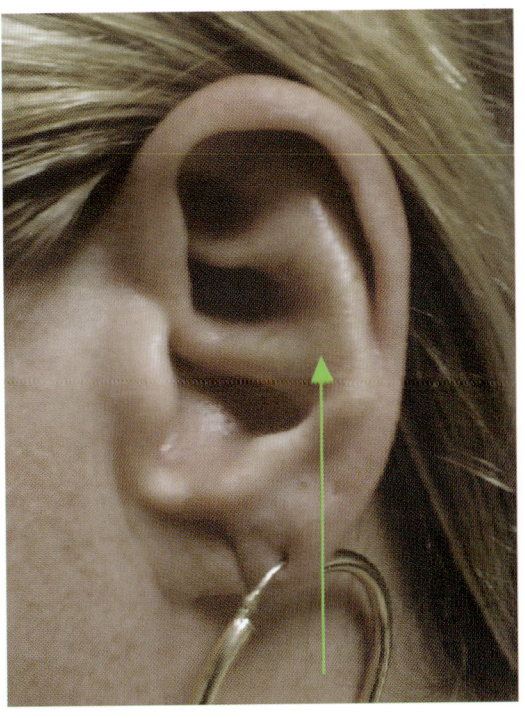

耳轮脚延长

图片 19

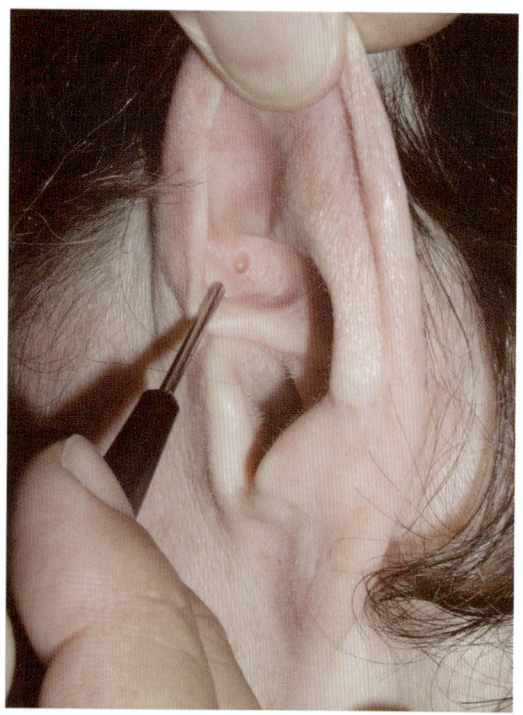

耳廓漏管

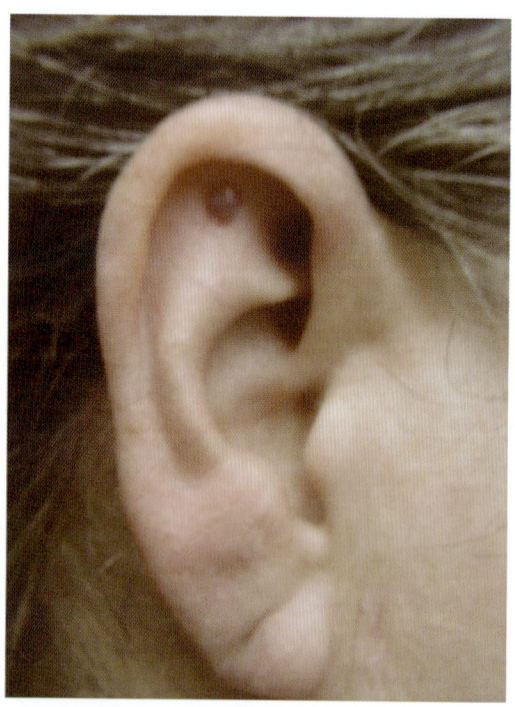

血管痣

图片 20

二、耳穴触诊法

耳穴触诊法是根据人体患病时与疾病相关的耳穴出现病理形态学的改变,如隆起、凹陷、水肿、低痛阈、疼痛敏感等,临床上用指摸法、压痛法、压痕法、耳穴探测仪探笔探触耳穴进行诊断疾病的一种极重要的方法。

这种方法,适用于急性病、慢性病、慢性病急性发作、外伤、肿瘤的诊断。耳穴触诊法适应证广,不只对疾病可进行定位诊断,而且可进行定性诊断及鉴别诊断,是当今耳穴诊断方法中不可缺少的重要手段,此法应用于临床,可提高耳穴诊断符合率,正由于耳穴触诊法不断完善,耳穴诊断由过去只检查穴位痛点作为治疗取穴的依据,到现在可以定位、定性诊断,并可应用此法做鉴别诊断。应用耳穴触诊法可诊断 200 余种病。

(一)耳廓指摸法

是用手指触摸感觉与疾病相关的耳穴的形态变化,如有无耳软骨增生、软组织增生、结节状隆起,隆起增生的范围、软硬度以及指摸部位的疼痛敏感程度来进行诊断疾病的一种方法。

1. 指摸内容

指摸与疾病相关的耳穴形态变化,如软骨增生、软组织增生、结节状隆起,隆起及增生的范围,软硬度以及指摸部位的疼痛敏感程度。

2. 指摸的方法

1)用右手或左手的拇指放在触摸的耳廓区上,食指在耳背相对应部位,两手指互相配合触摸耳穴形态变化。

2)指摸的部位多在耳垂、对耳屏、对耳轮、耳舟、耳轮、对耳轮上脚及耳甲艇、耳甲腔的外侧、肝、胆、胰、脾区,耳轮脚消失处周围、胃及十二指肠区,更重于触摸耳背部,胆囊区、十二指肠结节区及多梦区。

3)指摸耳轮内侧缘、耳甲腔、耳甲艇、检查肝、胆、胃、胰、胆道、十二指肠区时,常用中指配合将触摸部位从耳背顶起,以辨别阳性反应点,范围大小及软硬度。

4)指摸顺序:耳垂,对耳屏,耳舟,对耳轮及耳甲,耳轮,耳背。

3. 指摸阳性反应与临床诊断意义

1)耳垂:

指摸耳垂上阳性反应多为软组织片状隆起,质软。常见于:

颞颌关节炎	在颞颌关节区片状隆起
慢性牙周病	在上、下颌区片状隆起
慢性中耳炎	在内耳有凹凸不平之形态改变
复发性口腔溃疡	在上、下腭,舌区有凹凸不平之形态改变

2)对耳屏:

指摸对耳屏的阳性反应,无明显规律性。

神经衰弱:在神经衰弱区、枕、顶与颈椎穴用拇指摸及条状软骨增生、质硬。

多梦:在耳背多梦区,即神经衰弱区,食指触摸,软组织增生、质软,根据软组织增生范围判断多梦的情况。

偏头痛:顽固的偏头痛可在颞区触及软组织隆起伴有条状软骨增生。

3)对耳轮:

相当于人体躯干运动系统,如退行性病变、肌肉损伤、脊椎病变、颈椎病,多在对耳轮触摸之,触摸时,应注意判断软骨、软组织变形及软硬度,并注意隆起部位的形态、范围,疼痛敏感度,来鉴别骨性病变和软组织病变。

颈椎3、4骨质增生触摸颈椎穴,倒置锥形软骨增生或颈椎分叉处软骨变形。

肩背肌纤维组织炎　　　肩背区,大片或条片状软骨增生
肥大性脊椎炎　　　　　对耳轮脊柱线触摸结节状、串珠状隆起
慢性腰肌劳损　　　　　腰肌区、片状或不规则片状隆起
腰椎外伤　　　　　　　在对耳轮中上段触摸斜行条状软骨增生

4)耳舟:

相当于人体上肢,肩关节炎、网球肘、高尔夫球肘、腕管综合征、反应多在耳舟处,此部位易用于指摸法。

肩关节炎、肩关节周围炎:在耳舟起始部,肩关节、肩穴可摸及条索及片状隆起、增厚变形。

网球肘、高尔夫球肘:在耳舟中上部,肘区和耳背网球肘穴,触及片状不规则隆起增厚变形或条索状反应物。

腕管综合征:在耳舟上部腕区触摸片状不规则隆起增厚变形。

5)对耳轮上脚:

相当于下肢,下肢运动系统疾病如骨性关节病、外伤、韧带损伤、扭挫伤,上述疾病均易在对耳轮上脚耳穴上出现病理形态改变,如当疾病病愈后,在耳廓相应部位上,会留下永久性的反应性痕迹,可用手指触摸之。

外伤性关节炎:在髋关节或膝关节触摸之软骨增生变形。

良性关节炎、关节痛:在对耳轮上脚膝关节或膝穴位,触摸软组织隆起变形。

踝关节扭伤:在踝关节处,触摸条索或不规则变形、质硬。

外伤史:在对耳轮上脚可触摸斜行软骨增生、质硬。

6)耳甲部:

触摸内脏部位器质性疾病,常触摸肝、胆、脾、胃四个脏器,触摸时,注意结节条索隆起,病变部位软硬度、移动感、疼痛敏感度,以判断疾病部位及性质。

脂肪肝:肝区可触摸海绵状隆起。

肝肿大:肝区可触摸结节、条索。

脾肿大:脾肿大区触之片状隆起。

慢性胆囊炎:胆囊区可触摸条片状隆起或条索。

慢性浅表性胃炎:胃区可触摸黄豆大小片状隆起。

7)耳轮部:

多触摸肛门穴及肿瘤特异区2。

痔疮：肛门穴可触及结节。

外痔：若在肛门穴轻触及皮下有一个或多个结节为外痔。

内痔：若在肛门穴软骨上缘用力触及结节为内痔。

混合痔：若在肛门穴指摸轻轻可触及皮下条索结节，在软骨上用力亦可触及结节或条索为混合痔。

8）耳背：

耳背相当于人体的背部，耳前相当于人体的前面，包括内脏、五官七窍、组织器官，耳前与耳背来自相同的脊神经与脑神经，在人体解剖学、生理学上，机体一些部位疾病，对来自同一个神经脊髓节段的脏腑有牵涉性反应。如胆囊炎、胆石症发作时，不只是右上腹疼痛，而且反射到右背部及肩部；十二指肠溃疡时，除胃、十二指肠有饥饿痛，且反射到右腰背，这种神经反射学说、皮层-内脏相关学说，用于耳穴的诊断是非常确切的。在临床实践研究中，笔者证实了这种学说，而且提出新耳背疗法，有些疾病只用手指触摸耳背病理形态改变即可以做出诊断，指摸法尤其对胆囊病、十二指肠病变、多梦更有特定诊断价值。

慢性胆囊炎、胆结石：可在耳背胆囊区触及小米粒大结节。

十二指肠球溃疡：在耳背十二指肠球结节区触及十二指肠球结节。

网球肘、高尔夫球肘：在网球肘穴触及条索。

多梦、恶梦：耳背多梦区，软组织隆起明显，可大至半个花生米，多梦严重时用拇指、食指，可捏起隆起处软组织皮肤，多梦在其他学科中是无法诊断的，而耳背疗法可解决多梦的诊断，并在临床治疗中获得满意疗效。

9）指摸法注意事项：

（1）指摸耳穴时，必须将手指指腹紧贴软骨区，以适宜的压力，上下左右移动，仔细寻找阳性反应物，发现阳性反应物时，要注意体会阳性反应物的界限、边缘、大小、光滑度、软硬度、可否移动及疼痛敏感程度，不可移动、界限不清，疼痛敏感者多为恶性肿瘤。

（2）触摸耳穴病理形态学改变时，注意与耳廓先天性畸形鉴别，如耳甲艇分隔，耳轮脚延伸。

（3）触摸耳舟、对耳轮、对耳轮上脚、肝、胆、脾、胃等部位，一定要用中指顶起耳背充分暴露阳性反应物。对耳轮、耳舟部位在触摸时，以先牵拉外展，中指顶起耳穴所要检查的部位，更易发现阳性反应物。

（二）耳穴探触法

是在耳穴视诊法的基础上，用耳穴探测仪的探笔或探棒进行探压、探触耳穴阳性反应物、病理形态改变进一步诊断疾病的方法，以确定诊断和鉴别诊断，并用于复诊病人。

耳穴探触法，常与耳穴电测法同时进行，在耳穴电测仪探测穴位时，在观察仪器的仪表氖灯及声响变化时，同时在电测阳性反应穴位时，注意穴位的组织形态学的改变，以充分认识穴位阳性点的变化。

1. 观察内容

通过探触法，观察与疾病相关的耳穴的形态变化，如隆起、凹陷、水肿，探测后压痕反应及皮肤的损害有否组织液的渗出,同时观察形态变化的部位、大小、范围及性质,观察与疾病相关的耳穴有无水肿,有水肿时是否可见到水纹波及水纹波的范围,水纹波动感愈明显,组织缺血、缺氧愈严重。若探触耳穴,皮肤质薄脆,一触即破,并可见血性组织液渗出,表明与此部位耳穴相关的机体内脏组织器官有严重疾患。

触诊法用于冠心病、肺气肿、肾功能衰竭、溃疡病、糖尿病、肿瘤,妇科病如宫颈糜烂、子宫内膜异位症、子宫内膜增生、子宫肌瘤以及运动系统疾病、颈椎病、腰椎病的定位诊断。根据触诊水肿、隆起之结节、条索出现的部位而进行定位及定性诊断。

触诊法是耳穴诊断中重要的诊断方法,只有探触耳穴,才能得知耳穴形态实质上的变化,才能明确判断阳性反应物的性质,触诊法、视诊法、电测法,只有同时运用,才能完成疾病的诊断,提高耳穴诊断符合率。

2. 探触方法

1)采用线形划动法:是用耳穴探测仪的探笔在耳廓各穴区进行划动寻找阳性反应点的方法。为了不遗漏任何一个阳性反应点,笔者把耳前160余个耳穴,按机体各个系统如:泌尿系统,肝、胆、胰系统,消化系统,呼吸系统等,构划成不同的形态路线,如泌尿系统构划成"L"形,消化系统构划成"U"形,肝、胆、胰划成"T"形等,在探触中,按制定路线进行耳穴电测及探触进行划动,便能找出阳性反应物,而且在划动中比较各穴区的穴位形态变化、隆起及凹陷中有无结节条索及疼痛敏感,进行分析判断。

2)探笔在探触耳穴各区时,稍加用力。探触某一部分穴位时,左手食指或中指在耳背的相对应的穴区顶起,拇指固定,以充分暴露耳穴,便于分析阳性反应点。

探触法操作中,须双手配合,左手固定耳廓及暴露耳穴,右手持探笔,只有在用力划动中才能感触到与疾病相关的耳廓低凹区域中的耳穴有无隆起、结节条索等变化,只有稍加用力,才能感触到与疾病相关的耳廓弯曲不平隆起的区域中的耳穴有无凹陷、水肿压痕等形态改变。

3)探触顺序:先上后下,先内后外,先右后左,先脏腑后躯干四肢,按解剖部位进行探触。在按各系统探触耳穴时,右耳以探触肝、胆、胆道、胃、十二指肠、阑尾为主,左耳以探触心、脾、胰腺、大肠、小肠、乙状结肠、糖尿病点为主。

4)探触中要记录:阳性反应点部位、大小、范围及疼痛反应,以便分析诊断。

3. 阳性反应与疾病诊断规律

1)妇科疾病:以探触三角窝生殖线为主,正常时三角窝生殖线低凹平坦、色泽正常,若三角窝出现形态改变,可依条索、结节、片状或条片状隆起、水肿出现部位而诊断,妇科疾病以探触为主要诊断手段。

子宫肌瘤:在子宫穴探触结节性隆起或条索。

子宫内膜异位:在子宫穴探触片状或条片状隆起、质硬。

子宫内膜炎:在子宫穴探触片状或条片状隆起、质软。

宫颈炎:在子宫颈穴探触片状隆起、肿胀。

宫颈糜烂:宫颈糜烂严重时,在宫颈穴触之皮肤质薄、脆,易破,可见血性渗出物。

盆腔炎:盆腔穴触之片状隆起。

输卵管炎、输卵管狭窄:在输卵管穴触之条索或结节状隆起。

卵巢囊肿：卵巢穴变形，增宽、增厚，触之条片状或结节状隆起。

2）内脏疾病：内脏疾病诊断需用多种方法，如视诊法，电探测法，耳穴触诊法，以综合系列诊断手法为宜，由于内脏疾病，多为器质性病变，组织器官伴有病理形态学的改变，因此在诊断某些疾病时，须用探触法，才能发现阳性反应，依阳性反应的不同形态、部位、性质才能做出较明确的诊断。

在内脏疾病的触诊中，可以依据某一阳性反应物的部位进行诊断，某些严重的内脏疾病，由于组织器官的缺血、缺氧而要多个阳性反应物出现才能诊断，耳穴诊断方法很多，每一种疾病有各种特定病的诊断方法。例如：

十二指肠溃疡：十二指肠穴触及条索，耳背十二指肠区探触十二指肠球结节。

便秘：大肠、乙状结肠区触及条索，条片状或片状隆起。

慢性胆囊炎：胆囊区触及片状隆起。

胆结石：片状隆起中又可触及条索，耳背胆囊区触摸胆囊球结节。

糖尿病：左耳糖尿病点触及色白水肿，若为严重糖尿病，在左耳糖尿病点中，触及大于 0.5 cm 的水肿，在水肿区中，触之条索或条片状隆起。

肺气肿：在下肺区触之 0.5 cm 大小的色白肿胀区。

肾功能衰竭：在患侧相应的肾区及腹水点，色白肿胀>0.5 cm。

冠心病：触诊后心区色白肿胀，心区范围增大>0.5 cm，并可见水波纹。心区 1/2 水平处，触之条索，是冠状动脉硬化之征象，当冠状动脉硬化时，心区的血管也呈现硬化——条索。心区的触诊多在左耳。

心动过缓：耳穴心区的正常生理凹陷消失，正常光泽消失，心区出现平坦或膨隆，严重时心区出现结节状隆起，触之凹凸不平、质硬。

心动过速：耳穴心区下 1/4 处，触之水平样条索或心区下 1/4 片状隆起。

肿瘤：良性肿瘤在相应部位触及结节，若是囊肿触之质软，纤维性肿物在相应部位触及结节质硬，不伴疼痛敏感。恶性肿瘤在相应部位触之结节，肿物边缘不清，不可移动，质硬，疼痛敏感，而恶性肿物在诊断时，必须电测相应部位及肿瘤特异区 1，耳前及耳背电测阳性或强阳性反应时，方可考虑恶性肿瘤。

3）运动系统疾病：肌肉骨骼病变，外伤，退行性病变，骨性关节炎等，以触及结节、条索形态改变为主，以条索结节所出现的部位做定位诊断。

颈椎病、腰椎、骶椎、尾椎、胸椎等骨性病变均在对耳轮中线、脊柱线做诊断，其定位将脊柱线分为五等份，从下向上分为颈椎、胸椎（占脊柱线二等份）、腰椎、骶椎和尾椎，由于尾椎只有一个椎体，其定位在对耳轮上、下脚交界处外侧缘。颈椎占下 1/5，将颈椎段分为三等份，下 1/3 对耳轮起始部为颈$_{1,2,3,4}$，中 1/3 为颈$_{5,6}$，上 1/3 为颈$_{6,7}$。

颈椎 3、4 骨质增生：在颈椎下 1/3 段，既对耳轮起始处内侧缘和起始处外侧缘，近枕区上方，触及结节或条索，或触及锥形软骨增生变形。

颈椎 6、7 骨质增生：在颈椎上 1/3 段对耳轮外侧缘触之条索或条片状增生隆起。

腰椎骨质增生：在脊柱线 4/5 区段为腰椎区，将腰椎区分为五等份，从下到上，定为腰$_1$、腰$_2$、腰$_3$、腰$_4$、腰$_5$。在腰椎穴区若触及条索，诊断为骨质增生，依条索出现的部位而判断，腰椎

1 或 2 或 3 或 4、5 骨质增生,通常腰 4、5 骨质增生多见。

腰骶椎骨质增生:若在腰$_5$、骶椎$_1$ 触及条索结节为腰$_5$、骶椎$_1$ 骨质增生,腰$_{4,5}$ 或腰$_5$、骶椎$_1$ 骨质增生多伴有坐骨神经痛,此时必须探触对耳轮上脚,相当于下肢的部位,有无阳性反应。

腰肌劳损:在对耳轮上 2/5 及 1/5 的外侧缘,即腰椎的外侧缘腰肌区触之片状、条片状或不规则片状隆起或结节。

肥大性脊柱炎:在对耳轮脊柱在线触及串珠状结节隆起。

4)泌尿系统疾病:泌尿系统的主要疾病的诊断,用于前列腺肥大、前列腺癌和泌尿系统感染及既往史的诊断,须探触法。

前列腺肥大:正常时前列腺穴是凹陷平滑的,耳甲艇艇角是锐的,而前列腺增生肥大时,耳甲艇艇角由锐角可变成钝角,探触三角形或条片状隆起、质硬。

前列腺癌:在耳甲艇艇角处,可触之结节状隆起、质硬、疼痛敏感。肿瘤特异区 1 疼痛敏感,电测阳性反应或强阳性反应。

泌尿系统感染既往史:尿道穴可触及条索,与对耳轮下脚下缘相平行的条索,提示泌尿系统感染。

4. 探触法注意事项

1)触诊之前不要擦洗和揉搓耳廓,以免充血红润出现假阳性。

2)耳穴探触法最好利用耳穴电测的探笔进行探触,耳穴电测仪可探测出低电阻点,而低电阻点是疾病的反应点,因此在应用耳穴电测仪探测中,既可注意与疾病相关的耳穴低电阻的变化,又可发现在低电阻点的耳穴深部的组织形态学的改变,有无压痛敏感及探触后的压痕反应,以进行综合分析判断。

3)在应用耳穴电测仪的探测中,发现阳性反应物时,可伴低电阻反应,强声响改变。

强声响区伴阳性反应物:提示疾病主要病变部位。

无声响而伴有阳性反应物:提示既往史或慢性疾病。

4)探触时,稍加用力,用力均匀,应按耳廓解剖部位及各系统进行,以免遗漏阳性反应。

5)探触中,所选择的探笔要光滑适中,一般直径 1.5~2 mm 为宜,探笔笔头过细过尖可造成疼痛,出现假阳性。

6)在耳穴诊断法中,视诊法是第一步,发现阳性反应,作为初步诊断的病变部位,当发现可疑反应点,必须用探笔探触法和电测法进一步证实反应点的性质,可疑反应点的真伪。探触法是在测听法基础上进行的,视诊、触诊、电测听综合诊断,才能更进一步确切分析病变部位的性质,做出临床诊断。

(三)耳穴压痛法

是用耳穴探测的探笔或用直径 1.5~2 mm 的金属或非金属探棒按压耳穴,以寻找耳廓各穴区压痛敏感点的一种诊断方法。本法适用于急性病、痛症、慢性病急性发作、恶性肿瘤的定性诊断和鉴别诊断,并通过寻找耳穴压痛敏感点,确定治疗刺激部位。

1. 耳穴压痛方法

1)选用耳穴电测仪探笔或耳穴弹力棒,毫针柄或眼科玻璃棒作为点压耳穴的工具。

2)选用的手法为点压法,在耳穴相应部位上逐个的以相同的压力和压迫时间进行按压检查,同时比较各穴、区、点的触压疼痛的敏感程度,并以病人呼痛、眨眼、皱眉、躲闪、拒按等对触压之感受程度来判断,常用的疼痛的评级方法有两种:

(1)正负法:无疼痛反应(-);

有疼痛反应(+);眨眼(+);皱眉(++);

躲闪(+++);呼痛难忍、拒按(++++)。

(2)分度法:Ⅰ°呼痛能忍;

Ⅱ°呼痛眨眼、皱眉;

Ⅲ°呼痛难忍、躲闪、拒按。

3)在点压穴位的同时,观察耳穴形态变化,有否隆起、水肿、凹陷、压痕、压痕的颜色改变及压痕恢复平坦的时间,并注意比较耳穴电测仪所探压之穴位声响改变,伴有声响改变的耳穴多提示疾病的部位,须注意患者疼痛反应。

4)进行鉴别诊断时,须在与疾病相关的邻近脏腑耳穴周围进行触压,在2~3耳穴或3~4耳穴范围内进行点压,点压的同时嘱患者比较疼痛敏感程度,注意在患者比较疼痛敏感的穴位同时,勿告诉患者所探之耳穴穴名。

5)如需做耳穴治疗,可在触诊明确病变部位的耳穴处稍加用力按压,使之皮肤成为凹陷,以做治疗取穴标记。

2. 疼痛敏感与疾病过程中的反应规律

当人体患病时,耳廓压痛敏感点的分布是有一定规律的。痛点的形成和消失与疾病的发生、发展和转化有一定关系,因此常以探压疼痛敏感点的反应程度来判断病变的部位,病变在机体中发生、发展和转化的情况。

疾病发生后,与疾病相关的穴位痛点即可形成,临床以急性炎症、痛症、肿瘤及重要内脏器官疾患,压痛反应最明显,如急性腰扭伤后,很快在耳廓相应穴位探压到最明显的低痛阈点,压痛部位疼痛愈敏感,病变程度愈重,耳廓压痛点可反应机体功能和疾病病理变化。

上海杨浦区中心医院对急性阑尾炎病人的耳廓压痛点演变过程进行观察,发现阑尾炎病人耳廓痛点的形成,一般在自觉症状出现后12小时,痛点的分布不仅限于大肠区域,亦可见于耳舟、三角窝等处。压痛点随着病情的演变而变化,当病情加重并发有合并症时,压痛点数目增加,阑尾手术切除后,压痛敏感点在5~7天后消失。

福州市传染病医院报道60例传染性肝炎患者,耳诊阳性率73.2%,急性期的阳性率92.2%,而对照组的129例中,两耳三角窝处,耳肝点压痛阳性率仅12%。

镇江地区人民医院观察90例食道癌患者,食道区有压痛敏感者71例,正常人对照组80例中,食道区压痛者仅2例。

说明耳穴压痛敏感点可反应人体病变所在部位,在临床耳穴诊断中,对急性炎症、痛症、肿瘤、急腹症有定位诊断意义。

3. 耳穴压痛应用于鉴别诊断

通过在耳廓上寻找压痛敏感点,用于临床上定位不清的急腹症鉴别诊断,有些外科病症术前做鉴别定位诊断,在手术中得以证实,说明耳穴压痛法在外科手术前是有助于定位诊断和鉴别诊断。耳穴压痛法常用于急腹症肝、胆系统疾病、胃肠道疾病,妇科病及泌尿系统病症的鉴别诊断。

1)急腹症鉴别诊断

常用于右下腹部急腹症的鉴别诊断,尤其女性右下腹痛症更为重要,右下腹部急性痛症,根据解剖部位,应鉴别阑尾病变、卵巢病变、输尿管结石,宫外孕或输卵管疾病。由于耳廓的穴位大多以解剖名称命名,定位准确,因此,急腹症时,输卵管及子宫、阑尾、卵巢、输尿管,探压之敏感度以找出强阳性疼痛反应的穴位,强阳性反应穴位,电阻值降低,疼痛敏感或伴有变形水肿,探压穴位后,又伴有压痕,此穴区应是疾病的主要病症。

2)右上腹、肝、胆、胆管、胰系统疾病的鉴别诊断

患者若经常有右上腹肝区的不适,伴有消化系统症状,肝功能检查无异常反应,B超正常,耳穴探测肝区阴性反应,此时必须探测胆囊及胆道,若胆囊穴阳性反应,条片状隆起,耳前胆囊区触及条索,耳背胆囊区又摸及结节,胆道阴性反应,在咨询病人病史,有反酸烧心、口苦、腹胀、右上腹胀痛,则应诊断为胆囊病变、胆石症,若胆囊阴性反应,而胆道呈阳性反应,则应考虑胆道感染。

经常发现患有胆囊炎、胆石症的病人,虽已做胆囊切除,而肝胆区持续作痛,伴有消化道症状,口苦、反酸、腹胀;此时探压肝区阴性反应时,必须探压胆道,若胆道穴阳性反应和强阳性反应,疼痛敏感或有隆起,结节条索,水肿及压痕反应,应诊断胆道感染,经过临床大量病例观察,多数胆囊疾病患者,虽然胆囊早已切除,但由于胆道感染,仍然伴有肝胆区不适等消化系统症状,耳穴对胆囊炎、胆道感染的诊断,往往优于B超的诊断。

若左上腹部隐隐作痛,伴有消化系统症状如食欲差、大便不规律、消瘦、倦怠,注意胰腺的病变。临床中慢性胰腺炎,胰腺呈现阳性压痛点,如若患者右上腹、左上腹均有疼痛,伴有胃脘部不适时,注意检查胆管、十二指肠、胃及胰头、胰管。临床上观察,当慢性胆道系统感染时,往往影响到胰管、胰腺出现慢性炎症,中医属两胁窜痛胀满,若对上腹病症做出较明确的诊断,拟定适宜的处方,在治疗中会得到满意的疗效。

3)胃肠疾病的鉴别诊断

上腹、胃脘部疼痛,多考虑胃或十二指肠病变,若胃有饥饿痛、反酸或伴有低血糖时,应注意探测十二指肠。十二指肠溃疡、十二指肠球炎的疼痛特点:空腹痛、易肌、反酸,长时间饥饿痛有低血糖反应,因为十二指肠溃疡及低血糖与迷走神经功能亢进有关,当迷走神经功能亢进,胃酸分泌物增多,胰岛素分泌增多,血糖下降,反酸易肌,十二指肠溃疡以十二指肠穴压痛明显。

儿童期,腹痛消瘦,食欲不正常,应比较胃、小肠、十二指肠及脐周穴的阳性压痛反应,注意胃及小肠穴位反应有无痉挛性腹痛,肠道蛔虫症。同时注意十二指肠球部的压痛,如十二指肠压痛敏感,耳背十二指肠球部又触摸十二指肠球结节,考虑十二指肠病变引起的腹痛,十二指肠病变与遗传有关,若耳背出现十二指肠球结节为遗传病。

4)泌尿系统疾病的鉴别诊断

泌尿系统结石判断结石的部位非常重要。尤其输尿管结石,输尿管结石多嵌钝在上、中、下三个输尿管狭窄中,因此,在输尿管三个狭窄处探压压痛敏感点,可找出结石的部位。

5)恶性肿瘤与良性肿瘤的鉴别诊断

以压痛法及耳穴电测仪电测法鉴别良性肿瘤及恶性肿瘤。

良性肿瘤：探压结节无疼痛反应,电测反应阳性。

恶性肿瘤：探压隆起结节,相应部位及肿瘤特异区1疼痛敏感Ⅱ°~Ⅲ°,电测反应阳性或强阳性。恶性肿瘤转移时的部位愈多,相应部位压痛敏感点愈多。

耳穴压痛法,是最原始、最早应用于耳穴诊断之中,现在耳诊中也是必不可少的,有特定的诊断意义,尤其用在急性病、痛症、恶性肿瘤的诊断,同时应用在某些部位诊断不清的疾病,以进行鉴别诊断。耳穴压痛法与耳穴电测法同时运用,更易探测阳性反应点,电测阳性反应或强阳性反应,伴疼痛敏感Ⅱ°~Ⅲ°为主要疾病反应部位,对定位诊断有特定意义。

4. 压痛法注意事项

1)应用点压法时,在耳廓各相应部位逐一按压检查,按机体各系统检查,可按耳穴探测路线图检查,避免遗漏任何一个阳性反应点。

2)点压耳穴时,密切观察病人表情及对疼痛敏感的耐受程度,有无疼痛敏感及压痛的感觉异常,如酸、麻、胀及放射感,注意强压痛敏感点,强压痛敏感是定位诊断及治疗取穴的特定点。

3)点压各穴位时,用力要均匀,停留时间要一致,避免出现人为的由于手法太轻而遗漏与疾病相关的耳穴,或手法太重而造成假阳性反应。

4)应用耳穴探测仪探笔或探头,应光滑圆钝,避免因过细过尖而造成人为的痛点。

5)点压到可疑的阳性反应点时,应对邻近的、互相有牵连的脏腑、组织器官的穴位进行反复比较按压,并嘱病人反馈,诉说对某穴位压痛敏感程度,选择强阳性反应穴位,做定位诊断,切忌用力过度,造成更多的假阳性反应而分辨不出真的阳性反应部位,做出错误诊断。

(四)耳穴压痕法

通过耳穴电测仪探压后所遗留下的痕迹反应称压痕,观察压痕的深浅、压痕的颜色、压痕恢复平坦的时间分辨病变的部位及严重程度来进行耳穴诊断疾病。

在过去的原始耳毫针法中,只是探压耳穴疼痛敏感程度作为单纯的辨别病变部位并作为治疗取穴的依据,无法进行明确诊断和鉴别诊断。随着对耳穴特异性的研究和耳穴病理形态学的研究,观察人在患病时与疾病相关的耳穴有多种病理形态学改变,耳廓上病理形态学的改变与临床病理改变是一致的。如血液回流障碍,可导致机体组织发生水贮留,肝硬化、肾功能衰竭均可引起水液代谢失调,在机体部位发生水肿,此时,在相关的耳穴亦发生同样的病理形态学的改变,用耳穴探测仪进行耳穴探测时,耳穴呈现多种阳性反应,不只是低电阻、低痛阈、变色和变形,更重要的是观察到一种现象,当探笔探触到与疾病相关的耳穴,一瞬间组织液贮留,白色水肿,在探笔探压穴位的周围,可见水波纹,并波及周围邻近耳穴,而且压痕深,不易恢复正常,当严重的组织缺血、缺氧,耳穴皮肤变得薄脆,一触即破,可见血性组织液渗出,说明与疾病相关的耳穴有缺血、缺氧变化。

耳穴压痕法是观察耳穴病理形态学变化的主要方法之一,是诊断慢性器质性病变如糖尿病、冠心病、肝硬化、肾功能衰竭、肺气肿等以及血液循环系统障碍、水液代谢失调的重要诊断方法。因此,五脏六腑、组织器官的疾病,不只需要用电测法电测低电阻的变化,压痛法检查疼痛敏感度，探触法探触形态变化，更重要的是观察探触穴位后的压痕反应，有压痕反应说明机体有严重的组织器官的缺血缺氧、血液循环障碍和水盐代谢失调等疾病，不仅有定位诊断意义而且有定性及鉴别诊断意义。

耳穴压痕法是耳穴触诊法中极为重要的方法之一，也是在完成指摸法、探触法、压痛法后的最后一个重要步骤，是不可忽视的一种检查慢性器质性疾病的诊断方法。

1．压痕方法

1）应用耳穴电测仪探笔探压耳穴时，应以相同的压力和压迫时间进行探压检查。

2）压痕法的手法采用线形划动来寻找电测后的压痕反应，对有压痕的耳穴，要比较各穴点压痕反应的深浅，压痕的颜色及压痕恢复平坦的时间，同时观察探压后的耳穴有无皮肤损伤或有无组织液渗出。

3）探压时，探笔在划动中要稍用力才能观察到与疾病相关的耳廓凹陷区域中的耳穴有无出现压痕，只有稍加用力才能比较出与疾病相关的耳廓弯曲不平的隆起区域中，耳穴有无凹陷，并比较出压痕的深浅，找出最强阳性的反应部位，做出诊断。

4）在电测肾、子宫、腹水点、腹胀区、小肠、十二指肠、胃、贲门、食道、脾、心、肺、腰区、下肢区等穴，特别要注意电测后穴位压痕反应的出现，并比较出压痕的确切定位，压痕的深浅，压痕恢复平坦的时间，因为这些部位易出现疾病，而且这些部位疾病的诊断正确与否与压痕反应的手法有关，与压痕反应的深浅及压痕恢复平坦的时间有密切关系。

5）电测出压痕反应的强阳性反应穴位，要予以记录，以便进行分析辨证，做出定位诊断及定性诊断。

2．压痕反应与疾病反应规律

耳穴探压后与疾病相关的耳穴出现压痕反应，压痕的深浅不同、颜色不同、压痕恢复平坦的时间不同，疾病的性质不同。

1）压痕深，色白，恢复平坦时间慢：提示慢性病，虚症，重病。临床上常见：贫血、缺氧、血液循环障碍、神经性血管性水肿、下肢淋巴管阻塞、酸中毒、糖尿病、冠心病、肺气肿、脾肿大、肾功能衰竭、慢性过敏性疾病、胃肠功能紊乱、功能性子宫出血、神经衰弱、睡眠轻、浅、短、易醒、醒后不易入睡，以至情绪不稳定，紧张、焦虑不安、忧郁、肾虚腰痛、下肢浮肿及耳鸣、过敏性鼻炎。

2）压痕浅，色红，恢复平坦时间快：提示急性病，痛症、热症、实症、高血压、胆囊炎、胆道感染、急性过敏性疾病、荨麻疹、急性阑尾炎、急性支气管炎、气管炎、急性感染、急性咽喉炎、急性扁桃体炎、急性中耳炎、急性牙周病、颞颌关节炎、急性胃肠痉挛、急性乳腺炎、急性泌尿系统感染、腹胀、各种急性痛症、扭挫伤等。

3．压痕法的注意事项

1）用耳穴电测仪探测耳穴时，双手须密切配合，右手持探笔探测压痕反应，左手拇指、食指固定探测之耳穴，为充分暴露穴位，左手中指将探压之耳穴从耳背顶起，并随右手探测区域、穴位，左手指移动，固定耳廓暴露耳穴，以便于发现阳性反应点，在阳性反应穴上观察有无压痕反应。

2）探笔电测时压力要均匀，避免过重及过轻，如果过重造成人为压痛而出现压痕，过轻触之不出现阳性反应，更不容易在阳性反应物上显示压痕，会遗漏阳性反应点，在探压耳穴时，探笔在耳穴上停留时间要一致,避免反复刺激耳穴,反复刺激2~3次以上,耳廓充血发热,出现假阳性。

3)探测中,耳穴电测仪的探笔头应光滑、圆钝,如果过尖锐过细,易触破耳穴皮肤,组织液渗出,出现假阳性点,不能做出正确诊断。

4)探测穴位后,若出现多个阳性压痕反应时,一定要仔细比较哪一个压痕反应最深。水肿最明显或见水波纹,并密切观察病人表情及对有压痕反应的耳穴耐受的敏感程度,以探压穴位后,压痕最深、水肿最重,伴病人呼痛不能忍耐,躲闪,拒按的耳穴为疾病部位的主要反应点,以此做出定位和鉴别诊断。

5)压痕法应与电测法,探触法同时进行。电测法测出低电阻点,提示疾病部位,探触法感觉出疾病反应点部位的形态反应,若耳穴探压后伴有阳性反应,且经过电测及探触有阳性反应的穴位,伴有压痕反应,提示疾病严重程度,因此应用多种方法检测,才能分辨出主要病变部位及严重程度。

三、耳穴电测法

耳穴电测法是测定耳穴的皮肤电阻,并以电阻降低的部位作为躯体内脏疾病诊断的参考点及治疗取穴依据的一种方法。

耳穴电阻降低的部位,皮肤导电明显增高,电阻降低的部位,又称良导点。

(一)耳穴的电学特征

人体是一个最高级、最完善的自动控制系统,系统各部分之间,互相联系,互相制约。在正常情况下,有许多调节系统,自行平衡来维持人体的健康,并具备最高级的信息识别和处理能力,调节系统的最高控制中心是大脑。当人体某个调节系统发生障碍时,则机体平衡功能失调,导致经络阻滞,必然在相应部位上发生病变,并且把这个信息传导到耳廓相应部位上,在耳廓与疾病相关的部位上出现阳性反应。在研究人体信息的过程中发现,耳廓是人体信息最集中的地方,耳廓具有反应人体全部信息的功能。当机体组织器官患病时,耳廓相应部位的阻抗降低,包括电阻的减小,电容的增大,有人对耳廓的电阻作了大量电测,正常时,耳廓皮肤电阻值大约 $100 \sim 5\,000$ kΩ,电容值在 $0.001 \sim 1$ 微法,而当人体内脏组织器官患病时,与疾病部位相关的耳穴电阻值明显降低大约 $20 \sim 500$ kΩ,约降低 $10 \sim 15$ 倍,说明与疾病相关的耳穴良导点与正常耳穴有明显的差别。

耳穴电测仪的诊断原理是借耳通过神经、体液、经络等联系,系统反映出人体全部信息,包括机体健康状况、病变情况,通过异常低电阻信息转化为声、光及计算机数据的转换方式显示出来,借此来诊断疾病。

(二)耳穴电测仪种类

按耳穴电测仪显示系统方式不同,可分为四种:

1. 音响式

是把通过人体和耳廓的微弱直流电讯号,经过晶体管放大器进行放大,推动喇叭或耳机使之发出声响,以显示低电阻点,耳穴工作者可根据声响出现的速度、强度及音调改变进行分析,区分正常生理反应点和阳性反应点。

2. 灯光式

通过人体的微弱电流,用一个放大系统加以放大,利用氖灯发光来区分正常敏感点和病理敏感点。由于氖灯起辉电压较高,若遇敏感点电阻低时,会使耳廓皮肤灼伤,耳穴产生刺痛,患者不易接受,同时灯光只显示病变部位,不能分辨病情的轻重程度,因此氖灯显示常和其他指示方式合用。另外灯光在仪器上显示,在临床探测耳穴时不方便,又要看灯光,又要看耳穴阳性反应点的变化,特别是水肿压痕反应,操作不如声响显示疾病病变部位方便。

3. 仪表指示式

利用仪表直接测量耳廓穴区的电阻值,以仪表指示数值的高低来区分病理敏感点和生理敏感点。通常电流高提示疾病反应点,电流变化不明显或微弱电流,为正常生理敏感点,病愈或既往史。

仪表指示式的优点是能直接显示耳穴的电阻值,但使用时,也是既要看仪表,又要看耳穴反应点的水肿、压痕,影响耳穴检测,操作不方便,临床上多用于科研。

4. 计算机显示式

是将耳穴阳性反应经过数据百分比处理,用数码管显示并可记忆储存,有的可直接通过荧光屏显示或自动打印,这种数据化、定量化、客观化,科学性强,数据准确,适用于临床实验室研究。

由于耳穴反应人体疾病时的阳性反应是多种多样的,不同的疾病有不同的特定部位显示方式,有的变形、隆起、凹陷,有的肿胀,有的变色,有的出现丘疹、脱屑或千姿百态的血管充盈,与疾病相关的耳穴又有组织化学、微量元素学等改变,因此计算机并不容易将与疾病相关的耳穴的所有阳性反应信息全部显示出来。耳穴工作者还是应该善于应用视诊、触诊、测听诊的方法,即综合系列诊断法,更容易捕捉阳性反应点的变化,做出较正确的诊断。

(三)良导点判断标准

耳穴电测法是测定耳穴皮肤电阻值,并以电阻降低部位作为躯体、内脏组织器官的显示部位,大量的临床实践和研究数据表明躯体、内脏组织器官患病时,耳廓上除与疾病相关的耳穴皮肤电阻值降低,导电量增高,表现良导点外,疾病时良导点和与疾病部位无关的耳穴,电阻值有显著差别,疾病时相关的耳穴良导点,电阻值明显降低,电容值增大。由于同一种疾病,在机体内的病理演变的过程不同,良导点反应不同,出现与分布也不同。良导点随着疾病的发生、发展、转归的不同阶段发生改变,有的良导点发生在疾病症状出现之前,预示人体将要发生疾病,有的反应点出现在疾病发生之后,反映现在病症发生部位,有的反应点在病愈后消失,可有些反应点在病愈后又留下永久性反应性痕迹。因此在耳穴电测中同一病种,不同时期的病理过程演变不同,良导点也不同,功能性疾病与器质性疾病,急性病与慢性病,现病史与既往史等良导点反应程度不同,不同年龄组,老年人、成年人、儿童组不同,男女性别组良导点亦不同,良导点受不同因素影响,受环境、气候湿度、精神状态、内分泌周期、月经周期的变化等因素影响,所以在不同人群年龄组中,良导点显示的音响不同。探测中,一个人可有几个良导点,少则2~3个,多则30~40个。笔者在中国山西运城某航校飞行大队进行飞行员耳穴检测,几乎每个学员都有1~2个良导点,60个学员组中,只有一个双侧耳穴阴性反应,说明飞行员整体健康状况是良好的,组织器官,内脏机能是健康的,但由于人生活在大自然的环境中,学习工作,不可能不受各方面因素的影响,总会出现一点小毛病,如飞行员也可能会感冒,伤风头痛,紧张的训练还可引起失眠,情绪的改变或过敏体质,发生过敏性鼻炎或由饮食不适发生急性胃肠炎,或训练时不慎发生扭挫伤等。一点点的毛病在耳穴上都会出现良导点。在老年人组调查中,良导点出现率高,因为老年人组中,组织器官趋向退化,机能衰退,所以发生各种退行性病变,如心肺功能的减退、动脉硬化、颈椎病、腰椎骨质增生、骨性关节炎、神经衰弱,老年男性前列腺肥大以及运动外伤等,在耳穴探测中都会出现多个良导点,只是良导点显示的强弱不同。儿童组探测中,并没有完全呈阴性反应,虽然小儿生长期各方面组织器官都是健全的,但小儿也有小儿的病症,如生长期关节痛,由于器官还未发育健全,可能会有夜尿症、睡眠惊醒、弱视、近视、远视或食欲不正常,消化不良、胃痛或偶有感冒、发热,甚至还有小儿先天性疾病和产伤引起的疾病以及遗传疾病,因此耳穴电测时,小儿也会有1~2个良导点。笔者对垂危严重的慢性器质性疾病、恶性肿瘤晚期、肾功能衰竭、尿毒症的患者进行耳穴低电阻的观察,临终前不但耳廓颜色变的苍白无华、萎缩,而且电测时与疾病相关的耳穴毫无电反应。总的观察是急性病、慢性病、老年体弱者耳穴电测中,有多个穴位呈阳性反应,声响改变,而功能性单一病种,年幼体健者,耳穴电测中良导点少,声响变化少。临终垂危的病人,耳穴探测中无反应。

由于耳廓是一个具有独特的局部反应人体全部信息的微观世界,记录了人的健康状况,当机体患病时,以耳穴良导点声响改变来提示机体病变部位,并作为躯体、内脏、组织器官疾病的诊断依据,因此,分辨良导点与正常穴位的反应对耳穴诊断有重要意义。

1. 良导点的判断方法(正常穴位与良导点的区分)

1)正常穴位是与疾病无关的耳穴,在电测时不发生声响或有极微弱的声响,而且声调或频率很低,探压正常穴位时,不伴有形态学改变和压痛反应。

2)与疾病相关的耳出现良导点。良导点是以声响的变化作为判断疾病的依据,从探压后音响出现的时间和速度,音响的强弱及音调频率的改变等方面来判断音响的阳性程度,并以音响变化的穴位是否伴有压痛、刺痛、变色、变形、丘疹、脱屑、血管充盈等作为判断阳性反应的参考。

2. 阳性良导点类型分为三种

1)弱阳性:音响出现的速度慢、声响弱、音调频率低,不伴压痛。

2)阳性:音响出现的速度快,声响强,音调低,不伴频率改变,伴压痛。

3)强阳性:音响出现速度快,声响强,音调和频率改变,从低音到高音或是高音,触压穴位时,伴有刺痛。

阳性反应良导点判断分类图

类别＼项目	声响出现速度	声响强弱	音调	频率改变	压痛反应
弱阳性	慢	弱	低弱	（－）	（∓）
阳性	快	强	低	（－）	（＋）
强阳性	快	强	高	可以低音→高音	（＋＋）

（四）良导点在诊断中的意义

对于耳穴电测中所得到的良导点要仔细分析,根据良导点的特性分析病人的病史,机体健康状况,分辨出主诉即病人的主要病症,现病史及既往史,从良导点的强弱分析出患者主要病变及伴随的病症,以及在病理过程中,它的发生、发展及转归状况,正确分析病人的病史、病程才能做出诊断,拟定治疗处方,予以治疗。

1. 根据良导点强弱从病史上分析

强阳性良导点：提示机体主要病变部位,是患者主诉现病史。

阳性良导点：提示主要病症以外,体内所伴随的其他病症或是慢性病,如患者经过耳穴探测后冠心病、心绞痛是主要病症,而其他还有阳性良导点,如颈椎、胃、十二指肠,但这些穴位患者无明显症状,是伴随主要疾病而存在的病症。弱阳性良导点多是既往史。

2. 根据良导点强弱从病理演变过程分析

强阳性良导点：提示病变正在转归之中,或者经过治疗后向好的方面转化；或者由于机体免疫功能低下,各脏腑功能衰退,病情严重,如肿瘤晚期恶病质已经出现,无法治疗,趋向恶化。

阳性良导点：提示病变正在发展演变之中。

弱阳性良导点：提示疾症初发阶段或病愈合后。

3. 根据良导点强弱从诊断意义上分析

强阳性良导点：是耳穴诊断中的特定参考穴,是病理改变最重要的部位,是主诉、主要病史,要重点分析。在耳穴定位诊断及定性诊断中有重要意义,也是治疗疾病的重点刺激部位。

阳性良导点：是耳穴诊断中次要分析的部位,表明机体伴随的其他病变正在演变发展之中,要作诊断分析,密切观察病变部位的演变。

弱阳性良导点：在耳穴诊断中仅作参考或可疑的病变部位,虽不做诊断,却应予随时观察,如恶性肿瘤,患者已经做了手术切除,放射疗法和化学药物治疗,恶性肿瘤得以控制,耳穴电测相应部位及肿瘤特异区1已由强阳性转为阳性或弱阳性,但对患者的机体状况仍需要密切观察,以防肿瘤复发或转移。

在耳穴电测中,以声响式作为耳穴诊断的主要依据时,一定要在听诊中,注意声响的分类,很快分出强阳性反应,抓住主要疾病的诊断,找出机体伴随的病症,并不放过弱阳性良导点,既往史的诊断依据,这样才不会遗漏主要病史,不会延误病人的诊断,对病人的全身的健康状况给予正确的判断。

（五）良导点反应规律

良导点在耳穴诊断中,一个良导点可以反应一种病,即一穴一病的诊断。一个良导点,也可以一穴多病的反应，即一穴反应多种病，同时又有多穴一病的反应，即多个相关的良导点出现才能诊断一种病，掌握良导点反应规律是非常重要的，可以提高耳穴临床诊断符合率。

1. 一穴一病反应

耳穴的命名多以解剖部位，以机体内脏组织器官各系统分布规律命名的。耳像一个在子宫内倒置的胎儿，头部朝下，臀部及四肢朝上，胸部、躯干在中间。耳穴有200多个穴位，每一穴点与机体内组织器官、内脏、躯干、四肢均有联系。因此当机体某一部位发生病变时均在疾病相对应的耳廓部位反应出来，所以最少一个穴点代表一个机体相对应的部位，在耳穴诊断中反应一种疾病。耳穴一穴一病的诊断称为"独穴诊断"，一穴一病的反应，对定位诊断有非常重要的意义。

在耳穴类型的六大类分类中，第五类是特定穴，特定穴的意义是有独特的诊断和治疗的穴位，不但可以定位诊断而且可以定性诊断及鉴别诊断，当特定穴出现良导点时，可构成一穴一病的诊断，例如：

过敏区良导点：提示过敏性疾病，患者为过敏体质。

结核点良导点：提示体内有结核病灶，或肺内或肺外或既往结核史。

升压点良导点：提示低血压。

降压点良导点：提示高血压。

神经衰弱良点导点：提示睡眠轻、浅、短，早醒。

晕区良导点：提示头晕。

身心穴良导点：提示情绪不稳定、忧郁、焦虑不安、神经紧张。

肿瘤特异区1良导点或强阳性良导点伴有压痛、刺痛提示体内有恶性肿瘤疾患的可能性。

由于耳穴有这类相当重要的特定穴约37个，又由于疾病发生时，与疾病相关的耳穴出现各种类型阳性反应，每一种病均有特定的阳性反应特点，因此耳穴诊断不仅能定位诊断而且可以定性诊断，甚止做出某种部位的鉴别诊断。

2. 一穴多病反应

一穴多病的诊断多用于五脏六腑的穴位，五脏六腑的穴位可进行定位诊断，但这些内脏穴位，既具有现代医学理论体系特点（当五脏六腑某一穴位出现良导点，可用解剖学、生理学、临床病因学、病理学、免疫学、遗传学、临床症状学等分析判断），又包含着传统中医学脏象学说、经络学说的丰富内容，因此五脏六腑穴具备了中西医理论的特点，所以当五脏六腑这11个穴位出现良导点时，一定要用中西医结合的理论去分析辨证。

一个穴位出现反应，可以从现代医学理论去分析，又要从中医脏象、经络学说去考虑。例如心穴，心穴出现良导点，可以根据不同阳性反应物特点，分析是心律不齐，或心动过缓，或心动过速，或风湿性心脏病，或冠状动脉硬化性心脏病等等；而又可从中医的理论去辨证，如"心主神志"、"心藏神"，所以神经衰弱多梦时，心穴可出现良导点。又根据"心主血脉"，高血压、冠心病，心区可出现良导点。"心开窍于舌，舌为心之苗"，"汗为心之液，汗为血之余"，所以舌炎、舌部溃疡、多汗症，心穴可出现良导点。心经经过目系、咽喉，咽喉肿瘤，眼角炎与心有关。心经与小肠经相表里，小肠有病与心有关，因为心经有病可移热于小肠。因此，心穴从中西医理论去分析，可反应多种病症，五脏六腑的穴位有着一穴多病的反应，当心、肝、脾、肺、肾、小肠、胆、胃、大肠、膀胱、三焦等穴出现良导点时，一定要根据视诊、触诊所得到的各种阳性反应，全面的进行分析判断，做出定性诊断和鉴别诊断，不能一经过耳穴电测仪探出阳性良导点就给予某个脏腑"不好"或"有病"的结论，不能给予含糊的诊断造成患者心理上的负担。

3.多穴一病反应

当机体发生疾病后，在相关的耳穴上出现的良导点，可反应在相对应的耳穴上，临床观察中一个脏腑发生疾病后，在病理发生发展转归的演变之中，不仅只在一个局限部位上出现良导点，还可影响到相关的邻近组织器官，电测时，在相关的邻近的脏腑也会出现良导点，这种现象为"相关群点学说"。

相关群反应：

其一，解剖生理上与神经节段支配有关。

其二，在中医经络学说上，脏腑经络为表里经，与循行路线有关，这些都说明耳穴良导点在脏腑疾病诊断时，不仅固定在一个穴位上出现良导点，在与脏腑相关的邻近的部位也会出现良导点，在进行良导点的分析时，要用中西医理论及穴位阳性反应在耳穴规律上进行全面分析，脏腑的疾病，多个良导点才能构成一种病的诊断。

例如肝硬化的诊断，肝穴会出现良导点。有多种肝的疾病在肝的穴位出现反应，如肝炎、肝肿大、肝血管瘤、脂肪肝、肝癌等，肝为一穴多病反应，必须对每一种疾病的良导点分布特点、阳性反应物类型做分析。多个良导点才能确定一种病，肝硬化时相关的脏器发生病理改变，邻近的组织器官受损，门静脉回流受阻，脾静脉、食道静脉回流均受到障碍，会引起食道静脉曲张。胃底静脉曲张，痔静脉及腹壁静脉曲张。肝硬化晚期会出现上消化道、胃、食道出血，便血。在耳穴电测时，肝硬化有多个良导点出现，其中在脾肿大区测到脾肿大时，肝、食道、胃阳性反应，才能考虑诊断肝硬化。

例如失眠，严重的神经衰弱，可出现多种症状，入睡慢、入睡后易醒，醒后不易入睡，睡眠轻、多梦、恶梦，甚至连续做梦，或是过几天此梦又重复出现，以致白天精神疲惫，头痛、头晕、精神不好，食欲不佳，由于睡眠浅、易醒，造成夜尿多，尿频……严重神经衰弱在耳穴上测及多个良导点：神经衰弱点、神经衰弱区、神经系统皮质下、神门等。

机体的某些疾病诊断，要通过几个良导点分析判断，即多穴一病反应，又称耳穴相关群反应。多穴一病反应，多用于内脏疾病的诊断，内脏疾病的良导点在分析诊断中，必须从一个脏器牵涉到相关的另一脏器和可能发生的病理改变去考虑定性诊断，并做出鉴别诊断。

（六）良导点与疾病定位诊断的关系

一种病症在耳穴电测中会探测出几个良导点，每个良导点导电量不同，耳穴电测中与疾病部位相应的耳穴区导电量最高，电测中一定要比较各良导点和导电的高低，如肾盂肾炎时，肾、膀胱、尿道、内分泌几穴均有良导点，但其中肾良导点电量最高，声响最强，伴有音调和频率的改变，电测时，肾穴伴有刺痛。又如判断其他泌尿系统感染，如膀胱炎和尿道炎，膀胱穴、尿道穴、内尿路三穴均会出现良导点，如果膀胱穴导电量最高，诊断膀胱炎，如果内尿路、尿道导电量最高，而膀胱穴导电量偏低，应诊断尿道炎，比较各良导点导电量的高低，分辨出导电量最高的区、点对疾病的定位诊断是有意义的，只有导电量最高的点，才能准确提示病变部位的所在。

(七)双耳导电量不平衡

临床观察,两侧耳廓相同的穴位导电量不平衡,患侧部位相关的耳穴导电量高,这对推断疾病的病变部位有定位诊断意义,在探测耳穴时,一定要探测双耳。

其一,耳廓在解剖学上神经是同侧支配。

其二,机体内内脏器官左右分布位置不同,探测部位不同。

右侧有胆、肝、胆道、肝管、阑尾、十二指肠。

左侧有心、脾、胰腺、左肝叶、乙状结肠、糖尿病点。

耳穴探测中一定要探测双耳,比较两耳相同的部位良导点出现率,导电量的高低来判断病变部位,若双侧相同的解剖部位均有良导点,以导电量高的患侧部位重。

例1:探测双耳膝关节穴,如双耳膝关节导电量相同,提示双侧膝关节病变。探测双耳膝关节穴位后,只有一侧导电量高,比如右侧膝关节导电量高而左侧膝关节导电量偏低,提示双侧均有膝关节痛,而右膝病变重。

例2:探测对耳屏相同的颞区,并比较阳性反应,若双侧颞区导电量高,而双侧均有片状隆起,提示双颞侧太阳穴痛。若探测对耳屏外侧颞区,只见左侧片状隆起,出现良导点,导电量高,而右侧阴性反应,则提示左侧神经血管性头痛,即偏头痛。

在电测中必须检查双耳良导点,进行比较,确定病变部位。

(八)良导点与临床症状及病程关系

1. 急性病、痛症、神经痛、慢性病急性发作、肿瘤,耳穴导电量高,提示机体的病理过程正在急剧发展、演变及转归之中,耳穴电测仪亦电测出良导点,分辨出导电量高的穴位,做出定位诊断。

耳穴电测法,由于科学化、数据化、定量化,易分辨导电量的高低,以导电量高的穴点作为定位诊断。耳穴电测中注意探测有无阳性反应物的存在,探笔探测穴位后,有否水肿、水纹波动、压痕及压痕的部位、深浅、颜色、恢复平坦的时间和疼痛反应,以助于定性诊断及鉴别诊断。

2. 慢性病,病程较长者,与疾病相关部位的导电量低,反应不十分明显,在耳穴诊断中,应以视诊、触诊如压痕法、指摸法、探触法为主进行综合诊断。如肝硬化,当肝功能已经严重损害,肝区导电量反而降低,又如恶性肿瘤晚期,机体内脏等各方面功能均已衰竭,脑细胞缺氧,反应能力低,若在医院抢救治疗中又用大量的吗啡镇静药控制,无法电测出导电量的高低。

3. 机体患病和外伤手术病愈后,耳穴导电量逐渐趋于正常,无明显良导点反应或是电测均已成为阴性反应,有些慢性器质性病变,耳穴虽测不出良导点,但可触及形态学的改变,因为当器质性病变及外伤,手术后在耳廓相应部位上会遗留下永久性反应性痕迹,提示有既往史,所以对慢性病、器质性疾病等运用综合系列诊断法,即一视诊、二触诊、三测听、四辨证,做较全面的诊断。

(九)耳廓前与耳背导电量关系

耳廓前面的耳穴与其相对应的耳廓背面的耳穴良导点的分布具有相对应性和相互一致性,由于耳廓解剖学上的特点,耳前相当于人体的前面,包括五官头部,内脏器官,耳背相当于人体的背面,包括后头颈、上背、胸背、腰背、臀、四肢的后侧,由于耳廓均有凹凸不平,耳廓前面各区隆起的部位,在耳背为凹陷的,耳前凹陷的解剖部位,耳背呈现隆起的,又由于耳穴分布有低凹性的特点,凡属耳前及耳背的凹陷区的耳穴,导电量略高,探测时略敏感。耳背凹陷处的解剖部位,相当于神经系统、消化系统和运动系统,如对耳屏、脑后沟、多梦区,对耳轮后沟的脊柱沟,包括颈椎、颈肩背、胸椎、骶椎、尾椎,对耳轮下脚后沟的臀、坐骨神经;对耳轮上脚后沟的下肢,耳轮脚后沟为胃肠沟,这些低凹处,电阻值偏高,穴位敏感。临床上尤其治疗运动系统疾病效果更明显,病人愿意接受耳背治疗。

患病时,相对应的耳廓背面导电量,与耳前的良导点反应是一致的,河南省洛阳市中山医院李家琪医师,对耳背的物理特性进行研究。

1. 对 20 个耳穴进行了 2 280 穴次,耳廓前面和耳廓后面的穴位良导探测,探测结果,2 143 次获得一致,总符合率 94%。

2. 对 58 例脑血管病患者进行 95 个穴位的耳廓和耳背部位电阻测定,其结果:耳廓前面测出 500 kΩ 以下的电阻点 36 个,计 514 次,平均电阻值 229 kΩ。

耳廓后面测出 500 kΩ 以下的电阻点 36 个,计 514 次,平均电阻值 266 kΩ。

耳廓前面与疾病无关的耳穴平均电阻值为 7 040 kΩ。

耳廓后面与疾病无关的耳穴平均电阻值为 7 485 kΩ。

上述探测结果统计学处理,无明显差异,测定结果表明,耳廓相应部位病理良导与正常耳廓平均电阻值差异极其显著,$P<0.001$,其中肝、额、心、皮质下、口、腰、目 2 穴位低电阻点出现率占总良导点数的 69.2%。

由于耳前与耳背穴位良导点分布具有相对应性,相互一致性,因此为应用耳背穴位进行诊断和治疗提供了一定的理论依据。

笔者应用耳背穴位诊断及治疗达 30 余年,摸索出耳前穴与耳背穴的分布规律性,根据临床有些疾病的诊断,定位及定性诊断耳背穴更优于耳前穴,如十二指肠球部病变触摸十二指肠球结节,胆囊疾患触摸胆囊区结节,多梦的诊断,西医中医均无法诊断多梦,笔者对耳背多梦区的研究,不只解决了多梦的诊断,而且解决了多梦、恶梦的治疗。多梦的诊断,用手指触摸在多梦区有否软组织,脂肪的片状隆起便可知有否多梦、恶梦。在治疗时,只用王不留行籽数个贴压,一般 4~6 粒贴压可治疗多梦。同时运用耳背穴位可治疗运动系统疾病,如颈椎病、腰腿痛等,治疗时只取耳背上、下两个三角区,即六个穴位,上三角区治疗腰腿痛,坐骨神经痛,下三角区治疗颈椎病,治疗中加以手法会获得即刻疗效,于 1999 年 4 月在全美的 AAOM 学术大会上,笔者发表了新耳背疗法穴位图,1999 年 8 月,在美国拉斯维加斯召开的世界耳医学学术大会上,介绍了耳背上有五沟、四区、三根、两三角及七个特定点,耳背穴位的定位诊断及治疗功能,笔者耳背疗法在美国、欧洲、南美、拉丁美洲等正在广泛普及之中。

(十)耳穴电测操作方法

耳穴电测仪种类很多,在使用方法和操作上无特殊区别,在应用耳穴电测中有如下几个步骤:

1. 将探测仪的探测电极插头插入探测插口内,检查者手持探测电极的探笔,病人手持手握电极,打开开关,先将灵敏度调至最低位置,然后手握电极及探测电极的探笔,形成短路,当耳穴电测仪发出声响时,则表示仪器工作正常,可开始进行耳穴检查。

2. 调整电阻值。由于机体正常皮肤电阻个体差异很大,故在探测耳穴前,必须调整仪器的灵敏度,使与被测者的基础电阻值相符。

基础电阻值的测定很重要,一定调整在最适中的声响位置上,如果调整标准太低,探测耳穴时,几乎到处都响,易发生假阳性,如果基础电阻调高了,皮肤电阻又测不出来,基础电阻测定的方法,通常以上耳根为基准。

四川自贡市新耳针协作组在进一步对耳穴良导点电阻值的分析中发现,耳穴良导点平均电阻值为 340 kΩ,而上耳根平均电阻值为 282.5 kΩ,经过统计学处理,两者无显著性差别,$t = 1.53$,故认为上耳根穴可作为调整仪器灵敏度和确定基础电阻值的穴位。

3. 调整的方法。打开电位器开关,把探测电极电笔置于上耳根穴上,慢慢地调整电位器,使探测仪刚好发出微弱的声响反应,此时的电阻值称该病人的基础电阻值,也称为标准电阻值,以此值进行耳穴电测,在探测中反应强于此标准的敏感点,为阳性敏感点,也称阳性良导点。基础电阻随人而异,几乎每个人探测前都要调整,甚至同一个人左右耳朵电阻值也不一,探测穴位时,要注意声响出现的速度,音量的强弱,音调的改变和频率的变化,同时电阻值低仪器的震荡频率快、音调高、音量强,观察声音强弱音调的改变及频率变化,对判断阳性反应点和强阳性反应点有重要意义。

随着科学不断的发展,耳穴探测仪的不断完善和改进,特别是微机软件数据的处理,目前使用的耳穴电测仪,可以不用调整基础电阻值,只要打开仪器的按钮,便可以进行探测,此时与疾病相关的耳穴产生良导点,病越重,良导点越明显,导电量越高,声响越大,与疾病无关的耳穴,探测时不产生良导点,仪器不发出声响。近 20 余年来研制出来的耳穴电测仪应用起来非常方便。1998 年国际耳医学培训研究中心研制的耳穴探测仪,不经过调整耳穴基础电阻值,便可进行耳穴电测诊断,操作简便,临床诊断符合率高。

(十一)探测方法和手法

1. 探测顺序:先右后左,先上后下,先内后外,先脏腑后四肢。
2. 探测手法:点压法和线形划动法。

1)点压法:重点探测法。此法多用于测血压,重点穴区及脏腑部位的鉴别诊断,复诊病人复查和用于治疗前取穴。

点压法手法:是用耳穴电测仪的探笔在某一穴及与其邻近的相关联的穴位进行点压,寻找最敏感的良导点的方法。

(1)用于测血压:测血压是耳穴电测前的第一步骤。

测血压的穴位：耳廓三角窝外上角的降压点及屏间切迹下缘中点的升压点，以耳穴电测仪探压两穴位点，以探笔触压穴位声响出现的快慢、声响的强弱及音调频率改变衡量血压的高低。

若将降压点与升压点：均为弱阳性(±)或阳性(+)提示血压正常。

若降压点与升压点：均为强阳性提示血压不正常，血压向偏高的波动，或高血压正在用药控制中和脉压差小于20～30 mmHg。

若降压点声响高于升压点：提示高血压。

若降压点声响低于升压点：提示低血压。

(2)用于重点检查及鉴别诊断：

耳穴电测中，对耳廓某一部位的穴位，反应不清楚，不能做明确定位诊断时，必须进行重点穴位与其周围的耳穴，特别与其相关的耳穴做系统的点压测定，仔细比较声响的强弱，同时观察病人表情，对疼痛的反应程度，并且嘱病人当触压到疼痛敏感点时，告诉检测者，以助于分辨出强阳性反应点，确定病变部位。

此法常用于右上腹痛或右下腹痛，特别是急腹症的鉴别诊断。

右上腹不适，隐隐作痛或疼痛急剧时，与肝、胆、肝管、胆管、十二指肠穴有关，因为这些器官都是相连的邻近器官，当一个脏器发生疾病时，常会影响到另一个器官的病理变化，所以发现一个穴位的阳性反应点时，必须电测另外几个邻近脏器的良导点，除外邻近器官的病变。如果右上腹两个以上阳性反应点，胆、胆道阳性反应，必须测肝、肝管及十二指肠，要排除这三个解剖部位的病变，因为肝管、胆管汇合总胆管入十二指肠乏特式壶腹，如果肝、肝管、十二指肠均呈阴性反应，可证明胆和胆道阳性反应为胆道系统的感染。

右下腹部疼痛：右下腹部疼痛可由许多解剖脏器的病变引起，如急慢性阑尾炎，回盲部阶段性小肠炎—克隆病，输尿管结石、女性输卵管炎、卵巢病变及宫外孕等，因此要明确右下腹部位的定位诊断，必须在这些有关的解剖相应部位进行点压探测，比较出最高良导点，阳性反应点，才能做出定位诊断及鉴别诊断。

点压法用于肾穴鉴别诊断。肾小球肾炎与肾盂肾炎，探测肾穴阳性反应不能立即诊断属于哪一种肾病，因为肾穴是一穴多病的反应，又有多穴一病的诊断特点。一穴出现阳性反应不能做定性诊断，必须与其他阳性反应点相鉴别。若肾穴阳性或强阳性反应伴有压痛或刺痛，而肾炎点、内分泌、过敏区亦呈阳性或强阳性反应，可诊断肾小球肾炎。若肾穴阳性或强阳性反应伴有压痛和刺痛，肾炎点阴性反应，尿道穴呈阳性或强阳性反应，则诊断肾盂肾炎。

点压法在诊断中，是很重要的手法之一，点压的穴位要有目的，有系统的，一个点与另一关系密切的、互相有影响的穴点，进行点压和比较，这是关系到定位诊断的准确性的一种方法。如果检查者对耳穴定位，对各种疾病在耳穴反应的规律很熟悉，便能很快对疾病做出定位诊断及鉴别诊断。

2)线形划动法：即全身系统探测法，用于初诊病人，系统检查身体各部位的病变及既往史，同时用于普查。

线形划动法的手法：是应用耳穴电测仪的探笔，在耳廓上按机体各系统的解剖部位，给予一定压力，沿一定路线划动检测疾病的一种方法。

这种方法是把耳前160余个耳穴按机体各系统构化成一定路线或图示。在电测中探笔沿一定路线和图示进行划动,在划动中既可电测到良导点,又能发现阳性反应物。在划动中会感到与疾病相关的耳穴可能会有结节、条索、不同形状的隆起,也许会触及到反应点状或片状或线形的凹陷以及水肿,并在划动后,又可以观察到有变色及压痕及压痕恢复平坦的时间不一。按路线和图示线形划动,检测耳穴时既不会遗漏一个穴位,也不会遗漏任何一个阳性反应点。相当于对全身各系统各组织器官、躯干四肢等全面查体。

线形划动法顺序有两种方法:

第一种:按耳廓解部位探测

1.三角窝 → 2.耳甲窝 → 3.耳轮脚周围 → 4.耳甲腔 → 5.对耳屏 → 6.屏间切迹 → 7.耳屏 → 8.耳垂 → 9.对耳轮 → 10.对耳轮上脚 → 11.对耳轮下脚 → 12.耳舟 → 13.耳轮 → 14.耳背

第二种:按机体各系统解剖部位探测。这种按系统检查手法是最常用的一种方法,有系统性,探测的顺序先右耳后左耳,按人体解剖部位,按机体左右脏器的部位进行探测,右耳重点探测肝、胆、胆道、十二指肠、阑尾、肝管。

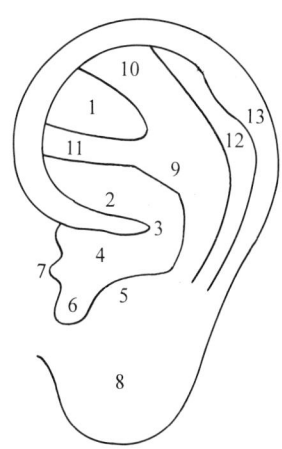
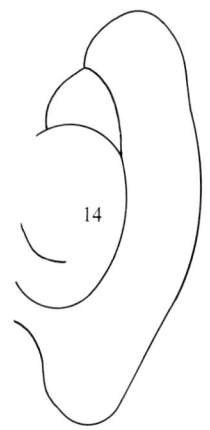

左耳重点探测心、脾、胰、小肠、乙状结肠、大肠、左肝叶和糖尿病特定点。先探测右耳:由于右耳有肝、胆穴,与消化系统关系密切。从中医的脏象学说,肝病及脾,肝病及胃,从经络学说,肝经的走行最长,从小趾到巅顶,所以,肝脏有病影响许多脏器功能。先探测右耳以先排除肝、胆病变。

按机体各系统探测

测血压 → 生殖系统 → 泌尿系统 → 肝、胆、胰系统 → 胃肠系统 → 腹腔 → 心血管、呼吸系统 → 神经系统 → 颜面、五官、耳、鼻、喉 → 运动系统,躯干四肢。

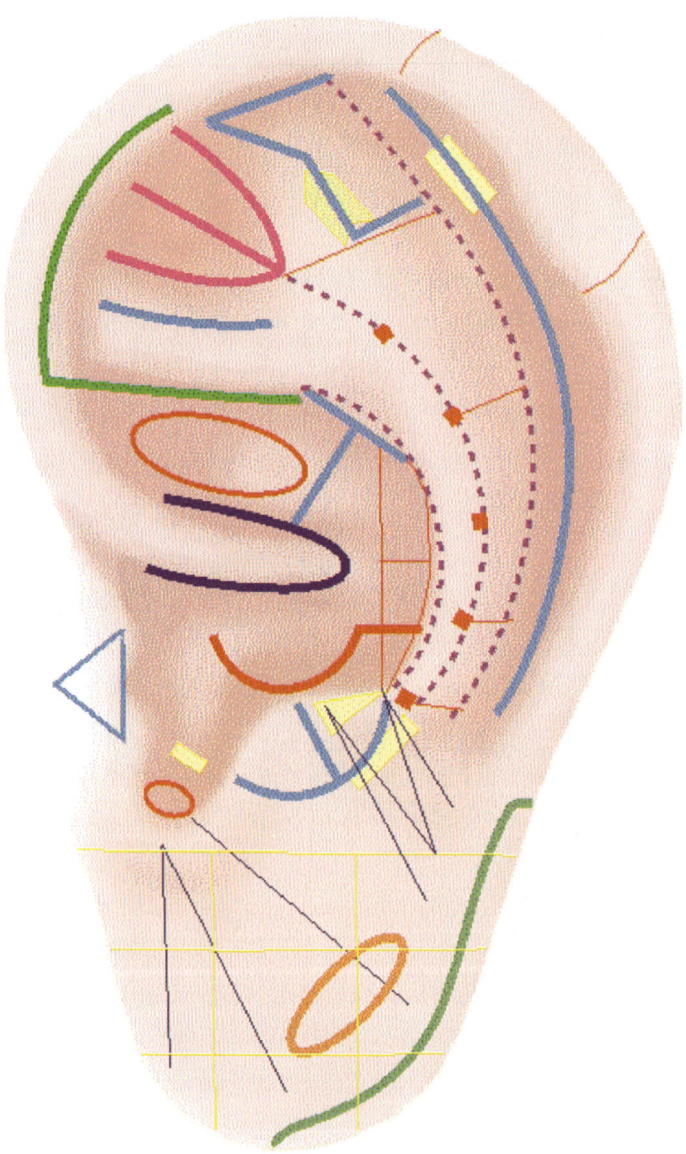

耳穴诊断路线图

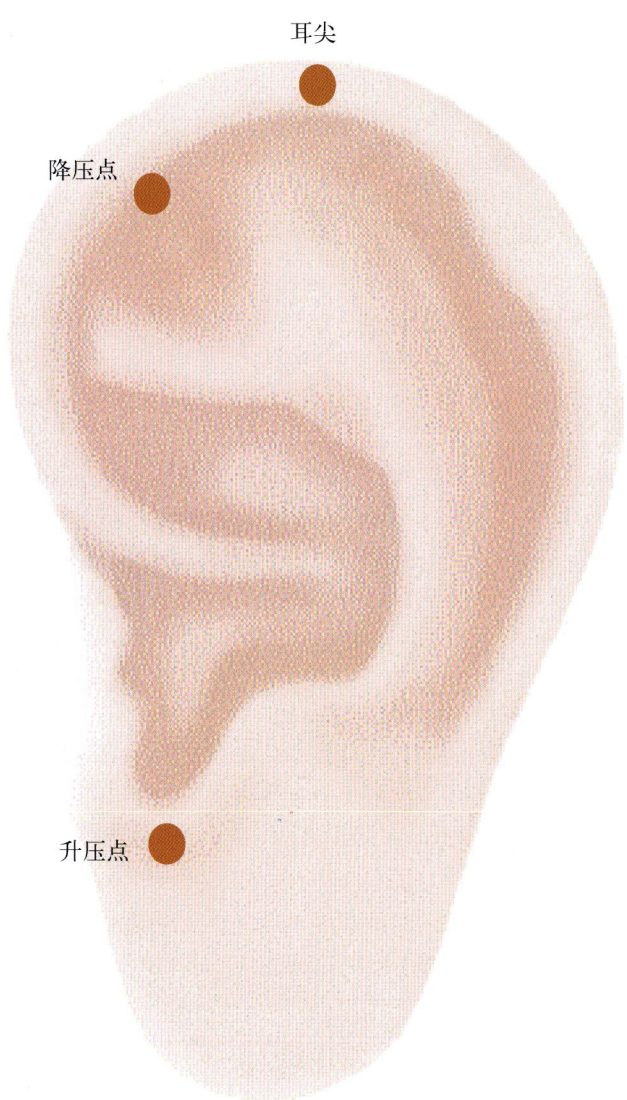

测定血压

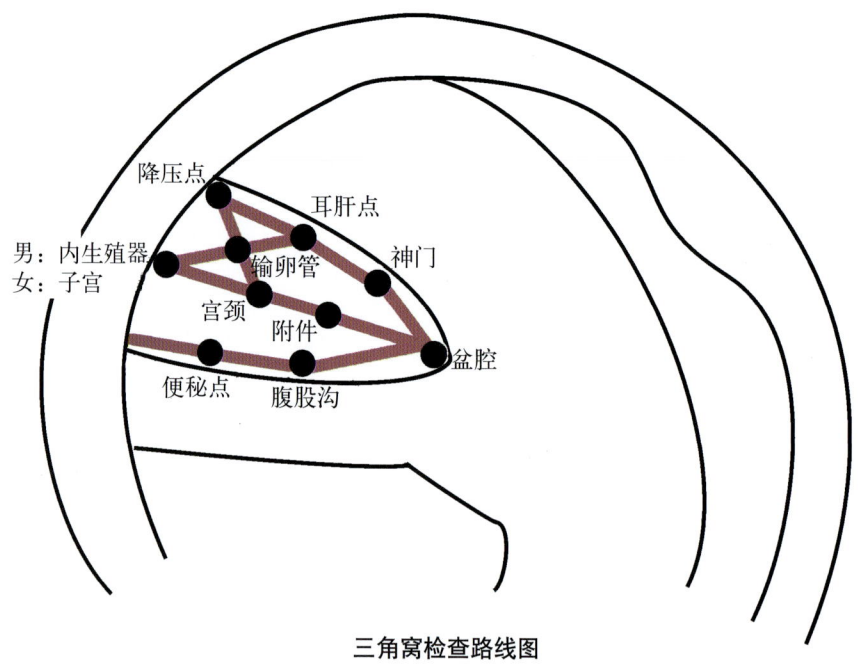

三角窝检查路线图

探测顺序：

1)用点压法测血压

2)三角窝生殖系统用一点三线探测共四个穴位加一点

(1)中线从三角窝顶角一点盆腔穴，引出的中线生殖线，是耳穴电测中的重点线。

女性：中线四穴：盆腔→附件→宫颈→子宫，加输卵管，检查生殖系统病变。

男性：中线为内生殖器，检查内生殖器，前列腺及睾丸病变及性功能状态。

(2)外上线：降压点、耳肝点、神门，以检查降压点，用以判断血压高低。耳肝点和神门两穴无明显诊断意义。

(3)内下线：腹股沟、便秘点，以电测腹股沟为主穴，男性病人检查内生殖器官的病变，前列腺炎、精索静脉炎、精索静脉曲张及腹股沟疝。

3)泌尿系统检查法：用"⌐"形探测法

检查顺序：

肾→输尿管，将肾与膀胱联线分为三等份，即将输尿管分为三段，外1/3为输尿管上段，包括上狭窄区，中1/3为输尿管代表区，包括中段狭窄区，内1/3输尿管下段入膀胱狭窄处，三段为输尿管结石易嵌顿处，耳穴电测时注意线形划动三个狭窄区。以判断结石部位和输尿管病变。

膀胱→前列腺（男）、内尿路（女）：探测前列腺有否变形隆起，耳甲艇艇角的锐度变化，疼痛反应以判断有无前列腺肥大及前列腺肿物。前列腺→尿道：尿道是判断泌尿系统感染和肾盂肾炎与肾小球肾炎的鉴别点。

尿道穴阳性良导点多提示泌尿系统病变，尿频，尿道穴触及条索隆起，提示有泌尿系统感染史、既往史。

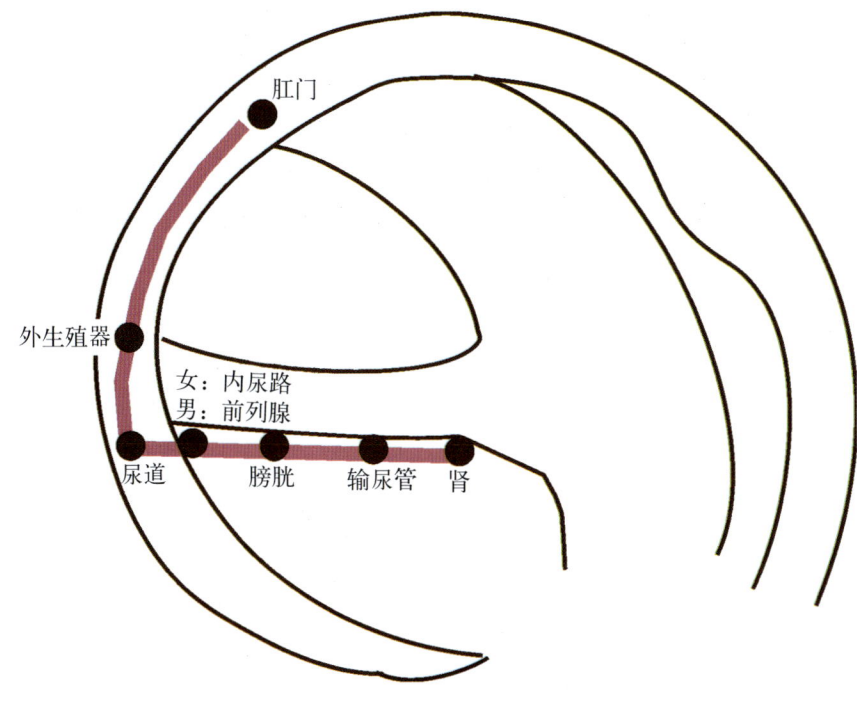

泌尿系统检查路线图

外生殖器→肛门：以线形划动手法，判断有无内痔、外痔、混合痔。

4)肝、胆、胰系统：检查用"T"形探测法

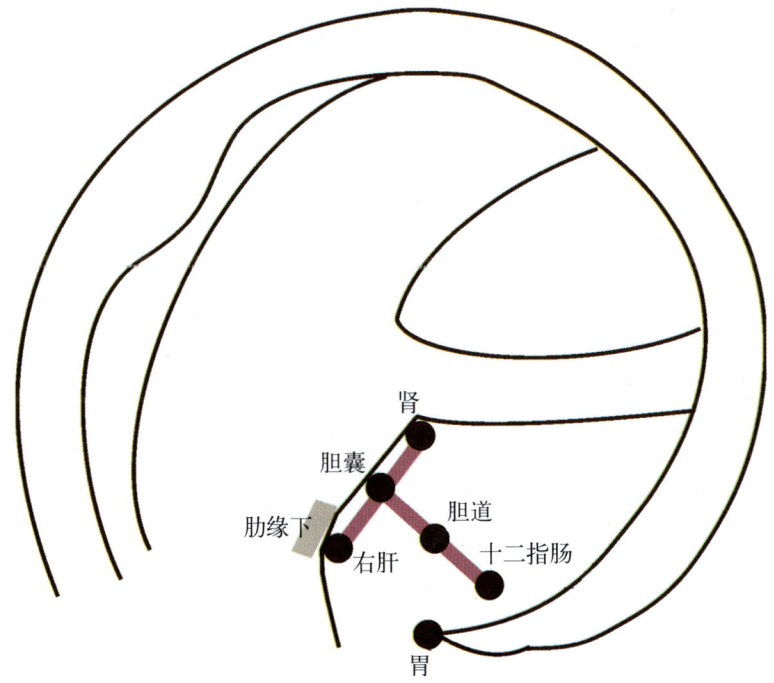

肝胆系统检查路线图

右耳检查肝、胆囊、胆道。

肝：右耳为右肝叶，左耳为左肝叶，正常肝脏大小在对耳轮上2/5与3/5的内侧缘，不能触及边缘，若能在肋缘下触及条索，提示肝肿大(肝肿大诊断，见诊断各论)。

胆：在肾与肝穴之间。在人体解剖中，胆囊是一个很小的器官，在胆囊疾患中，胆囊却占很大区域，几乎占整个肾与肝区之间的部位。胆穴代表胆囊体部，胆囊疾患，多在胆囊底部或胆囊颈部，胆囊底部可在肾与胆之间，即肾、胆联线上1/2处，因此，耳穴电测时，更要注意胆囊底部病变。电测中既要观察良导点，又要注意胆区的隆起变形及耳背胆囊球结节的变化。

胆道：在胆囊与十二指肠穴之间，胆囊病变易波及到胆道，十二指肠病变也亦影响至胆道，胆道是多发病区，电测时，以声响及凹陷水肿或结节条索病理变化为主。若胆管阻塞，黄疸时，可见大片肿胀、隆起变形，若胆囊切除，胆道仍会发生胆道感染，不能忽视胆道电测。

胰腺、左肝叶及糖尿病点的检查在左耳，用"T"形检查法。

胰腺的位置，以胰穴为中心，而胰腺尾部延伸至肾与胰腺之间的区域，即肾与左肝叶联线的上1/2处，探查左耳胰腺时，须向肝、肾联线上1/2划动探测。当患者有胆道系统感染时，特别要探测胰腺，因为胆囊炎易影响到胰管，当患者慢性胰腺炎时常为两胁胀痛。

糖尿病点：以胰腺与十二指肠穴联线的中点，临床检查糖尿病点阳性反应时，宜向外下方移动，即向左肝叶及胃区方向波及。故探测糖尿病时，勿向耳甲艇内、腹胀区移动，以免偏离穴位方向性。

耳穴电测左肝叶是必要的，往往肝的占位性病变不在右肝叶而在左肝叶。

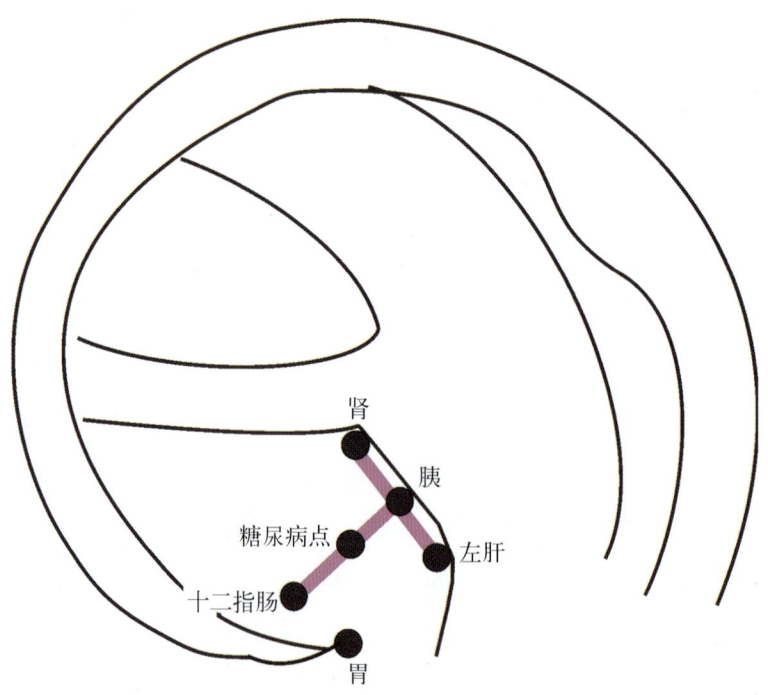

左肝、胰腺、糖尿病检查路线图

5)胃肠系统：用"∪"形检查法双耳检查的内容不同。

右耳：重点检查胃、十二指肠、阑尾及回盲部。

左耳：重点检查胃、十二指肠、乙状结肠、大肠、小肠。

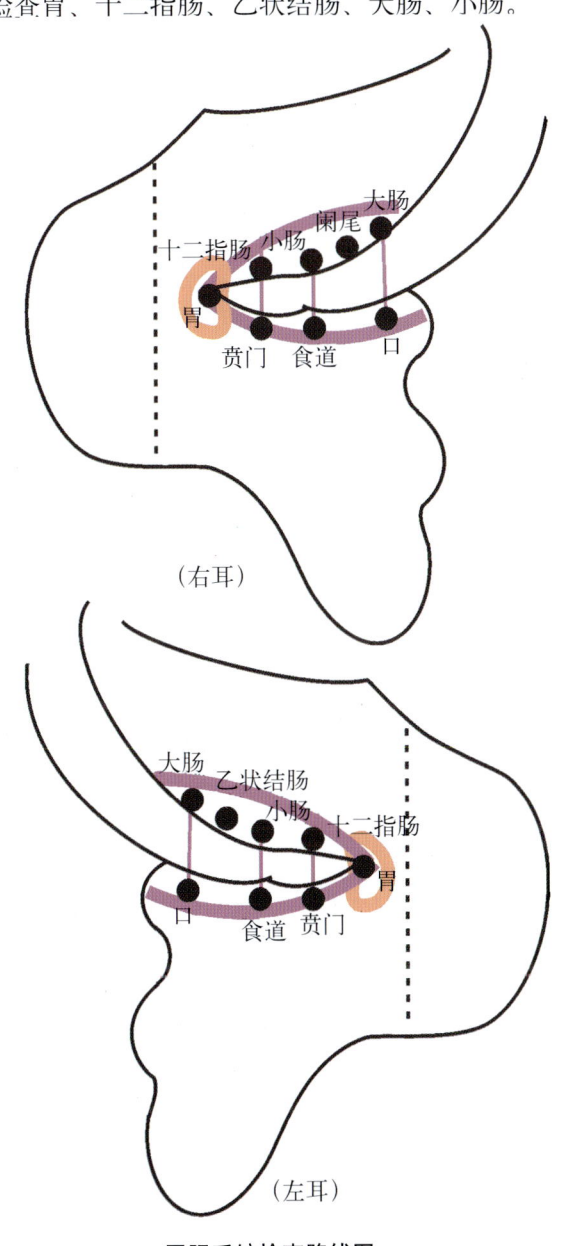

胃肠系统检查路线图

检查顺序：

右耳：口→食道，为重点检查穴位，由于食道穴位在耳轮脚中点下缘，即迷走神经点下方，神经血管非常丰富，此穴又处于低凹部位，容易电测出良导点，因此食道穴为正常生理敏感点。

探测时注意食道炎与食道癌的鉴别,若为食道炎仅呈现良导点阳性反应或强阳性反应;若为食道癌,伴有变形、结节、隆起、质硬、疼痛敏感。

贲门:是诊断恶心、呕吐、反酸、呃逆的要穴。食道裂孔疝多在此处呈良导点。阳性反应,贲门癌在此穴可有反应,探测时要仔细分辨。

胃:正常时耳穴图上仅为一点,这是代表胃小弯点。胃溃疡多发生在胃小弯幽门处,临床上胃部疾患多见炎症,如萎缩性胃炎、浅表性胃炎、肥厚性胃炎。胃部炎症,多反应在胃体部及胃底部,即在耳轮脚消失处与对耳轮内侧缘划一水平线时将其分成两等份,其内侧1/2部为胃底、胃体部;胃底部偏耳轮脚消失处上方近幽门处。因此电测胃穴时不能仅测一点,而反复划动胃区之良导点及阳性反应物,如果是肥厚性胃炎或是浅表性胃炎时,胃区可见黄豆粒大小白色片状隆起,或在隆起处,触及条索结节。

十二指肠:十二指肠穴是多发病区,十二指肠球炎、十二指肠溃疡均可在此穴反应,线形划动此穴,可分辨出十二指肠溃疡发病史及既往史,并判断出十二指肠球炎和十二指肠球部变形。若十二指肠溃疡,点状色红,凹陷,若伴有毛细血管充盈,色泽鲜红,良导点为强阳性反应,多为十二指肠溃疡病发作期,若十二指肠区触及结节条索,为十二指肠溃疡静止期,既往史;若十二指肠区触及条片状隆起或片状隆起,为十二指肠球变形;若十二指肠呈现绿豆大之凹陷、色红,为十二指肠球炎。十二指肠病变以视诊、电测、触诊才能做出鉴别诊断。

小肠:在耳穴电测中有肿胀压痕反应,常见肠功能紊乱,消化吸收功能差。

阑尾:以电测、触诊为主,若良导点阳性,又触及隆起或在隆起中触及条索,多为慢性阑尾炎;若见瘢痕反应,则提示阑尾切除术后。

回盲部:探测时若片状凹陷不平,疼痛敏感,应不排除节段性坏死性小肠炎,克隆病。溃疡性结肠炎及结肠肿物多在左耳大肠区探测。

左耳耳穴电测路线,仍为"U"形探测顺序,口、食道、胃、十二指肠。胃、十二指肠病变,两耳电测均有相同反应。小肠功能紊乱,消化吸收功能差,多在左耳小肠区反应。

乙状结肠、大肠(结肠):是诊断肠道疾患的要穴。电测时左耳以变色、变形、良导点及疼痛反应为主,若在线形划动中在乙状结肠、大肠区条片状隆起,或在条片状隆起中,又触及条索,提示便秘;若在乙状结肠、大肠穴位低平凹陷,提示腹泻;若在乙状结肠 大肠及腹腔触及结节、质硬、疼痛敏感,呈阳性或强阳性良导点,则不排除结肠肿瘤。

6)腹腔:用"⬭"形探测法

椭圆形区为腹胀区,正常时,椭圆形区平坦略凹陷,有光泽。若在此区见白色片状隆起,探触后有压痕反应,则提示全腹胀满。

若将腹胀区分成内外两等份,内侧1/2为下焦区,探测时片状隆起,电测阳性良导点,提示少腹胀满,或坠痛,多见妇科病、男性内生殖器官的病变。

椭圆区的中点为脐周穴,若儿童在此区探测到良导点,或压痕反应可考虑肠道蛔虫症引起腹痛。

椭圆外上方是肾穴,下方是腹水点穴,其穴在肾与十二指肠联线中上1/3处。若电测此穴肿胀压痕并可见水纹波动感,考虑水贮留。身肿或下肢浮肿可能与心、肝、肾功能障碍有关,或是血液循环不良或淋巴液代谢障碍,或是肾虚引起的腰酸腿肿或腹水。

醉点：在诊断中无特定意义，为治疗戒酒要穴。

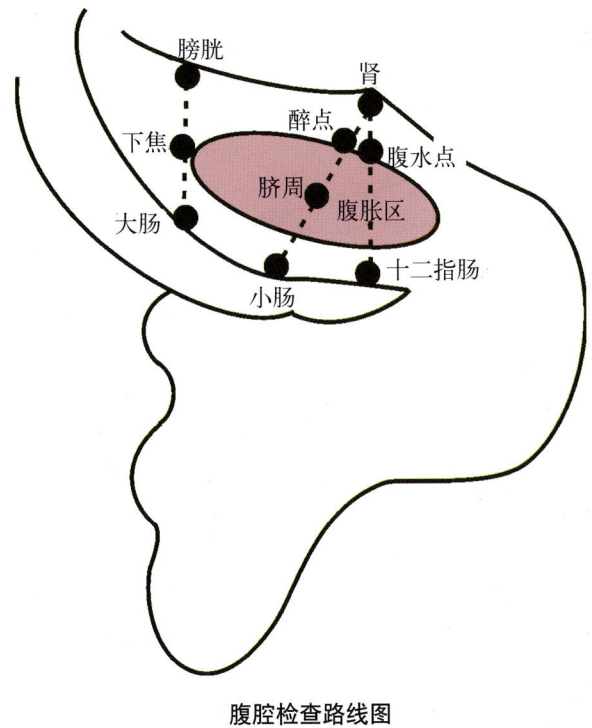

腹腔检查路线图

7) 心血管及呼吸系统：用"＿＿＿"形探测法

呼吸系统：双侧探测气管、支气管、双下肺、心、脾穴以及血液点，以左耳为主，三焦穴是主穴，是治疗用穴，无明显诊断价值。

检查顺序：以左耳为主，首先重点检查心区，然后依勺形路线检查气管、支气管、肺、脾、血液点及脾肿大区。

(1) 心：正常时，心区有生理凹陷并可见色泽明亮的环形反光区，而且心区皮肤细腻，无水肿，无色素沉着。当心脏有病，或心律失常时，在心区有不同特征性改变，所以在耳穴诊断中，既不能完全依据视诊及阳性反应物作定性诊断，也不能以电测到良导点作诊断心脏病的基准。

由于心区在耳甲腔区中心最凹陷的部位。电阻值低、导电量偏高，又由于心穴在中医五脏六腑中是一穴多病的反应，是正常生理敏感点之一。因此在诊断中要综合分析，通常先做触诊，以耳穴电测仪的探笔触压心区，观察触压后心区周围的变化，有无色白肿胀，有无水波纹，触压穴位下有无条索及条片隆起，然后再观察探笔探压后心区有无痕迹反应，最后才能根据电测后导电量的高低进行分析。

探测心区的方法：是从左下肺区中点垂直向心区上划动，越过心区，在向心区划动的一瞬间，如果心脏功能非常健全，不能触及任何阳性反应，也许可见轻微良导点声响反应，也许导电量无变化，但如果心脏有病变或心率改变或心律不齐，便可发现各种阳性反应，因此一定要注意探笔下穴位的形态变化，探笔下心区周围的变化及探触后的压痕反应及皮肤变化。

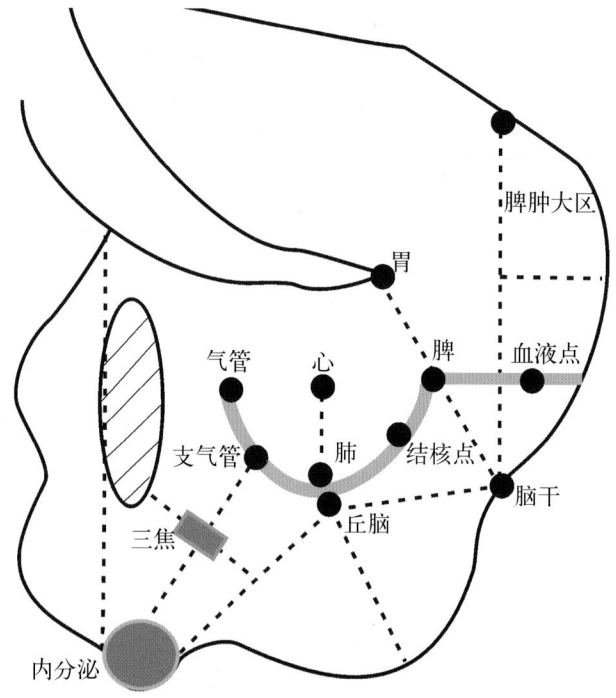

心血管、呼吸系统检查路线图

心区常见的异常反应如下几种：

(1)电测时，心区正常生理凹陷及反光区消失。

(2)心区可见数目不等的点状凹陷，触之有轻压痕反应。

(3)心区有色白肿胀，触压时肿胀范围＞0.7 cm以上，若肿胀范围在＜0.5 cm以内，多为功能性心慌或是自主神经功能紊乱。

(4)触压心区时可见周围水肿并可见＞0.5 cm环状水纹波，向四周放射，此时多为心脏缺血、缺氧。

(5)心区触及水平条索或条片状隆起，若在心区1/2处触及条索，或条索片状隆起，提示冠心病，若在心区下1/4处触及条索，或条片状隆起，提示心动过速。

(6)心区平坦或膨隆触之凹凸不平，质硬，多为心动过缓。

(7)心区皮肤质薄脆，一触即破，可见血性渗出物，提示严重心脏供血不足。

以上各种反应对心脏诊断，特别是定性诊断及鉴别诊断均有重要意义。在探测心区时手法很重要，手感更重要。观察探测心区时一瞬间的病理形态改变更重要，因此必须进行综合诊断。

支气管：是诊断气管炎、支气管炎的要穴。当电测划动时既有良导点，又可触及片状隆起或数目不等的条索，可诊断为慢性气管炎或慢性支气管炎或支气管扩张。

肺：心区的直下方为肺，下肺为同侧肺，诊断肺部疾患，均用下肺。肺区在耳甲腔低凹陷处，是五脏之一，是一穴多病的反应，是18个正常生理敏感点之一，因此电测肺穴时，出现良导点反应时，只能用于定位诊断，但不能以良导点的强弱作定性诊断，仍需根据阳性反应点的不同类型和特点进行判断，详见耳穴诊断各论。

结核点:与心、下肺在耳甲腔近脾区构成等腰三角形。是耳穴分类中的特定穴之一,有一穴一病的诊断特点,若结核点电测阳性反应点时,应考虑体内有结核病灶,是肺内结核,要探测肺区有否良导点及探触阳性反应,如果排除肺结核要考虑肺外结核,需进一步探测有关好发结核的病变部位。

脾:是诊断脾虚、消化不良、腹胀、便秘,以及诊断脾湿、大便溏泻、皮肤病、浮肿、关节痛、腰酸腿肿、身疲倦怠等的参考穴,同时免疫功能低下,血液系统疾病,脾穴均呈现良导点。

当电测脾穴肿胀,或色白水肿有压痕反应时,则提示脾气虚弱、脾虚湿困、水肿、浮肿、水盐代谢障碍等疾病。

脾肿大区:是诊断脾肿大的特定区,正常脾的大小,一定在耳轮脚消失处与脑干联线的中点,如果脾肿大,可见脾肿大区隆起,并可触及条索及脾肿大之边缘,若在脾肿大区近耳轮脚消失处与对耳轮内侧缘联线水平处 触及条索即脾肿大边缘为巨脾。脾肿大以触诊为主。

血液点:是诊断血液系统疾病的特定点,诊断方法以电测良导点为主。

8)神经系统:对耳屏内外侧均以 ⚓ 弓形探测法:

对耳屏外侧面:对耳屏相当于脑、脑神经系统,也是神经系统中枢所在,对耳屏外侧有两区七点。

两区:晕区、神经衰弱区。

七个点:额、颞、枕、顶、脑垂体、腮腺、平喘。

对耳屏外侧面是检查各部位头痛、头晕、神经衰弱的重要部位。

正常时,对耳屏外侧是平坦略凹,可见"⌣"弓形线、头脑清晰线、头脑健康线,无头痛、头晕。

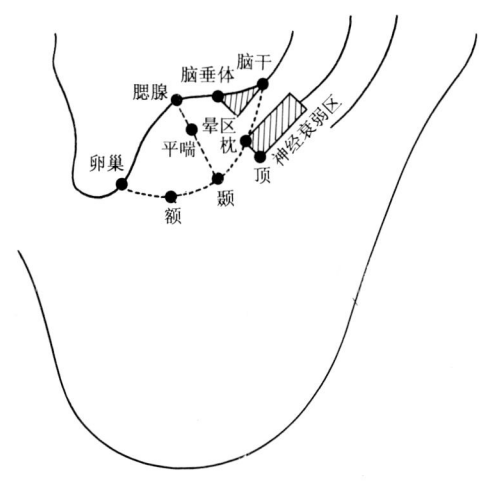

神经系统检查路线图(1)

对耳屏外侧面若隆起变形,电测良导点,应提示有不同部位头痛。

额穴:圆形隆起或见不规则隆起	良导点:阳性反应,提示前头痛。
颞穴:圆形隆起或片状不规则隆起	良导点:阳性反应,提示颞侧太阳穴头痛。
颞穴:只见一侧片状隆起	良导点:阳性反应,提示偏头痛。
枕穴:片状隆起	良导点:阳性反应,提示后头痛。

顶穴：片状隆起　　　　　　　　　良导点：阳性反应，提示头顶痛。

对耳屏外侧均见隆起，双耳相同反应，电测良导点额、颞、枕、顶均为阳性反应，则诊断全头痛。

对耳屏外侧中线腮腺穴，无探测意义。

对耳屏外侧中线中上1/3交界的平喘点，为特定穴之一，是判断有无哮喘之要穴。在临床电测中，若支气管为阳性良导点，过敏区、平喘均呈现良导点，应考虑诊断支气管哮喘。

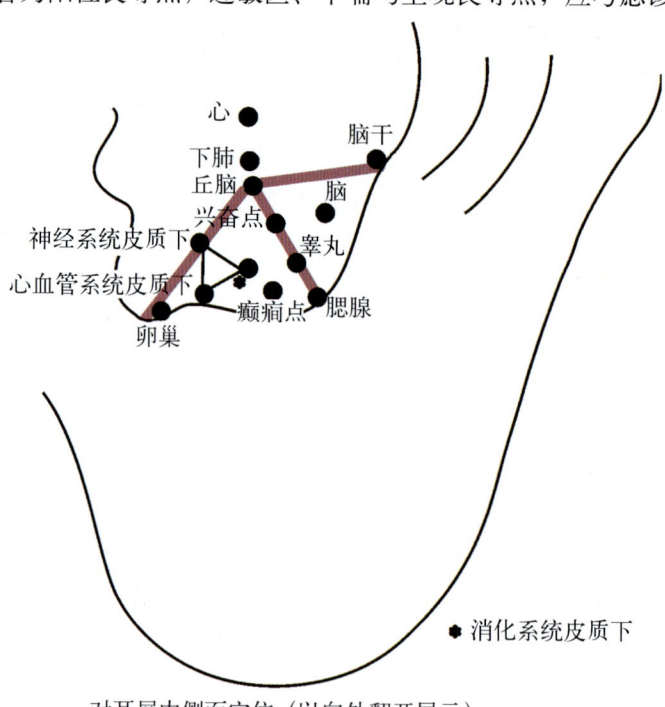

对耳屏内侧面穴位（以向外翻开展示）
神经系统检查路线图(2)

脑垂体：是治疗要穴。脑垂体肿瘤比较少见，若有垂体瘤，在垂体穴可触及结节或条索，可结合患者病史临床症状综合分析。

晕区：是诊断头晕之要穴，以视诊及电测良导点为主。

神经衰弱区以指摸诊为主，是诊断入睡慢之要穴。电测无明显意义，当判断睡眠轻浅、短时用耳穴探测法探测神经衰弱点，当阳性反应时可诊断睡眠轻、浅、短。

对耳屏内侧面：对耳屏"弓形"的中线分成内下及外上两部分。

中线：为兴奋线。此穴区在治疗中有兴奋作用，为治疗线。由于常用于减肥也称减肥线，其主要减肥点为丘脑、兴奋点。

中线主要三穴：睾丸、兴奋点、丘脑。耳穴探测睾丸以男性为主，如睾丸炎、附睾丸炎或严重前列腺炎时引起睾丸的抽痛，电测时为阳性良导点。

对耳屏内侧外上方主要穴：脑。脑穴以电测为主。脑穴电测良导点阳性或强阳性，可考虑脑内有占位性病变或脑血管畸形，脑血管病变。若病人患有头痛时，一定要电测脑内穴位，以排除脑内占位性病变。

对耳屏内侧下方是重要的皮层下高级中枢。笔者总结了大量的临床病例,其中对113例血栓闭塞性脉管炎、67例冠状动脉硬化性心脏病、53例胃及十二指肠溃疡、436例神经衰弱的耳穴皮质下穴反应规律进行观察,得到一个明确结论:当某一系统疾病时在皮质下区都有特定阳性反应点,为准确诊断及治疗,在1971年,将对耳屏内侧下1/2皮质分成三个分区:

神经系统皮质下、消化系统皮质下、心血管系统皮质下三个皮质下的分区进行测定。根据导电量的高低,分析判断各系统疾病在皮质下区的反应程度,诊断哪一个系统的疾病是体内主要病症。三个皮质下以电测良导点为主,并在治疗中有重要的调节机体各项功能的作用,特别是根据皮层-内脏相关系统学说、消化系统皮质下可治疗消化系统疾病。神经系统皮质下可反应神经功能和情绪状况、并可治疗神经系统疾病,还可调节大脑皮层兴奋与抑制功能。

癫痫点:是临床诊断治疗癫痫的经验穴,以电测良导点为主。

9)颜面部及五官探测法:耳垂相当于人体的面部及五官,检查的方法是九区法

耳垂穴有五沟、二区、十三穴。

二区:面颊,肿瘤特异区1。

五沟:低血压沟、心律不齐沟(冠心沟)、耳鸣沟、上缺齿沟、下缺齿沟。

十三穴点:牙、下腭(下唇)、舌、上腭(上唇)、下颌(包括下牙、下颌骨、牙龈)、上颌(包括上牙、上颌、牙龈)、智齿、颞颌关节、内耳、眼、扁桃体。另外两个特定点:身心穴、神经衰弱点。

耳垂的20个穴区,有的只用于视诊,如:五沟,只需视诊可做诊断参考,有些穴位只用治疗,在诊断上无明显意义,如:牙、眼,其他穴点及穴区在定性诊断及定位诊断均有特定意义,须用触诊法、压痛法、压痕法、探触法、良导点探测法综合诊断。

耳垂检查顺序可按九区顺序探测。

1区:牙是治疗用穴。

2区:检查口腔疾患,下腭和下唇,舌、上腭和上唇,此区多发生口腔溃疡。若为复发性口腔溃疡,此良导点伴有片状隆起,凹凸不平似瘢痕样反应。

3区:检查牙齿及牙龈等病症。缺齿、龋齿时伴凹陷或见缺齿沟,牙周病、急性炎症,仅色红片隆、肿胀压痕。3区包括智齿,检查3区时,同时注意有无龋齿、缺齿和牙周病。3区颞颌关节是检查颞颌关节紊乱、颞颌关节炎要穴,急性炎症时,电测良导点伴红色肿胀,触压痕反应,慢性颞颌关节紊乱见隆起。

4区:特定穴,神经衰弱点,以电测良导点为主,阳性及强阳性反应,提示睡眠轻、浅、短,易醒、早醒、醒后难以入睡。

5区:眼在诊断上以视诊为主,若红色肿胀有压痕反应。电测阳性反应,多提示炎症疾病。眼穴多用于治疗视神经萎缩、视力模糊、结膜炎、麦粒肿、屈光不正。

6区:内耳穴电测内耳疾患,若为良导点伴有凹陷,多提示伴有耳鸣。良导点伴有耳鸣沟,提示耳鸣。良导点伴耳鸣沟深而长,提示耳鸣伴有听力下降。良导点伴内耳凹陷,多提示鼓膜内陷。良导点伴触及凹凸不平,似瘢痕样反应,提示慢性中耳炎病史。

7区:特定穴。身心穴以电测良导点为主,良导点提示情绪不稳定,可能有忧郁、焦躁、焦虑不安、紧张。良导点伴压痕反应或可见周围水肿,患者伴忧郁、焦虑不安、紧张,神经敏感或较严重的神经衰弱综合征及情绪变化。

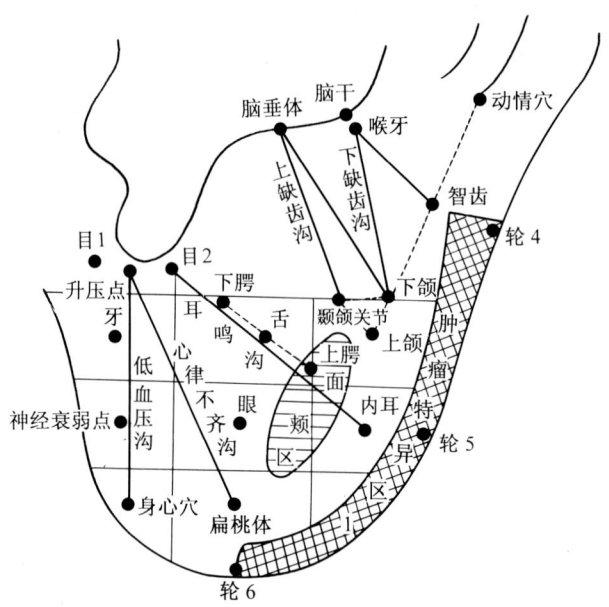

颜面、五官检查路线图

8区:扁桃体。以电测为主、以良导点的强弱、以形态变化判断急、慢性扁桃体炎。

9 面颊区:是美容治疗要穴。治疗皮肤病、色素沉着、白癜风、痤疮、玫瑰痤疮。面部皮肤病只需观察患者面部皮肤即可得出诊断。面部易发性面神经麻痹、面神经痉挛、面肌抽搐,均可观察患者的面部表情,即可得出诊断。面颊区探测时,只需注意导电量高低和疼痛灵敏度,面颊区良导点强阳性又伴疼痛敏感,应注意三叉神经痛的诊断。

10 肿瘤特异区 1:是测定恶性肿瘤的特定穴。当怀疑此部位有恶性肿瘤时,需探测肿瘤特异区,以助于定性诊断。

诊断要点:

以肿瘤特异区 1 呈带状导电量增高,疼痛敏感为主。

若在肿瘤特异区内设一对照线,对照线呈阴性反应。

电测时须注意,若肿瘤已切除,经过化疗、放疗肿瘤得以控制,此区可呈阴性反应或弱阳性反应。

肿瘤特异区 1 的电测良导点以患病部位的患侧耳穴阳性及强阳性反应为主。

耳前与耳垂后肿瘤特异区 1 同时探测比较导电量的强弱及疼痛敏感。

10)鼻、咽、喉、鼻咽部检查法:均以 △ △ 检测法

鼻、咽、喉、鼻咽部的相应解剖部位均在耳屏。耳屏相当于人体的咽喉、内鼻和鼻咽部,耳屏内侧面和外侧面的主要穴位均呈三角形分布,因此检测耳屏内、外侧的穴位,特别是电测鼻、咽、喉、鼻咽部位时,以三角形路线进行探测。

耳屏外侧面有六个主要穴位:屏尖、肾上腺、外鼻、饥点、渴点、降率穴,这些穴位均为治疗穴,在耳穴电测中无明显定位诊断及定性诊断意义,临床上不探测耳屏外侧面。

耳屏内侧面：咽、喉、声门、内鼻、鼻咽、耳颞神经点几个主要穴位都在耳屏内侧面，因此耳穴电测中以耳屏内侧面为主。

咽、喉、声门三穴，过去耳针疗法中只归属一个穴——咽喉。在临床观察中，咽部的病变、喉部的病变及声门部的病变，由于症状不同，在耳穴中反应的部位、位置亦不同，为明确做出定位诊断，三穴分布的规律是：在耳屏内侧上1/2处耳道的前上方，为前咽、后喉、里声门，探测这三个穴位，只要从前下方向内上方一个斜行线，以良导点出现的位置或伴有肿胀压痕反应便可确定病变部位。

内鼻、鼻咽穴在耳屏内侧下方1/2处，内鼻在前，鼻咽在后，近耳道孔前下壁。

内鼻穴：探测到良导点，可以诊断多种鼻部疾患。

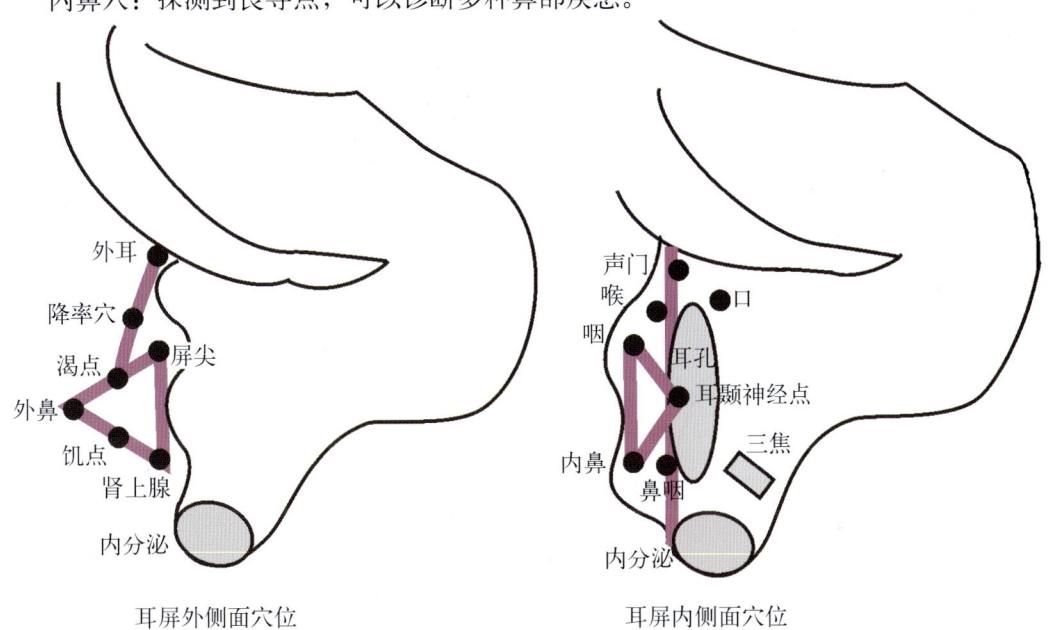

鼻、咽、喉、鼻咽部检查路线图

内鼻穴电测良导点不伴形态变化，多考虑单纯性鼻炎。鉴别各种鼻部疾患以形态变化为主。若咽、喉、气管同时多个上呼吸系统出现良导点，可考虑是感冒的先兆症状。

内鼻穴电测良导点，且触及片状隆起增厚、质硬，可考虑肥大性鼻炎。

内鼻穴：电测良导点，同时额、上颌、上腭均呈现良导点，且触及内鼻片状隆起肿胀、压痕反应，应考虑副鼻窦炎。电测良导点，过敏区良导点，且触及内鼻穴片状隆起水肿、压痕反应，应考虑过敏性鼻炎。

鼻咽穴：电测良导点，若触及水肿压痕，为鼻咽炎，伴有鼻液倒流。电测良导点，若触及结节隆起，疼痛敏感，应考虑鼻咽肿物。

11)运动系统、躯干部检查法：

肋胁部：电测导电量高，其一考虑肋胁部肌肉拉伤；其二肝胆病变；其三带状疱疹等症。

腰肌部：电测导电量高，变形隆起，多考虑腰肌劳损。

腹外穴：电测导电量增高，压痕反应，考虑肾病。肾区疼痛可考虑肾结石。

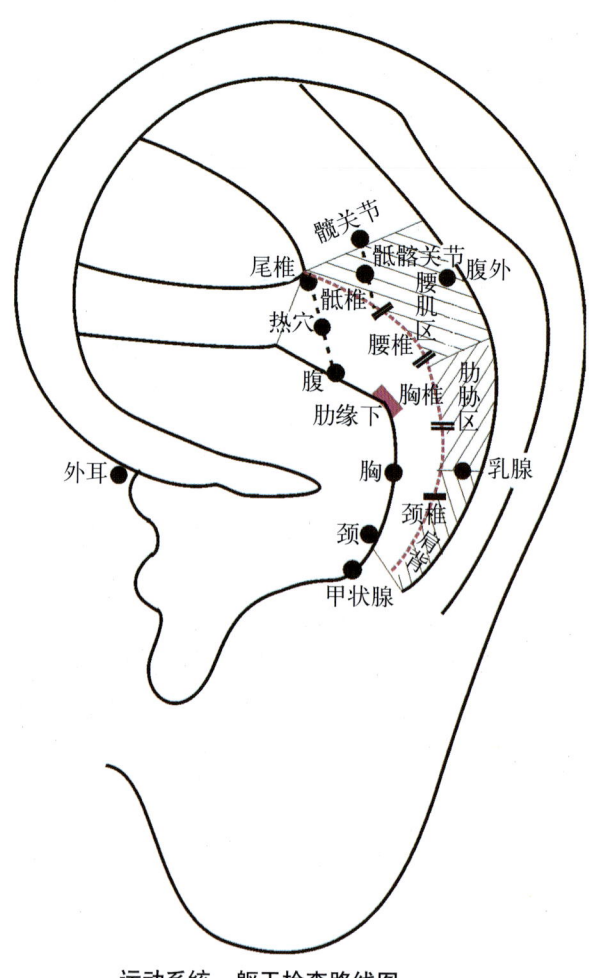

运动系统、躯干检查路线图

骶髂关节：电测导电量增高，触及条索，或压痕反应，为骶髂关节炎或骶髂关节损伤。

乳腺：耳穴只有一个乳腺，外侧乳腺为同侧乳腺，电测中注意触及形态变化，若触及结节条索，多考虑乳腺纤维瘤，若隆起质软，多考虑乳腺囊肿。

12) 目1、目2双眼检查法

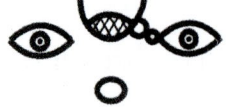

目1、目2穴在屏间切迹外侧，屏间切迹前为目1，屏间切迹后为目2，在耳穴中反应眼睛的穴位有三只。其中目1、目2为诊断及治疗眼疾之要穴。

屏间切迹共有六穴：内分泌、卵巢、促性腺激素点、升压点、目1和目2。

目1、目2两个穴位是北京平安医院许作霖老大夫在1958年提出的，原始穴名，目1为青光，目2为散光，经30余年临床应用，在诊断及治疗上的效果，优于耳垂上的眼。在三个反应眼的穴位中，目2穴又优于目1和眼。

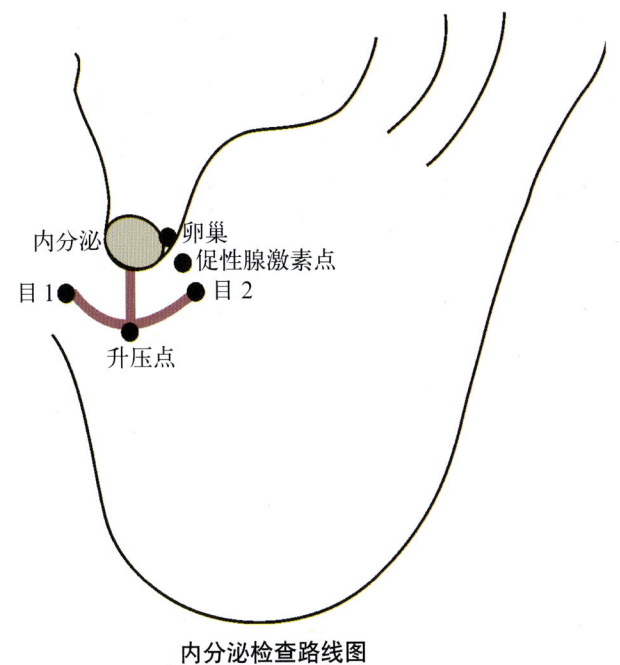

内分泌检查路线图

目1是诊断治疗青光眼的要穴，在诊断中以电测良导点为主。

目2是诊断治疗屈光不正、近视、远视、散光、弱视的要穴，以视诊为主。

近视：目2多为片状或圆形隆起，电测良导点阳性反应。

散光：目2多为点状或圆形凹陷，电测良导点阳性反应。

近视伴散光：隆起伴凹陷，电测良导点阳性反应。

远视：条状隆起，电测良导点阳性反应。

远视伴散光，中间条状隆起，两侧圆形点状凹陷，象鼻反应。

屏间切迹穴位中还有另外四穴。升压点是耳穴检查第一步骤，与降压点做点压法测定，为判断血压高低的特定点。内分泌穴是正常生理敏感点，勿需探测、无明显定位及定性意义。促性腺激素点是治疗要穴，是调整内分泌激素水平的特定点。重点检查的是卵巢穴。卵巢要以电测为主。正常时屏间切迹外侧缘靠心血管皮质下区为锐度，边缘整齐。当卵巢囊肿时，卵巢穴增宽、增厚，触及条片状隆起或结节条索，卵巢穴的形态变化会与月经周期、排卵期变化有关，排卵期卵巢穴红肿。

13)运动系统：躯干、四肢的检查，不同的解剖部位用不同的形式检查，躯干、脊柱以三线法检查，形如")))"。

中线：脊柱线

内侧线：颈、胸、腹前线

外侧线：肩背、肋胁、腰肌

中线从颈椎至尾椎分成五等份，即从下向上，下1/5为颈椎．中2/5、3/5为胸椎，上2/5为腰椎,上 1/5 为骶椎,对耳轮上下脚交叉三角窝的外侧缘为尾椎。

颈椎段又分三段,下 1/3 颈$_{1\sim4}$,中 1/3 颈$_{5、6}$,上 1/3 颈$_{6、7}$。

腰椎分 5 等份即从下向上,腰$_1$、腰$_2$、腰$_3$、腰$_4$、腰$_5$。

胸椎占脊柱线 2/5,从下向上分胸 1 到胸 6,脊柱线中 3/5 段,从胸 7 到胸 12。

脊柱病变的电测法,线形划动中以触及条索为定位诊断,若触及条索又伴电测良导点,可判断脊柱的骨性病变,依条索出现的位置而定位诊断。

中线:在电测中若仅有良导点未触及条索,为软组织病变,可能棘间韧带或椎旁韧带损伤。

外侧线:电测良导点为软组织肌肉损伤,炎症等病变。

肩背部电测导电量增高,片状或条片状和不规则隆起,为肩背肌纤维炎,或肩背劳损引起的上背痛。

若乳腺触及结节隆起,质硬,疼痛敏感,电测导电量极高,考虑乳腺癌。

若乳腺穴电测阳性反应不伴疼痛和形态学变化为经期乳胀。

若乳腺穴电测阳性或弱阳性,乳腺穴边缘不整,色素沉着似瘢痕样改变,为乳腺切除术后。

内侧线:颈、胸、腹、肋缘下及甲状腺五穴。

颈与甲状腺两穴常同时探测,以电测良导点为主。

若甲状腺良导点阳性并见白色肿胀,压痕反应,多考虑甲状腺机能低下。

若触及结节条索,考虑甲状腺瘤。

若电测强阳性反应,甲状腺色红肿胀,心、心血管皮质下穴阳性反应,身心穴阳性反应,考虑甲状腺功能亢进。

胸:电测良导点,多提示胸痛、胸闷。

腹穴:电测良导点,多提示腹壁肌肉等病变,腹穴多用于治疗便秘和减肥。

肋缘下:是诊断肝区痛和判断肝肿大之要穴。

热穴:治疗下肢血液循环不良引起的病症,可提高肢体温度,改善血液循环。113 例血栓性闭塞性脉管炎患者,治疗后血流图改善,温度提高。该穴是 1971 年,由笔者提出的特定穴。

14)下肢:检查法,用中文"了"字形,也像希腊文" "。

下肢用"了"字形检查,基本上下肢主干线的穴位都在"了"上,诊断时,不会遗漏主要穴位。其中主要穴位髋关节、大腿股四头肌、膝关节、踝关节、足底、跟、足心、足趾都在主干线,只有两个重要穴位,腘窝及腓肠肌不在主干线。但两穴在对耳轮上脚,也有定位规律性。

对耳轮上脚检查顺序:

髋关节→股四头肌→膝关节→踝关节→跟→足心→趾→足背→股内侧。

腘窝、腓肠肌点:两穴是诊断坐骨神经及腓肠肌痉挛之要穴,诊断坐骨神经痛时,耳前坐骨神经点无诊断意义,腘窝、腓肠肌点良导点阳性反应,髋关节、膝关节、踝关节等,沿坐骨神经走行的穴位出现阳性反应,或是腰$_4$、腰$_5$或是腰$_5$、骶$_1$ 有良导点时,可综合性分析,诊断坐骨神经痛。

外膝与膝关节代表部位不同,外膝是耳穴中发现较早的穴位,多治疗良性关节痛,膝关节

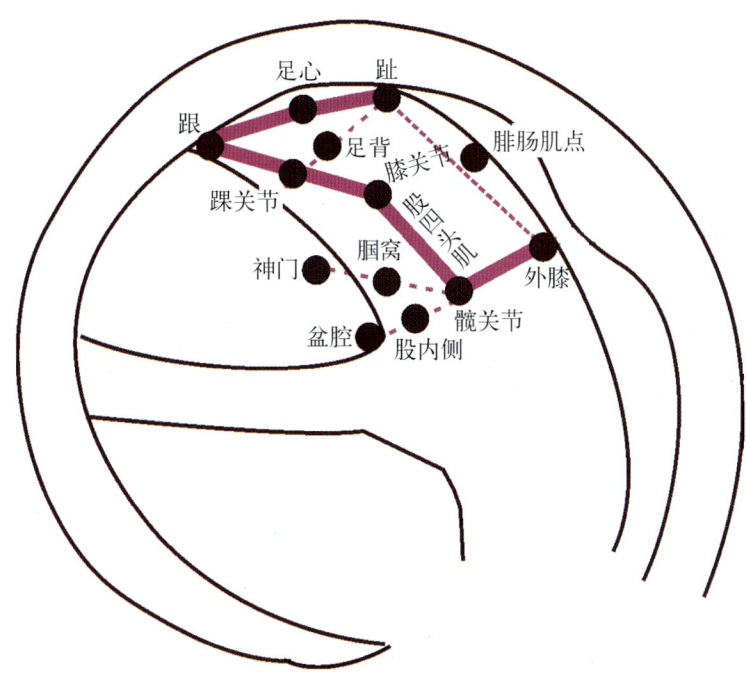

下肢检查路线图

软组织病变。膝关节穴多代表关节腔，软骨及骨性病变。

由于下肢病变、下肢的关节痛是多发病，多见骨性关节痛，外伤、扭挫伤等。耳穴电测诊断时，常根据电测仪的导电量高低及穴位是否变形，是否触及结节条索。临床上急性关节痛，耳穴多以毛细血管红色充盈为定性诊断。

若膝关节触之肿胀，明显压痕反应，为严重膝关节病变。

若以膝关节至踝关节，甚至整个对耳轮上脚呈现色白水肿，明显压痕反应，为下肢水肿，与血液循环不良、关节腔积液或淋巴管阻塞有关。

15）上肢检查：以一线六点法检查为主，上一特定区，下一神经点，另加腋下，肾炎点，形如" 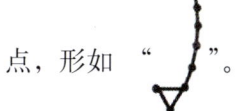 "。

耳舟相当于人体的上肢，有一线六点，即一条风湿线。六个上肢解剖定位点，锁骨、肩关节、肩、肘、腕、指。

耳舟上有一特定过敏区，下有耳大神经点、腋下、肾炎点。

从耳穴的特性可以看出，耳穴并不是都以点的形式出现的，耳穴的类型上有点、区、沟、线、经。仅从耳舟上的穴位，可以看出有的是一点，有的是一个区，有的呈一条线，探测时，不能全用点压法，要用线形划动法，在划动中才能在点区线寻找出阳性反应点来做诊断。

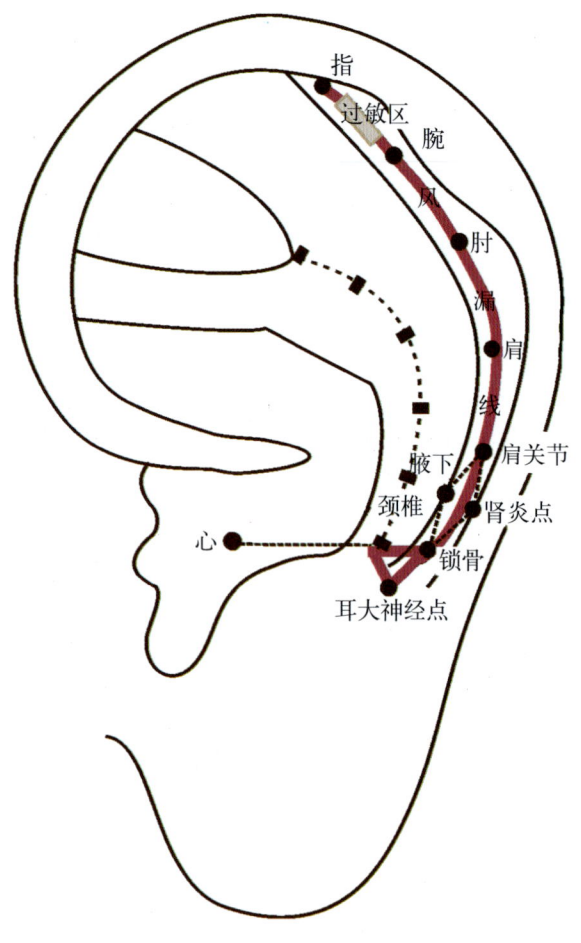

上肢检查路线图

探测耳舟穴位时,从上到下,即指→腕→肘→肩→肩关节→锁骨,以良导点及形态的变化综合分析构成定位诊断。六个解剖相应部位点,是从上肢所多发病考虑的。

指穴出现良导点阳性反应:多考虑手指麻木,针刺感,指关节炎,雷诺病等。

腕穴出现良导点阳性反应:多考虑腕管综合征。

肘穴出现良导点阳性反应:多考虑网球肘、高尔夫球肘。

肩、肩关节、锁骨称肩三点,是诊断肩关节炎、肩周炎的要穴,要根据肩三点良导点部位及阳性反应,判断肩痛部位及运动障碍情况。

在探测中,若从指→锁骨成线形导电量增高,应考虑风湿性疾病,若从肘穴将风湿线分成两部分,肘关节以上部分呈阳性反应与类风湿关节炎有关,肘关节以下部分呈阳性反应与风湿性关节炎有关。

过敏区:是特定穴,是诊断过敏性疾病和确定过敏性体质的要穴。诊断方法是以电测良导点为主,伴有变色、变形、脱屑做定性诊断。

过敏性皮肤:以过敏区脱屑为主。过敏体质,体内伴有过敏性疾病如过敏性哮喘、过敏性鼻炎、过敏性结肠炎、过敏性紫癜等,以良导点阳性反应伴色白肿胀、压痕反应为诊断标准,在全耳进行系统性电测时，这是最后不可缺少的步骤。

肾炎点：是诊断肾小球肾炎及肾盂肾炎的鉴别点，肾小球肾炎时，此穴为阳性或强阳性良导点反应，而肾盂肾炎时肾炎点呈阴性反应。

腋下穴：可诊断腋下淋巴循环不良疾病的要穴，常用于治疗乳腺切除后上臂水肿、麻木不适等症。

耳大神经点是五大神经点之一，是治疗颈椎病、颈肩综合征、多发性肌纤维炎、肩背痛、肩周炎之要穴。此穴不用于诊断，治疗时需电测良导点，以确定刺激部位，以达到即刻疗效。

16)耳背穴位检法：四区检查法

耳背四区：胆囊区、十二指肠球结节区、多梦区、肿瘤特异区1，四区出现阳性反应时，可以定位、定性诊断。其诊断的特点：

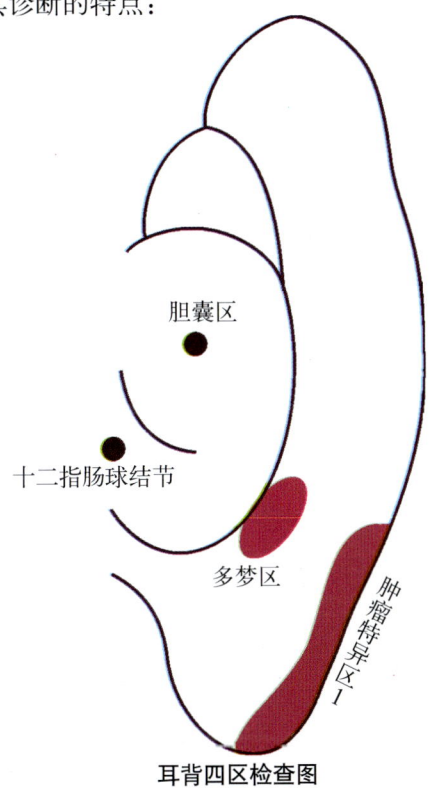

耳背四区检查图

胆囊区、十二指肠球结节区、多梦区用指摸法，当食指或中指在胆囊区和十二指肠球部，触及结节状隆起时，可诊断胆囊和十二指肠病变。由于胆囊病及十二指肠球部溃疡病与家族史、先天遗传有关，儿童期消化不良、胃脘痛、夜间睡眠差、消瘦，应注意检查耳背十二指肠穴阳性反应物。笔者在301医院消化科病房观察胃、十二指肠溃疡在耳穴上的反应规律：见13岁儿童，十二指肠溃疡合并上消化道出血，胃镜检查予以诊断。耳背触及十二指肠球结节，耳前十二指肠穴点状凹陷，色泽鲜红，耳穴探测十二指肠球部溃疡。

耳背肿瘤特异区1的诊断方法，同耳垂前肿瘤特异区1一样，以耳穴电测良导点强阳性并疼痛敏感。在耳穴电测时，耳垂前面与耳垂后面肿瘤特异区1同时电测，在临床观察中，耳背肿瘤特异区1的诊断符合率优于耳前肿瘤特异区1。耳前及耳背肿瘤特异区1对肿瘤的诊断均要依据耳穴相应部位有阳性反应物,且电测良导点强阳性反应。相应部位的良导点及阳性反应与肿瘤特异区1均有一致的导电量增高,疼痛敏感时,方可考虑肿瘤的诊断。

由于耳前的穴位与耳背的穴位,在穴位分布上有相一致性,治疗功能相仿,而且耳穴分布有低凹性的特点,机体运动系统、骨骼系统,肌肉除上肢外,均在耳背沟的低凹处,如对耳轮后沟为脊柱,对耳轮下脚后沟为坐骨神经沟,对耳轮上脚后沟为下肢沟,因此耳前穴位多用电测诊断,耳背用于治疗,耳背治疗运动系统疾病优于耳前穴位,应用耳背贴压法治疗,患者易于接受,既有明显疗效又不影响美观。

在进行耳穴线形划动法做全身各系统检查时,对耳廓所有穴位不一定都进行探测 有些穴位只用于治疗不做诊断。例如:

对耳轮下脚:交感、坐骨神经、臀都是治疗穴。

交感穴在耳穴治疗中,是广谱用穴,有特定的治疗功能,是内脏止痛要穴,又是止汗、止涎、止酸要穴,是调节血管舒缩功能的活血要穴,又是调节自主神经功能的主穴。由于交感穴在对耳轮下脚的内上脚,近于三角窝和耳轮内侧缘,而在耳廓前、耳屏前、耳轮起始部、耳甲艇内上脚处至三角窝底部都有丰富的三叉神经下颌神经的耳颞神经分支分布,伴随神经的走行,有动、静脉,所以交感穴非常敏感,每当探测时,均为良导点反应。因此交感为正常生理敏感点,临床上无特定诊断意义。

坐骨神经、臀穴是治疗穴:耳前坐骨神经点无诊断意义,而耳穴电测中判断坐骨神经痛时,应从两方面考虑。

其一,中枢性坐骨神经痛,腰$_4$、腰$_5$ 或腰$_5$、骶$_1$ 骨性病变,椎间盘的突出,椎管的狭窄,骨质增生或外伤,在腰椎、骶椎有阳性反应物。

其二:周围性坐骨神经痛,对耳轮上脚下肢穴位中,沿着坐骨神经循行的路线电测良导点,依此做分析。

屏上切迹外耳穴是治疗穴。治疗外耳疾患、耳聋、耳鸣,另外,外耳有鼻通穴之称,用于治疗鼻塞不通,临床上无特定诊断意义。

轮屏切迹的脑干穴及喉牙穴,均为治疗穴。脑干是镇惊退烧、止咳的要穴,常用于治疗脑神经系统病变。喉牙穴可以治疗咽喉和牙齿的疾患,从耳垂缺齿沟的走行,从轮屏切迹的脑干下的喉牙穴发出至智齿或下颌,为下缺齿沟。从缺齿沟看出喉牙穴在诊断和治疗上都有其功能。

耳穴探测中,应用点压法及线形划动法,这两种手法不是截然分开的。探测血压及重点探测用点压法 发现可疑反应点,不能马上做出诊断,需要鉴别诊断时,需用点压法比较,对于复诊病人常用点压法进行重点电测观察疾病治疗后的转化情况,比较导电量的变化。点压法用于治疗前取穴,寻找阳性反应点或强阳性反应点,然后再进行针刺或耳穴贴压法,此法多用于痛症。线形划动法用于初诊病人及全面普查,以免遗漏穴位及阳性反应点,在耳穴检查中,对于耳廓的各个解剖部位也并不完全都用线形划动手法,常常点压法和线形划动法同时运用 如耳垂的九区检查法,屏间切迹、卵巢、目1穴、目2穴,也运用了点压穴位探测法,诊断时两种手法根据耳廓的解剖部位,以及探测疾病需要而灵活运用。

3. 探测的手法与耳穴临床诊断符合率关系

在耳穴探测中能否经过探测检查,给病人满意正确的答案,评估病人的健康状况,现病史、既往史及家族遗传史。关键要用综合系列诊断法:一视、二触、三测听、四辨证的方法,在同时应用耳穴探测和触诊法时发现阳性反应点,并在探测后发现阳性反应点的变化,压痕反应,全面掌握阳性反应点的特征和性质,全面了解病人耳廓的所有信息,分析判断做出较全面的诊断,这与探测的手法使用的正确与否关系十分密切。在手法的检测中:

1)要有压力,压力要求均匀适中,不宜过重或过轻。过重时,导电量增加,易出现假阳性反应点;过轻时,又会遗漏阳性反应点,并且触及不出耳穴阳性反应点,即形态学的改变,难以定性诊断。

2)探测各穴位停留的时间要一致,速度要相等,不宜过快,避免在同一穴位上反复刺激使耳廓血管扩张、充血、导电量增加出现假阳性。特别在电测血压的高低时,电测降压点及升压点不能超过三次以上,反复点压穴位后,会出现假阳性反应,不能测出血压的波动范围及正常与否。

3)探测时要注意穴位的方向,耳穴分布的特点有三点:

耳穴呈向轮性分布

耳穴的低凹性

耳前与耳背穴相一致性

(1)向轮性分布

在耳穴进行探测时,首先注意的是向轮性分布,根据耳廓各种解剖区域的穴位分布的规律,决定探笔探压的方向。

耳轮脚周围:相当于消化管,从口→食道→贲门→胃→十二指肠→小肠→右耳阑尾、回盲部,左耳乙状结肠→大肠,其分布特点均沿迷走神经走行分布,迷走神经点相当于耳轮脚下缘中点,耳中穴,亦称零点、迷走神经点。因此探压时,探笔头均向耳轮脚中点即迷走神经点探压。

对耳轮下脚下缘的泌尿系统,肾→输尿管→膀胱→前列腺(男)、内尿道(女),四个主穴是在耳甲窝处上方,靠近对耳轮脚下缘,因此探测方向均朝向对耳轮下脚下缘方向。

对耳轮相当于人体躯干—脊柱:脊柱的分布在对耳轮隆起的中线,因此对耳轮隆起最高线也称脊柱线。探测诊断脊柱的病变不能偏离中线,对耳轮的内侧是颈、胸、腹中线,检查颈、胸腹病变,探笔向对耳轮中线方向,不能向耳甲窝、耳甲腔方向。

耳甲艇外上方的肝、胆、胰,耳甲腔外侧的脾,在耳甲的部位,靠近对耳轮内侧缘。如肝、胆、胰是在对耳轮内侧上 2/5、1/5 的内侧缘,近耳甲艇的斜面坡形区域,肝、胆、胰探测的方向,应向外上方 45°;脾在耳甲腔的外侧,近对耳轮内侧缘,下 1/5 的内侧斜面,坡形区域中探测的方向,不能向耳甲腔凹陷处,而是向外侧 45°。

耳穴电测中,如果与穴位分布的方向一致,就能探测出穴位的阳性反应点,否则不能发现阳性反应点。当在耳穴探测中,电极探笔朝某一方向显示不出良导点时,必须改变方向,随时调整穴位的方向性。

(2)耳穴低凹性分布

耳廓是由低凹不平弯曲的软骨做支架,有丰富的神经、淋巴、血管、少量的肌肉,只有耳垂是以皮肤及脂肪构成平面,所以各解剖部位导电量有所不同,敏感度不同,从良导点的分布规律看,低凹处的耳穴相对敏感,电测低凹部位耳穴时,应以垂直方向探测,并给予一定压力,否则不能触及穴位深处的结节、条索,更显示不出水肿压痕等阳性反应。

耳甲腔穴位:心、肺、结核点、气管、支气管均在低凹处,以垂直方向探测。

耳甲窝的脐周、腹胀区、胆道、糖尿病点等穴在凹陷处以垂直探压。

耳垂的穴位在平面上,因此探笔的方向应与平面相垂直,以划动、点压的方法,才能发现阳性反应物。

有些穴位既不向轮性分布,又不在低凹处。在耳廓上不易暴露的部位上,如膀胱、肾、前列腺、下焦、探测时,探笔不能与穴位呈垂直方向,为了探测穴位必须改变探笔方向性呈 30°~45° 方向探压。

三角窝穴位:子宫、宫颈,在三角窝最凹陷的底边及中点,不能垂直探测必须在 150°~30° 之间进行探触才能发现阳性反应物,如子宫肌瘤的诊断、输卵管炎、输卵管狭窄的诊断,必须将笔头伸进凹陷深处才能探测。

耳屏内侧面的穴位:在不易暴露的部位,如咽、喉、声门、内鼻、鼻咽、耳颞神经点,虽然六个穴位在耳屏内侧平面,而探笔不易测及,需用手指把耳屏翻开暴露穴位后用 30°方向,甚至 15° 方向才能进行探测。

对耳屏内侧面的穴位:脑、三个皮质下区、睾丸穴、兴奋点、丘脑,用 30°~45°的方向进行耳穴探测。

耳穴探测时,要根据解剖部位及穴位分布特点灵活运用,以达到电测到良导点寻找阳性反应物的目的。

(3) 耳前及耳背穴相一致的特性

根据耳廓解剖学特点,耳前隆起的耳背恰是凹陷的,根据耳穴分布的低凹性特性、向轮性分布特点,运动系统,如脊椎、下肢、臀、坐骨神经,在耳廓前都在隆起部位,脊柱在对耳轮隆起最高线,下肢在对耳轮上脚隆起处,臀及坐骨神经又在对耳轮下脚隆起处,对运动系统疾病可用耳前做电测诊断以定位及定性。由于耳前隆起的解剖部位恰是耳背部低凹的部位,如耳背脊柱沟、坐骨神经沟、下肢后沟,其中治疗运动系统疾病都用耳背脊柱沟,如坐骨神经痛取坐骨神经三角区,治疗颈椎病取颈后三角区。根据耳背相当人体的背面,控制人体的运动系统,又根据耳穴低凹处穴位敏感取耳背凹陷的穴位,治疗运动系统疾病取穴耳背凹陷部位治疗效果优于耳前。

耳背在诊断中更多运用的是触诊法,用手指的指腹触摸耳背的形态的变化,特别是神经系统疾病和多梦的诊断,以及消化系统胆囊疾患、胆石症、十二指肠溃疡、十二指肠球炎。由于解剖学的特点、神经阶段上的支配、当胆、十二指肠疾患,均有牵扯性后背疼痛,在耳背相对应的胆囊区、十二指肠区出现阳性反应物,如胆囊结节和十二指肠球结节。电测时阳性反应、触及结节时多与家族遗传史有关。治疗胆囊疾患及十二指肠疾患可取耳背穴。

耳背各沟及穴位有向轮性分布的特点,又有低凹陷性的特点及耳前与耳背穴位相一致性的特点,在耳穴电测各沟凹陷处运动系统良导点阳性反应物时可将探测之阳性良导点做为取穴依据。

4) 耳穴探测时,要注意区分生理敏感点和病理敏感点。

经过大量的临床调查,耳廓表面电阻值在 1~4 MΩ,当机体患病时,与疾病相关的耳穴电阻值在 20~30 kΩ,但由于耳廓的形态是弯曲而凹凸不平的,耳廓解剖每个部位导电量不同,低凹处的耳穴电阻值偏低,容易有良导点反应,隆起处耳穴区电阻值偏高,如果不稍加用力,很难测及良导点。因此在临床中发现低凹处的耳穴,电测时相对敏感,常以弱阳性良导点出现,可是对弱阳性良导点进行分析,均与疾病无关,因此耳廓上有 18 个生理敏感点:

耳舟部位:锁骨、肩关节、肩、肘、腕、指。

三角窝处:子宫、神门。

耳轮脚下缘:口、食道。

耳甲窝:大肠、膀胱、肾、前列腺。

屏间切迹:内分泌。

耳甲腔:心、肺、三焦。

上述 18 个耳穴在耳穴电测中,多呈弱阳性或阳性反应,但这并不意味着有病,从笔者对健康人组、青年人组、飞行员组的耳穴普测中,观察到 18 个耳穴呈现弱阳性良导点,从现病史、体征、实验室等方面检查,均找不到异常根据,因此将这些穴点称为生理敏感点,又称正常生理良导点,或称假阳性点,这些生理良导点与耳穴局部解剖结构和机能状态有关。例如外耳到口周围的几个穴位,如口、食道、三焦、内分泌。在此处有丰富脑神经分支的分布,如来自脑干的迷走神经 面神经及舌咽神经;耳屏前的三叉神经下颌神经、在耳廓动脉、静脉吻合支上的交感神经纤维,耳背的神经血管、特别是耳根部更丰富,有颞浅动脉,耳后动脉及枕动脉之间有较大的吻合支连接,前后互相穿通,耳背更多的是来自脑干的迷走神经。面神经与动脉血管伴行,动脉管及神经都是由耳根部和外耳向耳轮周围边缘分支,因此正常人的耳穴皮肤温度,离耳根越近,温度越高,而导电量也越高。在耳舟部,对耳轮上脚有来自脊髓的枕小神经,耳大神经主要分布在对耳轮起始部、耳垂、对耳轮及耳舟,所以耳舟穴位、锁骨、肩关节、肩、肘、腕、指,容易测及弱阳性良导点,因此对于运动系统骨骼、关节、肌肉病变,不以弱阳性良导点为诊断依据,而以阳性、强阳性并伴有形态学变化进行定位诊断。

三角窝处在低凹处是电测敏感区。

第一,三角窝的内生殖器区,屏间切迹的内分泌在最低凹处,这两个区的功能都与人体的内分泌腺体活动、性激素的分泌活动有关,人的内分泌活动总在周期变化着,特别是年轻女性,有生育能力的月经期的妇女,随着月经周期的变化,子宫、内分泌两穴功能总是变化的,这种正常的周期生理变化在耳穴电测中,呈有弱阳性或阳性良导点,若不伴病理形态学的变化,均不做诊断参考。子宫穴有病变时探测阳性反应,出现形态学的变化,子宫肌瘤、子宫内膜炎、子宫内膜增生等,诊断依据应以阳性反应物病理形态学的变化为主。内分泌穴只是内分泌代表区,不代表具体某一内分泌腺体,诊断内分泌等腺体病变时,应探测某一内分泌腺阳性反应物时,才作分析判断。

第二,三角窝处出现生理良导点,又一原因是三角窝处于低凹处,为敏感区,而最主要是三角窝神经分布非常丰富,几乎支配耳廓的所有的脑神经及躯体神经都有分支到三角窝内,如枕小神经、耳大神经、耳颞神经及迷走神经,所以电测时易出现良导点。

第三,内分泌和耳道孔周围,耳廓最凹陷的部位,神经分布丰富,而且又是皮脂腺、汗腺多分布区,以上这些都是构成正常生理良导点的因素。

肾和膀胱是属于正常生理良导点,肾穴电测时,良导点出现率极高,从临床分析中,有几个原因可构成:

其一,肾穴所处在的位置是耳甲窝,对耳轮下脚与对耳轮内侧缘所构成的直角或钝角低凹处,低凹处电测良导点出现率高。

其二,肾是一穴多病的穴位,从现代医学分析,肾与多种疾病有关,如肾小球炎、肾盂肾炎、肾结石、肾结核、肾囊肿、肾肿瘤等。从中医脏象学说,肾属五脏穴位之一,从脏腑辨证理论:"肾为先天之本","为生命之根","肾主骨、生髓,脑为髓之海,肾开窍于耳及二阴","肾壮则脑健、肾虚则耳鸣,肾其华在发"……,从中医理论分析,肾与机体生长、发育和机体各项功能及健康状态有关,因此很多疾病和肾有关,肾为一穴多病反应。在电测肾穴弱阳性反应点时,不做诊断,在电测中肾穴出现阳性反应点或强阳性反应点时,并触及病理形态学上改变时,如结节隆起,肿胀变形、水肿压痕时,同时伴有刺痛,才能考虑诊断肾脏本身的病变。

正确区分正常生理良导点与病理良导点在诊断上很重要。如果在耳穴探测中只要任何一个穴位出现良导点就判断为病理反应点,这样在一个人耳朵上测及很多反应点,也许20～30个,如果给病人下20余种疾病的诊断,会增加病人的思想负担,五脏六腑的穴位出现良导点不要轻易做诊断,要将耳穴上所出现的各种阳性反应点,如变形、变色、丘疹、脱屑、血管充盈,与每一种脏腑疾病在耳穴反应中的特点联系,并将脏腑与邻近脏腑的关系运用牵扯性反应规律去分析,在探测中要观察病人表情,对耳穴探压后疼痛反应,进行判断,仔细分辨生理良导点和病理良导点,再做出正确的定位及定性诊断。

5)经过耳穴电测诊断,探测出各种阳性反应及良导点反应要予以记录,正常穴位(-);弱阳性穴位(±);阳性穴位(+);强阳性穴位(++)表示,以便分析辨证,做出诊断,以此经过治疗后,对照阳性反应点的变化。

6)仪器使用完毕后拔出探笔插头,关闭电源。

4.探测注意事项

由于影响耳廓阳性反应的因素很多,耳穴电测准确与否,除与机体导电特性和操作手法有密切关系外,还与体质的肥胖运动状态、精神因素、耳廓潮湿度、油脂、皮肤脱屑等因素有关,因此探测前要避免各种因素的干扰。

1)检查前不要擦洗耳廓,以免耳廓充血发热,导电量增加,假阳性增多。若患者因耳廓油脂分泌多,运动后出汗等,需清洗耳廓,清洗后需休息片刻,待耳廓温度恢复正常时,再进行测试。

2)从事露天作业,日光照射多的人,耳廓皮肤角化明显或因个体差异,皮肤电阻增高,检查前可用生理盐水棉球擦洗耳廓,待休息片刻后再进行电测,如患者在探测时,灵敏度很低,必须将手握电极和患者手接触的部位用75%酒精或生理盐水棉球擦拭,以提高灵敏度。

3)冬季严寒,从室外进入室内,由于耳廓血管收缩,耳廓皮肤温度低,电阻值增高,良导点不易测出,患者需要休息片刻,再进行检查。

4)婴儿、儿童耳廓皮肤细嫩,平均电阻值比成人低,又由于儿童期神经系统发育不健全,对疼痛耐受性相对差,故在耳穴电测中出现良导点均应做分析。

5)探测前可调节仪器灵敏度,找好耳穴基础电阻值,避免灵每度过高,如果过高,探测耳穴时,会到处都响,很难分析病变部位,灵敏度如果过低,阳性反应点不易被查出,而遗漏良导点,调节电位器时,宜从小到适中。

6)探测时要注意探测极探笔大小及尖锐度,探极笔头一般为 1.5～2 mm,探极过细,影响导电量,给病人带来刺痛,易出现假阳性。

四、其他诊断方法

(一)染色法

耳穴染色法是使用染色液和相应的活体染色技术,使与患病部位的相应耳穴着色的一种直观耳诊法。

1. 耳穴染色液配方

1)管遵信的染色液配方

依来格黑 T.02 克,95%的酒精 98 毫升,混合搅拌使之溶解,加甲紫 1 克,苯胺 2 毫升,搅拌溶解,充分搅匀。

2)向家伦改进的染色液配方

氨基酸 10 B 0.5 克加甲醇 50 毫升,冰醋酸 10 毫升,蒸馏水 50 毫升,充分混合,密闭于玻璃瓶内备用。

2. 耳穴染色步骤

管遵信染法

1)5%硫酸氢钠液洗去耳廓的油脂。

2)0.25 高锰酸钠液清洗耳廓,以氧化去污。

3)5%草酸液清洗耳廓以还原去污。

4)蒸馏水清洗耳廓并吸干。

5)棉球蘸饱染色液,在耳廓上均匀涂染 2～3 遍,约 30 秒钟。

6)立即用 95%的酒精分化(即用棉球蘸酒精轻轻冲洗),冲洗 2～3 遍,以大部分皮肤出现本色为度。

7)干棉球擦干

通过以上操作,与患病脏腑的相应耳穴则着色为紫色,与疾病无关的耳穴或周围皮肤分化后不着色。

向家伦法:

1～4)同管遵信法。

5)用将浸有饱和染色液的棉球紧贴拟染耳穴,持续着色 1～2 分钟。

6)用甲醇、冰醋酸、蒸馏水按照 5∶1∶5 的比例配制脱色液擦洗染色的部位,以耳廓表面皮肤基本色净为度。

7)与患者相关的耳穴被染成黑色。

这两种染色法使用的效果,还未见比较观察的报道,临床有关报道,大体还没有明显差别,由于向家伦氏,染色法的时间略微从容一些,所以使用较多。

3. 耳穴染色法操作注意事项

1)染色前不要摩擦,按压耳穴,并用脱脂棉球少许填塞外耳道口,以阻止染色液流入耳内。

2)染色必须按顺序进行,每一步骤不能省略。

3)分析时,注意排除假阳性,如原有破损、色素痣,或染色时间过短,分化过度或不足等。

4)染色液3~4个月要更新一次。

5)染色液含有少量有毒物质,故不能入口,也要避免涂抹在粘膜上。

6) 掌握好分化程度,分化不足则全耳呈紫色;分化不均匀则易造成假染色区、点;分化太过,把应染的穴位色素除去,出现假阴性不染色。分化的时机也要掌握好,若染色时间过长或染色液干后再分化,则出现假阳性,反之则敏感点得不到充分染色。

(二)日光反射法

日光反射法是在日光照射下,根据耳廓上不同部位出现的异常颜色和亮度的变化诊断疾病的方法。

1. 操作方法和注意事项

操作方法:

1)让太阳充分照射耳廓。

2)检查时,医者用食指与拇指轻轻夹持患者耳轮中部,向前后轻轻的闪动几次,让耳廓所有部位都照到日光。

3)观察的顺序:从耳甲腔开始→耳甲艇→三角窝→耳舟→耳轮→对耳轮上脚→对耳轮下脚→耳屏→对耳屏→耳垂→耳背。

4)观察整个耳廓及各个穴位的颜色和亮度。颜色常见的有青、赤、黄、白、黑五种。亮度的强弱分强、中、弱三级:强为白光,可见到亮光点(即在穴位上,其亮度高于周围皮肤)、亮光线(亮度较高部分呈条状)、亮光圈(亮度较高部分呈环状);中为一般亮光;弱为暗色无色光泽。

注意事项:

1)必须有充足的阳光照射耳廓,灯光不能替代阳光,因灯光不含有七色光谱。

2)检查耳廓前不要擦洗,防止假象。

3)冬季天冷,进入室内不能立即检查。

4)检查时耳穴的颜色和亮度对辨证是关键的一环,要观察细小的差异和微细的变化,才能做出正确的诊断。

2. 临床判断分析

日光反射法的特点是根据耳穴的颜色和亮度进行辨证。颜色辨证依照《灵枢·五色》:"以五色命藏,青为肝、赤为心、白为肺、黄为脾、黑为肾"、"黄赤为风,青黑为痛,白为寒"的说法。正常耳廓以红润为佳。

色谱与亮度如下表

	寒	热	虚	实
颜色	白色 青色	赤色 黄赤	淡白 淡红	深红 红赤
亮度	白亮	不亮 色暗	反射光 白光	暗

上述各项耳穴诊断法在临床应用时都互相参照,并总结出一看(望诊法)、二摸(触诊法)、三压(压痛法)、四电(电测法)的系列诊察法。这样不仅能排除各种假阳性点,而且也只有在对出现的各种阳性反应全面分析后,方能得出比较正确的结论。

耳穴在反应疾病时,常呈现出"一穴多病"和"一病多穴"的现象。即一个穴位可反应多种疾病,而每个病的反应又涉及到多个穴位。成"群点"的形式,故称之为"耳穴相关群"现象。相关群的耳穴数目及反应程度常随病情或病程而发生变化。其排列组合,不仅符合耳廓倒置胎儿投影的排布,而且可以用中医的脏腑经络及西医的解剖生理做出一定的解释。

五、辨证

对耳穴的视诊、触诊(指摸法、压痛法、压痕法)和耳穴电测法(探笔探触),耳穴病理形态学的变化所得到的有关数据进行辨证。可根据以下几方面分析。

(一) 相应部位分析

耳穴的分布规律形如"倒置胎儿"。人的五脏六腑、四肢百骸、五官七窍,甚至每一更小的解剖部位,在耳廓上都有其相对应的部位。所以耳穴的命名大部分是根据人体解剖部位命名的。

根据生物全息理论,耳廓这个独立部分是人体整体的缩影,耳廓包含了人体全部信息。有人对耳穴信息的传递原理提出了全息反射机制,这个反射机制是由脑内全息联系的神经元作为反射中枢而形成的全息反射路。脑内神经元的全息联系,是指机体的任何一个相对独立部分的每一区在中枢内投射,都与其所对应的整体部位,在中枢内的投射存在着双向突触联系。而耳穴与其对应的整体部位之间的信息传递,是通过这种联系进行着的,全息反射中枢所存在的基本部位在脑干,从脑干到大脑皮层的各级中枢,都有神经细胞参与这一反射过程的控制。

一种疾病,根据生物全息理论分析,可与病灶直接联系,所以在耳穴相应部位上一定会产生相关部位的阳性反应点,有导电量增高,出现病理阳性反应点或强阳性反应点,可以出现低痛阈或疼痛敏感,或者出现病理形态学的变化。因此,可以根据相应部位的变化、阳性反应点的病理形态学的变化规律做定位诊断,可以通过以每一种疾病在耳穴的反应规律做定性、定性诊断。

耳穴的相应部位,是一个笼统的概念。相应部位可以包括在耳穴上有穴名的解剖部位,有些相应部位,在耳穴上没有穴名,可有这个解剖部位,因为耳廓代表了一个人的整体,耳廓很小,不可能把所有的解剖部位都标出穴名。在耳穴图上存在未标明的穴位,例如:前臂肌肉损伤引起的肿痛,在耳穴解剖部位上没有前臂解剖穴名,但在腕、肘穴间有这个反应点。只要机体有一解剖部位,当这个部位发生疾病时,在耳穴上就有相对应的反应,就可以定位诊断、治疗。

相应部位在诊断中有定位诊断意义,是首先要作诊断分析的部位。相应部位在治疗中是首选的部位。相应部位是止痛要穴。

(二)根据阳性反应点的变化规律分析

耳穴在疾病的反应规律变化中有如下三个方面改变:

1. 一穴一病的反应

200余个耳穴中按类型分类中有六大类型,其中很重要的一类为特定穴。耳穴有特定性,即一穴一病的定性诊断,在耳穴治疗中也有特异性功能。

例如:

糖尿病点:在左耳胰与十二指肠穴之中点,是诊断糖尿病的特定点,根据糖尿病的阳性反应和良导点,可诊断有无糖尿病,有无糖尿病家族史及判断糖尿病的病程严重程度。

降率穴:原耳穴上称心脏点,无明显诊断意义,根据笔者30余年对心律的观察心脏疾病与心脏点的变化关系,在心动过速、房颤时,降率穴出现阳性反应点,在治疗中有降心率的意义,因此称心脏点为降率穴。耳穴、心是解剖学上的内脏器官,反应心脏器官的病变。降率穴和心在诊断上和治疗上是有区别的。

腹水点:在诊断上,根据水肿压痕反应的出现,可诊断水贮留,胸水,腹水,浮肿,肾功能的改变。腹水点可诊断和治疗水湿停留,有消肿利湿的作用。

神经衰弱区:是诊断神经衰弱、入睡慢的特定穴,当指摸神经衰弱区软骨增生时可诊断神经衰弱、入睡慢。

神经衰弱点:是诊断失眠,睡眠轻、浅、短,醒后第二觉难以入睡的特定穴,用耳穴电测仪电测良导点,神经衰弱点导电量越高,说明睡眠越轻、越浅、越早醒,因此神经衰弱点也称早醒点。

身心穴:是诊断情绪变化、情绪不稳定的要穴,用耳穴电测仪进行耳穴电测呈现良导点时提示忧郁、焦虑不安、神经紧张。若电测时,呈强阳性良导点,触压后,有压痕反应,穴位周围见水肿,提示患有严重忧郁,焦虑不安。

耳垂上五沟:冠心沟,低血压沟,耳鸣沟,上缺齿沟及下缺齿沟,在视诊上都有特定意义,这些沟的出现可以一沟一病诊断。

掌握特定穴的特定变化,掌握每个特定穴对疾病的诊断方法,可扩展耳穴定性诊断的范围。

2. 一病多穴的反应

良导点在疾病反应的规律可以见到一个脏腑病变,一个组织器官有病,不仅在一个相应部位或一个穴位点上出现反应点,而在相关脏器的穴位也会呈现反应点。

根据生物全息理论分析:一个阳性反应点,可与病灶直接联系,其他耳穴的阳性反应点是与病灶间接联系,因为人体是一个统一的整体,各器官协调活动。所以当某一器官发生疾病时,常常会影响到与其他相关的器官活动。耳穴电测中,在耳穴上不但产生相对应部位的阳性反应,而且与其相关的对应部位也出现阳性反应,即一病多个耳穴阳性反应。安徽省中医学院经络研究所刘维州医师,安徽黄山卫生学校相云碧老师将这种脏腑与耳穴相关的部位称"相关群"现象。

"相关群"现象:当疾病发生后,病灶对应的耳穴产生高度特异性病理反应,这种反应为直接反应;也可由于病灶影响了与其密切的组织器官,这些组织器官使其相应的耳穴产生了阳性反应,这种反应为间接反应,形成了"相关群"现象。这种躯体、内脏的生理和病理的改变,在耳廓相应的耳穴上发生某些特别的变化,如变色、变形、丘疹、脱屑、血管充盈、压痛和低电阻等,这种耳穴"相对特异性"变化,已发展成为耳廓诊断学和耳穴治疗学的重要理论学说。因此,耳穴诊断中,掌握这种一穴多病的反应,准确的分辨"相关群"点变化、性质及部位,能准确的对疾病进行定位诊断和定性诊断。准确地找到相关群的部位,掌握适宜的刺激方法、手法,就能取得满意疗效。

一病多穴的反应在临床诊断中常见到:如:

慢性胆囊炎:胆区、胆道、腹胀区、贲门、消化系统皮质下、脾或胃或十二指肠阳性反应(+)。

慢性肝炎:肝、耳肝点、肋缘下、耳中、三焦、脾、消化系统皮质下阳性反应(+)。

前列腺炎:前列腺、膀胱、尿道、内生殖器、盆腔、下焦阳性反应(+)。

耳鸣:内耳、听觉中枢、三焦穴阳性反应(+)。

哮喘:支气管、平喘、过敏区、肺阳性反应(+)。

心动过缓:心、胸、心血管系统皮质下阳性反应(+)。

一种疾病可有几个阳性反应点,但应以主要脏器阳性反应点去分析,然后从考虑到与主要脏器相关的器官、邻近的器官可能发生的病理改变和功能上所受到的影响去分析,再做诊断。

3. 多病一穴反应

在阳性点反应变化的规律中,可见一种疾病多个反应点,一个阳性点为某种疾病所特有,但又可以见到一个阳性反应点中为多种疾病所共有,即一穴多病反应。一穴多病反应即多病一穴的反应,多见五脏六腑的部位,心、肝、脾、肺、肾、小肠、胆、胃、大肠、膀胱、三焦。因为从现代解剖生理学说分析,五脏六腑的功能是复杂的,互相间又是有影响的,一个脏器会有多种不同性质的疾病发生,每一种病都有不同的病理过程改变,如果抓住每一种疾病特有的病理特征改变,便可有助于定位、定性诊断。

例如胃穴:当胃有病变时,探测到良性反应时,有多种诊断的可能性,如胃炎、胃溃疡、胃肿瘤等。而在胃炎诊断中,有急性胃炎、慢性胃炎、慢性胃炎急性发作,而在慢性胃炎中,又有萎缩性胃炎、浅表性胃炎、肥厚性胃炎,因此一个穴有多种疾病会发生。

又如肝穴:在耳穴中如果肝穴出现阳性反应,可能是肝炎,也可能是肝血管瘤或脂肪肝或肝囊肿或肝癌,都要鉴别诊断。

五脏六腑的病变,从现代医学理论去分析,从解剖生理学、病因病理学、临床症状学进行分析。用中医理论经络学说辨证,五脏六腑穴位是一穴多病所共有。

脾,从中医学理论分析脾为后天之本,主管人的消化功能。如消化道溃疡时,认为和脾有关,因为脏象学说中:胃为"水谷之海",主受纳,脾为"后天之本",主运化,脾气主升、胃气主降,从经络学说,胃为表、脾为里,胃为阳、脾为阴。这两个器官,一运一纳、一升一降、一阳一阴、一里一表,共同消化吸收,如果脾气不升、胃气不降,必然伤及胃络,引起溃疡,出血等。在临床观察中,多种疾病在脾区会出现良导点,如:腹泻便溏、浮肿、腹水及皮肤病。中医病机十九条中说"诸湿肿满,皆属于脾",脾运化水湿功能障碍,必然出现水湿停留。当月经过多,功能性子宫出血时,仍与脾有关,因为脾虚不能统摄血液会出血。当内脏下垂,脱肛、痔疮等,仍认为与脾气虚弱有关,因为脾属中焦,而中气下陷,导致身体虚弱,出现内脏下垂脱肛等。又如脾主四肢、脾主肌、脾开窍于口的中医理论,肌肉萎缩、四肢酸困乏力,口腔出现顽固性溃疡、唇炎等,均与脾有关。现代医学理论认为脾为免疫器官,所以免疫功能低下,脾肿大等,脾穴均出现阳性反应。脾为一穴多病反应,即一个阳性反应点为多病所共有,必须从现代医学理论、中医理论相结合的观点去分析。

(三) 根据现代医学理论分析

疾病的发生、发展和转归是复杂的,疾病是机体对致病因素作用的反应,某一局部或某一系统的变化,涉及邻近的组织器官,甚至影响整个机体的机能和代谢活动,从而表现出复杂的临床症状。因此在耳穴探测出的多种阳性反应时,必须以现代医学理论分析。

例如:十二指肠溃疡时,交感、消化系统皮质下,胃、十二指肠穴均呈阳性反应,从现代医学认为溃疡病的发生与皮层内脏相关学说有关,因为经常脑力劳动,精神紧张和忧郁,缺乏应有的休息与调节,另外由于饮食不节等均可引起消化道溃疡的发生与加重。苏联学者认为,高级神经活动影响内脏的功能改变,不良的精神刺激造成大脑皮层的功能障碍,从而导致皮层下中枢自主神经功能对胃液分泌、胃吸收、消化、胃壁营养的调节功能紊乱,最后导致溃疡病的形成,同时,迷走神经过度活动,也可导致胃酸分泌亢进,因此胃、十二指肠溃疡的患者,耳穴探测阳性反应点以十二指肠、胃、交感、消化系统皮质下为主。

又如:眩晕症状,可由许多疾病引起,如高血压引起眩晕,动脉硬化症引起眩晕,脑内听神经肿瘤及内耳病变均可引起眩晕,诊断时,必须从病因上去分析,从伴随的临床症状去分析,内耳眩晕症又称美尼尔综合征,多由变态反应所致迷路动脉痉挛,内耳毛细血管渗透压增加,使耳内淋巴管压力增高,以致内耳迷路水肿,进而导致内耳末梢器(科蒂器)缺氧、变性等病理变化,前听功能障碍。另外,内耳炎症、动脉硬化均可影响前听神经,产生发作性眩晕症候群,多伴有耳鸣、听力下降、眼颤,严重时,伴有恶心呕吐、面色苍白、出冷汗。探测内耳眩晕症主要阳性反应,在内耳、听觉中枢——颞、晕区。伴恶心呕吐时,贲门、胃呈阳性(+)反应。

在耳穴诊断中,对某些内脏、神经系统等复杂的病变,必须从现代医学理论对所出现的反应点作综合分析才能最后做出诊断。

(四) 中医理论脏象经络学说进行分析

中医的脏象学说是传统医学研究人体生理功能和病理变化及相互关系的理论,针灸和耳穴治疗原理,大部分与脏象学说有关。在疾病的诊断辨证中应用到脏象学说,在耳穴探测中,有多个反应点也要从脏象学说去辨证,如肾穴:有反应点可能被多种病症所共有。根据脏象辨证,肾的生理功能有肾藏精,主水,主纳气,主骨生髓通于脑,肾其华在发,肾开窍于耳及二阴,因此神经系统的疾病,泌尿生殖系统的疾病,呼吸系统的疾病以及耳鸣、听力减退、脱发、腰腿痛,肾穴可出现阳性反应点。而从生理解剖学上:肾脏本身的疾病,肾小球炎、肾盂肾炎、肾结核、肾结石、肾肿瘤等,肾穴也可出现阳性点,肾脏本身器质性的病变反应点多呈强阳性反应点,探触肾区时伴有触压痛、刺痛。

从中医理论上分析,心脏有病时,除心区会呈现各种不同类型的阳性反应,小肠穴也出现阳性反应点。从脏腑经络辨证分析,"心与小肠相表里"。皮肤病除肺穴阳性反应,大肠穴亦呈现阳性反应。痤疮是肺、胃炽热上熏于面部为阳明经热症,面部出现痤疮,并多伴有便秘。从脏腑经络辨证分析"肺与大肠相表里",所以大肠穴呈现反应,治疗时应取大肠,以泻其阳明经火盛而治疗痤疮。偏头疼时,胆区呈现阳性反应,从经络分析足少阳胆经循耳上头,若胆穴,颞穴电测阳性反应,胆囊穴不伴有病理形态学变化,而患侧颞穴片状隆起,多诊断偏头痛。

(五) 各种疾病诊断要点参考穴位分析

一个穴位阳性反应可以诊断一种病,即一穴一病的诊断,多从特定穴、相应部位阳性反应去分析。

一个穴位可以诊断多种病,即一穴多病的诊断,多从五脏六腑的穴位出现阳性反应点去分析。

多个穴位出现阳性反应点时才能诊断一种病,即多穴一病的诊断。也是"相关群点"学说。一组穴位阳性反应诊断一种病,这组穴位称为某种疾病诊断的应用参考。(详见诊断各论)。

下篇 各论

第五章 耳穴诊断各论

第一节 内科疾病

一、消化系统疾病

(一) 胃炎

胃炎是胃黏膜的炎症,临床表现为上腹痛或胀闷不适伴有消化功能紊乱。可分为急性胃炎、慢性胃炎和慢性胃炎急性发作。

急性胃炎:由于饮酒过多或摄取其他刺激性或腐蚀性物质所致,可引起呕吐。

慢性胃炎:与吸烟和慢性酒精中毒有关,并可能有胆汁从十二指肠反流于胃内引起,无特异性症状,但易发展为胃溃疡。慢性胃炎中有浅表性胃炎、肥厚性胃炎、萎缩性胃炎,萎缩性胃炎的胃粘膜萎缩,可能是一种特发性自体免疫性疾病,主要症状恶心、呕吐、食欲不佳、上腹不适等。

慢性胃炎急性发作:主要伴有急性胃炎、慢性胃炎症状。

1. 急性胃炎

视诊:胃区呈现点状或片状红色,边缘不清,有光泽。

触诊:胃区触压后可见红色压痕反应,胃区压痛Ⅰ°~Ⅱ°。

电测:胃区、消化系统皮质下区,呈阳性反应。

耳穴诊断:

2. 慢性胃炎

1)浅表性胃炎

视诊:胃区大片白色隆起,边缘不清。

触诊:胃区片状隆起处,触之较硬或触之条索,疼痛不明显。

电测:胃区、消化系统皮质下区弱阳性反应伴有腹胀、反酸时,贲门、腹胀区阳性反应。

2)肥厚性胃炎

视诊:整个胃区隆起,似可见如胃的形状,边缘清楚。

触诊:胃区质较硬,触痛不明显。

电测:胃区、消化系统皮质下区呈阳性反应。伴有腹胀,反酸时贲门、腹胀区呈阳性反应。

3)萎缩性胃炎

视诊:胃区呈现平坦或有轻微凹陷,似瘢痕样改变、呈红、白相间。

触诊:胃区压痛Ⅰ°~Ⅱ°。

电测:胃区,消化系统皮质下区呈阳性反应或强阳性反应。

3. 慢性胃炎急性发作

视诊:胃区呈片状白色隆起,中间有点状或充血红润,边缘不清、有光泽。

触诊:胃区压痛Ⅰ°~Ⅱ°,胃白色隆起中间有红润区,可见压痕反应。

电测:胃区、消化系统皮质下区,呈阳性反应。

急性胃炎、慢性胃炎、慢性胃炎急性发作时的胃穴鉴别诊断

项目 类别	急性胃炎	慢性胃炎			慢性胃炎急性发作
		浅表性	肥厚性	萎缩性	
变色	点片红润 界线不清	片状色白	片状色白	片白与片 红相间	片白中有片红
变形	—	片状隆起 界限不清	片状隆起明显界 限清	片状凹陷似 瘢痕样改变	片状隆起
触诊	压痛Ⅰ°~Ⅱ°	条索	片状隆起质软	—	片状隆起质软 压痛Ⅰ°
电测	(+)~(++)	(±)	(±)	(+)	(+)~(++)

(二)胃溃疡

胃部的溃疡,由于胃酸、胃蛋白酶和胆汁作用于胃粘膜所致。胃溃疡的症状,以上腹部反复发作性、节律性疼痛,疼痛表现不一,如隐痛、钝痛、胀痛、灼热样痛,胃溃疡多在进食后半小时到一小时左右疼痛,持续1~2个小时才逐渐缓解;痛多在上腹部正中稍偏左。胃溃疡可发生出血、穿孔或由于瘢痕形成所致的梗阻等合并症。

耳穴诊断:

1. 活动期

视诊:胃区点状或片状充血红润,同时可见小米粒大小凹陷,边缘整齐、有光泽,并可见毛细血管条状充盈或放射状充盈。

触诊:点、片状充血红润区,触之凹陷、点状红色压痕反应,疼痛敏感Ⅱ°。

电测:胃区、消化系统皮质下区,阳性反应或强阳性反应。

2. 愈合期

视诊:胃区呈点状或片状暗紫色、胃区毛细血管呈暗紫色扩张。

触诊:触压胃区呈点状凹陷、压痛不明显。

电测:胃区、消化系统皮质下呈弱阳性反应。

3. 静止期

视诊:胃区可见点状或片状褐色反应,界限清。

触诊:胃褐色反应区,触之条索。

电测:胃区电测弱阳性反应。

急性胃炎、胃溃疡活动期胃区鉴别诊断

类别\项目	急性胃炎	胃溃疡活动期
变色	片状红润,界限不清	点或小片状充血红润,界限清
变形	—	点状凹陷
触诊	压痛Ⅰ°~Ⅱ°	压痛Ⅰ°~Ⅱ°
电测	(+)~(++)	(+)~(++)

(三)十二指肠溃疡

十二指肠溃疡有体质性、遗传因素致病的倾向。系有胃酸和胃蛋白酶作用于十二指肠粘膜所致。通常胃酸分泌过多,较多侵犯"O"型血者。症状表现呈空腹痛、饥饿痛,甚则刺痛、绞痛,在进食后则疼痛缓解。疼痛部位在上腹偏右。部分患者以并发出血或穿孔为首发的临床表现。

耳穴诊断:

1. 活动期

视诊:十二指肠穴可见似高粱米粒大小凹陷,色红,边缘整齐,红润可侵及耳轮脚上缘,耳轮脚上缘外1/3处缺损,可见血管充盈并向胰胆区走行。若是有家族史的患者,十二指肠球结节区可见到十二指肠球结节。

触诊:十二指肠穴,点状红色,深触压痕反应,痛甚或呼痛难忍、拒按,疼痛评级Ⅱ°~Ⅲ°,触及十二指肠球结节时多为家族遗传史。

电测:十二指肠区、消化系统皮质下区,阳性反应(+)或强阳性反应(++)。

2. 愈合期

视诊:十二指肠,可见高粱米大小的凹陷,暗紫色,边缘整齐,可波及耳轮脚上缘,见耳轮脚上缘外1/3缺损,十二指肠毛细血管暗紫色,呈45°向胰胆方向扩张。

触诊:十二指肠呈暗紫色压痕反应,疼痛评级Ⅰ°。

电测:十二指肠、消化系统皮质下呈阳性反应。

3. 静止期

视诊:十二指肠穴可见似高粱米粒大小凹陷呈深褐色反应,边缘整齐,毛细血管充盈不明显。

触诊:十二指肠区可触及条索似瘢痕样改变,其条索呈45°角向胰胆方向走行,压痛不明显,若在十二指肠凹陷处触及条片状隆起,多提示十二指肠球变形。

电测:十二指肠电测阴性反应或弱阳性反应。

笔者对53例经胃镜确诊的各期十二指肠溃疡,作了耳穴视察,结果表明,十二指肠溃疡活动期的病例,多可在十二指肠穴见到芝麻粒或高粱粒大小凹陷,色红,边缘整齐,红润区可侵及耳轮脚上缘,并可见到红润区毛细血管充盈,色鲜红,向胰胆方向走行。溃疡愈合期,上述阳性反应物颜色变得暗紫;到静止期,阳性反应物色暗,有时十二指肠穴,可呈深褐色色素沉着。触诊反应:活动期压痛(++)~(+++);愈合期压痛减到(+)~(++);静止期则可触及与耳轮脚呈斜45°走向的条索,压痛反应已不明显。若在十二指肠区触及与耳轮脚呈斜行的45°的条片状隆起(约0.3厘米×0.5厘米),多提示十二指肠球部变形。电测诊断在溃疡活动期呈阳性、强阳性反应;愈合期、静止期则呈弱阳性或阴性反应。

在对十二指肠病病史、十二指肠球炎的视察中,大量临床病例总结当耳前十二指肠穴凹陷,耳背触及十二指肠球结节时,可明确诊断十二指肠球部病变、十二指肠溃疡或十二指肠球炎,观察结果表明十二指肠病史与家族遗传史有关。

(四)十二指肠球炎

十二指肠球炎是十二指肠部弥漫性炎症,炎症的发生与长期食欲不规律、精神过度紧张致神经功能紊乱有关,十二指肠球壁细胞的运动、分泌、营养改变。另外十二指肠球炎发生的原因可为感染,如结核、霉菌及寄生虫(如钩虫、梨形鞭毛虫),也可为阻塞性充血,如门脉高压、充血性心力衰竭,以及邻近器官的病变蔓延,如胆囊炎、胆结石、胆道感染、慢性胰腺炎、慢性胃炎等。临床表现与慢性胃炎、十二指肠溃疡相似。常见症状如空腹痛、饥饿痛、绞痛,多在进食后则疼痛缓解,如饥饿时间长会引起低血糖,疼痛部位在上腹偏右,如不注意治疗及饮食规律,可导致十二指肠溃疡。

耳穴诊断:

视诊:十二指肠区可见绿豆大小之片状凹陷红润,边境模糊不清。

触诊:十二指肠区,轻度压痕反应,压痛不明显。

电测:十二指肠呈阳性反应。

十二指肠溃疡(活动期)与十二指肠球炎的十二指肠区视诊鉴别诊断

项目 类别	十二指肠溃疡(活动期)	十二指肠球炎
视诊	小米粒大小或高粱米大小充血红润凹陷,边缘清,红润侵及耳轮脚上缘,可见耳轮脚上缘外1/3处缺损及毛细血管充盈,走行至胰胆区	绿豆大小片状红润凹陷,边缘不清,红润在耳轮脚上缘,毛细血管充盈不明显

(五)食管炎

食管炎在临床上有反流性食管炎、腐蚀性食道炎和感染性食管炎之分。

反流性食管炎:早期食管粘膜充血、水肿和痉挛,进一步可形成溃疡,晚期可发生瘢痕性狭窄。主要症状是吞咽困难,胸骨后或心窝部灼痛、嗳气、反酸、呕吐等。频繁的胃酸和消化液的逆流性食管炎,常见于食管裂孔疝。

腐蚀性食管炎:是食管烧伤引起不同程度的狭窄,主要症状为吞咽困难。

感染性食管炎:常见于真菌感染的虚弱患者,尤其多见于用抗生素、皮质类固醇和免疫抑制性药物治疗时,偶尔可见由病毒(巨大细胞病毒或疱疹病毒)引起者。

耳穴诊断:

视诊:食道区片状或条片状色泽红润、凹陷、界限不清,有光泽或脂溢。

触诊:食道区有点状压痕反应,触痛不敏感。

电测:食道区阳性反应。

(六) 食管癌

是发生于食管上皮组织的恶性肿瘤。以鳞癌为多见,是常见的消化道癌肿之一。主要症状为渐进性咽下困难。凡患病者有反复出现或进行性的吞咽困难,吞咽有梗阻感或不适感,吞咽时胸骨后或心窝部疼痛,尤其 40 岁以上的男性,应考虑食管癌的可能性。

视诊：食道穴点状或结节状、条片状隆起,暗灰色、无光泽。

触诊：食道穴触之硬结,触痛敏感Ⅱ°～Ⅲ°,肿瘤特异区 1 触痛敏感Ⅱ°。

电测：食道、肿瘤特异区 1 强阳性反应。

(七) 反酸恶心

是一种临床症状,多因消化系统疾病,如慢性胆囊炎、胆道感染、十二指肠溃疡及慢性胃炎等引起。也见于中枢神经系统疾病,如神经性呕吐、头痛和妊娠并发症状。

耳穴诊断：

视诊：贲门区,片状色白隆起或色白隆起区伴有色红。

触诊：贲门区肿胀,触之压痕水肿,疼痛不敏感。

电测：贲门区阳性反应或强阳性反应,胃、十二指肠、消化系统皮质下阳性反应。

(八) 急性胃肠炎

急性胃肠炎是由暴饮暴食或吃带有细菌或毒素的食物所引起,以腹痛、腹泻、呕吐为主要症状。发病急骤,腹泻可达日 10 余次或更多,大便稀或呈水样。呕吐严重时,可引起水和电解质紊乱,继之可出现血压下降或肌肉痉挛等症状。

耳穴诊断：

视诊：大肠区、乙状结肠区呈条片状充血红润,有脂溢多光泽。

触诊：大肠区、乙状结肠区、平坦或略有凹陷,触压后留有红色压痕反应,疼痛敏感Ⅰ°～Ⅱ°。

电测：大肠区、乙状结肠、消化系统皮质下阳性反应或强阳性反应。

(九) 腹泻

临床上,腹泻可分为急性腹泻和慢性腹泻。

1. 急性腹泻

包括细菌性痢疾、急性肠炎、急性中毒及过敏因素所致的排便次数增多,不同程度稀便及肠痉挛所致的腹痛,病程在 2 个月以内。中医认为因饮食不节,致使脾气虚弱,另感受外邪,致使湿热内侵、湿热困脾、运化失常、清浊不分、混杂而下,注入大肠而致腹泻。

2. 慢性腹泻

临床上如腹泻持续或反复发作超过 2 个月以上,为慢性腹泻。可由慢性消化系统疾病及消化道以外的慢性病以及其他原因引起。中医认为腹泻主要是因为脾胃与大小肠感受外邪所致,可因进食生冷不洁之食物、七情不和损伤脾胃而影响其运动功能。辨证时分寒、热、虚、实。中医认为慢性腹泻多系脾肾阳虚。

耳穴诊断：

视诊：大肠区、乙状结肠区呈条状凹陷、暗红色、脂溢较多。

触诊：大肠区、乙状结肠区呈条状凹陷，白色压痕反应，触痛不明显。

电测：大肠区、乙状结肠区、消化系统皮质下呈阳性反应若过敏区呈阳性反应或强阳性反应为过敏性结肠炎，若肾、脾两穴呈阳性反应或强阳性反应，多为脾肾阳虚，引起腹泻。

（十）便秘

大便干燥、坚硬、排便困难、数日 1 次。除腹部膨满外，可伴有头痛、眩晕、纳呆、易倦、恶心、心悸不寐等。

中医认为便秘由多种原因引起，如肠胃燥热、津液耗伤、七情不和、气机郁滞、久病内伤、年老体衰、气血不足等，导致大肠的传导功能失常引起便秘。本症在《伤寒论》中有"阳结"、"脾结"等名称。便秘有虚症、实症之分：

虚症：多见孕妇、体虚年迈者，因气血不足、肾虚阴精耗竭所致。

实症：多见饮食失节、过食辛辣或因热病引起津液枯竭所致。

耳穴诊断：

视诊：大肠区、乙状结肠区呈条片状或大片状白色隆起，或可见糠皮样脱屑。

触诊：大肠区、乙状结肠区片状或条片状隆起、质硬或在隆起区触及条索。

电测：大肠区、乙状结肠区呈弱阳性反应。

慢性腹泻与便秘大肠区鉴别诊断

项目 类别	慢性腹泻	便秘
变色	条片状红润	白色，呈片状或条片状
变形	条片状凹陷	片状或条片状隆起
触诊	凹陷	隆起或条索
电测	（+）	（±）

（十一）肠功能紊乱

是属自主神经功能紊乱中的一组临床症状，自主神经系统-交感神经和副交感神经控制正常心脏搏动、肠运动、排汗、唾液分泌等活动。当自主神经动能紊乱时，会出现一系列症状，在消化机能方面，有肠功能紊乱，腹胀、腹泻和便秘，消化吸收功能不良等症状。

耳穴诊断：

视诊：小肠区呈片状色白隆起，大肠区平坦或凹陷，色泽红润或暗红。

触诊：小肠区片状隆起，触之白色压痕反应，脾区压痕色淡，大肠区凹陷，大肠区、小肠区压痛不明显。

电测：大肠、小肠、过敏区、脾、消化系统皮质下均呈阳性反应。

（十二）消化不良

是小儿常见的疾病，常因饮食过度或吃不易消化的食物影响胃肠的消化功能、细菌或病毒感染也常为本病的因素,可分为单纯性消化不良和中毒性消化不良。临床症状:腹泻、食欲不振、消瘦等。

耳穴诊断:以电测诊断为主,探测小肠、脾、胃、消化系统皮质下均呈阳性反应。

肠功能紊乱和消化不良小肠穴的鉴别诊断

项目 类别	肠功能紊乱	消化不良
变色	小肠区片状色白	(-)
变形	小肠区片状隆起、肿胀,大肠区条片状凹陷	(-)
触诊	小肠区、脾区压痕反应	(-)
电测	小肠、消化系统皮质下、脾、大肠、过敏区(+)	小肠、脾、胰、消化系统皮质下(+)

(十三)肝炎

肝炎有病毒性和药物性之分。病毒性肝炎是由肝炎病毒引起的全身性传染病。由于感染病毒不同可分为甲型、乙型、非甲非乙型三种。病变主要累积肝脏,其临床表现食欲不振、恶心、呕吐、疲乏无力。发病时可有短期发热,部分有黄疸、上腹饱胀、肝区疼痛、肝脏肿大和压痛及肝功能检查异常。病程约 2~4 个月。多数病人可恢复。少数病人迁延不愈,转为慢性。

耳穴诊断:

1. 急性肝炎

视诊:肝区点状或片状红润,有光泽。

触诊:肝区有红色压痕反应,压痕恢复平坦时间长,有触压痛Ⅰ°。

电测:肝穴、消化消化系统皮质下呈阳性反应。

2. 慢性肝炎

视诊:肝区可见白色肿胀,隆起处可见点、片状色暗。

触诊:肝区隆起处触之色白压痕反应,恢复平坦时间长。

电测:耳肝点、肝区、消化系统皮质下呈阳性反应。若耳肝点呈阳性反应肝区无反应,多提示既往肝功能有不正常史;若肋缘下呈阳性反应,肝区阴性反应多提示肝区痛而肝功能无变化。

慢性肝炎与肝炎后综合征鉴别:急性肝炎或急性肝炎治疗后,患者长期不安、乏力、厌油、上腹不适、脂肪餐后有轻度消化不良及肝区痛等症候群。有时可有自主神经功能紊乱等症状。体检和化验均正常,甚至肝活检也无任何病变残存。临床上称之"肝炎后综合征"。

耳穴探查:肝区、耳肝点、肋缘下呈阳性反应。

(十四)肝肿大

肝脏增大,达到可在肋缘下触及的程度。各种原因可引起肝脏增大,主要原因有肝炎、肝脓肿、血吸虫病、早期肝硬化、肝肿瘤、脂肪浸润、充血性心力衰竭、巨大肝血管瘤等。5~6 岁以下小儿肝脏常能扪及,成人深吸气时触及到肝脏下缘,并不一定表示肝肿大。

耳穴诊断:

视诊:肝区可见色白隆起,边缘清楚。

触诊:判断肝是否肿大,以触诊肝区有无条索变化为主。

方法:将与肝区同一水平的,对耳轮内侧缘视为肋缘下,肋缘下与胃点联线的中点再划一垂直线,此线的外侧区上 1/2 处为肝肿大变化区。在此区的耳穴肋缘下,从外向内分为四等分,每等分视为一厘米。判断方法:

1)肝脏大小正常:肋缘下穴触及不到条索反应,即触及不到肝脏边缘。

2)触及肝脏边缘,在紧靠肋缘下穴可触及与肋缘下穴相平行的条索。

3)肝肿大:以在肋缘下穴肝肿大区内四等分处,触及到条索位置来判断。

肝肿大 1 厘米:在肋缘下一等分,触及与其平行排列的条索。

肝肿大 2 厘米:在肋缘下二等分,触及与其平行排列的条索。

肝肿大 3 厘米:在肋缘下三等分,触及与其平行排列的条索。

肝肿大 4 厘米:在肋缘下四等分,触及与其平行排列的条索。

(十五)肝硬化

肝硬化是一种肝脏损害的慢性、全身性疾病,是各种致病因素持久或反复地损害肝脏组织,引起细胞变性、坏死、再生和纤维组织增生等一系列病理变化,结果扰乱了肝内的正常结构,使肝脏变形,质地变硬。其主要临床表现为:由肝功能减退和门静脉高压所引起的一系列症状和体征。

耳穴诊断:

视诊:肝区色泽发暗或见小的毛细血管扭曲扩张似蜘蛛痣,脾区肿胀,食管区、胃区有色泽红润或小的毛细血管网状扩张。

触诊:肝区质硬,脾区肿大。在脾肿大区触及条索,食管区、胃区点状压痕。

电测:肝、脾、食道、胃、消化系统皮质下阳性反应。

(十六)脂肪肝

是脂肪含量超过肝脏重量的 10%。由过量的脂肪在肝内持久积聚引起。正常肝内脂肪仅占肝重的 3%~5%,临床上肝大小无特殊表现,当肝脂肪沉积引起结构和成分改变时,可影响机能。

耳穴诊断:

视诊:肝区片状肿胀,色泽正常,对耳轮增宽、增厚、边界不清。

触诊:肝肿胀区质软,似海绵状,针刺后有胶状液体流出,压痕反应。

电测:肝、消化系统皮质下阳性反应、胆弱阳性反应。

脂肪肝应与非特异性耳软骨膜炎鉴别:

急性非特异耳软骨膜炎可见片状似黄豆粒大小隆起,边缘不清,触之质软海绵状,并且有水纹波动感,针刺后可有黄色组织液流出。

慢性非特异耳软骨膜炎时,片状似黄豆粒大小隆起、质硬,似软骨增生,针刺后无组织液渗出。

(十七)肝癌

凡年龄在 30 岁以上的男性病者,有进行性消瘦,肝肿大而硬,呈结节状或兼有右胁肋部疼痛者,须考虑原发性肝癌。继发性肝癌通常为多个,肝肿大而质硬,有数量不定的大小结节,多为消化道恶性肿瘤的转移。

耳穴诊断:

视诊:肝区结节状暗灰色隆起,可见蜘蛛痣或暗紫色梅花形。

触诊:肝区结节质硬,肝区、肿瘤特异区 1 触痛明显。

电测:肝区强阳性反应,耳前及耳背肿瘤特异区 1 阳性反应或强阳性反应,脾、消化系统皮质下阳性反应。

肝病的耳穴鉴别诊断(一)

类别	项目	急性肝炎	慢性肝炎	肝大
视诊	变色	色泽充血红润,有光泽	色白肿胀或见点片暗红色在肝肿胀区	色白,边缘清楚
	变形	偶可见片状肿胀	色白隆起	白色隆起,边缘清楚
触诊		质软,红色压痕反应	隆起处质中白色压痕反应	在肝肿大区可触及条索,依条索位置而判断肝肿大程度
电测		耳肝点(+),肝(+),消化系统皮质下(+)	肝(±),耳肝点(±),消化系统皮质下(+)	肝(±)

肝病的耳穴鉴别诊断(二)

类别	项目	肝硬化	脂肪肝	肝血管瘤	肝癌
视诊	变色	色泽发暗多呈深褐色,毛细血管扭曲扩张,食道区亦可见血管扩张	色泽无明显改变	点状或片状红色,可见小毛细血管扭曲	呈暗灰色,梅花形改变,肿瘤特异区 2 深褐色改变
	变形	片状或结节隆起,脾区肿胀	呈片状隆起	(-)	暗灰色结节
触诊		肝区隆起质硬,脾区增大,触之条索,依条索出现脾肿大区的位置判断脾肿大程度	肝区增厚质软	(-)	肝区触及结节质硬,疼痛敏感Ⅱ°~Ⅲ°,肿瘤特异区(耳前及耳后)触痛Ⅱ°~Ⅲ°
电测		肝(+)脾(+)食道(+)消化系统皮质下(+)	肝(±)或(+)	肝(±)	肝(+)或(++)肿瘤特异区1(+)~(++)

肝区结节的鉴别诊断

类别 \ 项目	慢性肝炎	肝癌	脂肪肝	非特异性耳软骨膜炎
变色	白色隆起结节	暗灰结节	正常肤色或淡红色	正常肤色或白色
变形	呈片状隆起	呈结节状隆起	不规则状隆起	呈大片似黄豆大隆起,遍及肝、脾区
触诊	质中 压痛不明显	质硬 压痛敏感Ⅱ°～Ⅲ°	质软	急性期,质软可触及组织液波动感;慢性期,质硬软骨增厚感
电测	(±)	(++)	(±)	(-)

(十八)胰腺炎

胰腺炎有分急性胰腺炎和慢性胰腺炎

急性胰腺炎:由各种原因如暴饮暴食、总胆管阻塞或胰管梗阻等引起胰液从胰管外溢,胰酶激活后消化胰腺自身组织,产生急性炎症。胰腺呈水肿、出血或坏死三种主要症状。症状有上腹和左腰背部剧烈疼痛、发热,严重时发生休克,发作数小时后血清淀粉酶和胰酯酶浓度明显升高。

慢性胰腺炎:急性胰腺炎经及时治疗,多数病人在数天或数周内迅速恢复,若反复发作或持续发炎可形成慢性胰腺炎,腺体萎缩,纤维组织增生和钙化等病变。患者出现慢性消化不良、腹痛、脂肪痢等症状,个别并发糖尿病。

耳穴诊断:

1. 急性胰腺炎

视诊:胰腺穴,片状肿胀,充血红润。

触诊:红色压痕反应,周围水肿,触压痛Ⅱ°～Ⅲ°。

电测:胰腺穴强阳性反应,胆、胆道、糖尿病点、消化系统皮质下阳性反应。

2. 慢性胰腺炎

视诊:胰腺片状隆起或条片状隆起变形。

触诊:白色压痕反应,片状隆起区,触及条索状反应物,触痛不明显。

电测:胰腺穴,消化系统皮质下阳性反应,胆、胆道、糖尿病点弱阳性反应。

(十九)脾肿大

在左肋缘下能扪到(除脾下垂外)均为脾肿大,脾肿大程度根据病因、病程而不同,可自左肋缘下刚扪及至几乎占满整个腹腔。引起脾肿大的原因,主要有寄生虫病,如血吸虫病、黑热病,某些传染病如伤寒、败血病,以血液病如各种类型的贫血、血小板减少、白血病、霍奇金病,肝硬化、门静脉高压时亦可以引起脾肿大。脾脏显著肿大者,称为巨脾症。

耳穴诊断:

视诊:左耳穴脾区生理性凹陷消失,可见片状暗红色隆起。

触诊:脾肿大区以触诊为主,脾穴的正常位置在耳轮脚消失处与轮屏切迹联线的中点,脾肿大时,脾区反应点向耳甲腔外上方,脾肿大区上移,若在正常穴以上部位触及条索并出现压痕,提示脾肿大。若在耳轮脚消失处与对耳轮内侧缘并行线上触及条索并出现压痕,提示脾肿大平脐。

电测:脾区、消化系统皮质下阳性或强阳性反应,若肝硬化引起的脾肿大,肝区出现阳性反应,食道穴阳性反应。

(二十)胃癌

源自胃粘膜上皮细胞的恶性肿瘤。原因不明,胃息肉、慢性胃溃疡、胃性胃炎,特别是萎缩性胃炎发生胃癌的可能性大。早期症状为食欲减退,嗳气或上腹部不适等。晚期患者有消瘦、贫血、腹部包块等,部分患者在锁骨上窝淋巴结肿大。

凡是发病在40岁以上有溃疡病史伴出血,而出血后胃疼痛缓解不显著,大便隐血持续阳性应考虑此病。

耳穴诊断:

视诊:胃区暗褐色结节隆起,周边清楚。

触诊:胃区结节质硬,不易推动,疼痛敏感Ⅱ°~Ⅲ°,耳前及耳背肿瘤特异区1疼痛敏感Ⅱ°~Ⅲ°。

电测:胃区,肿瘤特异区1探测阳性或强阳性反应,消化系统皮质下阳性反应。

(二十一)结肠和直肠癌

是常见的一种恶性肿瘤。原因不明,与结肠息肉、慢性溃疡性结肠炎和血吸虫病等有关。结肠癌早期无症状,以后出现肠道功能紊乱、肠梗阻、便血、腹部包块和全身症状等。直肠癌主要症状有便血、排便困难、里急后重。

耳穴诊断:

视诊:大肠区、腹胀区、少腹(下焦穴)失去平坦、凹陷和光泽,可见似丘疹样结节隆起,数目不等,多为白色、褐色或暗灰色。

触诊:腹腔大肠区,下焦穴触及结节或凹陷不平,疼痛敏感Ⅱ°~Ⅲ°,耳前及耳后肿瘤特异区Ⅰ触痛敏感Ⅱ°~Ⅲ°。

电测:结肠区(大肠、乙状结肠、下焦、腹胀区之间)阳性或强阳性反应,消化系统皮质下阳性反应,肿瘤特异区1阳性或强阳性反应。

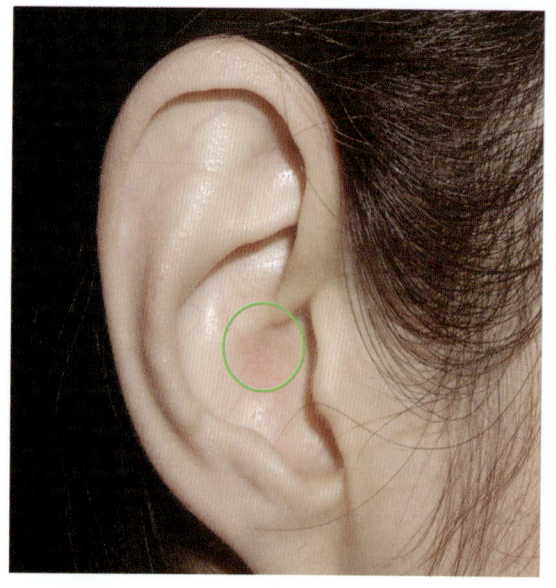
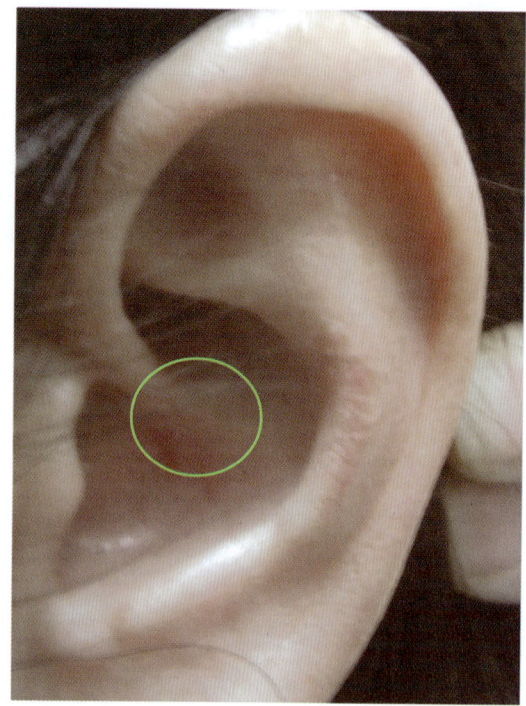

食道炎

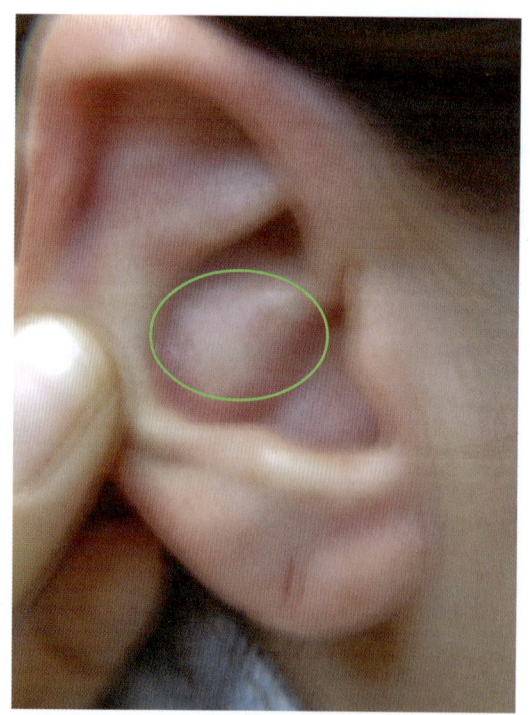
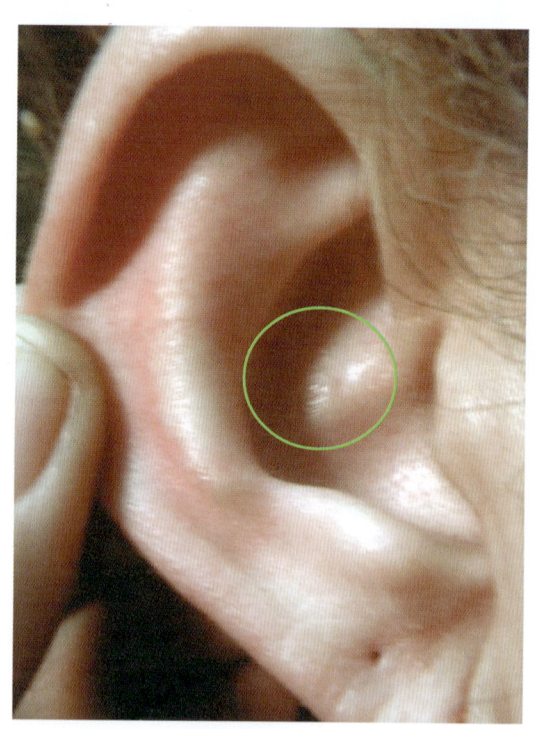

浅表性胃炎　　　　　　　　　　　萎缩性胃炎

图片 21

第五章 耳穴诊断各论

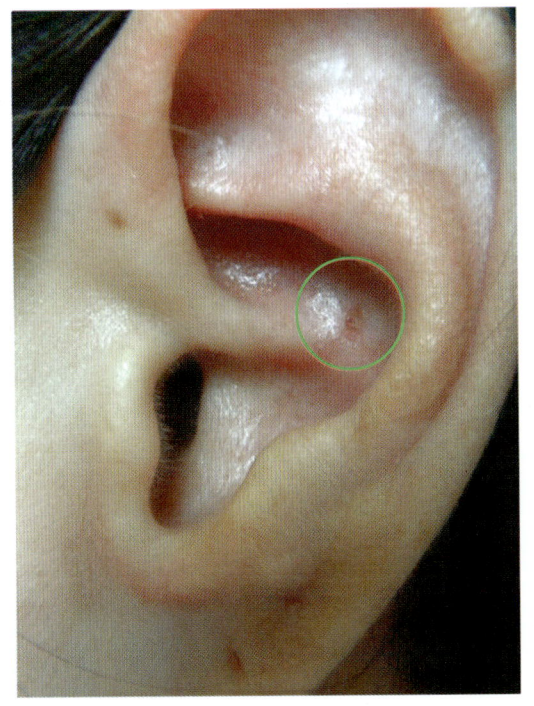

胃癌

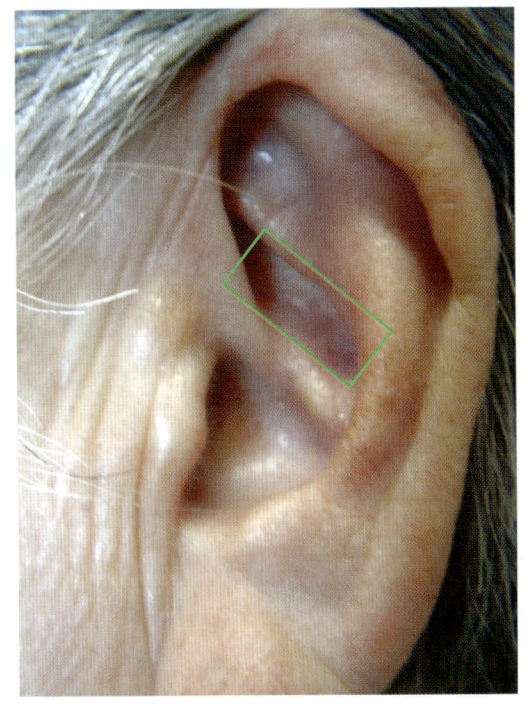

十二指肠球炎

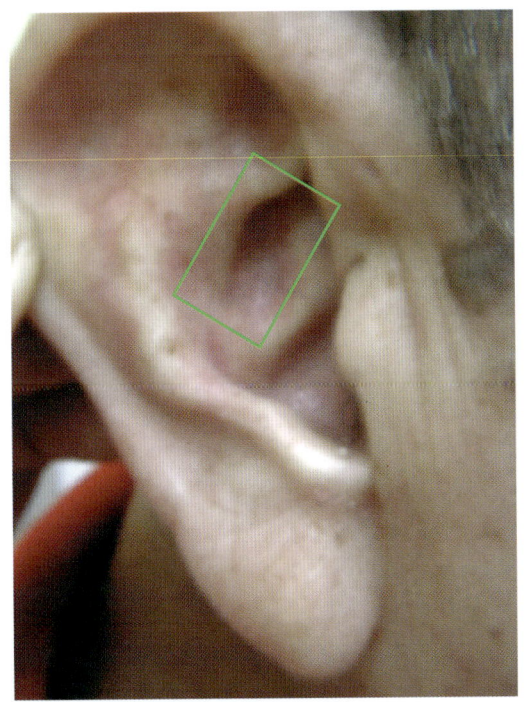

十二指肠球炎

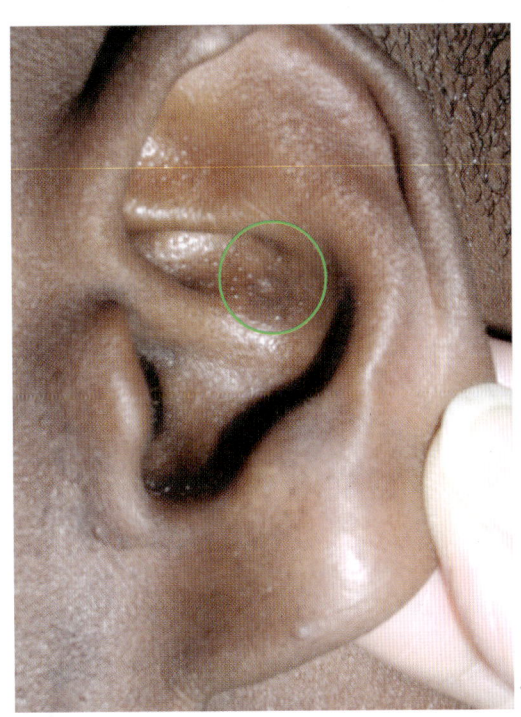

十二指肠溃疡

图片 22

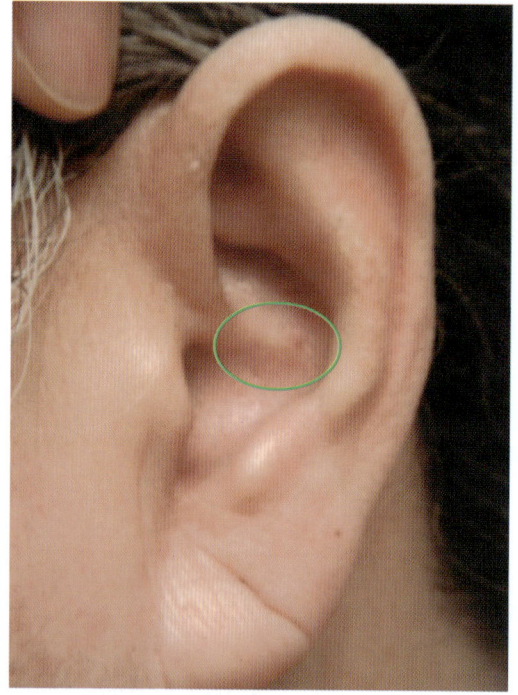

胃溃疡

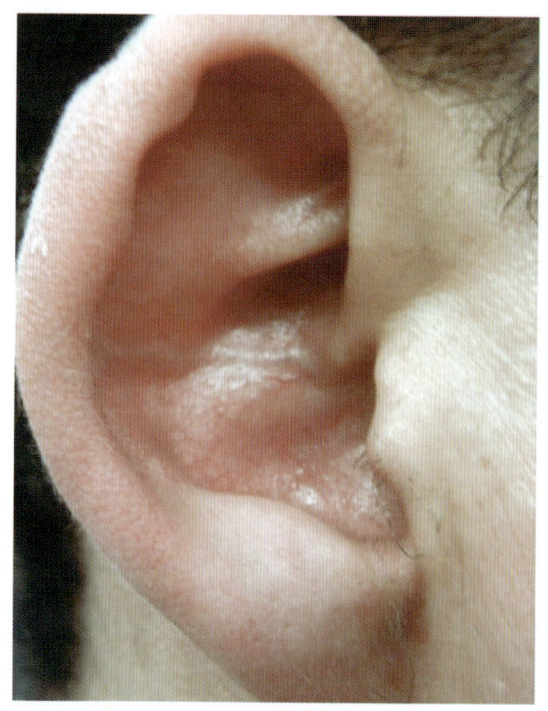

十二指肠溃疡发作期

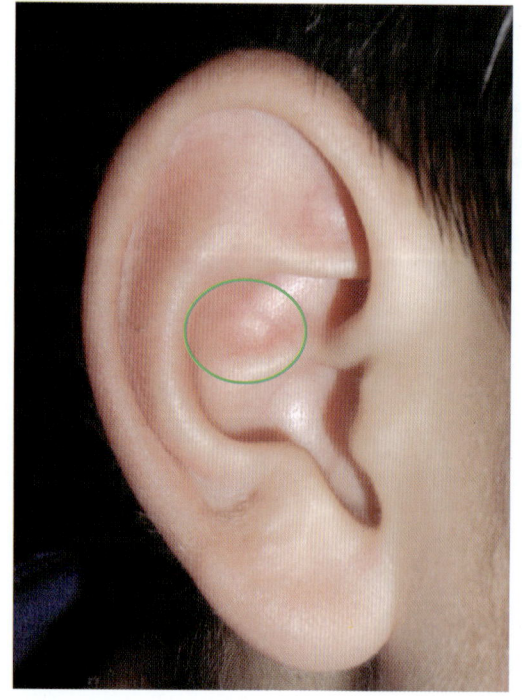

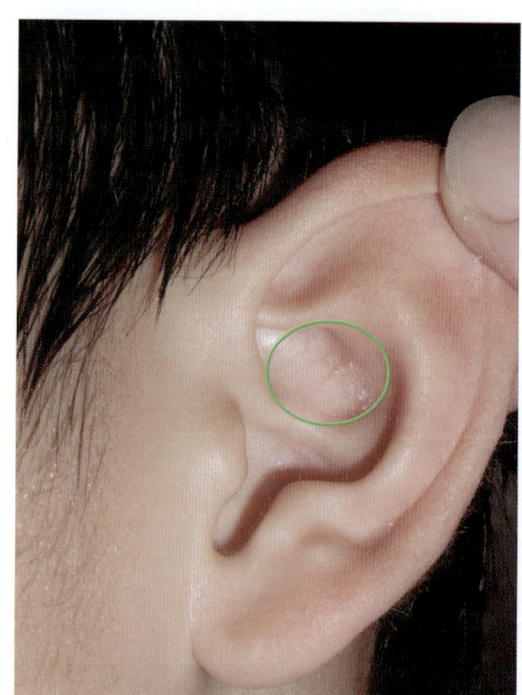

十二指肠球炎

图片 23

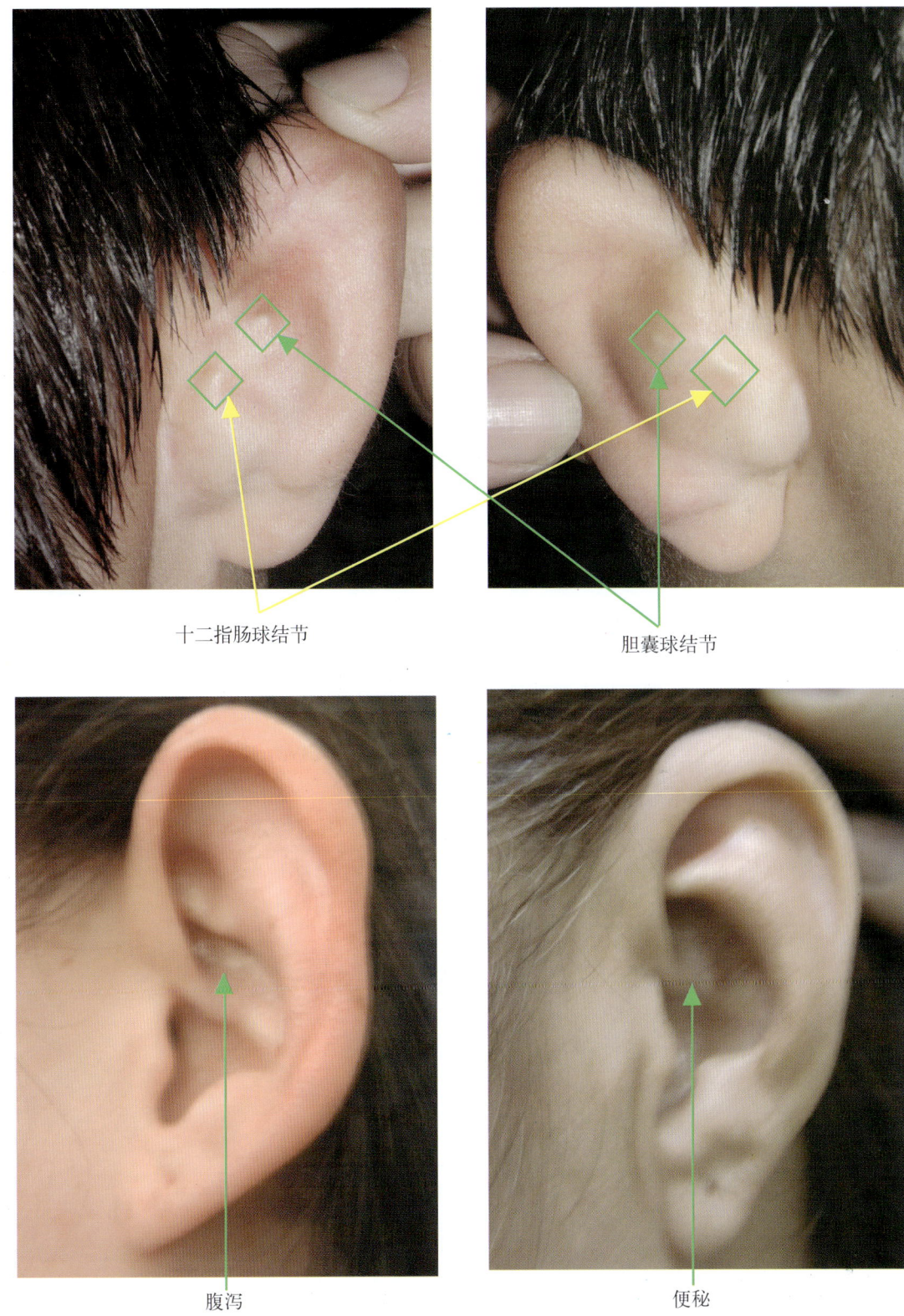

图片 24

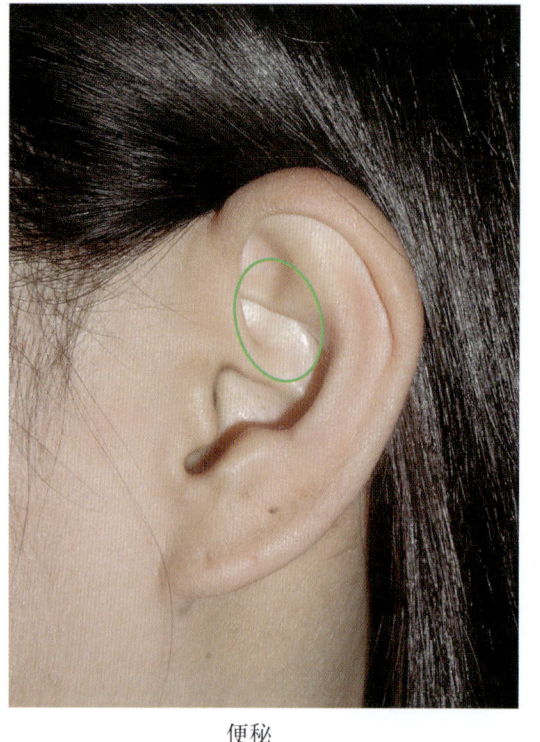

便秘

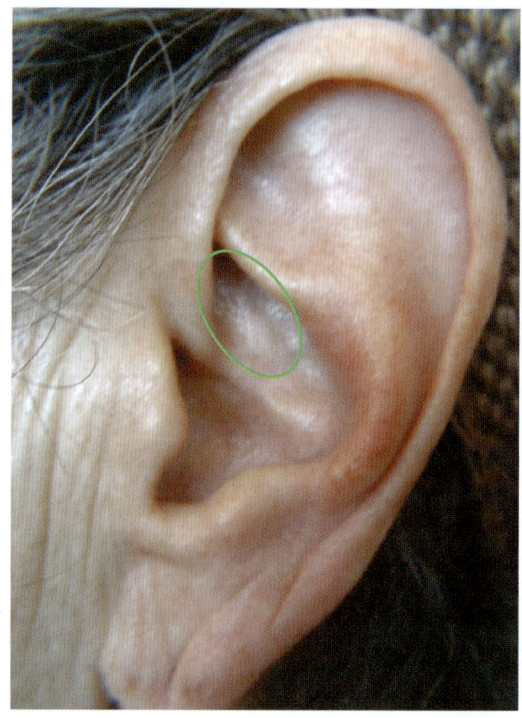

腹泻

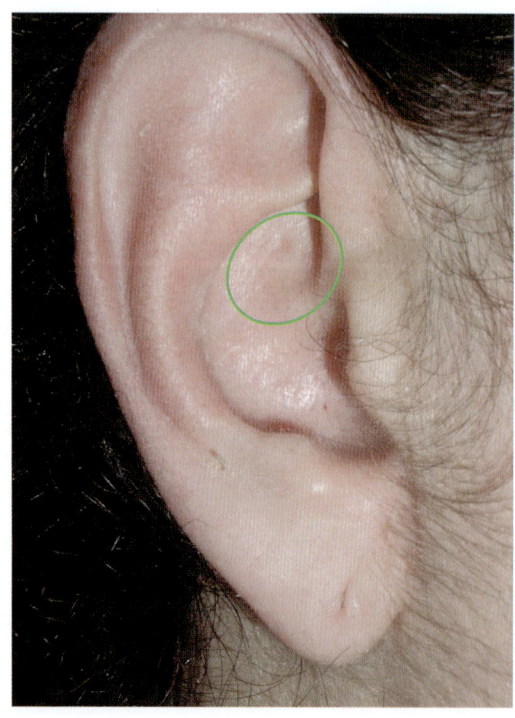

腹胀

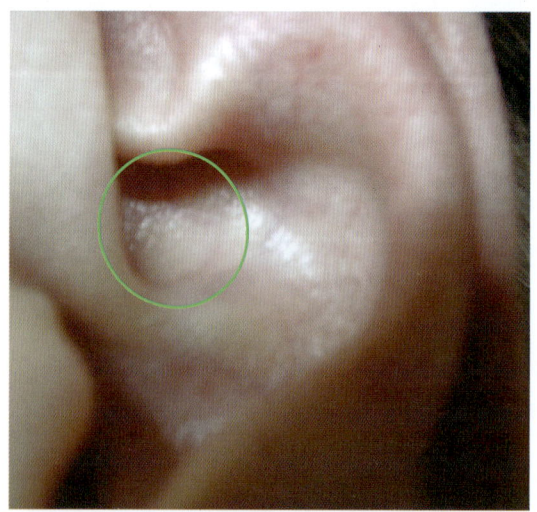

结肠癌

图片 25

第五章 耳穴诊断各论

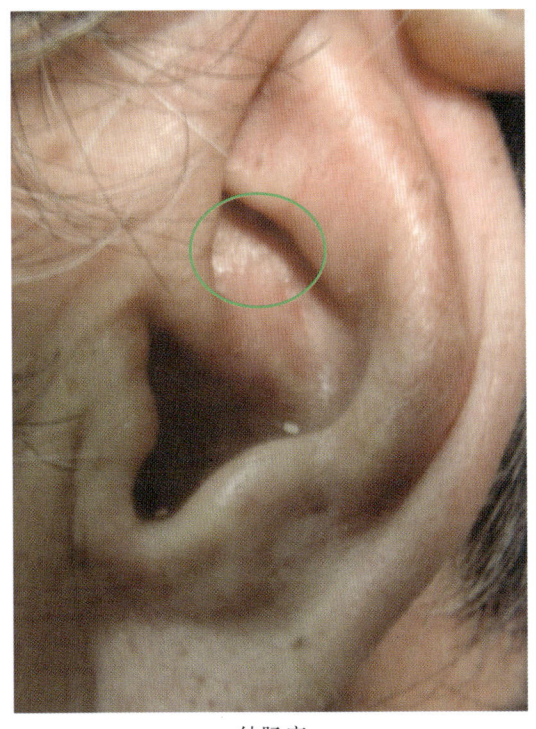

结肠癌

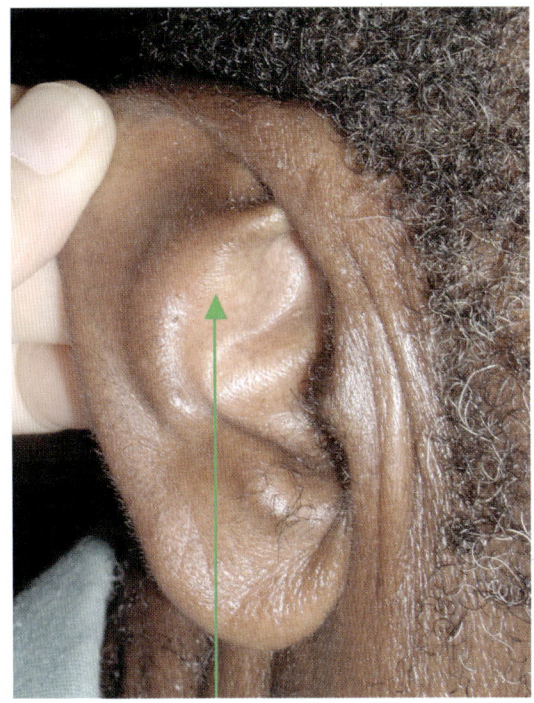

脂肪肝

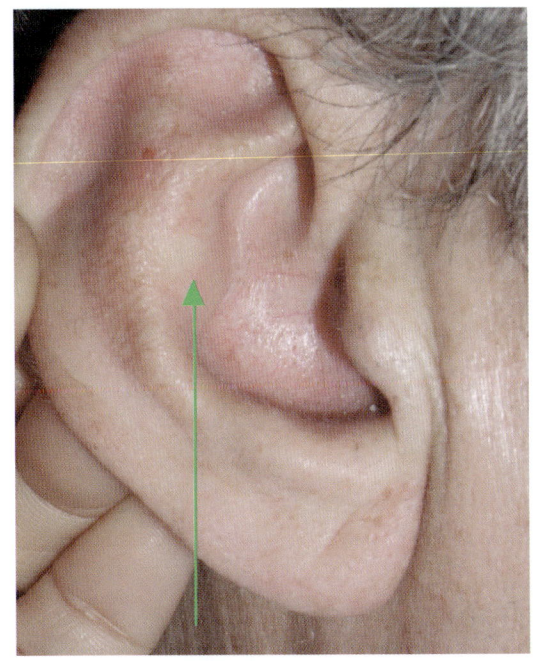

肝硬化

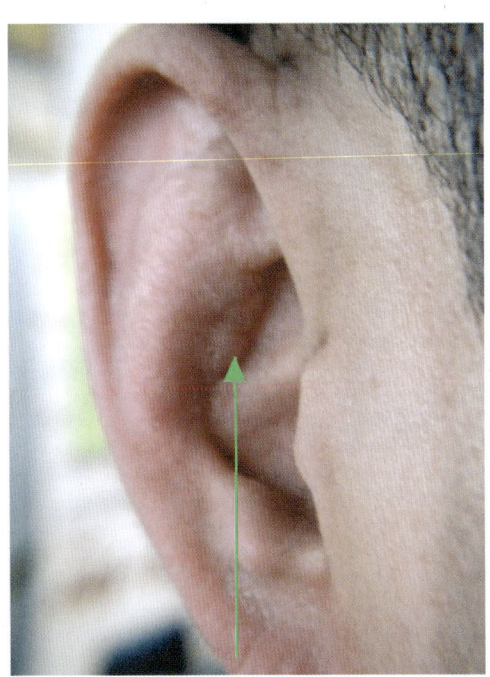

慢性胆囊炎

图片 26

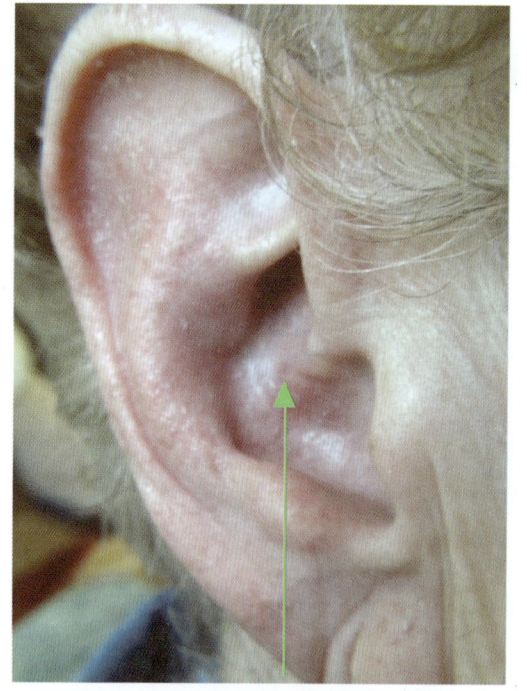
十二指肠溃疡既往史

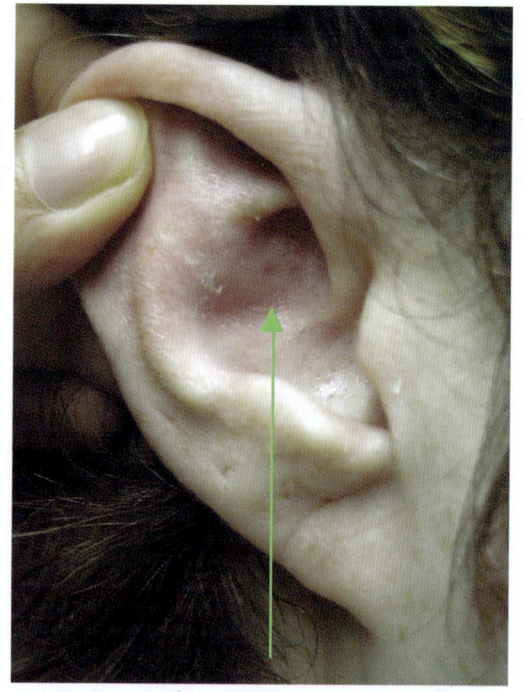
胆道感染

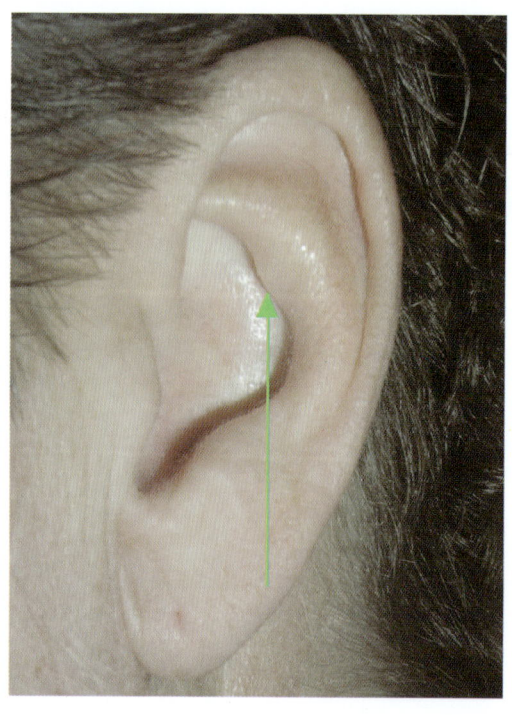
慢性胰腺炎

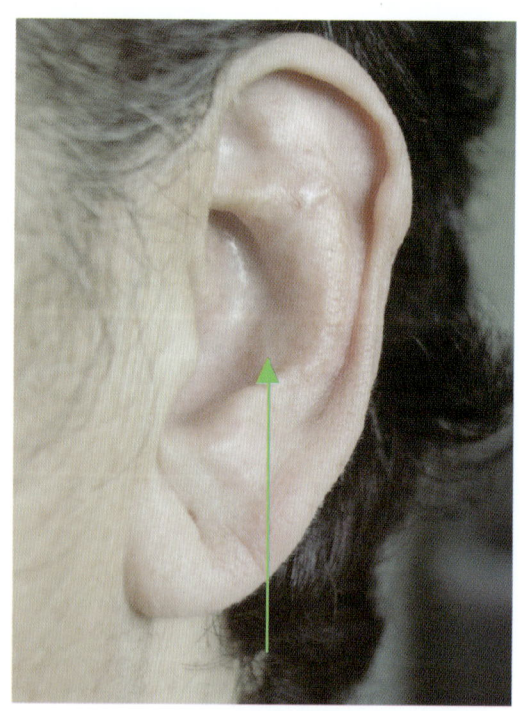
脾肿大

图片 27

第五章　耳穴诊断各论

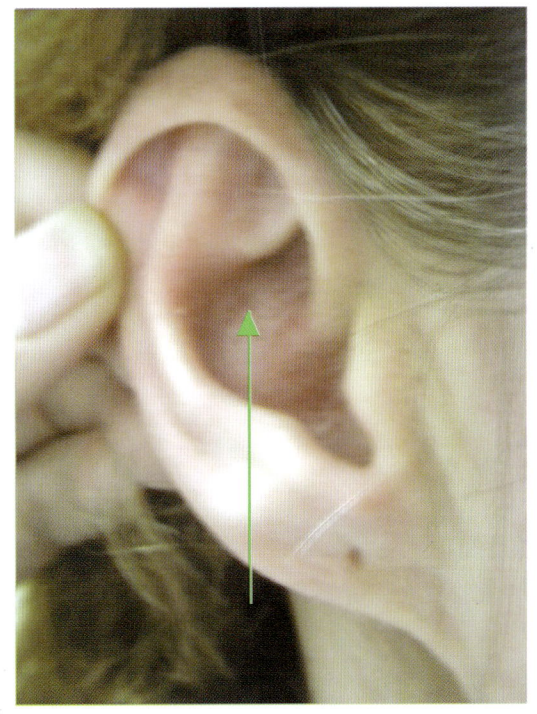

胆道感染

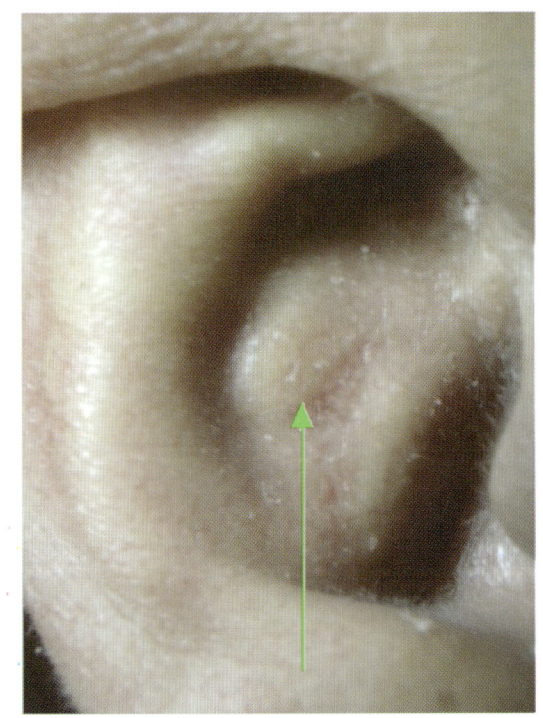

阻塞性胆管炎

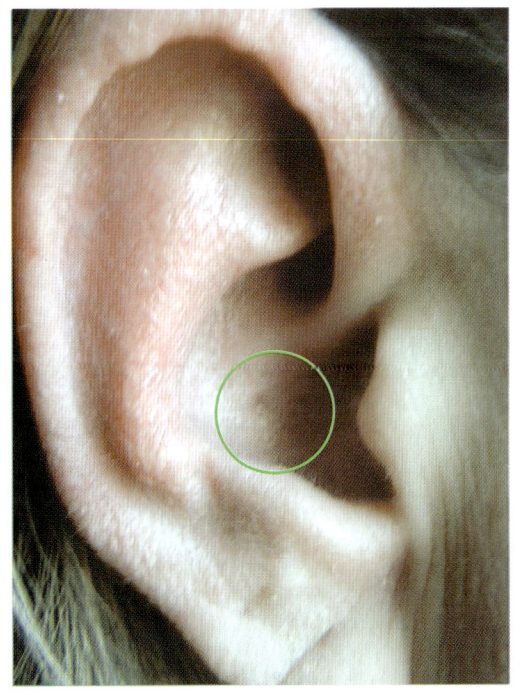

恶心、反酸

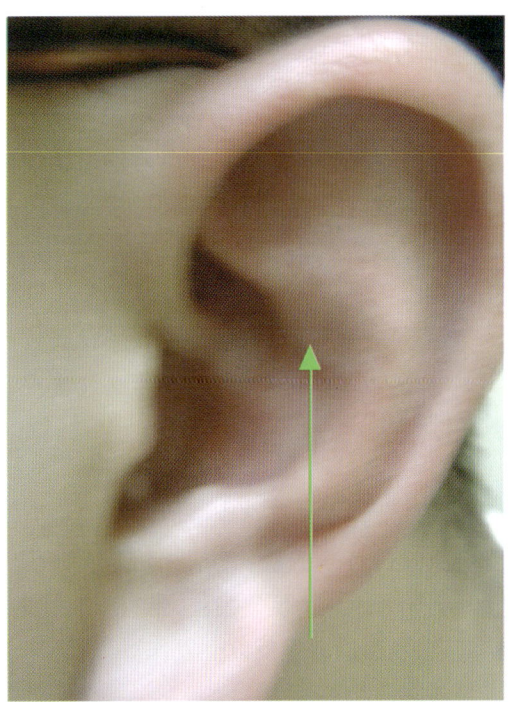

慢性胰腺炎

图片 28

二、呼吸系统疾病

(一)感冒

感冒是一种广泛存在的病毒性传染病,能引起鼻、咽、喉与支气管的炎症。由咳嗽与喷嚏传播,感染 1~2 天后出现症状:咽痛、鼻塞或流涕、头痛、咳嗽、全身无力。

耳穴诊断:以电测方法为主。

电测气管、咽喉、内鼻、额、支气管均出现阳性反应。

视诊均为阴性反应。

(二)气管炎

气管发炎,通常继发于鼻或咽喉部的细菌感染或病毒感染。气管炎引起胸痛和疼痛性咳嗽,并经常伴有支气管炎。在婴儿,特别在百日咳时气管炎会引起窒息。

耳穴诊断:

视诊:耳穴气管呈片状白色隆起或白色丘疹样环状改变。

触诊:气管隆起处质中,无明显压痛。

电测:气管穴阳性反应。

(三)支气管炎

急性支气管炎由病毒细菌引起,特点是咳嗽、咳黏液脓性痰和支气管痉挛性收缩导致狭窄。慢性支气管炎由于气管黏液腺增生,咳出大量黏液,支气管痉挛时不能为支气管扩张剂所缓解。本病与吸烟、空气传染、过敏等有关。

耳穴诊断:

视诊:支气管区,呈白色片状隆起或见数目不等的丘疹,皮肤粗糙无光泽。

触诊:支气管区,可触及片状隆起或数目不等的条索状反应物,质硬。

电测:支气管呈阳性反应,若支气管穴、肺穴均呈阳性反应,应考虑支气管肺炎。

(四)支气管哮喘

以阵发性支气管痉挛造成呼吸困难为特征或症状。多种因素可引起支气管哮喘发作。如变应原(药物)、劳累、情绪波动和感染等。易发生在具有湿疹、枯草热等过敏性体质患者身上。临床上表现为反复发作,带有哮鸣音的呼气性呼吸困难,其持续时间有时很短,严重时可持续数天、数周或呈反复性发作。

耳穴诊断:

以电测为主

电测:支气管、平喘、过敏区呈阳性反应或强阳性反应。若支气管、平喘穴阳性反应,过敏区阴性反应则考虑喘息性支气管炎。

触诊：支气管穴、过敏区、平喘穴压痕反应。

(五) 支气管扩张

支气管和分支扩大，可分先天性或后天感染所致，也可由吸入异物或支气管肿物（包括癌）造成阻塞，可使支气管壁的平滑肌、软骨等受到刺激破坏且为纤维组织所代替，使支气管形成柱状或囊状扩张。多由于感染造成支气管扩张，故临床上咳脓痰，并可带血及反复发生肺部感染。

耳穴诊断：

视诊：支气管、肺区可见片状暗红色反应，无光泽。在肺区可见红色或暗红色毛细血管充盈、横贯肺区。

触诊：支气管、肺区可触及数目不等的条索状反应物，质硬。

电测：支气管、肺呈阳性反应。

慢性气管炎、支气管炎、支气管哮喘、支气管扩张的鉴别诊断

项目 类别	慢性气管炎	慢性支气管炎	支气管哮喘	支气管扩张
视诊	气管穴片状白色隆起或白色丘疹样环状改变，无光泽	支气管穴白色片状隆起数目不等的丘疹，皮肤粗糙，无光泽	—	支气管、肺区条状暗红色反应，肺区可见毛细血管充血横贯肺区
触诊	气管穴条索状反应物质硬	支气管、条索状反应物质硬	—	支气管肺区数目不等条索反应物，质硬
电测	气管穴(+)	支气管穴(+)	过敏区、平喘、支气管、肺均(+)	支气管、肺均(+)

(六) 肺气肿

肺气肿是肺脏终末细支气管远程部分，包括呼吸细支气管、肺泡管、肺泡囊和肺泡的气腔，由于病理和生理的原因而致的肺弹性减退、过敏膨胀、充气和肺容量增大。慢性支气管炎、支气管哮喘、肺纤维化病变、硅肺和肺结核都可引起本病而造成终末小支气管远程的气腔扩张，并且伴有壁层破坏的病变。主要症状：咳嗽、多痰、气急和紫绀。

耳穴诊断：

肺气肿的诊断以触诊为主。

视诊：肺区白色肿胀，有光泽。

触诊：肺区片状肿胀，压痕反应，在压痕反应的周围肿胀，可见水纹波动感，触痛不明显。

电测：肺区、平喘、胸呈阳性反应。

肺气肿与慢性肺源性心脏病鉴别诊断：

慢性肺源性心脏病是慢性肺部疾病引起的肺循环阻力增加，使右心负担加重导致右心室肥厚,最后引起右心衰竭,呼吸功能衰竭的表现。

视诊:耳穴肺呈点状白色或见肺区网状血管怒张,心区呈环状皱褶扩大,边缘暗红色。

触诊:肺区色白肿胀,白色压痕反应可见水波纹。触诊心区可见心区环扩大、水肿并见水波纹,白色深压痕反应。心区、肺区压痛Ⅱ°~Ⅲ°。

电测:心区、肺均呈强阳性反应。

(七)肺炎

肺炎为肺实质的炎症。按炎症的解剖部位可分为大叶性、小叶性和间质性。按病程可分为急性和慢性。临床一般按病因分类,可分为病毒性、细菌性、支原体性、立克次体性、霉菌性、寄生虫性、过敏性、化学性和放射性。其中以细菌性肺炎最为常见。各类肺炎的临床表现不一,但是发烧、咳嗽、咯痰、胸痛等为共有症状,只是轻重不一。

耳穴诊断:

由于肺在耳穴的心区下缘为横形水平条状的区段,在耳穴诊断中注意肺区中病变阳性反应点的位置而进行定位诊断。

视诊:肺区呈小片白色水肿或有丘疹样红晕,边缘清晰,有光泽。

触诊:肺区可触及水肿样增厚感,有压痕反应。压痛Ⅰ°~Ⅱ°。

电测:肺区病变反应部位呈阳性反应或强阳性反应。

(八)肺结核

肺结核是一种慢性传染病。在人体抵抗力低下的情况因结核杆菌感染而发病。临床上可分为:原发型、血型播散造成的粟粒型、浸润型和慢性纤维空洞型。肺结核多有低热、乏力、消瘦、盗汗等全身中毒性症状和咳嗽、咯血等呼吸系统症状。

由于病情不同,肺穴所出现的病理形态反应也不尽相同。

耳穴诊断:

视诊:

1)浸润期:下肺区呈片状或丘疹样充血红润,边境清楚,有光泽,少数病人用棉球擦拭后有血性渗出物。

2)空洞期:肺区点状凹陷,且凹陷有光泽,其边缘呈暗红色或棕褐色。

3)硬结期:肺区呈点状或片状暗红或中间白色边缘暗红,界限清晰。

4)钙化期:肺区点状白色或暗灰色丘疹。

触诊:在钙化期肺区可触及条索或结节,空洞期可触及点状凹陷。疼痛反应:浸润期、空洞期、疼痛反应Ⅰ°~Ⅱ°;钙化期、硬结期不明显。

电测:浸润期、空洞期肺、结核点阳性反应。硬结期、钙化期:肺弱阳性反应,结核点阳性反应。诊断肺结核时,要判断病变部位,注意比较双耳肺区阳性反应程度和在某一下肺区的具体部位,如肺门结核时阳性反应点多在下肺区中点与心穴之间。

(九)肺癌

又称支气管肺癌。发生于支气管粘膜及腺体上皮的恶性肿瘤,靠近肺门源于主支气管、肺叶支气管的肺癌,称为中心性肺癌;源于肺段支气管以下、肺周围的称为周围型肺癌。癌肿局限于基底膜内的称为原位癌。

凡年龄在40岁以上,身体一向健康,出现持久性咳嗽和少量咳痰,痰中带血或咯血、胸痛或肺部听诊有局限性哮鸣音,经过一个月以上治疗无效时,都应考虑本病。

耳穴诊断:

视诊:肺区有暗灰色结节状隆起,边界不清或呈片状增厚、质硬或周围可见红润,肿瘤特异区2呈片状暗灰色或深褐色如蝇屎状,压之退色。

触诊:结节质硬,触痛敏感Ⅱ°~Ⅲ°,肿瘤特异区1疼痛敏感Ⅰ°~Ⅱ°。

电测:肺区、相应部位强阳性反应,肿瘤特异区1呈强阳性反应。

(十)胸闷、胸痛

胸闷、胸痛是一种症状,许多疾病可伴随此症状。心、肺、胸等疾患,可因不同的病因,表现为不同部位和不同性质的胸痛,如冠心病、心绞痛、心包炎,以胸前区疼痛多见,肺炎、胸膜炎以受累部位疼痛为主,此外也可见于胸部外伤、肋间神经痛、肺梗塞、肺癌及心血管神经官能症、肋软骨膜炎等。

胸闷多见于呼吸系统病变、支气管哮喘或过敏性疾病,低血压、心动过缓、情绪低落、忧郁、焦虑、神经衰弱等。

耳穴诊断:

视诊:胸穴无形态学变化。

触诊:胸穴压痕反应。若胸、肋软骨炎引起胸闷、胸痛可触及点状或片状隆起和条索状反应物。

电测:胸穴阳性反应。冠心病、心绞痛、心动过缓引起的胸痛,心穴、心血管皮质下阳性反应。过敏体质、呼吸系统引起的胸闷,过敏区阳性反应。

三、心血管系统疾病

(一)高血压

血压增高,即动脉血压升高到某特定年龄组预期的正常值以上。凡舒张压超过90 mmHg,收缩压在40岁以前超过140 mmHg,40岁以后超过其年龄加100的数值者均称为高血压。

高血压以舒张压衡量。

中轻度高血压:舒张压在90~110 mmHg。

重度高血压:舒张压在110 mmHg以上。

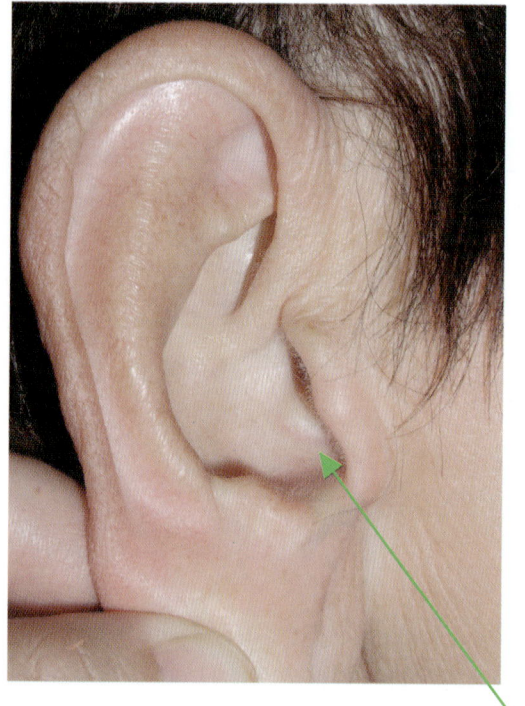
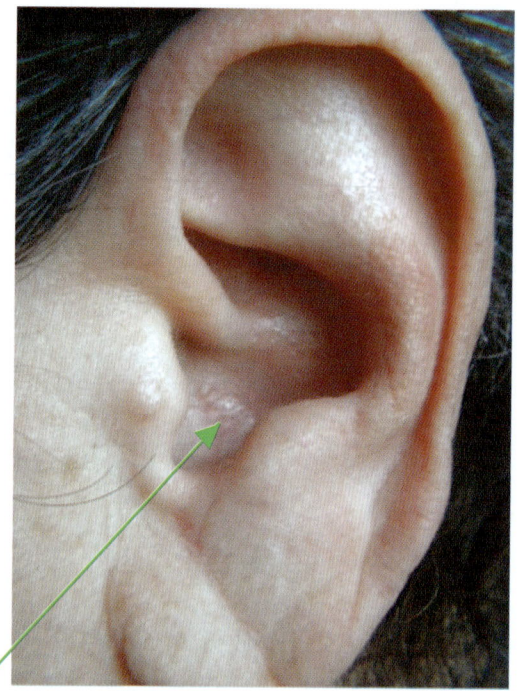

支气管炎

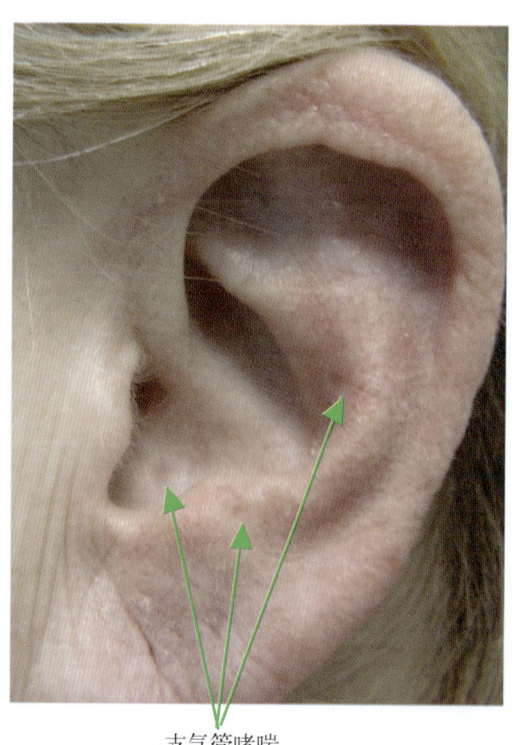
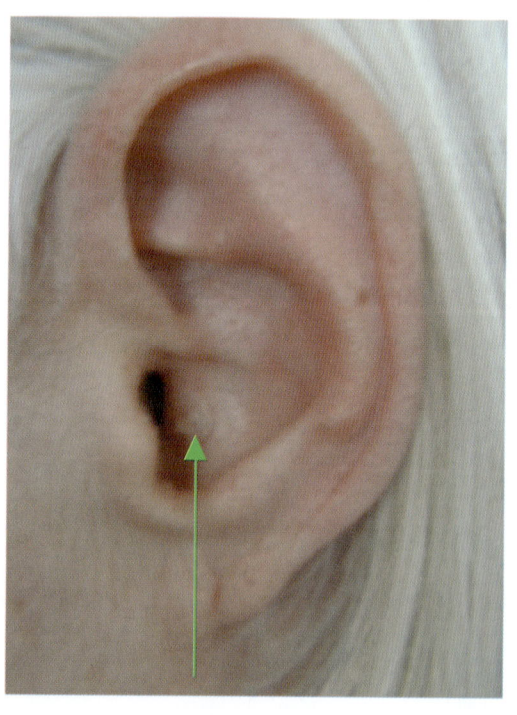

支气管哮喘　　　　　　　　　气管炎

图片 29

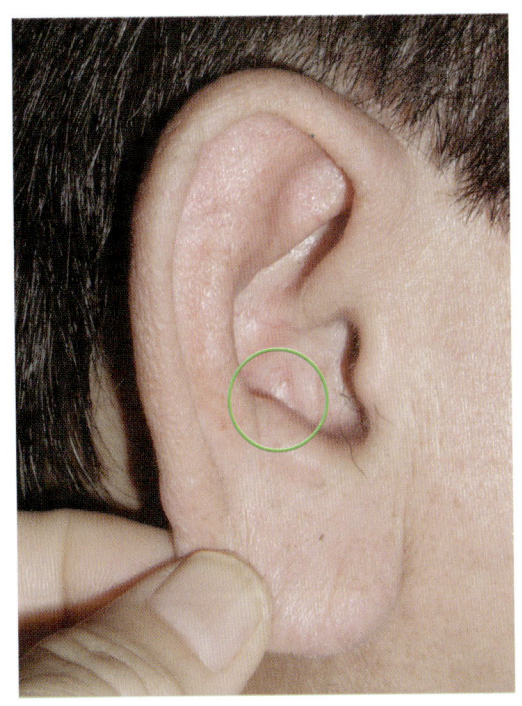
肺炎

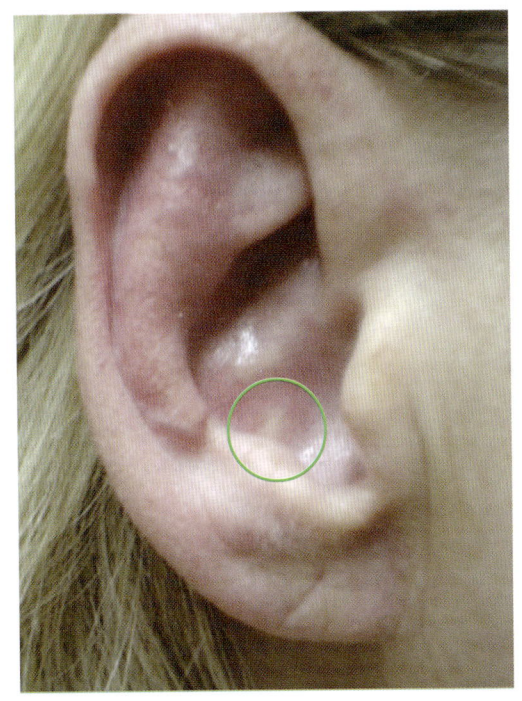
肺结核

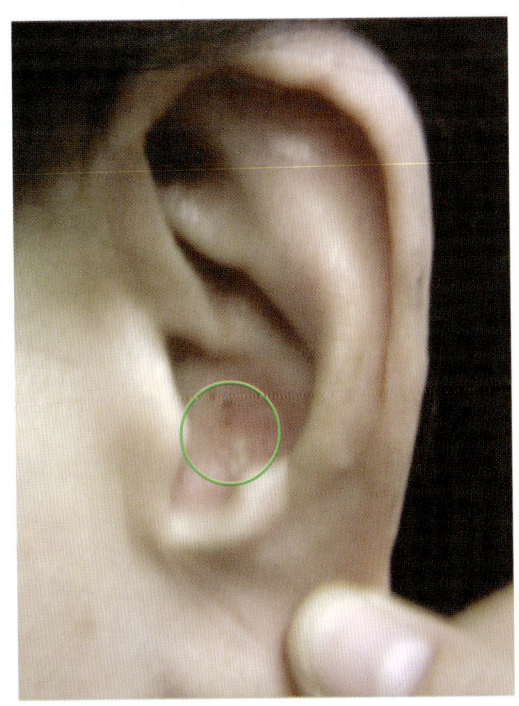
肺癌

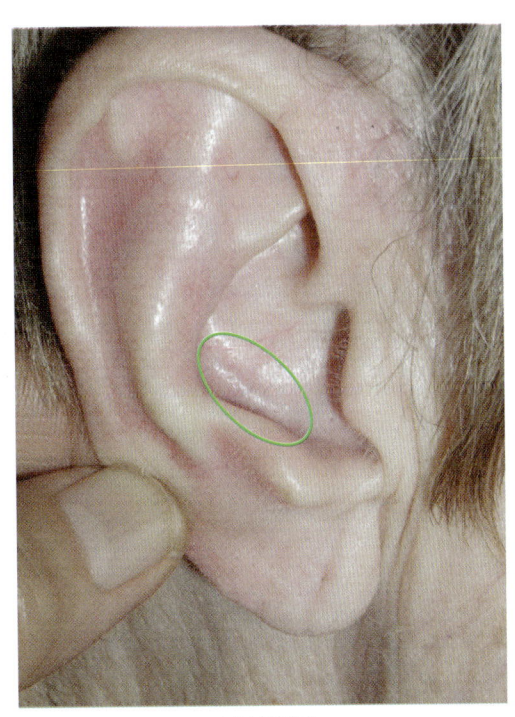
支气管扩张

图片 30

高血压分为特发性高血压和高血压病。也可由于肾脏疾患如库兴病或嗜铬细胞瘤、动脉疾患引起继发性或症状性高血压。

耳穴判断血压的高低多以电测为主。

探测穴位：降压点、升压点。

判断血压的高低应了解正常血压及血压波动时的耳穴反应。

1. 正常血压

以 120/80 mmHg 为基准，降压点和升压点电测时均为弱阳性反应或阳性反应。若降压点和升压点电测时均为强阳性反应时为血压波动。

2. 血压波动时，临床分析

收缩压正常，舒张压向偏高处波动，常在 90 mmHg 以上。

脉压差小，平均压差＜30 mmHg。

高血压病史，服药控制之中，仍然不正常。

血压正常和血压波动的鉴别诊断

项目 穴位	血压正常	血压波动
降压点	(±)~(+)	(++)
升压点	(±)~(+)	(++)

3. 血压不正常的临床分析

降压点和升压点声响反应不一致。

高血压：降压点强阳性反应＞升压点阴性反应、弱阳性反应或阳性反应。

低血压：升压点强阳性反应＞降压点阴性反应、弱阳性反应或阳性反应。

4. 高血压

视诊：降压点无明显反应，升压点平坦。

触诊：降压点可触及条索反应物，若触及到条索反应物时，多提示动脉硬化性高血压。

电测：1) 血压波动在 180±/100～110 mmHg 左右。

　　　　降压点强阳性反应，声响强，出现速度快，高音调。

　　　　升压点阴性反应。

　　2) 血压波动在 160～170/100 mmHg 左右。

　　　　降压点强阳性反应，声响强，出现速度快，高音调。

　　　　升压点弱阳性反应。

　　3) 血压波动在 140～150/90～100 mmHg 左右。

　　　　降压点，强阳性反应。

　　　　升压点，阳性反应。

耳穴电测对高血压的判断　　　　　　　　　　　　　　　单位:mmHg

类别＼项目	180±/100～110	160～170/100～110	140～150/90～100
降压点	(++)可触及条索	(++)	(++)
升压点	(-)平坦或微隆起	(±)平坦	(+)

(二)低血压

一般成年人动脉血压低于 90/60 mmHg 为低血压。

低血压可分为急性与慢性两大类:

1)急性低血压:指血压由正常或较高水平突然明显下降。其主要表现为晕厥与休克。

2)慢性低血压:常见体质性低血压、体位性低血压、内分泌功能紊乱所致的低血压、慢性消化性疾病及营养不良所致的低血压、心血管疾病所致的低血压。

低血压的诊断以电测、视诊为主。

视诊:可见升压点呈圆形或三角形凹陷,并出现低血压沟,其走向从升压点→耳垂7区。

电测:血压波动在 80～90/50～60 mmHg。

1) 升压点:强阳性反应,声响强,出现速度快,音调高。
   降压点:阴性反应。

2) 血压波动在 100/60 mmHg。
   升压点:强阳性反应,声响强,出现速度快,音调高。
   降压点:弱阳性反应。

3) 血压波动在 110/70 mmHg。
   升压点:强阳性反应,声响强,出现速度快,音调高。
   降压点:阳性反应。

耳穴电测对低血压的判断　　　　　　　　　　　　　　　单位:mmHg

	类别＼项目	80～90/50～60	100/60	110/70
电测	降压点	-	(±)	(+)
电测	升压点	(++)	(++)	(++)
视诊	升压点	凹陷,低血压沟	凹陷	微凹

(三)心律失常

由于各种原因使心脏的心律起源、心跳频率与节律,以及冲动传导等任何一个过程发生失常,称为心律失常。频率失常指心动次数的改变,心动次数比正常增加称心动过速,心动次数比正常减少称心动过缓;节律失常指心动秩序的改变称心动秩序改变又称心律不齐。心律失常可发生于心脏的器质性病变,也可为单纯的功能障碍。

1. 心律不齐

视诊:1)心区正常生理凹陷反光区消失,可见轻度白色水肿及数目不等的点状褐色或暗红色丘疹。若点状凹陷似龟裂呈"米"字样排列者,多为完全性束支传导阻滞。若为半个"米"字样排列者,多为不完全性束支传导阻滞。

2)耳垂上可见心律不齐沟。

触诊:1)心区点压痕。

2)压痕周围可见直径>0.5 cm的环状波动性白色肿胀区,伴有水纹波动感。

3)心区环状界限清晰。

电测:心区、心血管皮质下呈阳性反应。

2. 心动过速

诊断要点以触诊为主。

触诊:当探测仪探笔从心区下缘向上垂直滑动时,在心区下缘1/4处可触及水平样条索或条片状隆起,压痛不明显。

电测:心、心血管皮质下、降率穴均呈阳性反应。

3. 心动过缓

诊断要点以触诊、视诊为主。

视诊:1) 心区正常生理凹陷反光区消失。

2) 心区平坦或膨胀。

触诊:心区不平坦,凹陷不平,质硬。

电测:心、胸阳性反应。

心律失常、心血管神经官能症鉴别诊断

项目 类别	心律失常			心血管神经官能症
	心律不齐	心动过速	心动过缓	
视诊	1. 耳垂上心律不齐沟 2. 心区轻度色白水肿 3. 数目不等点状褐色 4. 或暗红色丘疹或点状凹陷似龟裂呈"米"样排列 5. 或半个"米"字样排列	—	心区正常生理凹陷消失,心区平坦或膨胀	—

续表

类别\项目	心律失常			心血管神经官能症
	心律不齐	心动过速	心动过缓	
触诊	心区点状压痕,压痕周围出现直径>0.5 cm的环状色白肿胀伴水纹波动感,心区环界限清	心区下1/4水平处触及条索或条片状隆起	心区平坦或凸凹不平、质硬	心区点状压痕,压痕周围出现直径<0.5 cm的环状色白肿胀伴水纹波动感,心区环界限清
电测	心(+),心血管皮质下(+)	降率穴(+),心(+),心血管皮质下(+)	心(+),胸(+)	心(+)

4. 血管神经官能症

视诊:心区正常。

触诊:1)触压心区时,可见点状压痕反应。

2)压痕周围呈环状色白肿胀,其范围直径< 0.5 cm。

3)心区环界限不清。

电测:心区弱阳性反应或阳性反应。心血管皮质下阳性反应。

(四)冠心病

冠心病是指冠状动脉粥样硬化性心脏病。冠状动脉因发生粥样硬化产生了管腔狭窄,导致心脏缺血、缺氧而引起的心脏病。

当冠状动脉发生粥样硬化时,耳穴的相应部位——心区毛细血管也发生硬化变形,因此耳穴诊断冠心病以触诊左耳心区有无条状反应物变形为主。

耳穴诊断:

视诊:1)正常心区生理凹陷、反光区消失,呈现色白水肿。

2)耳垂上可见心律不齐沟。

触诊:1)探触心区从下向上垂直滑动时,心区周围呈环状波动性水肿,并见水纹波,波动范围直径>0.5 cm。严重冠状动脉硬化心肌缺血、缺氧时,心区水肿范围占据整个耳甲腔。

2)心区中1/2水平处,触及条索或条片状隆起,触之质硬,其条索像心区硬化了的血管。

3)心区触压痛敏感Ⅱ°~Ⅲ°。

4)冠状动脉硬化严重缺血、缺氧时耳穴心区皮肤皮质薄、脆,触之即破,有血性渗出物。

电测:心、心血管皮质下阳性或强阳性反应,伴有心绞痛、胸闷不舒时,胸穴呈阳性反应。

耳折征—诊断冠心病中的意义:

1975—1977年间,美国Sternlieb和Edgar Lishloin, Chrisliance 等先后用冠状动脉造影对冠心病人尸检,观察到耳垂部自屏间切迹至耳垂8区、9区有一条折痕与冠状动脉硬化有关。笔者据国内外"耳折征——冠心沟"和有耳折征为冠心病的报告,在心脏病专科医院、冠心病病房对心电图已诊断证实冠心病患者作了观察,结果表明:

1)冠心病人,耳折征出现率在56%以上,而冠心病时耳折征是有一定走向的,从屏间切迹升压点穴走向耳垂8区——扁桃体穴。

2)心律不齐时耳折征出现率在89%以上。

3)在研究耳垂上的耳折征时,耳折征不止一个,并不是一见到耳垂上有折征就可以诊断冠心病。大量的临床病例观察,当人体患有低血压、耳鸣、耳聋、上下缺齿时也出现耳折征,多见以下特征与耳穴定位诊断有关:

低血压沟:从屏间切迹→耳垂7区。

耳鸣沟:从目2穴→耳垂6区(内耳穴)。

下缺齿沟:从轮屏切迹→耳垂3区(下颌穴,智齿)。

上缺齿沟:从对耳屏上缘中点及脑垂体穴→耳垂3区(上颌、下颌)。

提示:

1)耳垂上耳折征有不同走向,不同走向的耳折征(沟)可诊断不同疾病。

2)原耳折征—冠心沟、心律不齐,在临床诊断视诊的符合率＞冠心病,笔者称此沟为心律不齐沟,更有诊断意义。

3)耳折征用于视诊,无治疗意义。

(五) 风湿性心脏病

本病是由风湿病引起的慢性心内膜损害,形成内膜口的狭窄或关闭不全或二者同时存在,导致血液动力学的改变,最后心功能代偿不全,形成充血性心力衰竭。

耳穴诊断:

视诊:心区正常生理凹陷消失,可见毛细血管呈弧状或环状扭曲充盈,呈暗红色或见心区边缘呈暗红色丘疹样环形改变,心区范围增大约7 mm×7 mm以上。

触诊:触压后可见点压痕,周围可见环状波动性水肿,压痛Ⅱ°～Ⅲ°。

电测:心区、心血管皮质下、降率穴阳性反应。

(六)心脏扩大

心脏扩大是由于多种心脏病、风湿性心脏病、肺源性心脏病、冠状动脉硬化性心脏病等,导致心功能不全、心肌负担加重引起心脏扩大。

正常心脏,在耳穴上呈2 mm×2 mm大小的点状反应,心区无形态学改变,心区用耳探测仪进行探测时,多呈阴性反应或偶有弱阳性反应。心脏扩大时耳区心区出现形态学改变。

耳穴诊断:

视诊:心区呈大面积环状隆起,直径＞0.7 cm以上,界限清晰,严重心脏病时心区扩大可占据整个耳甲腔。

触诊:心区隆起处,压痛Ⅰ°～Ⅱ°。

电测:心、心血管皮质下呈阳性反应或强阳性反应。

（七）心肌炎

心肌炎是指致病的病原体直接侵犯或其产生的毒素作用，造成心肌中局限性或弥漫性的急性、亚急性或慢性病变。临床上可见到心脏扩大、心搏增快、心音减弱、心律不齐、心脏杂音等症状，并伴有心电图的异常。

耳穴诊断：

视诊：心区环中有不规则隆起和凹陷，或见皱褶，色泽红润，界限清晰。部分患者心区呈暗红色，有光泽。

触诊：心区环内凹陷不平，压痕反应，压痛Ⅰ°～Ⅱ°。

电测：心、降率穴、胸、心血管皮质下区呈阳性反应。

心脏病在耳穴心区的鉴别诊断

类别 项目	冠心病	风湿性心脏病	心肌炎	心脏扩大
视诊	心区色白肿胀	心区周围毛细血管呈弧形或环状扭曲、怒张，暗紫色。心区环中间平坦或凹陷	心区环状改变，界限清，心区环内呈不规则的隆起和凹陷，色泽红润	心区大面积环状隆起，直径＞0.7 cm，界限清。严重心脏扩大，心区环占据耳甲腔
触诊	1. 触压心区，呈环状波动性水肿 2. 可见水波纹 3. 直径范围＞0.5 cm 4. 心区1/2处触及水平样条索或条片隆起，质硬 5. 疼痛敏感Ⅱ° 6. 严重冠心病，心区皮肤质薄脆，触之即破，可见血性渗出物	1. 心区内平坦可见点压痕 2. 压痕周围见环形波动性水肿 3. 可见水纹波动感 4. 心区环增大，其范围＞0.7 cm 甚至在耳轮下缘及脾区 5. 压痛敏感Ⅱ°	1. 心区呈环状改变 2. 触之凹陷不平 3. 压痕反应 4. 压痛敏感Ⅰ°～Ⅱ°	心脏肿大质中压痛Ⅰ°～Ⅱ°
电测	心(+)～(++) 心血管皮质下区(+) 胸(+)	心(+)～(++) 降率穴(+) 心血管皮质下(+)	心(+)～(++) 心血管皮质下(+)	心(+) 心血管皮质下(+)

（八）肺源性心脏病

肺源性心脏病是指慢性肺部疾病引起的肺循环阻力增加，使右心负担加重而导致右心室肥厚，最后引起右心衰竭的一种心脏病。

耳穴诊断：

视诊：肺区呈片状白色肿胀或呈网状血管怒张，心区呈环状皱褶扩大，边缘暗红色，均有光泽。

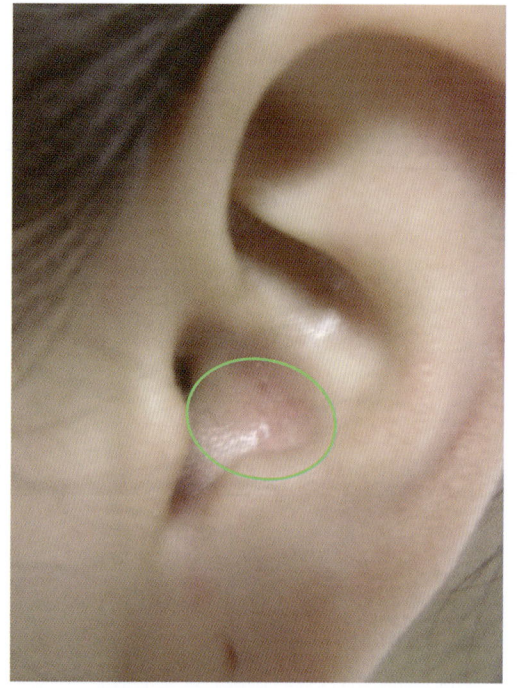
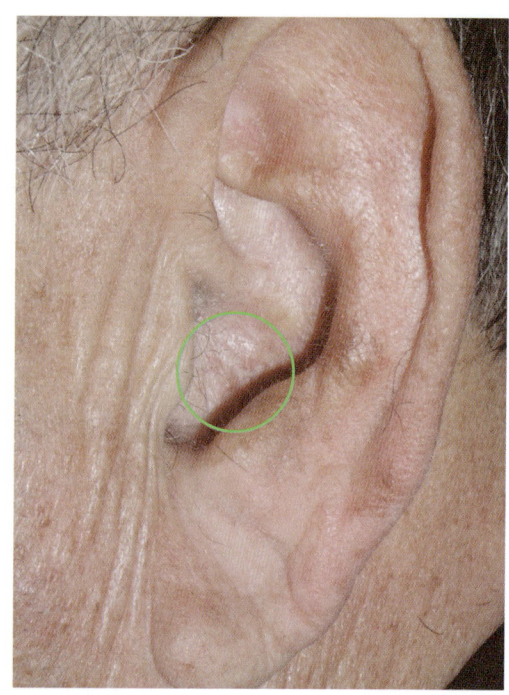

心律不齐

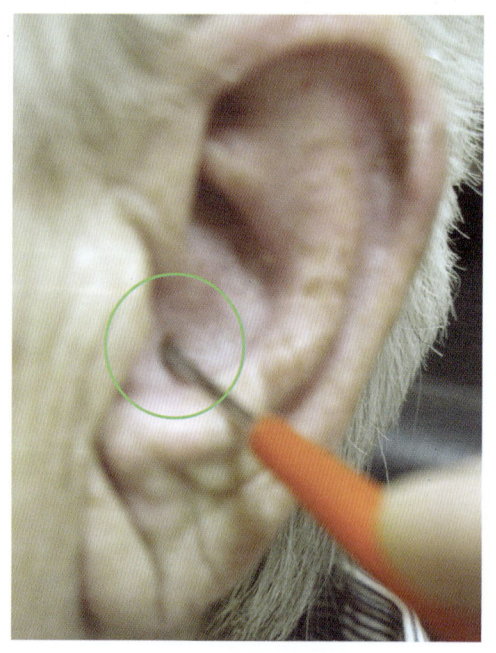

心区水肿→心肌缺血

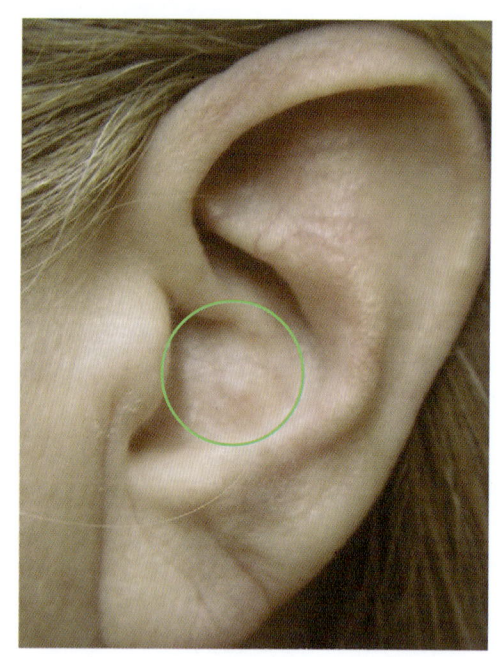

心动过缓

图片 31

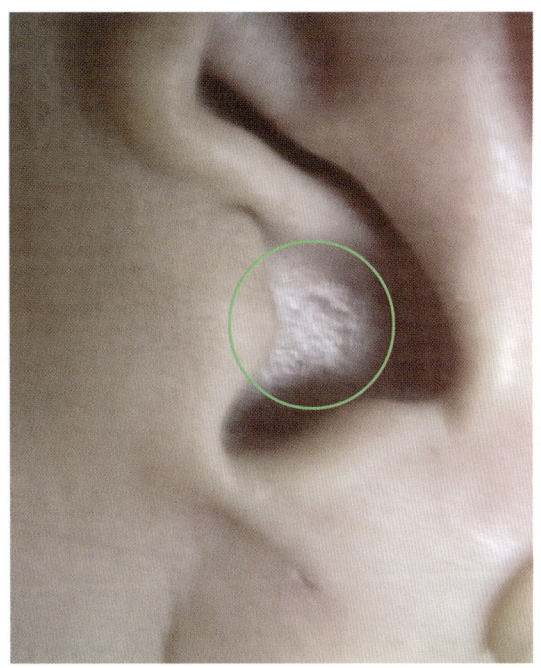

风湿性心脏病

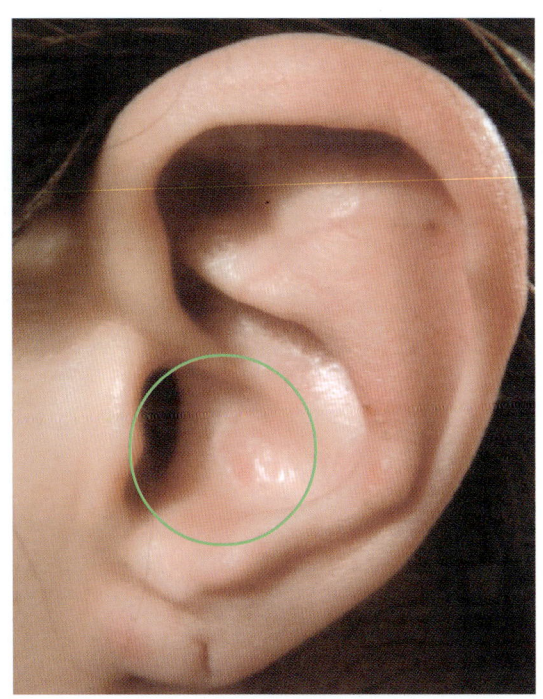

风湿性心脏病

图片 32

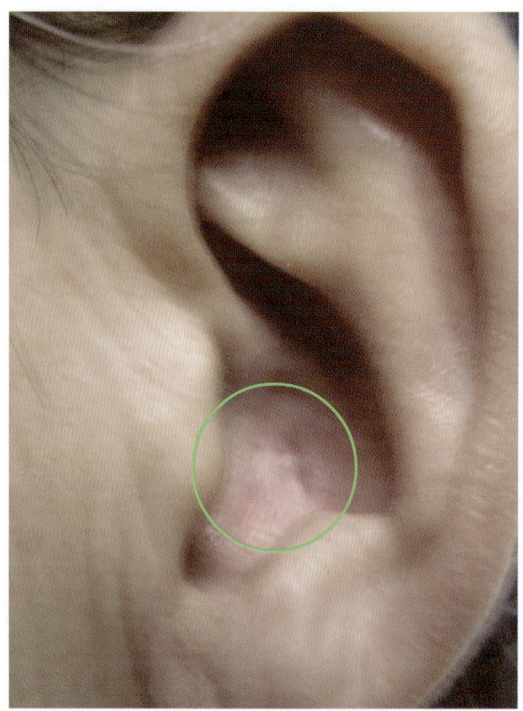

冠心病

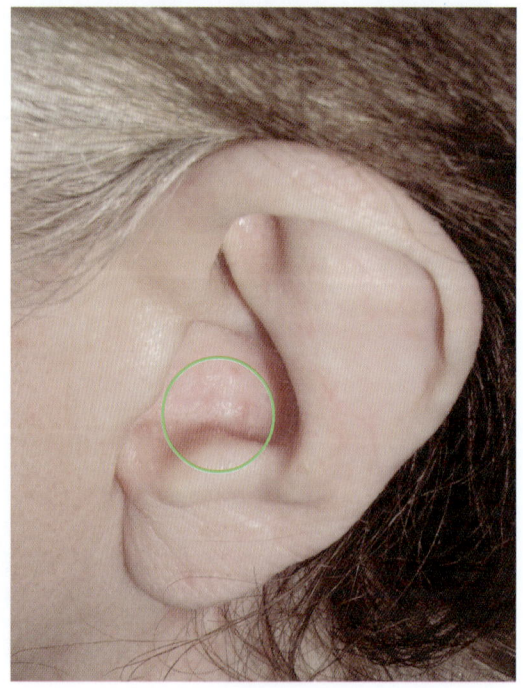

心肌炎

图片 33

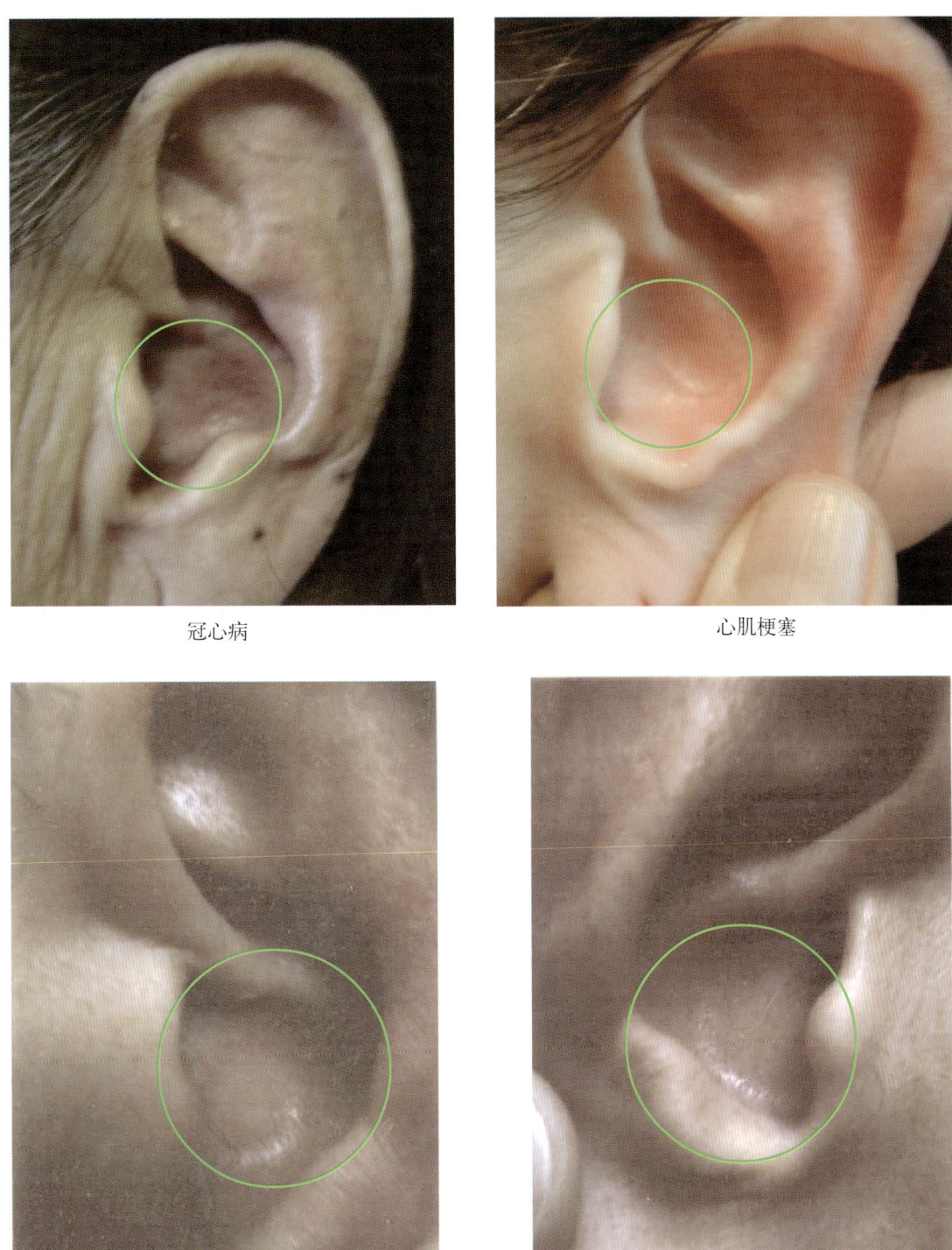

冠心病　　　　　　　　　心肌梗塞

心脏扩大

图片 34

触诊：心、肺区白色肿胀区中点状压痕反应，压痕周围色白、波动感，心区环边缘清楚，心脏衰竭时，心脏扩大，心区环占据耳甲腔。

电测：心、肺两穴强阳性反应。

(九) 脑血管疾病

脑血管疾病可分出血性和缺血性两大类。出血疾病包括脑出血和蛛网膜下腔出血，缺血性疾病包括脑血栓形成和脑栓塞。脑血管疾病在耳穴反应部位，在对耳屏内侧上1/2中点的脑穴和下1/2的皮质下区。

耳穴诊断：

视诊：脑出血：脑穴片状色红，边界不清。

脑栓塞：脑穴点状色红，边界清晰或见毛细血管呈蝌蚪或海星状扩张。

触诊：红色压痕反应，脑穴压痛Ⅰ°～Ⅱ°。

电测：脑穴、心血管皮质下阳性反应。

四、神经系统疾病

(一) 头痛

头痛是临床上常见的症状。很多急、慢性疾病均可伴有头痛。头痛可分为功能性和器质性两种。器质性头痛多由于炎症、刺激或牵拉、压迫等因素作用于头颅对头痛敏感的组织，如脑膜、脑血管、脑神经及高位脊神经而发生。

临床上多见神经性头痛、神经血管性头痛或由于高血压、屈光不正、鼻炎、副鼻窦炎、经前期内分泌的改变引起的头痛。

耳穴诊断：

1. 前头痛

视诊：额区图形隆起或见条片状似大米粒样隆起，色泽正常，若为条片状隆起，多提示眉心痛或屈光不正。

触诊：触及额区隆起处质软，深触压时可触及软骨样增生变形，质硬，可能前头痛与脑外伤有关。压痛不明显。

电测：额穴、神经系统皮质下阳性反应或强阳性反应。

前头痛应与屈光不正鉴别诊断：

前头痛时额区呈圆形隆起，近视时在目2近额穴片状圆形隆起，屈光不正时常反应在目2和额两穴之间不规则隆起。近视伴散光片状隆起伴凹陷，或片状隆起中间凹陷，或隆起两边凹陷，远视伴散光，中间条状隆起两边凹陷。

2. 后头痛

视诊：枕区，片状隆起，色泽正常。

触诊：枕区隆起处，质软，触压时可见水肿、皮肤皱褶，似水纹波动感。

电测：枕区阳性反应或强阳性反应。

当枕区视诊、触诊、电测均为阳性反应时，应注意探测颈$_1$、颈$_2$、颈$_3$、颈$_4$的增生及变形，绝大部分后头痛、枕小神经痛来自颈椎的病变和颈部外伤。

3．头顶痛

视诊：顶区片状隆起，色泽正常。

触诊：顶区隆起处质软，无压痛。

电测：顶穴阳性反应或强阳性反应。

头顶痛的诊断要与颈椎病、骨质增生和神经衰弱入睡慢鉴别。

1）3，4颈椎骨质增生、变形，多为倒锥形，颈椎在对耳轮起始处呈"人"字形分叉，分叉处触之条索、质硬。

2）神经衰弱入睡慢，神经衰弱区软骨增生隆起，多从对耳轮起始处向枕、顶方向延伸，软骨增生、质硬。

3）头顶痛顶区隆起、质软，与颈椎无联系。

4．偏头痛

偏头痛为阵发性的一侧头痛，女性多见。病因多为头部血管舒缩功能障碍，与血液中的5-羟色胺含量及内分泌功能改变、遗传等有一定关系。发病前，多先有短时的视觉前躯症状，为闪耀性亮光或视力模糊，继之则出现一侧头痛，头痛出现后视觉症状消失，可伴有呕吐和虚脱，面色改变。也有发展为前头痛。疼痛呈钻痛、胀痛、跳痛。每次发作持续十分钟至一天，发作时间与月经周期有关。

视诊：一侧颞区，片状或不规则隆起，另一侧正常。

触诊：颞区隆起处质软，触压颞区时偶见软骨变形，质硬。压痛不明显。

电测：一侧颞区电测阳性反应或强阳性反应，而另一侧颞区弱阳性反应。

若双侧颞区均为片状或不规则隆起，电测反应阳性或强阳性反应，多提示双颞侧头痛或太阳穴处疼痛。

5．全头痛

视诊：对耳屏外侧枕、颞、额、顶区均见隆起或不规则隆起，色泽正常。

触诊：对耳屏外侧触之质软或可触及条索，似软骨增生变形，触之质硬，触压痛不明显。

电测：枕、颞、额、项四穴均为阳性反应点或强阳性反应，神经系统皮质下阳性反应。

头痛部位的鉴别诊断

项目 类别	前头痛	后头痛	头顶痛	偏头痛	双侧颞侧痛
视诊	额区圆形结节，片状或条片状隆起	枕区片状隆起	顶区片状隆起	患侧颞区片状隆起	双颞区片状隆起

续表

类别\项目	前头痛	后头痛	头顶痛	偏头痛	双侧颞侧痛
触诊	额区隆起处质软偶可触及似软骨增生变形	枕区隆起处质软可见皮皱褶及水纹波动	顶区隆起质软	一侧颞区隆起质软或触及条状软骨增生、变形、质硬	双侧颞区隆起质软或双侧颞区触及软骨增生、变形、质硬。
电测	额(+)～(++)	枕(+)～(++)	顶(+)～(++)	一侧颞区(-)患侧颞区(+)～(++)	双侧颞区(+)～(++)

(二)头晕

头晕是一种主观感觉上的异常,如头昏眼花、眼前发黑、头重脚轻等,但无周围景物旋转感,应与眩晕相鉴别。头晕常见于高血压、低血压、贫血、体质虚弱、失眠、神经衰弱、自主神经功能紊乱等症。

头晕的诊断方法以触诊法中的指摸暴露法为主,先用手指暴露晕区,再视诊、电测,根据阳性反应点的反应情况做出诊断。其方法:

1)左手拇指、食指提捏对耳轮起始处。
2)左手中指将晕区的耳背部顶起。
3)晕区被顶起暴露后若呈现红色条片状或三角形凹陷,可诊断头晕。
4)触及枕区时,可见枕区皮肤皱褶,水纹波动。
5)电测晕区,阳性反应。

(三)神经衰弱

神经衰弱是神经官能症中最常见的一种,多发于青壮年,起病缓慢。本病常因长期的思想矛盾或精神负担过重,脑力劳动者劳逸结合处理不当等引起大脑皮层兴奋和抑制功能失调导致的一系列症状,如失眠、难以入睡或睡眠不深沉,睡眠时间短、易醒、醒后不能再入睡,甚至彻夜难眠,失眠常伴有多梦、心慌、多汗、易怒、乏力、记忆力减退等。

中医认为:"不寐"多属情志内伤,思虑伤脾或大病、久病之后,体质亏损,以致脏腑功能失调或由于阴虚火旺,心肾不交或胃不和、停食停饮,或情志抑郁、肝胆火旺、神志不宁等引起。中医分为心脾不足型、肝郁气滞型、心虚胆怯型、心肾不交型、胃失和降型。

耳穴诊断:

1. 神经衰弱入睡慢

神经衰弱入睡慢,指摸法为主要诊断手段。

方法:用拇指指腹触摸耳前神经衰弱区,若触摸到神经衰弱区呈条状软骨增生、增厚、质硬,即可诊断入睡慢。

电测时神经衰弱区、神经系统皮质下多呈阳性反应。

2. 神经衰弱、睡眠轻、早醒、醒后不易入睡

诊断方法:以耳穴电测诊断为主。

电测穴位:神经衰弱点在耳垂4区中点。

电测神经衰弱点呈阳性反应或强阳性反应,或见压痕反应,压痕深,周围有水肿,或深触压时触及条索状反应物均可诊断睡眠浅、早醒、醒后不易入睡。电测时神经系统皮质下呈阳性反应。

3. 失眠

出现以下症状:1)难以入眠。

2)易于惊醒。

3)睡眠时间短、早醒或睡眠不深。

耳穴诊断:具有下述1~2条阳性反应特征时,均可诊断失眠。

1)神经衰弱区,触及条状软骨增生延伸增厚、质硬。

2)神经衰弱点,电测压痕反应或触之条索。

3)神经系统皮质下区,阳性反应。

(四)多梦

梦是睡眠中出现的一种生理现象。生理学上对梦的产生还不完全了解。一般认为睡眠时,如大脑皮层某些部位有一定的兴奋活动,外界或体内刺激到达中枢与这些部位发生联系时就可以产生梦。梦的内容与清醒时意识中保留的印象有关。但在做梦时,这种现象是含混不清,故梦的内容大多是混乱和虚构的。

梦可有多种:连续梦、重复梦、恶梦,梦多可影响脑细胞的充份休息和调整。多梦或恶梦会影响人的精力及情绪,头脑的清醒。

单纯多梦与梦行症不同,梦行症是睡眠中突然起床进行无目的、简单的刻板动作的病症。发作持续数分钟至十余分钟,遇强烈刺激时可惊醒。发作后自行上床入睡,不能回忆。多见于癫痫、神经质儿童及癔病。

耳穴诊断:

指摸法:用中指或食指的指腹触摸耳背多梦区。

判断方法:

1)正常:睡眠中不做梦或少梦,多梦区平坦不见隆起。

2)多梦:多梦区呈软组织增生,呈黄豆粒大小或半个花生米粒大小,隆起、质软。

3)恶梦、连续梦、梦行症:多梦区软组织隆起,用拇指、食指可提捏起软组织隆起处之皮肤。

4)电测时:神经衰弱点,心神经系统皮质下区呈阳性反应或强阳性反应。

神经衰弱与多梦耳穴鉴别诊断

类别	项目	神经衰弱(失眠)			多梦
		入睡慢	早醒、易醒	入睡慢、早醒易醒	
视诊		神经衰弱区条片状或片状隆起	—	神经衰弱区条片状或片状隆起	耳背多梦区片状增厚隆起
触诊		神经衰弱区可触及条状软骨增生,质硬	神经衰弱点触之压痕并可触及条索。	神经衰弱区,条状软骨增生,质硬。神经衰弱点压痕反应,可触及条索	多梦区软组织隆起处质软。用拇指、食指可将多梦区皮肤提捏起
电测		神经衰弱区(+) 神经系统皮质下(+)	神经衰弱点(+)~(++) 神经系统皮质下(+)	神经衰弱区(+) 神经衰弱点(+)~(++) 神经系统皮质下(+)	神经衰弱点(+)~(++)神经系统皮质下(+)

(五)三叉神经痛

三叉神经痛是第五对颅神经中最大的一对,含有感觉根和运动根。感觉根由三叉神经节细胞的中枢突组成,其周围突组成三叉神经的三大分支,即眼神经、上颌神经和下颌神经。分别传导眼裂以上、口裂以上和口裂以下面部皮肤的感觉及口腔和鼻腔黏膜、牙齿和脑膜等的感觉、温度、疼痛和触觉信息。

三叉神经痛是指在面部三叉神经分布区内出现的短暂性阵发性疼痛,疼痛似刀割、电击、烧灼或针刺样,疼痛持续几秒钟或几分钟,突然发作,突然停止,病人在洗脸、刷牙、讲话、吃饭,甚至走路时均可引起疼痛。发作时,有的病人伴有局部抽搐、皮肤潮红、流泪、流涎等现象。

现代医学将本病分为原发性和继发性两种。继发性三叉神经痛与肿瘤压迫、炎症及血管病变等有关。原发性三叉神经痛发病原因有:

病灶学说:认为牙龈炎症或副鼻窦的感染,刺激了三叉神经的周围支引起疼痛发作。

缺血学说:因三叉神经痛多见于老年患有动脉硬化的人。认为三叉神经半月节的细胞出现发作性缺血而致病。

变态反应学说:认为由于神经的生理与化学机能紊乱,使三叉神经半月节过敏、水肿而致病。

机械压迫学说:认为由于三叉神经根受到机械压迫而致病。

中枢学说:认为三叉神经痛是由于三叉神经根受到机械压迫而致病。

中医学中认为本病由于风寒、风湿外袭或肝胃实热上冲,或阴虚阳亢、虚火上延导致面部经络气血阻滞不通而致。最早称为"头风"。明代医学家王肯堂在《证治准绳》一书中称为"面痛"。

耳穴诊断:

电测:耳颞神经强阳性反应,判断具体病变部位以三叉神经痛在耳垂上的相应部位的阳性反应而定。

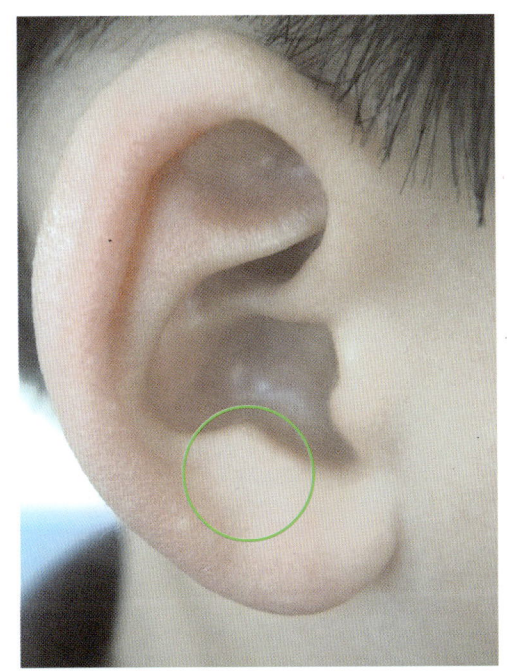

头脑清晰

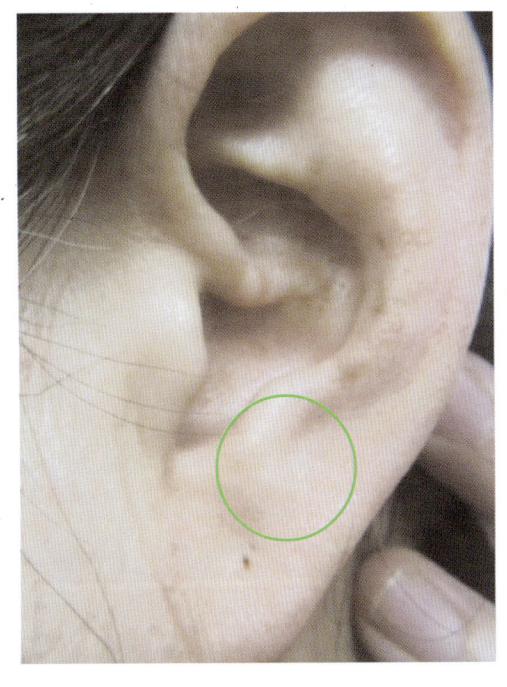

前头痛

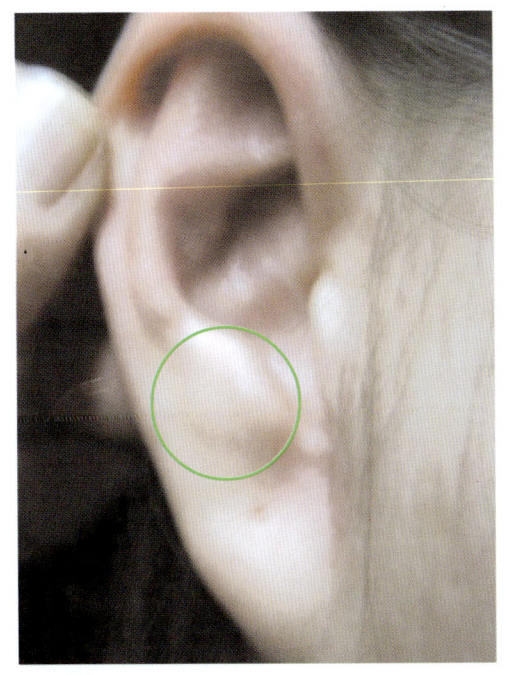

全头痛

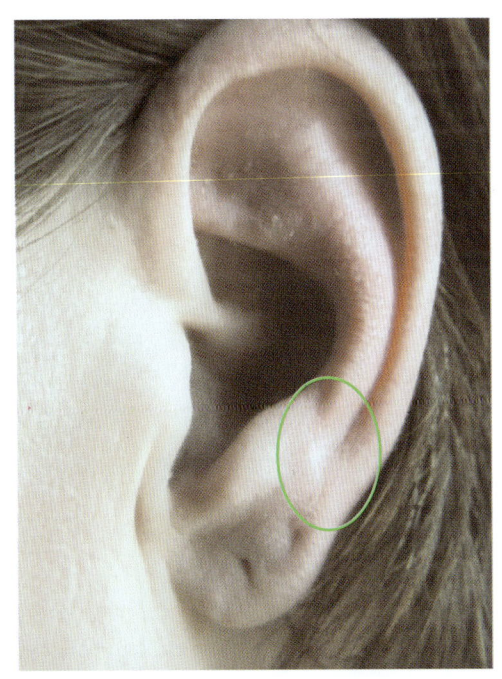

后头痛

图片 35

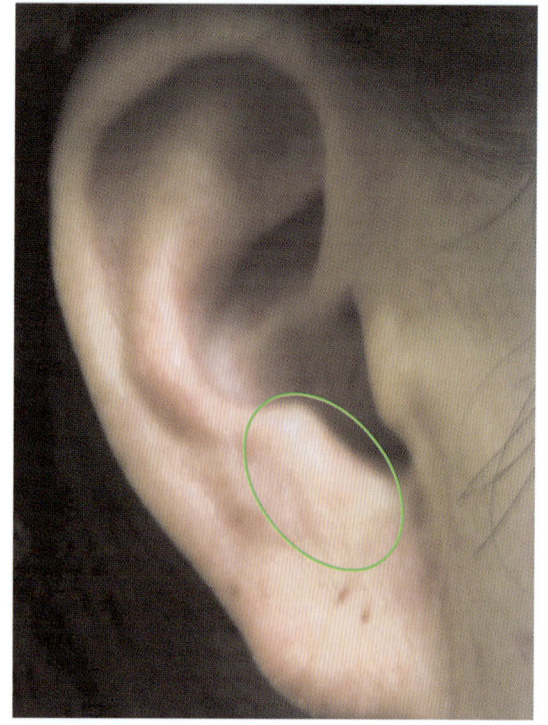
偏头痛

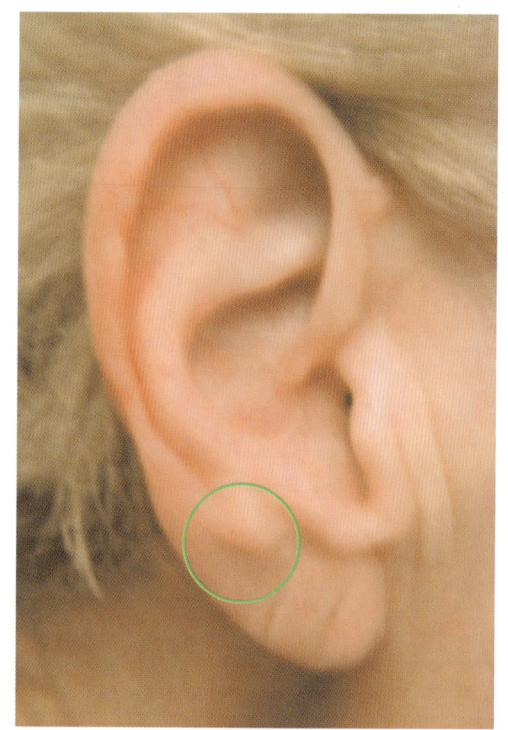
头顶痛

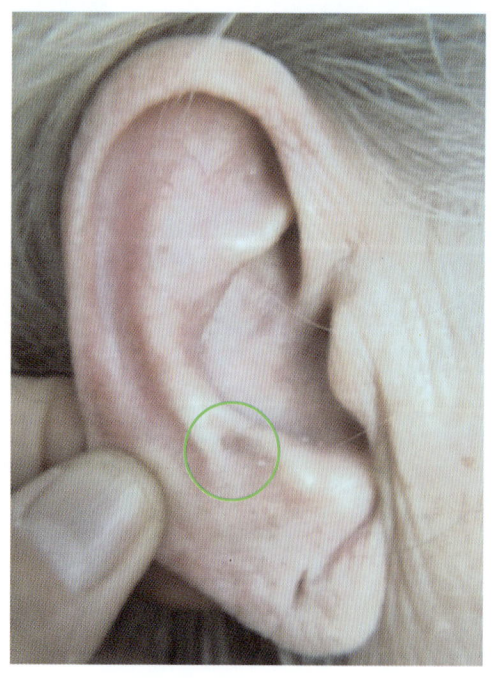
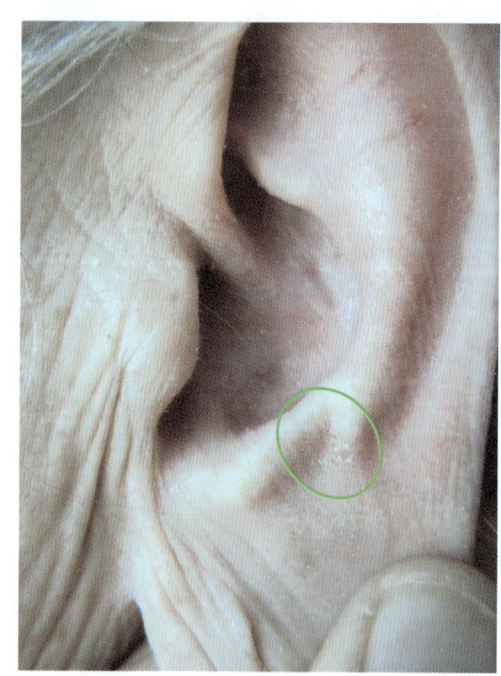
头晕

图片 36

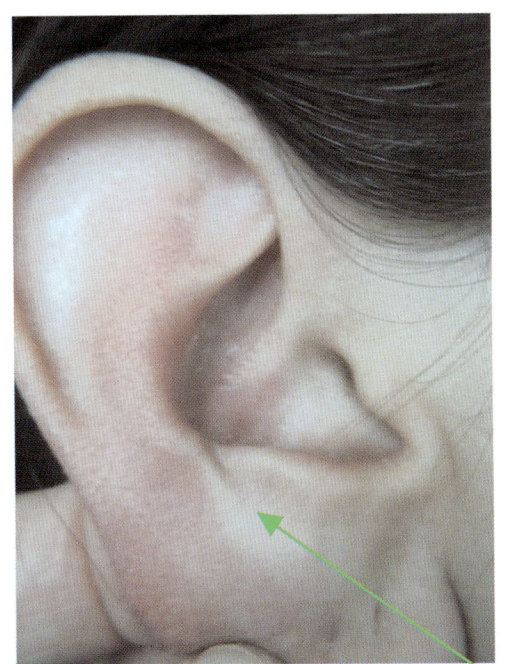 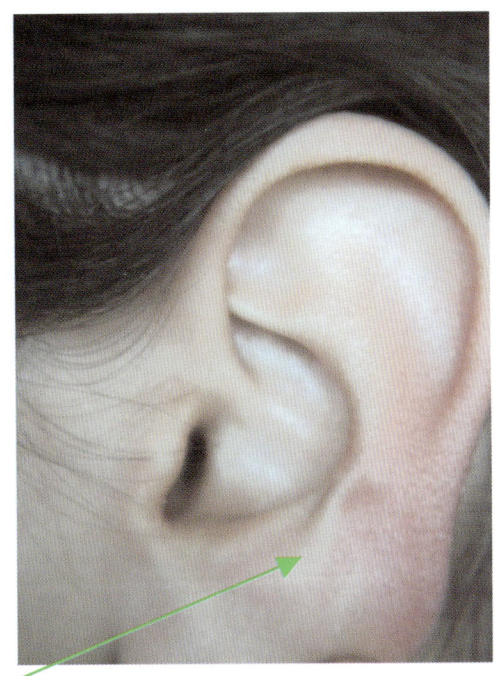

神经衰弱、入睡慢

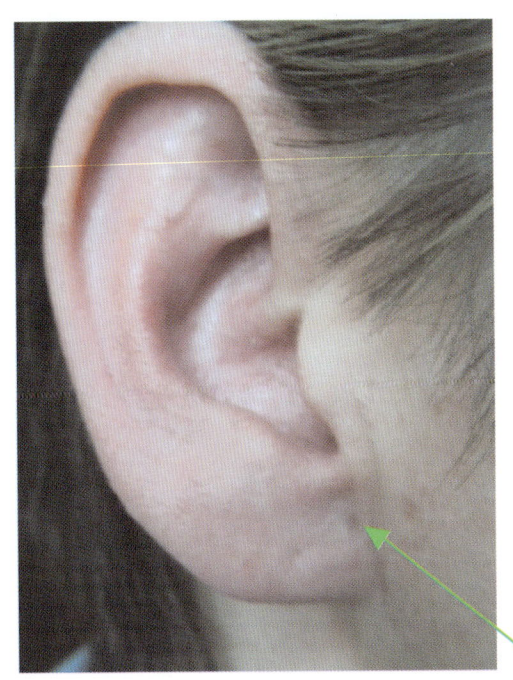 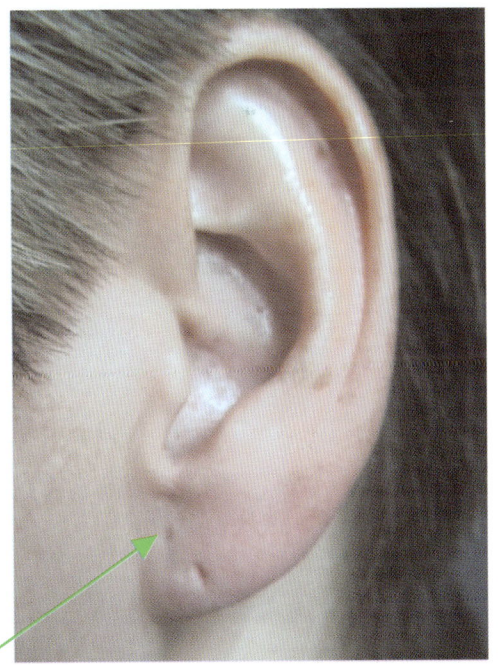

神经衰弱睡眠轻、早醒

图片 37

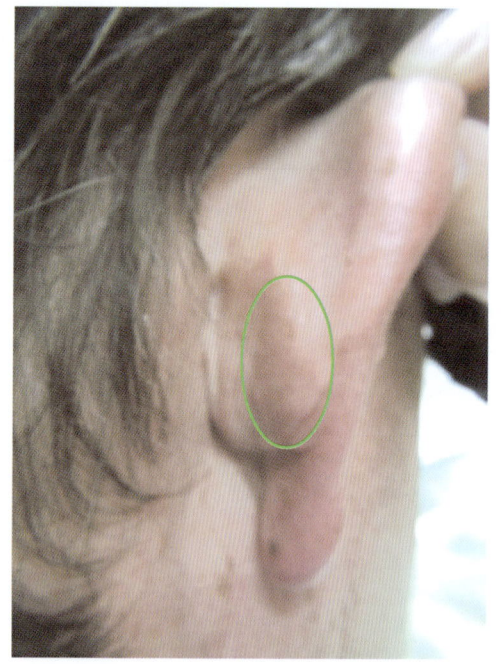
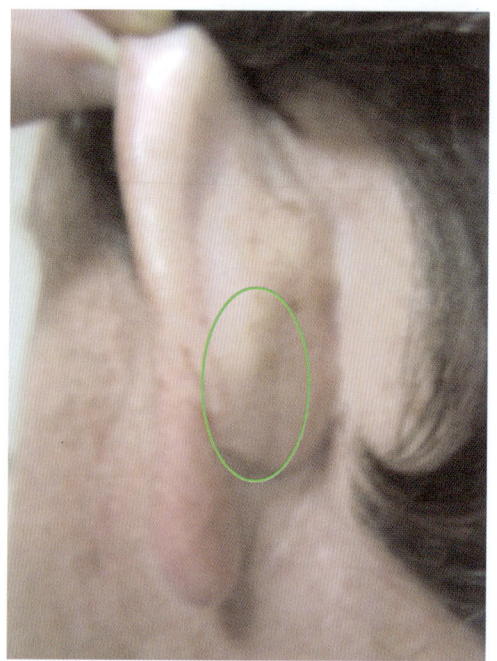

多梦

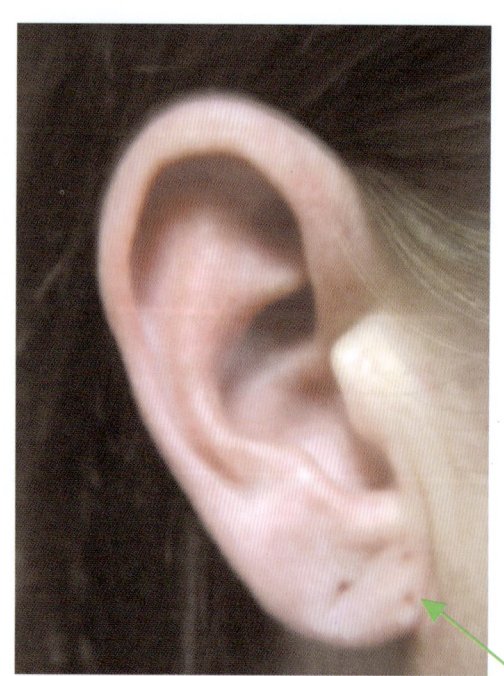
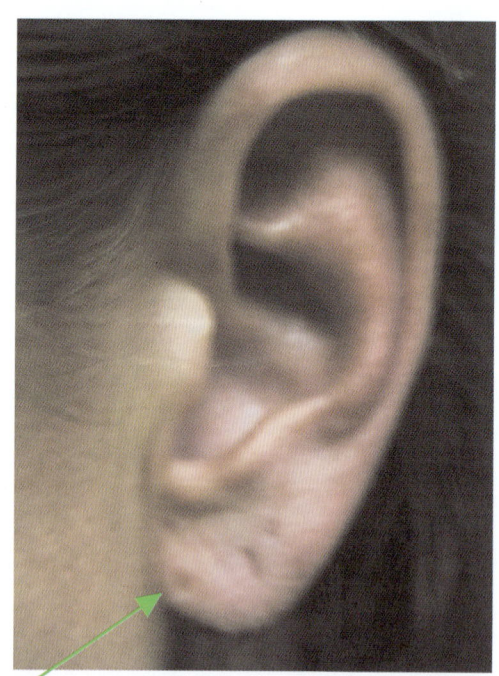

忧郁、焦虑、紧张

图片 38

三叉神经眼支痛:眼、额阳性或强阳性反应。

三叉神经上颌支痛:上颌、上腭、面颊区阳性或强阳性反应。

三叉神经下颌支痛:下颌、下腭、面颊区阳性或强阳性反应。

触诊:耳颞神经、三叉神经痛时,在耳垂相应部位,触痛敏感Ⅱ°～Ⅲ°。

视诊:无明显反应。

(六)忧郁、焦虑、神经紧张

是一种以情绪改变,伴有自主神经功能障碍为特征的神经官能症。女性多于男性。忧郁、焦虑、紧张也可表现动作缓慢、迟钝、行为悲观或绝望的信念,遇事总向坏的方面去想,睡眠、食欲和注意力集中发生障碍,多由生活中受到失败和下丘脑的功能紊乱有关。边缘系统的功能对内脏、躯体和内分泌等方面有调节作用,并可影响情绪。

耳穴诊断:

耳穴身心穴相当人体的边缘系统,可以探测人体情绪变化,有无忧郁、焦虑不安、神经紧张等。电测方法。

身心穴:阳性反应,轻度压痕。提示情绪不稳定,忧郁、焦虑、紧张。强阳性反应,深度压痕,压痕周围水肿,恢复平坦时间慢,为重度忧郁、焦虑、紧张、自主神经功能紊乱、神经衰弱综合征。

(七)疲劳综合征

疲劳综合征是一种临床症状,有许多疾病伴随疲乏无力,尤其在过长或紧张的活动之后,精神和体力上的疲乏。

1)肌疲劳是由于肌肉中代谢废物的积累比静脉血液清除它们的速度快引起的,饮食不当或不足或生病,体力虚弱容易使人感到疲劳。

2)神经衰弱,自主神经功能紊乱引起精力不足,夜间睡不好,白天乏力。

3)继发于其他病变,如甲状腺功能亢进、糖尿病、免疫力功能低下、妇科疾病等均可伴发疲劳综合征。

耳穴诊断:

诊断方法:以电测诊断为主,病因不同,疲劳综合征表现症状不同,临床上可根据耳穴的阳性反应点做全面分析。

1. 神经衰弱综合征,自主神经功能紊乱

电测:神经系统皮质下,神经衰弱点,心、脾、口穴均呈阳性反应。

触诊:神经衰弱点、脾压痕反应,并见周围肿胀。

舌诊:舌体胖大,边齿痕。多提示心、脾两虚引起疲劳体虚或失眠多梦。

2. 甲状腺机能亢进、糖尿病等内分泌功能和代谢紊乱

糖尿病时,电测糖尿病点阳性或强阳性反应。

甲状腺机能亢进时,甲状腺穴阳性或强阳性反应。

3. 免疫功能低下

免疫系统是构成体液免疫和细胞免疫的物质基础。包括免疫器官、免疫细胞、免疫分子以及相关的基因结构。免疫系统的各种成分通过极其复杂的相互作用,完成免疫防御、免疫自身稳定、免疫监视等功能。可经常地清除损伤和衰老的自身细胞的生理平衡,并进行免疫调节,当自身免疫稳定功能失调,容易导致自身免疫疾病发生。其特点是对微生物的易感性增高,反复发生不易控制的感染。若免疫监视功能失调,可导致肿瘤等。免疫功能低下者体虚多病,易疲乏无力。

电测:过敏区、脾穴阳性或强阳性反应。

触诊:过敏区、脾穴深压痕反应,凹陷不易恢复。

从临床观察:脾为免疫器官,过敏区是反应过敏体质。多种过敏性疾病均在过敏区中出现阳性反应,若两穴电测出现阳性或强阳性反应时,可提示免疫功能失调。

五、泌尿系统疾病

(一)肾小球肾炎

是与机体免疫功能紊乱有关的一种肾病,病理变化以膜性增殖型为主,临床上可见浮肿、蛋白尿、高血压。肾功能障碍及氮质血症,轻重不等。

耳穴诊断:

视诊:肾区呈色白隆起肿胀或见肾区有丘疹样改变。

触诊:肾区有深压痕反应,肾区压痕反应周围见肿胀及水纹波动感,波动范围直径>0.5 cm以上,肾区压痛明显Ⅱ°。

电测:肾区、过敏区、肾炎点强阳性反应。

(二)肾盂肾炎

是肾脏的肾盂及肾实质均受感染的疾病。多由于大肠杆菌及其他革兰氏阴性杆菌感染引起。常为下尿路感染向上蔓延所致。分急性与慢性两种,急性表现为发热、腰痛、尿频、尿急、尿痛及尿液中含有大量脓细胞,偶见颗粒管型,慢性不明显。

耳穴诊断:

视诊:肾区呈隆起肿胀,白色反应或肾区有丘疹样改变。

触诊:肾区有压痕反应,压痕周围色白肿胀,尿道穴可触及条状反应物。

电测:肾、尿道穴阳性反应或强阳性反应,膀胱、内尿道穴弱阳性反应。

若肾区电测阳性反应,尿道穴弱阳性反应,能触及条索反应物,提示反复发作性肾盂肾炎,为泌尿系统感染既往史。

尿道穴是鉴别肾小球肾炎和肾盂肾炎泌尿系统感染的重要穴位。

肾小球肾炎是一种与感染有关的免疫性疾病,发病前多有上呼吸道感染、扁桃体炎、脓包病、猩红热,具有浮肿、蛋白尿、血尿及高血压四大症状。耳穴电测时:过敏区、肾炎点,肾是主要阳性点,尿道穴无反应。

肾盂肾炎是由细菌侵入肾盂和肾实质引起化脓性炎症,常为下尿路感染向上蔓延所致,临床症状为排尿异常、发热、腰痛,耳穴电测时尿道穴呈阳性反应。耳穴肾炎点无反应。

由此可见,肾炎点是诊断肾小球肾炎的要穴。尿道穴,是诊断肾盂肾炎及其他泌尿系统感染的要穴。

(三)肾癌

肾癌是由肾小管上皮细胞发生的恶性肿瘤,外有包膜,圆形,有时呈多囊性,可有出血、坏死和钙化。临床表现有血尿、肿块及疼痛。临床可分为:

一期:病变限于肾实质内。
二期:病变浸润肾周围脂肪组织,但局限在肾筋膜内。
三期:肾静脉有明显的癌栓或肾蒂有淋巴转移。
四期:累及邻近的器官或有远处转移。
耳穴诊断:
视诊:肾区有暗灰色结节,肾区无光泽。
触诊:肾区、肿瘤特异区1疼痛敏感Ⅱ°～Ⅲ°。
电测:肾区、肿瘤特异区1、耳前、耳后均可呈阳性或强阳性反应。

(四)肾结核

肾结核是结核杆菌经血液循环侵入肾脏,始于皮质形成粟粒状结节,进而发展到肾髓质,成为临床肾结核。早期往往无明显症状,出现尿频、尿急及尿痛时表明病变已扩散到膀胱,严重时可发生结核性肾积脓。

耳穴诊断:
视诊:肾区色红或丘疹样结节隆起。
触诊:肾区压痛明显Ⅱ°。
电测:肾区、结核点阳性反应或强阳性反应。

肾脏疾病在耳穴肾区的鉴别诊断

类别 \ 项目	肾小球炎	肾盂肾炎	肾结核	肾癌
视诊	色白隆起肿胀或肾区丘疹样改变	色白隆起肿胀或丘疹样改变	色红,丘疹样结节性隆起	暗灰色结节
触诊	深压痕反应,周围水肿,直径>0.5 cm压痛Ⅰ°～Ⅱ°	压痕反应,周围色白肿胀,尿道穴触及条索状物	压痕反应,压痛Ⅰ°	肾、肿瘤特异区1压痛Ⅱ°～Ⅲ°
电测	肾炎点、过敏区、肾(+)～(++)	尿道、肾(+)～(++)	结核点、肾(+)～(++)	肾、肿瘤特异区1(+)～(++)

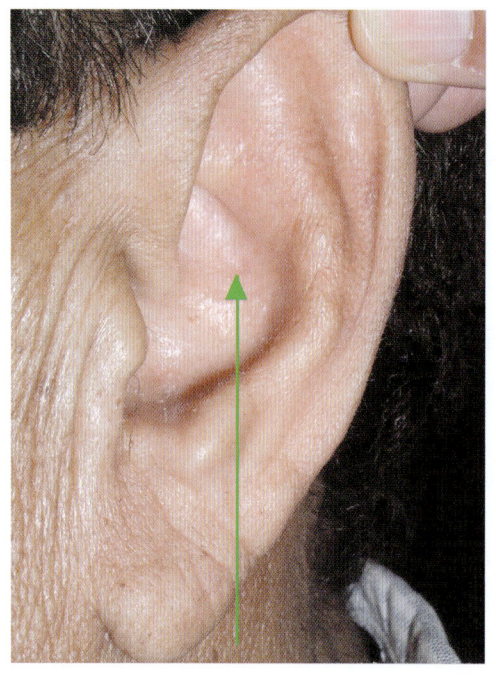
糖尿病

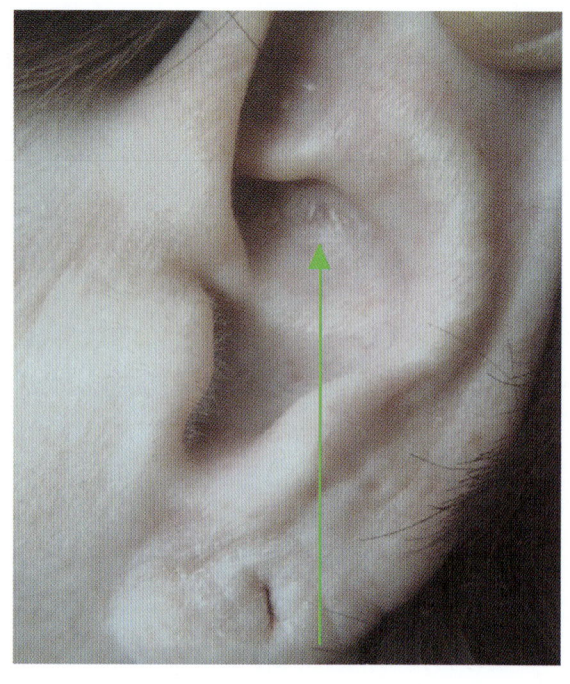
肾小球肾炎

图片 39

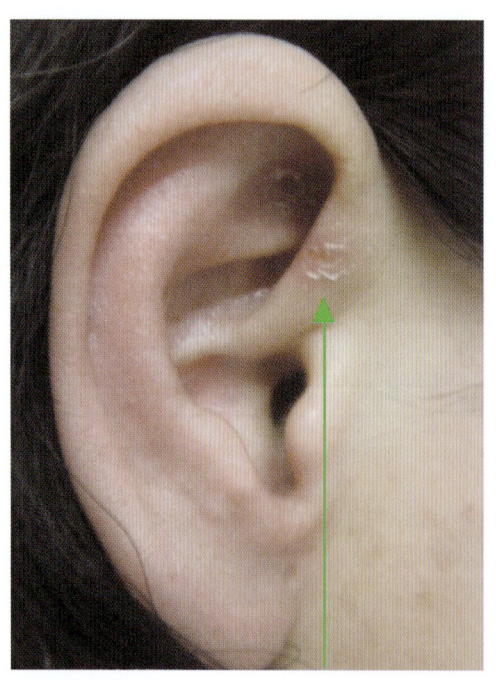
尿道炎

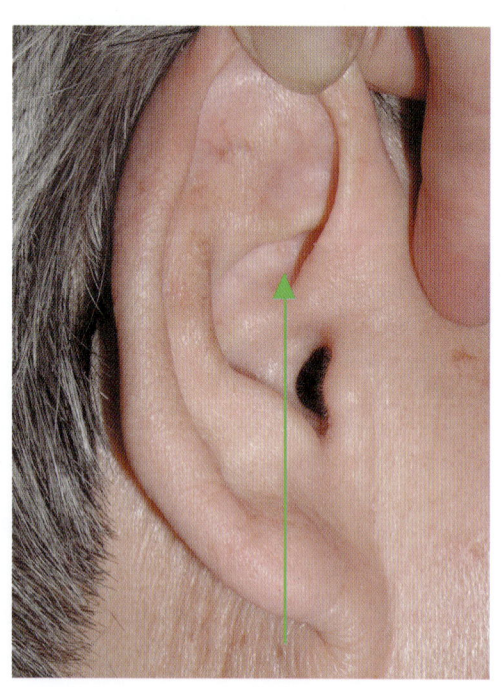
膀胱炎

图片 40

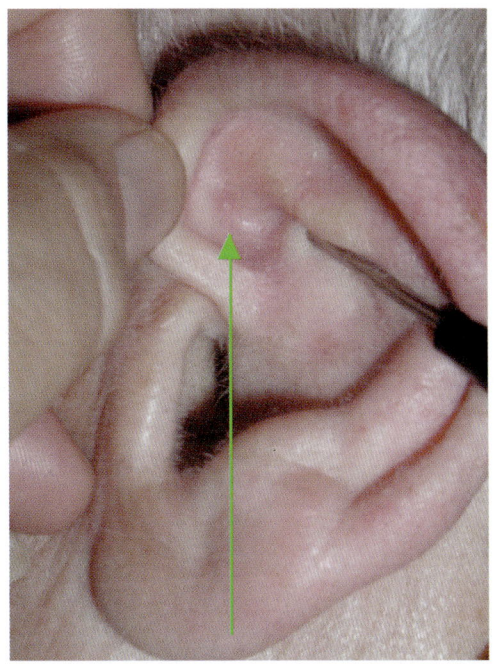

前列腺炎

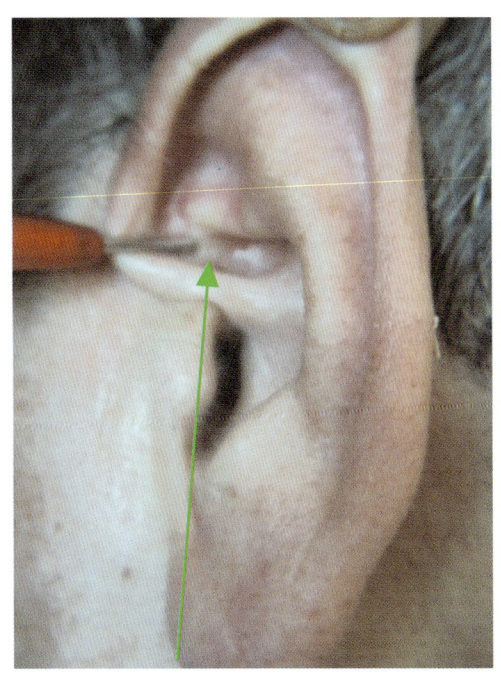

前列腺肥大

图片 41

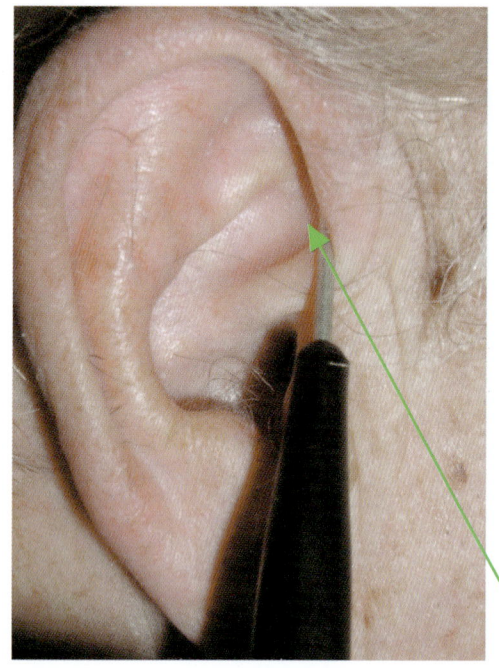 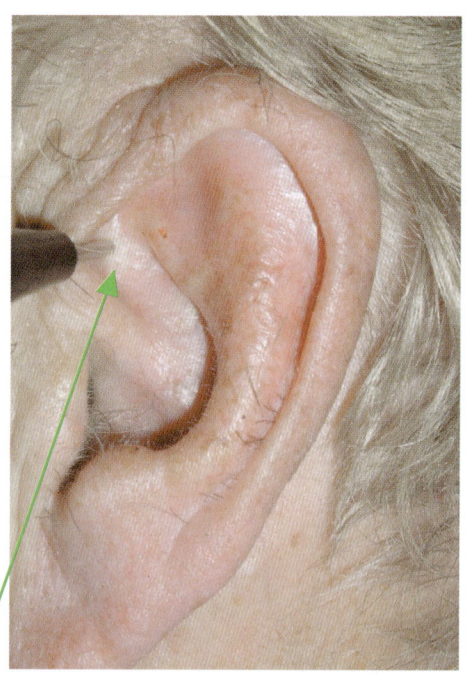

前列腺肿物

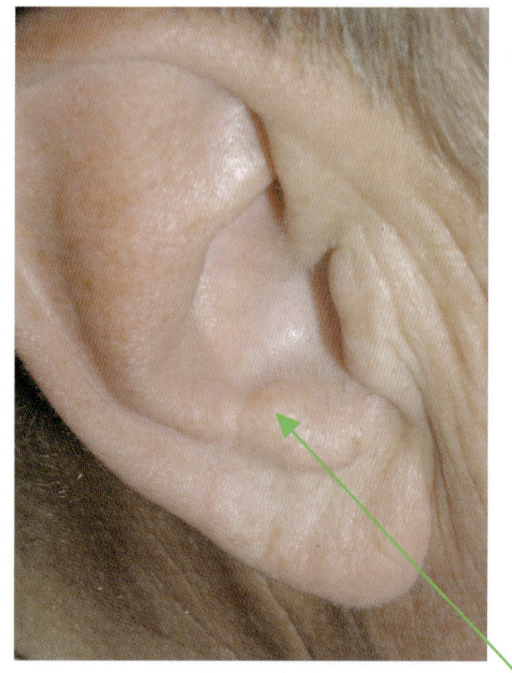 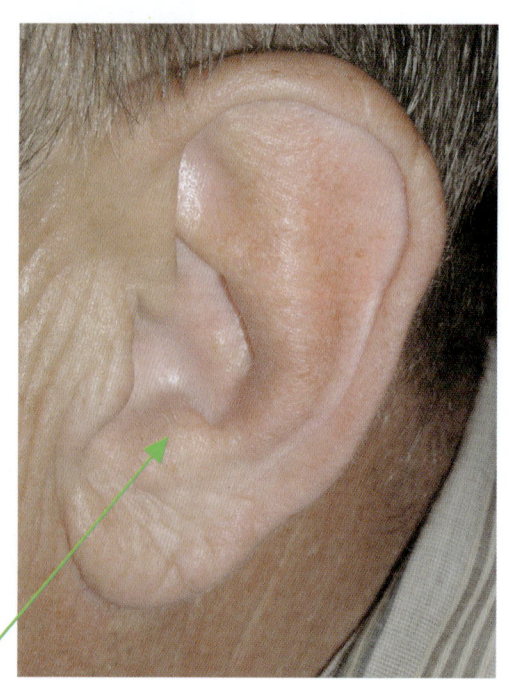

睾丸炎

图片 42

(五)膀胱炎

膀胱炎为膀胱的急性、慢性炎症改变。临床表现为脓尿、血尿、尿急、尿频、尿痛等膀胱刺激症状。由于致病因素的不同,可分为特异性膀胱炎和非特异性膀胱炎两种。慢性膀胱炎时仅有尿频。

耳穴诊断:

1. 急性膀胱炎

视诊:膀胱穴呈片状红润或丘疹样暗红,有光泽,尿道穴呈点状红色反应。

触诊:膀胱穴,红色反应压痕,触痛明显Ⅱ°。

电测:膀胱穴、尿道穴呈阳性或强阳性反应。

2. 慢性膀胱炎

视诊:膀胱穴,片状白色或丘疹状白色改变,均有光泽。

触诊:膀胱穴或尿道穴可触及条索状反应物,触痛不明显。

电测:膀胱、尿道穴阳性反应,而肾、输尿管穴弱阳性反应。

(六)膀胱癌

源于膀胱上皮细胞的恶性肿瘤。为泌尿系统最常见的肿瘤。病因不明,表现为无痛性、间歇性、肉眼血尿。对于中年以上血尿或伴有膀胱刺激症状的患者,如果体格检查不能发现有明显的泌尿系统病变,前列腺检查正常,尿液反复检查结核杆菌阴性,X线腹部平片或肾盂造影显示无明显病变,应考虑膀胱肿瘤的可能。

耳穴诊断:

视诊:膀胱穴点状或小片状暗灰色或小结节状隆起,界限不清。

触诊:结节质硬、无移动,压痛明显Ⅱ°~Ⅲ°,耳前及耳背肿瘤特异区1压痛反应Ⅱ°~Ⅲ°。

电测:膀胱、肿瘤特异区1阳性或强阳性反应。

(七)尿频

是指排尿次数增多而每次尿量较少。常见于泌尿系统疾病如尿道炎、膀胱炎、前列腺肿大等,也可发生于妊娠后期和精神紧张、神经衰弱及老年人退行性病变,肾虚膀胱束肌无力。

耳穴诊断:

视诊:尿道穴均为阴性。

触诊:尿道穴可有压痕反应,若尿道穴触及条索反应物,多提示既往有泌尿系统感染史。

电测:尿道穴阳性反应或强阳性反应,而肾、输尿管、膀胱穴均呈弱阳性或阳性反应。

六、内分泌、代谢系统疾病

(一)糖尿病

糖尿病为胰岛素分泌不足所致糖代谢紊乱,使血糖过高而出现尿糖。进一步导致脂肪和蛋白质等代谢紊乱,是一种常见的有遗传倾向的内分泌、代谢性疾病。有原发性及继发性两类。主要为前者,简称为糖尿病,可分为胰岛素依赖型和非胰岛素依赖型。按病程可分为糖尿病前期、潜伏期、亚临床期、临床期四期。

主要临床症状有三多一少,即多食、多饮、多尿、体重减轻等,但中年轻型者常因多食而见肥胖。患者可伴有皮肤瘙痒、反复发作性疖肿、多发性神经炎、四肢麻木、肾功能减退甚至阳痿、月经不调、不育等,还可能并发高血压、动脉硬化、冠心病、眼底出血、白内障和视网膜血管退行性变而导致视力减退或失明,严重者可发生酮症酸中毒、昏迷。

耳穴诊断:

视诊:糖尿病点色白肿胀。

触诊:1) 血糖正常、无糖尿病家史,糖尿病点无反应。

2) 糖尿病点及电测后有点状压痕,弱阳性反应。触压后糖尿病点仍为红色压痕反应,提示血糖正常,有糖尿病家族史。

3) 糖尿病点,触压后白色压痕,压痕深,点状压痕周围见色白肿胀,或见水纹波动感,提示患有糖尿病,血糖不正常。

4) 糖尿病点色白肿胀,触之条索或条片状隆起,其条索和条片隆起45°向胰腺走行,提示严重糖尿病史,病程长达5年以上,胰腺明显萎缩变形。

电测:糖尿病点,阴性反应无糖尿病病史。糖尿病点,阳性反应有糖尿病史。糖尿病点,强阳性反应,重症糖尿病。

(二)甲状腺功能亢进

甲状腺功能亢进即甲状腺活动过度,简称甲亢。或因肿瘤、腺体活动过度、腺体过度生长,或因格雷夫斯病——突眼性甲状腺肿引起,由甲状腺激素分泌过多所引起的疾病。主要症状是眼球突出、怕热、低热、多汗、心跳加强、心动过速、容易激动、手指颤抖、无力,基础代谢率增高。血浆中蛋白结合碘增高,24小时放射性碘摄取超过45%,血中T_3和T_4增加,尤以T_3为显。

耳穴诊断:

视诊:甲状腺弥漫性片红,界限不清。

触诊:甲状腺红色压痕反应。

电测:甲状腺、心、神经系统皮质下阳性反应。

(三)甲状腺功能减退

甲状腺功能减退又称甲低,甲状腺的活动低于正常,甲状腺合成和分泌甲状腺激素不足,因发病年龄不同,对身体的影响各异,临床分三型:

1)呆小型和克汀病,发病在胎儿期或新生儿期。
2)幼年期黏液性水肿。
3)成年期黏液性水肿。

在成人可引起精神和身体活动迟钝,对寒冷过度敏感,脉搏缓慢,体重增加以及皮肤粗糙、黏液性水肿。

耳穴诊断:

视诊:甲状腺穴片状色白,界限不清。
触诊:甲状腺穴白色压痕反应,压痕深不易恢复正常。
电测:甲状腺穴,阳性反应。

第二节 外科疾病

(一)软组织损伤

软组织损伤是指四肢关节或躯体部的软组织,包括肌肉、肌腱、韧带、血管等而无骨折、脱臼、皮肉破损的损伤症候,临床表现为受伤部位肿胀、疼痛、关节活动障碍。损伤部位发生于肩、肘、腕、腰、髋、膝、踝等。包括急性软组织损伤和慢性软组织损伤。

1. 急性软组织损伤

视诊:病变损伤相关的耳穴呈点状或片状充血、红润肿胀。
触诊:病变损伤相关的耳穴呈点状红色压痕,压痕周围肿胀,疼痛敏感Ⅱ°。
电测:耳穴相应部位阳性反应或强阳性反应。

2. 慢性软组织损伤

视诊:耳穴相应部位可见白色变形隆起。
触诊:耳穴相应部位可触及条索、片状隆起物,触痛不明显。
电测:耳穴相应部位呈弱阳性或阴性反应。

(二)关节炎

关节炎的炎症疾患。急性期局部可有红、肿、热、痛,严重时关节发生运动障碍,甚至畸形。慢性期有些关节疾患可有粘连、畸形、活动受限、肌肉萎缩,病因有多种,可造成关节炎的疾病有八十种以上。

过敏反应:风湿性关节炎,类风湿性关节炎。
细菌感染:化脓性关节炎,结核性关节炎。

代谢紊乱：痛风。

损伤或原因不明：银屑病等。

增殖性或退行形性关节炎：骨性关节炎病变可在一个关节也可在多个关节受损。一处关节炎称单发性关节炎，少数几处关节炎称少数性关节炎，同时或先后陆续发生的多处关节炎称多数性关节炎。任何损害滑液膜或使软骨变性的疾病都可造成关节炎。

1．风湿性关节炎

风湿热侵犯关节引起的炎症称为风湿性关节炎，一般认为是与链球菌感染有关的变态反应性疾病，是一种反复发作的全身胶原组织病变。病变前常有呼吸道感染。临床表现为多发性、游走性大关节炎，主要累及髋、膝、踝、肩、肘、腕等，有对称性，局部有红、肿、热、痛和关节腔积液、关节炎。急性期消退后病变关节不遗留病理性损害。部分患者可影响到心脏。实验室检查白血球增多、血沉增高、抗"O"增高。

耳穴诊断：

视诊：病损关节在相对应的耳穴上呈片状白色，边缘有红晕或有结节状或片状增厚。急性发作期，相对应的耳穴部位呈红色，有光泽。

触诊：在病损部位相对应的耳穴上可触及结节或条索状反应物，或触及片状隆起增厚，若在急性期关节炎症伴关节腔积液时，耳穴相应部位红色肿胀，深的红色压痕反应，压痛Ⅱ°。

电测：病损关节在耳穴上的相应部位呈多个阳性反应，肾、肝、脾穴呈阳性反应。风湿线呈阳性反应，特别在风湿线下1/2处，从肘到锁骨阳性反应明显。

2．类风湿性关节炎

类风湿性关节炎又称"风湿样关节炎"。一般认为是感染或内分泌功能紊乱、免疫功能失调所致，也有人认为是机体间叶组织对链球菌感染特异性敏感反应之故。类风湿关节炎的关节损害为对称性，多侵犯四肢小关节，指、趾和脊柱关节，骶髂关节先受累。早期有局部肿胀和关节僵硬，晚期变为强直而畸形，指间关节呈梭形改变，故又称"畸形性关节炎"。X线检查关节面有破坏，心脏不受累。

类风湿性关节炎多发于青年、中年。起病缓慢，少数病例也有急性发作，急性发作时，可有发热、关节红肿，可呈游走性，易与风湿性关节炎混淆。实验室检查白细胞轻度增加、血沉加快，抗"O"可正常，可有肌萎缩和指挛缩等症状。

耳穴诊断：

视诊：与病损相对应的耳穴可见白色结节状或片状隆起或肿胀。

触诊：与病损相对应的耳穴触及形态改变。

电测：1）在与病损相对应的耳穴呈阳性反应，如指、趾。

2）风湿线若分两等分处，从肘穴以上至指均呈阳性反应。

3．骨性关节炎

以关节软骨退行性变和继发性骨质增生为特点非炎性慢性关节病。多发于膝、髋、手指、腰椎和颈椎等，骨关节炎又称"肥大性关节炎"、"变形性关节炎"、"增殖性或是退行性关节炎"。其病因说法不一，如外伤、姿势不正、内分泌紊乱及遗传等因素，对形成本病有一定关系。

多发生于40岁以上的成人，损害部位多为负重和着力关节，起病一般缓慢，逐渐出现关酸痛和活动不便,可偶尔听到骨摩擦音,无发热,关节周围无肿胀、强硬、畸形及肌肉萎缩,白细胞及血沉正常。

耳穴诊断:

1)急性发作期

视诊:相应部位呈片状充血红润肿胀,可见毛细血管充盈呈条段状扩张或放射性树枝状扩张,色鲜红,有光泽。

触诊:相应部位点状压痕,恢复平坦时间快,压痛Ⅰ°～Ⅱ°。

电测:相应部位阳性反应或强阳性反应。

2)慢性关节炎

耳穴诊断:

视诊:相应部位呈点状或片状白色变形隆起。

触诊:相应部位凹凸不平,可触及条索或条片状反应物,质硬,触痛不明显。

电测:相应部位呈弱阳性或阳性反应。

(三)痛风

是一种尿酸代谢紊乱的疾病。在血流和关节内有过多尿酸和尿酸盐蓄积,导致急性痛风性关节炎发作和慢性关节组织破坏,以及皮肤、软骨特别是耳的软骨内尿酸盐沉积形成痛风石。过多尿酸盐亦使肾脏受损,形成肾结石。

耳穴诊断:

视诊:耳廓有数目不等的白色结节——痛风石。

触诊:结节质硬。

电测:肾、相应部位阳性反应或强阳性反应。

(四)腰肌劳损

腰肌劳损是由急性腰扭伤未获得及时而有效的治疗,损伤未能修复或反复多次的腰肌轻微损伤所致。

阳性反应物多出现在与损伤部位相对应的耳穴上。

耳穴诊断:

视诊:与损伤部位相对应的腰、骶穴及腰肌穴呈点状或片状或不规则条片状变形隆起。

触诊:与腰肌损伤相对应的耳穴,可触及皮内结节或条索,压痛Ⅰ°。

电测:与腰肌损伤的相对应的耳穴阳性反应。

(五)腰椎骨质增生

是由腰椎退行性病变、腰椎肥大性改变,破坏了腰椎的内在平衡,发生了一系列病理变化,椎间盘变形、椎间孔变小、椎体后缘唇边骨质增生、腰椎生理曲线改变、关节囊松弛、周围软组织劳损引起神经根、椎动脉受压,以致引起腰部疼痛、肌肉痉挛、坐骨神经痛。

耳穴诊断:

视诊:耳廓脊柱线(对耳轮中线)条片状隆起或呈结节状隆起或变形,并出现毛细血管充盈,横贯对耳轮上 4/5 处。

触诊:腰椎部位可触及条索,依条索出现的部位判断腰椎骨质增生的部位。将对耳轮上 4/5 腰椎段分成五等分,若下 1/5 处触及条索,则为第一腰椎骨质增生,若在上 1/5 处触及条索多第五腰椎骨质增生,以条索出现的位置而判断骨质增生的部位。

电测:腰椎部位呈阳性反应。

(六)腰椎间盘突出

本病是腰椎间盘的髓核突出压迫脊神经根造成的腰腿痛或坐骨神经痛的一种病症。

耳穴诊断:

诊断方法以触诊及电测诊断为主。

视诊:腰椎呈点状或片状红晕或白色边缘红润。

触诊:腰椎穴在腰$_4$、腰$_5$ 和腰$_5$骶$_1$ 部位触及结节或条索,压痛明显 Ⅰ°~Ⅱ°。沿坐骨神经走行的下肢穴位,臀、髋、腘窝、腓肠肌点亦有明显的压痛点,耳背部、腰三角区(坐骨神经三角区),触压痛明显 Ⅰ°~Ⅱ°。

电测:腰椎相应部位,耳背坐骨神经、腘窝强阳性反应;臀、髋、膝、踝、趾、腓肠肌点等沿着坐骨神经走行分布的相应耳穴均出现阳性反应。

(七)骶髂关节炎

骶髂关节炎或骶髂关节劳损引起的腰痛,为局限的固定部位疼痛,不伴放射性疼痛,多为一侧骶髂关节部位疼痛,也可多见两侧骶髂关节痛。耳穴上的相应部位对应点在对耳轮上 1/5 腰段,腰骶椎与髋关节联线的中点。

耳穴诊断:

视诊:骶髂关节穴点状或片状红润,毛细血管扩张。

触诊:骶髂关节穴触之结节或条索,可见红色压痕反应,压痛 Ⅰ°~Ⅱ°。

电测:骶髂关节穴阳性或强阳性反应。

(八)肾虚腰痛

肾虚腰痛是由于肾虚,加上受风、寒、湿的侵袭引起腰部酸胀,遍及腰背部无明显压痛点,晨起和久坐后站立时加重,活动片刻可以减轻。X 线检查腰椎排列正常,无退行性病变。

耳穴诊断:

视诊:腰骶部位大面积白色肿胀,有光泽,界限不清。

触诊:当左手拇指、食指向外提拉对耳轮,中指从耳背顶起腰部时可见大片白色肿胀,触压时红色点状深压痕,压痕不易恢复平坦,触痛明显 Ⅰ°~Ⅱ°。

电测:腰、相应部位、肾、脾、内分泌呈阳性反应或强阳性反应。

(九)腰棘间韧带、椎旁韧带劳损

腰痛常发生在腰部中间部位。X 线检查腰椎正常。耳穴诊断时可探测其腰痛点。此痛点应与腰椎间盘突出、腰椎骨质增生相鉴别。

耳穴诊断：

视诊：腰椎穴无明显异常。

触诊：腰椎相应部位,触及白色点状压痕,多为慢性韧带软组织损伤,红色压痕多为急性韧带损伤,未触及结节和条索。

电测：腰椎中线相应部位阳性反应。

腰椎韧带损伤与腰椎骨质增生及腰椎间盘突出的鉴别诊断

腰椎体的病变在腰椎中线多触及条索,腰椎韧带软组织损伤在腰椎中线只触及点状压痕。

腰痛部位的鉴别诊断（表一）

项目\类别	腰椎骨质增生	腰椎间盘突出	棘间韧带和椎旁韧带损伤
视诊	对耳轮中线腰椎穴结节状或条片状隆起或见毛细血管红色充盈横贯对耳轮上4/5处	腰椎穴呈点状或片状红晕,或白色边缘红晕	—
触诊	腰椎中线处触及结节或条片状隆起	腰椎中线相应部位触及结节或条索,沿坐骨神经走行分布的相应部位耳穴出现触痛Ⅰ°~Ⅱ°	腰椎间隙部位点状压痕
电测	腰椎相应部位（＋）	腰椎相应部位（＋）	腰椎间隙部位（＋）

腰痛部位的鉴别诊断（表二）

项目\类别	腰肌劳损	骶髂关节炎	肾虚腰痛
视诊	腰肌部位片状白色隆起或片状红润,毛细血管条段状扩张或放射状扩张	骶髂关节穴点状或片状红润,毛细血管扩张	腰骶部位大面积白色肿胀
触诊	腰肌穴区,触及皮内结节或条索,压痛Ⅰ°	骶髂关节处,触及结节或条索红色压痕	腰骶部位肿胀、红色压痕或白色压痕不易恢复
电测	腰肌相应部位（＋）	骶髂关节（＋）	腰部相应部位（＋）肾（＋）脾（＋）

（十）臀肌膜炎（臀部纤维织炎）

臀部疼痛点可反射引起坐骨神经痛,而治疗后臀部疼痛和腿痛均减轻或消失,表示臀肌膜炎为原发病。若治疗后臀部疼痛减轻或消失而腿痛无明显改变时则提示腿部疼痛是神经根病变引起的放射痛,常为腰椎间盘突出症。临床上应与腰椎间盘突出症鉴别。

耳穴诊断：

视诊：臀穴呈点状或小片状，白色边有红晕，少数患者臀穴呈小片状增厚，界限不清。
触诊：臀穴压痕反应。
电测：臀、髋穴阳性反应，耳背与臀、髋相应部位阳性反应，耳背坐骨神经穴阴性反应。

(十一)坐骨神经痛

坐骨神经痛有两种原因引起：

其一，腰椎病变、腰椎骨质增生、腰椎间盘突出、腰椎管狭窄、腰部外伤等压迫神经根造成腰腿痛或坐骨神经痛。

其二，臀部梨状肌损伤，臀肌膜炎引起外周坐骨神经痛，无明显腰痛史。

耳穴诊断：

以电测为主。

视诊：髋关节、膝关节、踝关节、腰骶椎，片状红润，可见毛细血管放射状或数目不等的条段状或水波浪形红色充盈，多为急性坐骨神经痛，若条状软骨变形、隆起、色泽发白，多为慢性坐骨神经痛。

触诊：腰骶椎或沿着坐骨神经走行分布的相应耳穴出现压痛及压痕反应。如髋、臀、腘窝、腓肠肌点、踝关节、趾等穴。

电测：腰椎、骶椎、耳背坐骨神经三角区强阳性反应，臀、髋、膝、踝、腘窝、腓肠肌点、踝、趾等沿着坐骨神经行走分布的相应耳穴均出现阳性反应。

坐骨神经痛的耳穴电测不是一个腰椎穴位或耳前坐骨神经穴探测阳性反应就可定性诊断，需在对耳轮上脚，相对于下肢的部位有多个阳性反应点并在沿坐骨神经走行的部位出现阳性反应时才可做分析诊断。

(十二)腓肠肌痉挛

腓肠肌痉挛为夜间睡眠时突然伸腿变换体位时所发生的一种症状。腓肠肌夜间发生痉挛后，白天感到腓肠肌酸胀或酸痛不适感。其发生痉挛与多种因素有关，妇女怀孕期间、呼吸系统疾病、糖尿病患者及血液循环不良，受风、寒、湿侵袭，过度劳累等。多由钙、镁等微量元素代谢及缺乏所致。

耳穴诊断：以电测为主。

电测：耳穴腓肠肌点，在对耳轮上脚、趾与外膝联线中点，探测阳性反应或强阳性反应时，可明显诊断。

(十三)跟痛、跟骨骨质增生

跟痛是一种常见症状。

1) 跟痛有肾虚跟痛、妇女产后受风引起酸痛。
2) 跟骨脂肪垫损伤及退行性病变。
3) 跟骨骨质增生或是足骨错位、骶骨不正多为刺痛。
4) 跟骨下滑囊炎、跟腱腱周炎、跟骨骨膜炎、跖腱膜炎等引起跟下痛或是心痛。

5) 平足或女性穿高跟鞋步行过多,体质肥胖或久站、外伤、跑跳用力不当,损失局部肌群腱膜等软组织引起跟部不适。

临床症状:跟骨骨刺痛多有压痛点,在跟下外侧且可有高突感,跟部脂肪垫损伤和滑囊炎,大都有明显外伤史,跟部呈肿胀状态,发病后大多数跟部不敢着地,行动困难,局部有尖锐疼痛感。

耳穴诊断:

以电测及触诊为主

跟部阳性反应:触诊形态学无变化,多为肾虚或炎症等引起跟痛。

跟部阳性性反应:触及跟痛穴条索、质硬,多为跟骨骨质增生。

(十四)颈椎病

颈椎病又称颈椎综合征,本病由于颈椎肥大性改变,颈椎椎间盘退行性病变,破坏了颈椎内在平衡,使颈椎发生了一系列解剖病理变化,可出现椎间变窄、椎间孔变小,椎体后缘唇边骨质增生,颈椎生理曲线改变,关节囊松弛,周围组织劳损等引起颈椎脊髓、神经根、椎动脉受压迫,从而出现手臂麻痛、后头痛、头晕、呕吐等脊神经压迫症状。

耳穴诊断:

诊断颈椎病以触诊为主。

颈椎在对耳轮中线——脊椎线下1/5段。将下1/5段再分成3等分,下1/3处为颈$_3$、颈$_4$,中1/3为颈$_5$、颈$_6$,上1/3为颈$_6$、颈$_7$、颈$_1$、颈$_2$,枢椎和环椎在颈椎穴与枕穴之间。

视诊:颈椎部位隆起变形,可呈结节状、条段状、线形、串珠状等或见软骨向下延伸,呈倒锥形或分叉呈"八"字形。耳背颈椎可见结节状隆起及毛细血管扩张。

触诊:颈椎穴可触及条索或结节,定位时以条索结节出现的部位而定位。

1) 颈$_1$、颈$_2$:在颈椎起始部(对耳轮下缘)与枕穴凹陷处,触及条索或结节。

2) 颈$_3$、颈$_4$:颈椎下1/3处颈椎软骨延伸的部位及分叉处,内侧分叉处及外侧分叉处触及条索。3、4颈椎骨质增生可在分叉外一侧触及条索,也可在分叉处两侧可触及到条索,临床观察颈椎内侧缘分叉处触及条索,出现率高于外侧。

3) 颈$_5$、颈$_6$:在颈椎中1/3处触及结节或条索。

4) 颈$_6$、颈$_7$:在颈椎上1/3处外侧近耳舟缘触及结节状或条索或片状隆起,耳背颈椎常可触及结节、条索。

电测:颈椎穴、颈后三角区、耳大神经点阳性反应或强阳性反应。

(十五)肩背肌纤维炎

肩背肌纤维炎是以肩背痛或两侧肩胛骨内侧缘处疼痛,疼痛部位与颈椎及肩关节周围炎部位不一,耳穴反应部位不同。

耳穴诊断:

以触诊、视诊为主。

视诊:肩背穴在颈椎与肩关节、锁骨之间呈大片状不规则白色隆起。

触诊:肩背穴片状不规则隆起处,质硬,似触及软骨感,疼痛不明显,无压痕。

电测:肩背穴与耳背相对应处,耳大神经点阳性反应。

(十六)肩关节周围炎

肩周炎,以肩关节疼痛、肩关节外展后伸和前臂旋前,肩臂上举动作受限为主,在功能上均有不同障碍,病情严重者,洗脸、梳头、穿衣等生活自理困难,是一种慢性退行性病变而引起的关节腔及周围组织的慢性炎症。可单肩发病,也可双肩发病。

诊断肩关节周围炎病变部位及功能活动受限程度,探测肩三点为主,耳前和耳后肩三点:锁骨、肩关节、肩。以电测为主。

耳穴诊断:

电测:1)肩关节痛、肩臂上举障碍:锁骨、肩及耳背、肩三点1和3阳性反应或强阳性反应。

2)肩关节痛、肩关节外展、后伸障碍:锁骨、耳前肩关节阳性或强阳性反应。

3)肩关节痛、前臂旋前动作障碍:锁骨、耳后肩关节阳性反应或强阳性反应。

视诊:肩关节穴、锁骨穴,急性肩周炎时充血红润、肿胀,慢性肩周炎时可见条状或片状隆起。

触诊:严重肩关节周围炎或肩关节周围组织退行性病变发生粘连时,可触之肿胀隆起变形,质硬。耳背的相应的肩三点亦有条索变形。急性肩周炎锁骨、肩关节穴凹陷处皮肤质薄、脆,触之易破,可见血性渗出。

颈椎病、肩背肌纤维炎、肩周炎的鉴别诊断

类别\项目	颈椎病	肩背肌纤维炎	肩关节周围炎
视诊	颈椎部位隆起变形,结节状或串珠状或不规则条片状隆起,颈椎起始部软骨向下延伸,倒锥形或分叉	肩背穴片状或条片状白色隆起	锁骨、肩关节、肩穴生理凹陷消失,或见隆起变形
触诊	1. 颈椎、枕穴之间:可触及结节或条索 2. 轮屏切迹处:可触及条索 3. 颈椎下1/3软骨延伸处:可触及条索 4. 颈椎中1/3中在线:可触及条索 5. 颈椎上1/3处外侧缘:可触及条索或变形	片状隆起处质中	隆起变形处,质软,重触时耳舟皮肤破裂,可见血性渗出
电测	颈椎区、颈后三角区、耳大神经点(+)	肩背及与耳背对应穴、耳大神经点(+)	耳前、锁骨、肩关节、肩、耳背肩三点依肩关节疼痛及功能障碍部位出现阳性反应点

(十七)网球肘

网球肘为肱骨外上髁炎,又为桡肱骨黏液囊炎。肘部外缘肌腱疼痛性炎症,是由于前臂肌肉应用过度致使前臂伸腕肌的起点处——肱骨外上髁扭伤而引起。如肱骨内上髁炎引起肘部内缘肌腱疼痛,为高尔夫球肘。

耳穴诊断:

视诊:肘穴可见小片状肿胀,慢性网球肘时,在肘穴可见大片隆起变形。

触诊:肘穴触及点片状变形、质软,耳背网球肘穴触之肿胀或条索。

电测:耳前肘穴及耳背网球肘阳性反应。

(十八)腕管综合征

腕管综合征是指正中神经在进入掌部的经络上受到压迫,产生的症状。多因屈指肌腱鞘发炎、肿胀、增厚所致,食指与中指疼痛、麻木,拇指外展肌无力。

耳穴诊断:

视诊:腕穴可有片状肿胀变形。

触诊:腕穴压痕反应,可触及肿胀隆起。

电测:腕穴阳性反应。

(十九)板机状指

是由于屈肌腱结节状增厚,或其腱鞘狭窄而引起伸指能力的损害,在松开拳头时病指常是第三或第四,先是保持弯曲状,随后克服阻碍突然伸直。

耳穴诊断:

视诊:指穴无变化。

触诊:指穴小片状隆起、质硬。

电测:指穴阳性或强阳性反应。

(二十)足底痛

足底痛包括跖痛及足心部痛、足掌痛常因足横弓劳损引起,病人行走或站立过长或不舒适鞋引起急性滑囊炎、跖腱膜炎、平跖足等均可引起。临床跖骨头下灼痛,跖骨头的背跖两侧压痛或是足底心痛、足底紧张感、走路或牵扯跖腱膜时可加重。

耳穴诊断:

视诊:足底部可见不平隆起。

触诊:不平,片状隆起。

电测:足心、足掌、足趾阳性反应。

(二十一)阑尾炎

阑尾炎为外科常见的急腹症。临床表现为转移性右下腹疼痛,先在上腹部和脐周疼痛,数小时后转移至右下腹,常伴有恶心、呕吐、便秘、腹泻等消化道症状。

耳穴诊断:

1. 急性阑尾炎

视诊:呈点状或丘疹样充血,部分患者有血疱样丘疹,界限清晰,有光泽。

触诊:红色压痕反应,压痛明显Ⅱ°。

电测:阑尾穴呈阳性反应或强阳性反应。

2. 慢性阑尾炎

视诊:阑尾穴点状或片状色白。

触诊:阑尾穴凹凸不平,亦可触及点状或片状隆起、质硬。

电测:阑尾穴阳性反应。

3. 慢性阑尾炎急性发作

视诊:阑尾穴白色状隆起中有点状片状充血,或点状白色周围,边缘红晕。

触诊:阑尾穴触及片状隆起或条索状物,并可见片状隆起中有点状红色压痕反应,疼痛敏感Ⅱ°。

电测:阑尾穴阳性反应。

4. 阑尾切除术后

视诊:在阑尾穴处可观察到褐色条段状瘢痕样反应。

触诊:阑尾穴处触及条索样瘢痕样反应物。

电测:阑尾穴阳性反应。

(二十二)胆结石、胆道系统感染

胆道系统包括急性胆囊炎、慢性胆囊炎、胆管炎、胆囊结石、胆总管结石、肝内胆管结石和急性梗阻性、化脓性胆管炎等多种疾病。临床以胆囊炎、胆石症和胆管炎为常见病。

胆囊炎常诱发胆石症,胆石症又常促使胆囊发炎。两者多同时并存,互为因果。胆石症一般认为与胆汁淤积、胆囊感染及胆固醇代谢失调为主要原因。胆石症好发于肥胖的中年妇女,胆石可在胆囊内,也可存于肝内胆管、肝管、胆囊颈部、胆管、胆总管及乏特式壶腹部,胆石呈块状或泥沙状。胆石症和胆囊炎、胆管炎等胆道系统感染主要临床症状:上腹部或剑突下疼痛,压痛且向右肩放射。可伴有厌油、反酸、恶心、晨起口苦、食欲差、腹胀等。疼痛时为阵发性绞痛。胆囊炎急性发作时可有发热、黄疸。

耳穴诊断:

1. 急性胆囊炎

视诊:胆囊区呈片状红润隆起,有光泽。

触诊:胆囊区压痛敏感Ⅰ°~Ⅱ°并可见红色压痕反应。

电测:胆区阳性反应或强阳性反应,肝、胆道、消化系统皮质下阳性反应。

2. 慢性胆囊炎

视诊:胆囊区呈大片状、条片状或椭圆形似大米粒大小,白色隆起与对耳轮相平行,耳背可见胆囊球结节。

触诊:胆囊区片状隆起处质硬,并可触及条索,触压后可见白色压痕反应,疼痛不明显或疼痛评级Ⅰ°,耳背部可触及胆囊球结节。

电测:胆囊、消化系统皮质下阳性反应,若伴有反酸、腹胀,贲门、十二指肠、腹胀区阳性反应。

3. 胆管炎

视诊:胆道穴肿胀、充血红润或暗红或凹陷或肿胀。

触诊:胆道穴白色触压痕反应,并可触及条索或条片状隆起,呈 45°向胆囊区走向,压痛Ⅰ°~Ⅱ°。

电测:胆道穴呈阳性反应或强阳性反应。消化系统皮质下阳性反应。

胆囊炎、胆管炎、胆石症的鉴别诊断

类别 \ 项目	胆囊炎 急性	胆囊炎 慢性	胆管炎 急性	胆管炎 慢性	胆石症
视诊	胆区片红肿胀有光泽	胆区条片状白色隆起呈大米粒状与对耳轮走行相平行,耳背可见胆结节	胆管,片红肿胀,阻塞性胆管炎时片状色黄肿胀	胆管色泽发白	耳背可见胆囊结节,胆区白色肿胀,似丘疹样隆起,耳前、耳背胆区皮肤粗糙
触诊	胆区红色压痕反应,压痕周围肿胀、恢复平坦时间快触痛Ⅰ°~Ⅱ°	触之胆区隆起及胆结节触之质硬。白色压痕反应触痛Ⅰ°	触之胆管,红色压痕,周围肿胀恢复平坦时间快触痛Ⅰ°~Ⅱ°	触之胆管,白色压痕,恢复平坦时间慢。触痛Ⅰ°	胆区内片状隆起中触之小结节及条索,耳背小丘疹结节质硬,触痛Ⅰ°
电测	胆(++)、肝、胆道、消化系统皮质下(+)	胆(+),肝(±),胆道(±),消化系统皮质下(+)	胆管(++)、肝、胆、十二指肠、胃、消化系统皮质下(+)	胆管、胆、消化系统皮质下(+)	胆(+)~(++),消化系统皮质下(+)

4. 阻塞性胆管炎

是由于胆道系统梗阻胆汁排泄障碍,引起胆管炎症。主要症状为黄疸。可分为肝内和肝外梗阻,其程度有完全性和不完全性,由于胆石症、胆管炎、胆管癌、胆道寄生虫及胰头癌等,引起阻塞性胆管炎。

视诊:胆管肿胀、色黄,黄疸时耳廓均呈现黄色,肝、胆、十二指肠、胃亦呈充血红润。

触诊:胆管红色压痕反应,压痕周围水肿,疼痛敏感Ⅱ°。

电测:胆管呈强阳性反应,胆、十二指肠、胃、消化系统皮质下阳性反应。

(二十三)痔疮

痔疮是由直肠末端黏膜下和肛管下的静脉丛发生扩大、曲张所形成的。有内痔、外痔和混合痔之分。临床表现主要有便血、肿痛、脱垂等症。

耳穴诊断：

视诊：肛门穴凹凸不平，点状结节状隆起或不规则隆起，白色或褐色，若急性血栓外痔时肛门穴可见水肿样结节反应，色泽发亮，或毛细血管充盈，红色反应。若混合痔时，肛门穴可见大小不等环形隆起，色白或色暗。

触诊：1)外痔：在肛门穴耳轮表皮下轻轻一触，可发现一个或二个、三个条索或结节状物。

2)内痔：在肛门穴耳轮软骨上缘，用力反复触压划动时，可触及到深在条索反应物。

3)混合痔：在肛门穴耳轮处，既可在皮下浅表部位触及结节条索反应物，又可在软骨上缘用力划动时触及深在结节、条索反应物。

电测：血栓外痔时，肛门穴阳性反应。外痔、内痔、混合痔不发作时，肛门穴弱阳性反应或阳性反应。

(二十四)肛裂

是肛管的皮肤全层裂开并形成感染性溃疡者称肛裂。本病好发于肛门中线的前后方，临床以周期性疼痛为主要特征。常因排便时，肛管扩大刺激溃疡面，引起阵发性灼痛或刀割样疼痛，持续数分钟即减轻，排便后又因括约肌持续性痉挛而剧烈疼痛，可持续数小时。病情严重时，咳嗽、喷嚏都可以引起疼痛，并向骨盆及下肢放散。患者常伴有便秘、便时出血等症状。

耳穴诊断

视诊：肛门穴耳轮缘处呈点状或丘疹状白色隆起，边缘不整齐呈锯齿样改变，部分患者肛门穴呈海星状反应。

触诊：肛门穴近耳轮边缘处触及条索反应物改变。

电测：肛门穴呈弱阳性反应。

肛门穴对肛门疾患的鉴别诊断

项目 类别	外痔	内痔	混合痔	肛裂	肛门湿疹
视诊	点状白色结节隆起或点片红润相间	点状白色结节隆起或点片红润相间	点状白色结节隆起或点片红润相间	肛门穴耳轮缘白色丘疹样隆起呈锯齿状	肛门穴皮肤粗糙不平或呈褐色样丘疹
触诊	表皮下轻触及表浅条索反应物	软骨上缘用力可触及深在条索反应物	可触及表浅及深在条索反应物	耳轮缘触及条索反应物	—

续表

项目\类别	外痔	内痔	混合痔	肛裂	肛门湿疹
电测	肛门穴(±),血栓外痔发作时(+)~(++)	肛门穴(+)	肛门穴(±)	肛门穴(±)	肛门穴(±)

(二十五)慢性前列腺炎

前列腺炎多由感染发生,急性炎症伴有高热、寒战、尿频、尿急等症状。慢性炎症主要症状为会阴、精索、睾丸部不适,腰痛、轻度尿频、尿道灼痛、尿道流出白色分泌物。多数患者伴有神经衰弱、性机能紊乱。

耳穴诊断:

视诊:前列腺穴呈点片状红色反应。

触诊:前列腺穴平滑、低凹,红色压痕反应。

电测:前列腺穴、尿道穴阳性反应。

(二十六)前列腺肥大

前列腺肥大是前列腺体肥大、平滑肌及结缔组织增生,为一种老年性疾病。以排尿不通畅为主要临床症状。

耳穴诊断:

视诊:前列腺穴由凹陷变平坦或结节状隆起。

触诊:结节状隆起处质硬。

电测:前列腺、尿道穴阳性反应。

(二十七)前列腺癌

发生在前列腺外胚层的恶性肿瘤。多见于前列腺后叶,生长较慢,好发于老年人,可引起后尿道梗阻。

前列腺癌的诊断以触诊、电测诊断为主。

视诊:前列腺穴结节状隆起。

触诊:前列腺穴触之结节质硬,触压痛敏感Ⅱ°~Ⅲ°,肿瘤特异区1呈线状疼痛敏感Ⅱ°,耳背肿瘤特异区1触痛敏感Ⅱ。

电测:前列腺,肿瘤特异区1均呈阳性反应或强阳性反应。

前列腺穴对前列腺炎、前列腺肥大、前列腺癌鉴别诊断

类别\项目	前列腺炎	前列腺肥大	前列腺癌
视诊	耳甲艇艇角呈锐角 前列腺穴凹陷光滑	耳甲艇艇角呈钝角 前列腺穴片状或结节隆起	耳甲艇艇角呈钝角 前列腺穴片状或结节隆起
触诊	凹陷光滑 压痕反应 触压痛Ⅰ°	隆起质硬 触压痛(－)	隆起质硬 前列腺穴、肿瘤特异区1 疼痛敏感Ⅱ°～Ⅲ°
电测	前列腺穴、尿道穴(＋)	前列腺穴、尿道穴(＋)	前列腺穴(＋＋),尿道穴(＋), 肿瘤特异区Ⅰ(＋)～(＋＋)

(二十八)尿道炎

尿道的炎症。可由淋病、特异性尿道炎或非特异性的性病感染,非特异性尿道炎或尿道中放置导尿管引起。主要临床症状为排尿疼痛和排尿困难、尿频等,通常尿道炎,女性发病率较高。

耳穴诊断:

视诊:尿道点片状充血红润。

触诊:急性尿道感染,红色压痕反应,疼痛敏感Ⅱ°。慢性尿道炎触及条索。

电测:尿道、内尿路穴阳性反应或强阳性反应。

(二十九)泌尿系结石

是泌尿系统常见病之一。其发病率的高低,似有一定的地区性。结石是由于人体代谢失常,尿路梗阻或感染等原因,使尿中盐类沉积而成。按结石存在的部位,可分肾结石、膀胱结石和尿道结石。结石的数目、大小、形状、颜色和化学成分各不相同。主要症状根据结石部位不同、大小不同、症状不同而不同。

1. 肾结石

以肾盂、肾盏内有结石,多因尿液结晶成分排泄异常、尿酸碱度改变、尿路反复感染或梗阻以及长期饮水、硬水等。临床取决于肾石的大小、形状及存在部位。结石小而光滑,无症状;反之结石大或发生移动除引起肾绞痛、血尿外可发生急性尿闭。

2. 输尿管结石

多继发于肾结石。可引起绞痛、血尿和肾积水。若双侧输尿管结石,可引起无尿及尿毒症。结石大于1厘米者,需要手术治疗。

3. 膀胱结石

膀胱内出现结石,由于梗阻、尿潴留、感染。结石可能在膀胱内形成为原发性结石,也可能在肾内形成然后排入膀胱。继发性结石多见于男孩,可并发下尿路梗阻。主要表现膀胱刺激症状:疼痛、血尿及排尿困难。可发生"尿中断"现象。

4. 尿道结石

膀胱或肾结石进入尿道而未排出而形成尿道结石。常为单个,如有尿道憩室则可有多个。多见于后尿道,球部及舟状窝内。表现为疼痛、排尿困难及血尿。结石嵌钝可出现急性尿潴留。沿尿道可扪及前尿道结石,后尿道结石需经直肠指检触及,必要时做X线平片。

耳穴诊断:

1) 肾结石

视诊:肾区点状白色或丘疹样结节。

触诊:肾区触及小条索状物或小结节、质硬,腹外穴(相当于肾区)触压痛Ⅰ°~Ⅱ°。

电测:肾、腹外穴阳性或强阳性反应。

2) 输尿管结石

视诊:无明显特征。

触诊:在结石嵌钝的输尿管狭窄的部位,第一或第二或第三狭窄处,触压痛Ⅰ°~Ⅱ°。

电测:结石嵌钝的输尿管狭窄处阳性反应或强阳性反应。肾、膀胱弱阳性反应。腹外穴、下焦穴阳性或强阳性反应。

3) 膀胱结石

视诊:由于膀胱穴在耳甲窝内上角处,不易视诊。

触诊:膀胱穴触及小条索或小结节。

电测:膀胱穴、下焦穴阳性反应。肾、输尿管、前列腺(女性内尿道)、尿道阴性反应或弱阳性反应。

4) 尿道结石

视诊:点状白色丘疹样结节。

触诊:结节质硬,触痛Ⅰ°。

电测:尿道穴、内尿道穴(男性前列腺穴)阳性反应或强阳性反应。

泌尿系结石的鉴别诊断

项目 类别	肾结石	输尿管结石	膀胱结石	尿道结石
视诊	肾区点状白色或丘疹样结节	—	—	点状白色或丘疹样结节
触诊	肾穴触及点状或丘疹样结节,腹外穴、肾,触压痛Ⅰ°~Ⅱ°	结石嵌钝的与耳穴相应部位输尿管触之结节、触压痛Ⅰ°~Ⅱ°	膀胱穴触之小条索或小结节触痛Ⅰ°	尿道触及结节,质硬,触痛Ⅰ°
电测	肾穴(++),腹外穴(++)	输尿管(++)	膀胱(+),下焦(+)	尿道(+)~(++),内尿道穴(++)

肾结石与肾下垂、肾囊肿、肾积水、肾病综合症的鉴别诊断:

1) 肾下垂

在直立位时肾向下移动的幅度超过1~4厘米者,易被触及。多因肾脂肪减少及腹壁松弛所致。一般无症状,亦可有腰痛、胃肠道症状、神经衰弱或高血压。

耳穴诊断：

肾区位置移动在肾与输尿管之间可见半个葵花籽大小白色隆起。

2) 肾囊肿、多囊肾

是染色体显性等位基因传递的一种遗传性疾病。该遗传病患者的两侧肾脏实质的部分被许多多囊肿所取代,病人常在20~40岁,单个肾囊肿多无明显症状,多囊肾可有血尿、尿道感染和高血压症状,最后可并发慢性肾功能衰竭。

耳穴诊断：

肾区片状隆起,色泽正常。触肾区质软,呈囊性改变,无水肿,无水波纹感。

3) 肾积水

是尿路梗阻所致的尿潴留。可导致肾盂扩张并积水。如果梗阻不解除,压力继续增高,肾盂进一步扩大,终于至肾功能减退,以及肾实质萎缩和破坏。

耳穴诊断：

肾区白色隆起肿胀,触之质软,压痕反应,深白色压痕不易恢复平坦,并且压痕周围水肿。

4) 肾病综合征

是一组多种病因引起的临床症候群。以浮肿、大量蛋白尿、血浆蛋白过低、血脂过高和尿中有脂肪小体为特征。其病因：

(1) 肾脏本身的疾病：膜性肾小球肾病。

(2) 全身性疾病累积肾脏：如系统性红斑狼疮。

(3) 毒物、药物与过敏：汞、青霉胺、蚊咬等。

(4) 肾血流动力学障碍：双肾静脉血栓形成等。

耳穴诊断：

肾区呈片状暗灰色或棕褐色水泡样丘疹、环状皱褶、无光泽,触痛Ⅱ°,可见深白色压痕反应。

电测肾区强阳性反应。

肾结石、肾下垂、肾囊肿(多囊肾)、肾积水、肾病综合征鉴别诊断

类别 项目	肾结石	肾下垂	肾囊肿、多囊肾	肾积水	肾病综合征
视诊	肾区点状白色丘疹样结节	肾位置下移,在肾与输尿管之间可见半个葵花籽仁大小色白隆起	肾区片状隆起,色泽正常	肾区色白肿胀	肾区呈片状暗灰色或棕褐色水泡样丘疹,环状皱褶,无光泽
触诊	触及点状结节肾、腹外穴压痛Ⅰ°~Ⅱ°	触之隆起处质软,触痛(−)	触之肾区囊性感,触痛(−)	白色深压痕压痕周围肿胀可见水纹波动,触痛Ⅰ°	白色深压痕,压痕周围肿胀触痛Ⅰ°~Ⅱ°
电测	肾(++),腹外穴(++)	肾(+)	肾(+)	肾(+)	肾(++)

(三十)睾丸炎、附睾炎

细菌经由输尿管、血液或淋巴侵入睾丸引起的炎性病变。非细菌性睾丸炎可由病毒引起，常由腮腺炎引起。腮腺性睾丸炎累积双侧睾丸，可以导致不育。还可合并附睾炎，可为一侧或双侧。临床检查扪及一侧睾丸或附睾肿大、质硬、有压痛，并可伴精索、输精管变粗、压痛，甚至可出现阴囊皮肤潮红，同侧腹股沟淋巴结肿大。

临床表现：睾丸痛或红肿、坠胀感，急性期可有畏寒、发热。睾丸炎可并发附睾炎，附睾炎也可扩延至睾丸炎，睾丸炎若控制不及时，可导致睾丸萎缩。

耳穴诊断：

视诊：睾丸穴点状或片状肿胀色红，外生殖器穴呈点状或海星状红晕。

触诊：急性睾丸炎时，睾丸穴强阳性反应，外生殖器穴、内生殖器穴阳性反应。压痛Ⅱ°，红色压痕反应，见压痕周围水肿。慢性睾丸炎、附睾炎时在内生殖器穴、睾丸穴触及结节条索状物，压痛不明显，多为Ⅰ°。

电测：睾丸穴、外生殖器穴、内生殖器穴阳性反应或强阳性反应。

(三十一)乳腺炎

一般指妇女在哺乳期的急性乳腺炎。通常为葡萄球菌经乳腺头破裂处或乳管口侵入乳腺组织所引起。局部有红、热、肿、痛等现象，间有发冷、发热等全身症状。

耳穴诊断：

视诊：耳穴胸椎中点外侧乳腺穴片状红润、肿胀，有光泽。

触诊：乳腺穴红色深压痕反应，周围肿胀，压痛Ⅱ°。

电测：乳腺穴强阳性反应。

(三十二)乳腺纤维瘤

乳腺纤维瘤是乳房上良性肿瘤。临床上常见，多见于青年妇女，一般认为与雌激素作用活跃密切有关，多为单个，间或有多个在一侧或两侧乳房内出现。肿块增长速度慢、质坚韧，界限清楚，表面光滑，易推动。若肿块大时要手术切除，临床上主要症状为经期乳胀。

耳穴诊断：

视诊：患侧乳腺穴上，边缘不整齐，结节状或小片状隆起。

触诊：乳腺穴不光滑，可能触及小结节或小条索状反应物或小片状隆起，质硬、边界清楚，可推动。压痛不明显或Ⅰ°。

电测：乳腺阳性反应。

(三十三)乳腺癌

源自乳腺上皮组织的恶性肿瘤。妇女常见的恶性肿瘤。早期无明显症状，肿块质硬、表面不光滑，在乳房内不易被推动。癌块增长速度较快。随其体积的增大，侵及周围组织可引起乳房外形改变。例如癌块侵入连接腺体与皮肤的库柏（Cooper）韧带，可导致癌块表面皮肤凹陷;邻近乳头的癌块因侵入乳管使之收缩,可使乳头牵向乳块方向;乳头深部癌块也因侵及乳管,致使乳头内陷。乳癌发展晚期可破溃。

耳穴诊断:

视诊:乳腺结节状或片状褐色隆起,凹凸不平,在结节隆起的周围色红。

触诊:结节质硬,表面凹凸不平、不易推动,压痛明显Ⅱ°～Ⅲ°。耳前及耳背面,肿瘤特异区1,触痛敏感Ⅰ°～Ⅱ°。

电测:患病乳房强阳性反应。耳前及耳背肿瘤特异区1强阳性反应。

乳腺癌经确诊后应早期手术,手术切除乳房后多在相应的耳穴上留有瘢痕,视诊时,外侧乳腺穴边缘不整齐,似有缺损,条状深褐色色素沉着或似瘢痕样改变。

乳腺炎、乳腺纤维瘤、乳腺癌的耳穴鉴别诊断

项目 类别	乳腺炎	乳腺纤维瘤	乳腺癌
视诊	片状红润肿胀,有光泽	乳腺穴外侧缘,边缘不整齐结节状或片状隆起	乳腺结节状或片状褐色隆起,凹凸不平,结节状隆起处,周边色红
触诊	有深红色压痕,周围肿胀压痛Ⅱ°	触及小结或片状隆起,光滑,压痛(－)或Ⅰ°	触及结节状和不规则隆起,边缘不整齐,不光滑,质硬。乳腺穴、肿瘤特异区Ⅰ°压痛Ⅱ°
电测	乳腺穴强阳性反应	乳腺穴阳性反应	乳腺穴强阳性反应,耳前及耳背肿瘤特异区Ⅰ°强阳性反应

(三十四)静脉曲张

是静脉扩张、伸张和弯曲的总称。为有关区域静脉血流不畅、静脉压增高、静脉管壁薄弱、静脉瓣缺损等因素所引起。常见于腿部表浅静脉,大部分静脉曲张也可见于睾丸的精索静脉曲张以及直肠的痔静脉曲张;门脉高压时食管、胃底静脉曲张。下肢静脉曲张,患者有下肢沉重感,易发生慢性小腿溃疡;食道和胃底静脉曲张常见于肝硬化病人,可破裂出血,引起呕血,精索静脉曲张患者常有阴囊下垂,直肠下端黏膜和肛管皮下静脉丛扩大和曲张形成静脉团,可为内痔、外痔或混合痔。

耳穴诊断:

视诊:在与静脉曲张的耳穴相应部位,可见红色、暗红色弯曲扩张的毛细血管或毛细血管扭曲成团。

触诊:耳穴相应部位红色压痕反应,压痕反应点、不易恢复正常。

电测:耳穴相应部位呈阳性反应或强阳性反应。

(三十五)静脉炎

是静脉管壁的炎症。通常为静脉曲张的并发症,常见于腿部静脉的一段产生疼痛、触痛,其周皮肤发热形成血栓血栓性静脉炎。静脉炎也可引起游走性、多发性血栓静脉炎,常与脓毒血症和癌症并发,尤其胃癌、支气管癌或胰腺癌。

耳穴诊断:

视诊:与静脉炎相对应的耳穴呈现片状红色肿胀,可见毛细血管充盈扩张,色暗。

触诊:呈现暗红色压痕反应,压痕周围肿胀,压痛Ⅰ°。

电测:与静脉炎相关的耳穴呈阳性和强阳性反应。

(三十六)静脉血栓形成

由于血凝块而不是由于静脉炎引起的静脉堵塞,该病最常见的发生部位是小腿肚的深静脉。与血栓性静脉炎的发生部位不同,血栓性静脉炎主要侵袭腿部表浅静脉。静脉血栓形成多因长期卧床、心力衰竭、妊娠、外伤和手术时血流缓慢是导致血栓形成的主要原因。多数病例与血液中凝血因素改变有关。

静脉曲张、静脉炎、静脉血栓形成鉴别诊断

项目 类别		静脉曲张	静脉炎	静脉血栓形成
好发部位		下肢、食道、胃底、睾丸、直肠下端黏膜、肛管	下肢小腿的表浅静脉	下肢的深静脉
耳穴诊断	视诊	色红或暗红毛细血管呈扩张、曲张、扭曲或成团	片状色红	—
	触诊	红色或暗红色压痕反应,压痛不明显	红色或暗红色压痕反应,压痛Ⅰ°	多个深的白色压痕反应,压痕不易恢复平坦,压痛Ⅰ°~Ⅱ°
	电测	与静脉曲张的耳穴相应部位呈阳性反应	与静脉炎的耳穴相应部位呈阳性反应	与静脉血栓形成的耳穴相应部位呈阳性反应,肾、腹水点、脾阳性反应

耳穴诊断:

视诊:对耳轮上脚相当于下肢的部位色白,肿胀。

触诊:当拇指、食指提拉耳廓上端,中指从耳背部顶起对耳轮上脚时,可见对耳轮上脚色白肿胀,触压后深白色压痕,压痕可多处。如腘窝、踝、膝关节、腓肌等穴,压痕不易恢复,压痛Ⅰ°~Ⅱ°。

电测:与血栓形成的相应部位的耳穴,呈阳性反应,肾、脾、腹水点三穴亦呈阳性反应。

(三十七)外伤

外伤是人体受到外界致伤因素刺激形成组织或器官在解剖结构上的破坏或生理功能的紊乱。可带来全身的和局部的损害。致伤的原因很多,有机械性的、物理性的、化学性的或生物性的。一般指扑、击、跌等损伤皮肤、肌肉、筋骨的病症。常见的外伤:车祸引起的颈椎损伤、腰椎损伤、下肢的损伤,损伤的部位不同,症状不同。

耳穴诊断:

视诊:正常关节,肌肉、颈、腰椎、四肢及软组织病变时,在耳穴有正常分布规律的阳性反应,尤其关节病变、脊柱病变,其隆起变形与耳廓呈水平位,条状或条索状反应。而外伤时,其四肢关节、脊柱及软组织部位呈不规则变形,其走向从上斜行到外下,多呈45°或与直立耳廓相平行。

触诊:在四肢躯干、脊柱部位触之斜行或垂直行条索或条片状反应物,触之质硬。急性外伤时触痛Ⅱ°慢性或既往外伤史,触痛不明显。

电测:在耳穴相应部位上阳性反应。如既往史电测不明显常呈阴性反应。

(三十八)肋软骨炎

肋软骨炎又称肋软骨增殖症。病因不明,青壮年多见,临床上常在胸骨体与肋骨连接处,为一根或多根肋软骨肿大,伴有疼痛和压痛,疼痛多能忍受,时好时坏,疼痛固定,表层皮肤无炎症体征。以第2~4肋软骨发病为多见,其他肋软骨亦可发生。上肢运动时,由于胸肌牵动可产生疼痛,影响抬肩、举臂等,有的发病前有上呼吸道感染病史。此病并不少见,临床上由于缺少可靠的治疗方法,不少人胸痛几年不愈。

耳穴诊断:

视诊:耳穴肋软骨的相应部位无明显反应。

触诊:耳穴肋软骨的相应部位可触及小结节或条索状反应物。压痛Ⅰ°,痛点多在对耳轮内侧缘。

电测:肋软骨炎症在耳穴相应部位阳性反应。阳性反应多在对耳轮内侧缘。

(三十九)肋间神经痛

肋间神经痛是最常见的胁痛原因之一,临床表现为一个或几个肋间部位的经常性疼痛,疼痛可呈束带状,发病多由于胸膜炎、肺炎、肋软骨炎、带状疱疹或因附近组织的病变及外伤等引起肋间神经炎。表现为肋间神经分布区呈针刺样或闪电样经常性疼痛,可因咳嗽、深吸气等加重,剧烈时可向病侧腰背放散,相应皮肤有感觉过敏,肋骨边缘可有压痛。

中医所称"胁痛"范畴。多因正气亏虚、肝气郁结,如恼怒气逆而肋部疼痛,胸闷不舒或络脉停瘀;或由于闪挫跌扑所致,肋痛如刺,痛处不移;或因肝脉失养,寒邪侵袭,痰热壅肺等所致。

耳穴诊断:

视诊:无明显反应。

触诊:对耳轮外侧缘,肋胁穴压痕反应,压痛明显Ⅰ°。

电测:对耳轮外侧缘,肋胁穴阳性反应或强阳性反应。

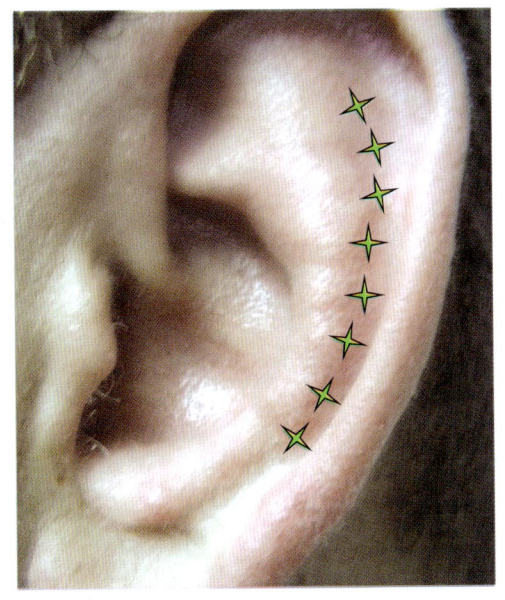
脊柱炎

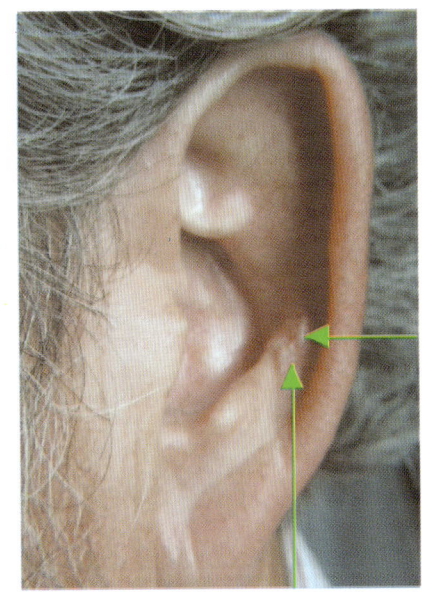
颈椎病

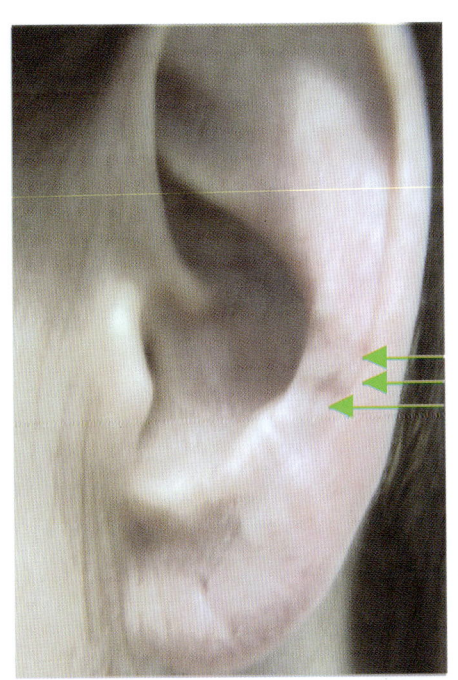
颈椎病

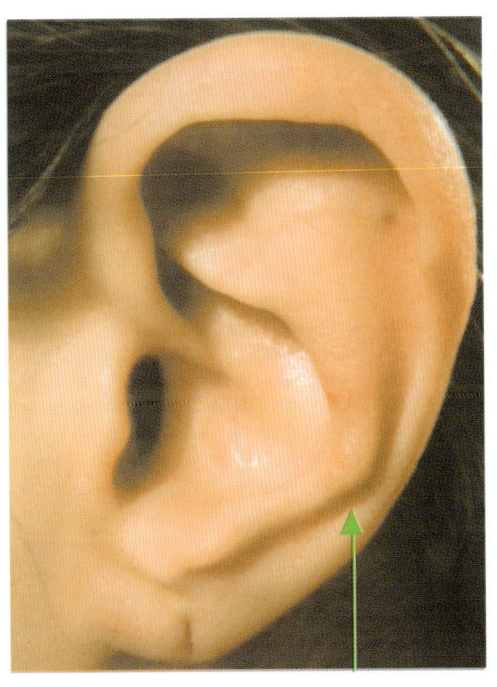
颈椎病

图片 43

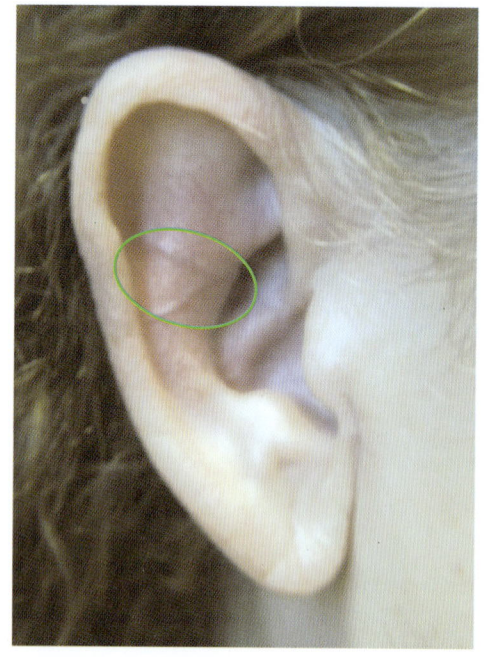
胸椎骨质增生

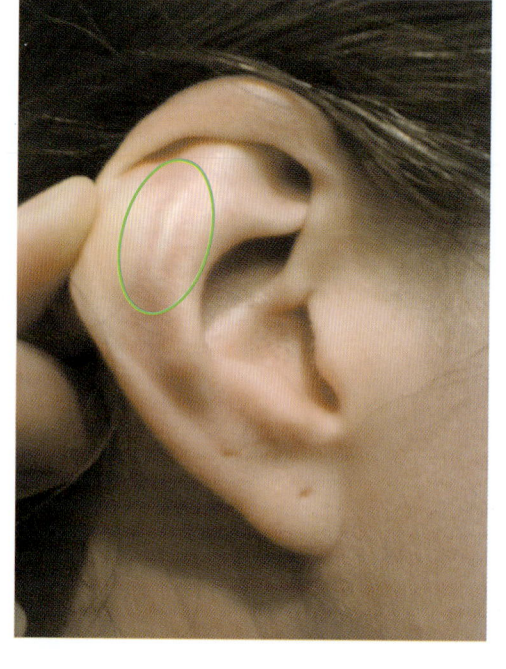
腰肌劳损

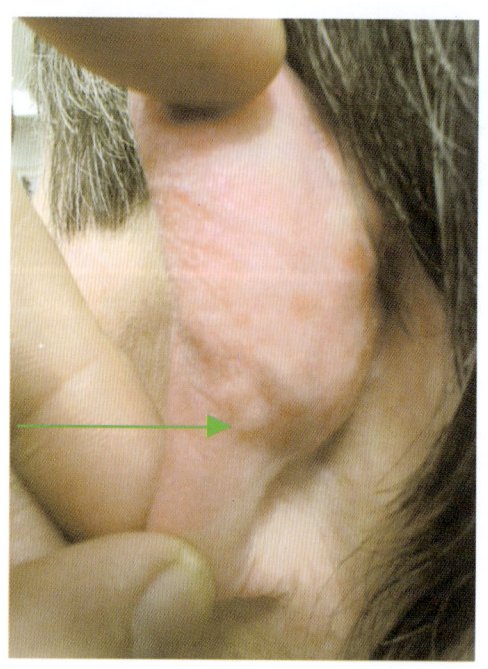
颈椎病

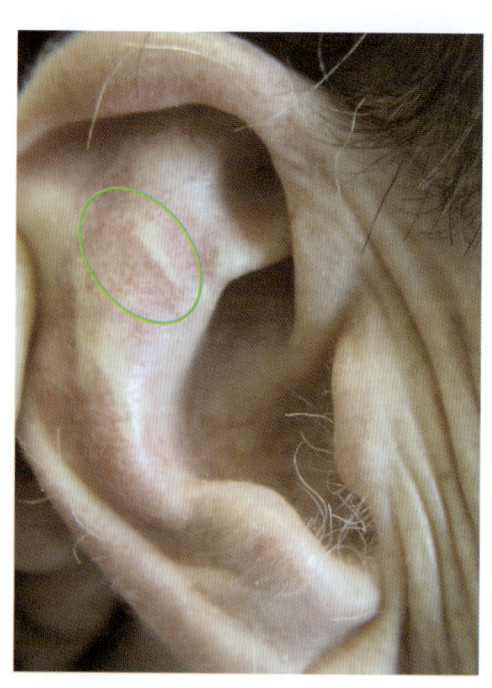
腰椎骨质增生

图片 44

第五章　耳穴诊断各论

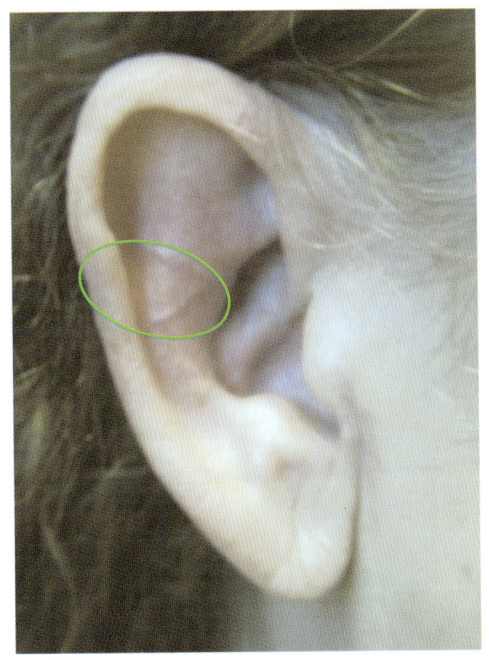

腰背痛

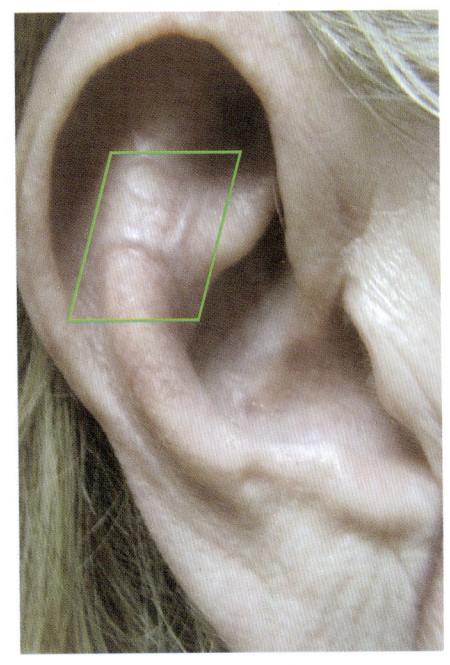

骶尾椎外伤

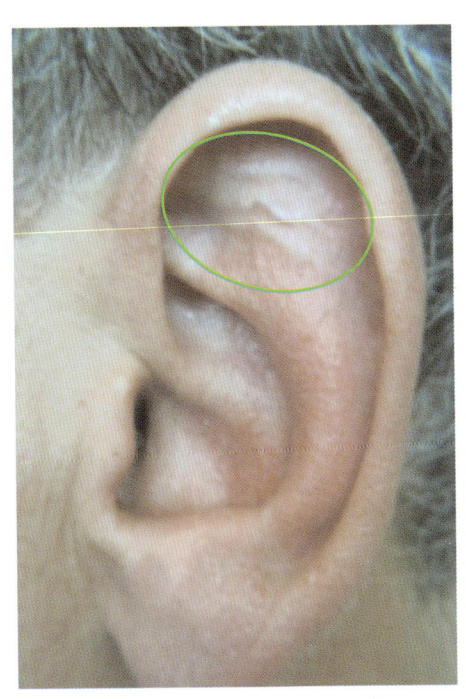

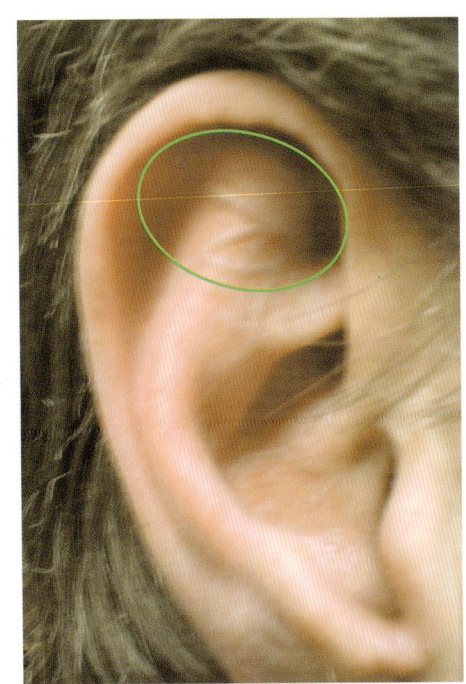

坐骨神经痛

图片 45

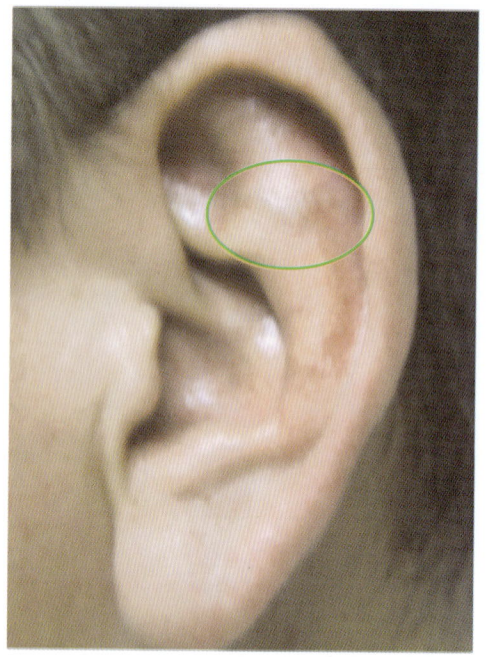

骶髂关节炎

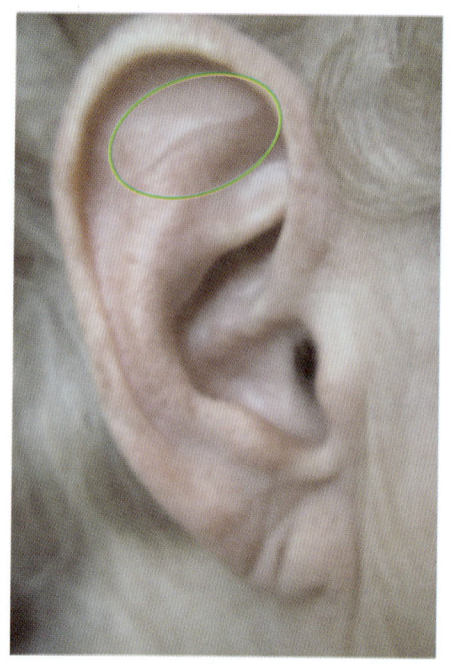

下肢外伤

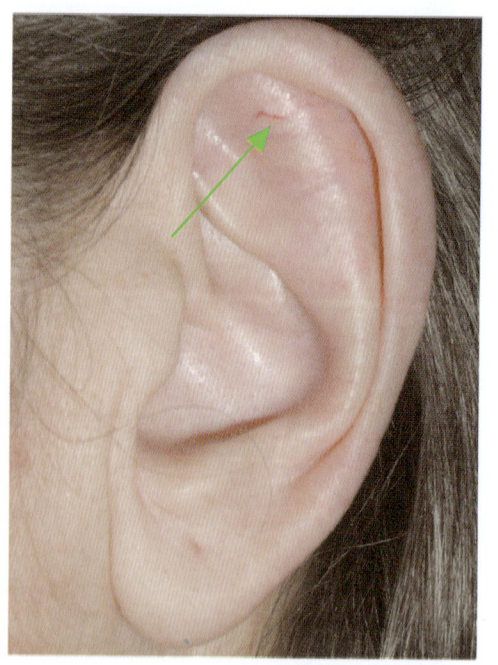

急性关节炎

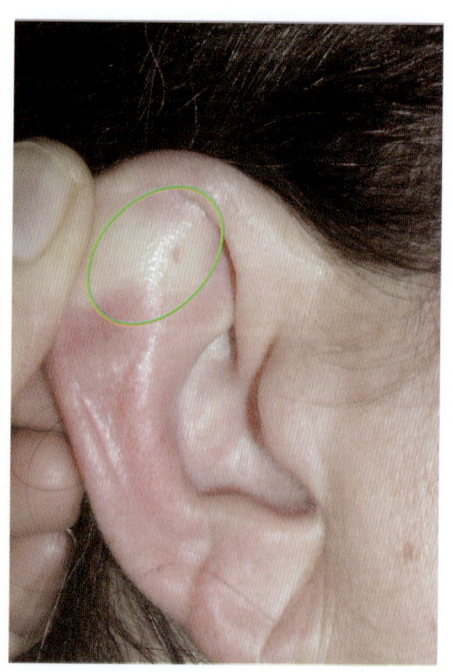

关节肿胀

图片 46

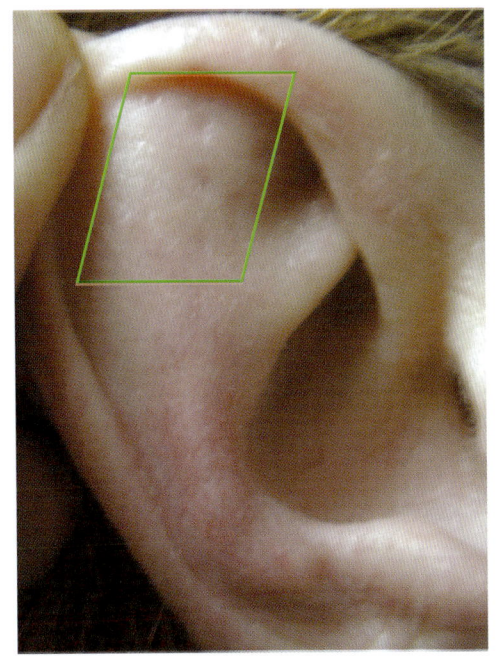
下肢水肿

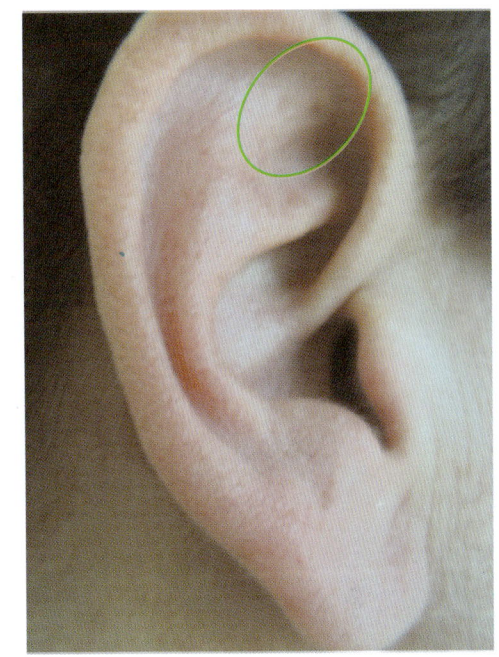
踝关节炎

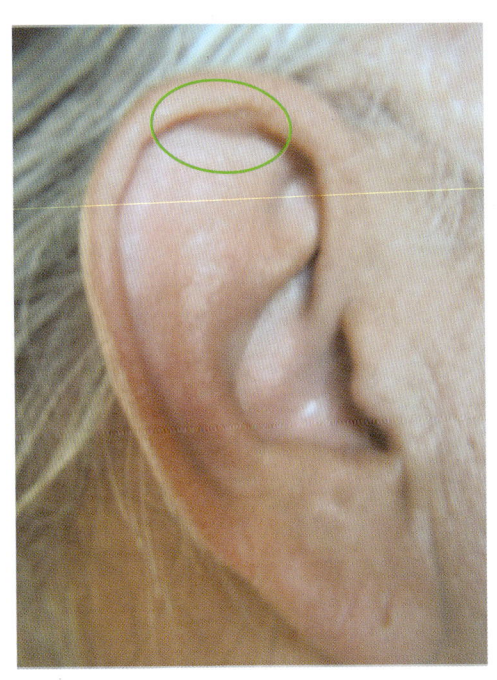
足底痛

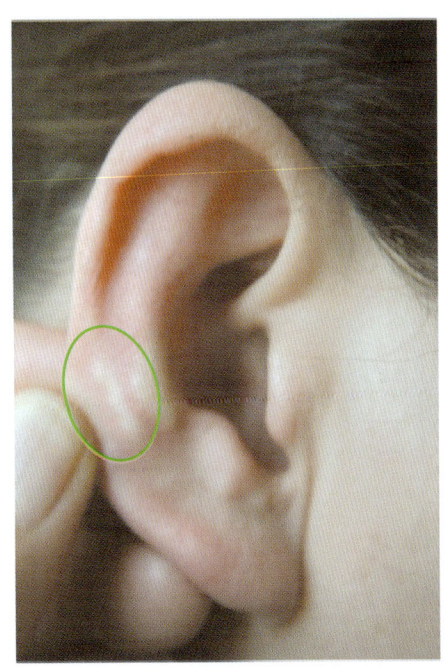
肩背肌纤维炎

图片 47

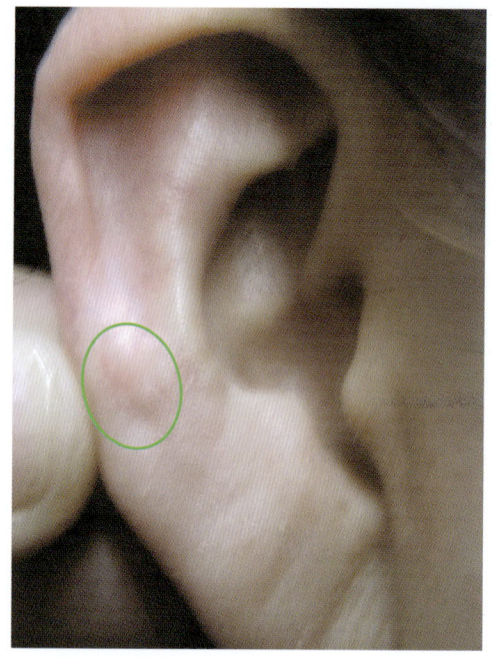

肩周炎

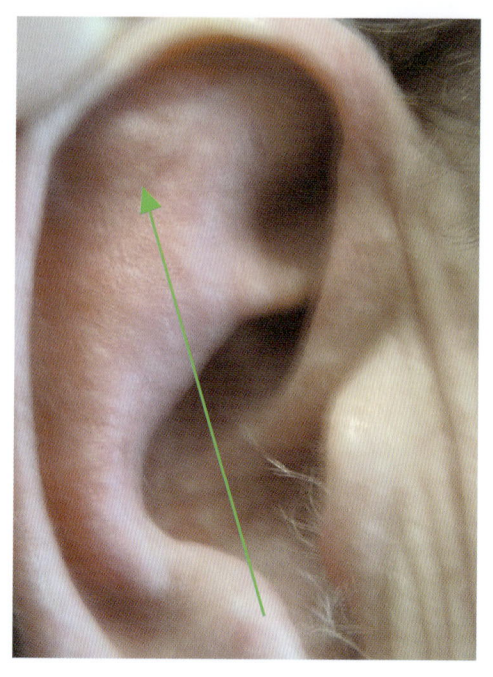

腕管综合征

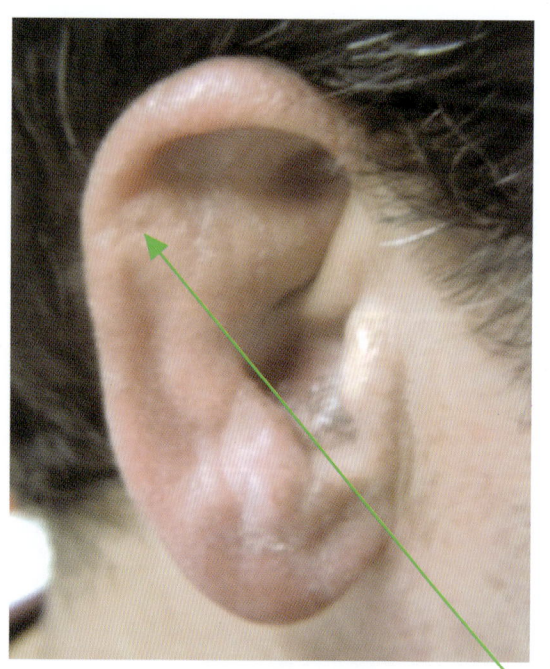

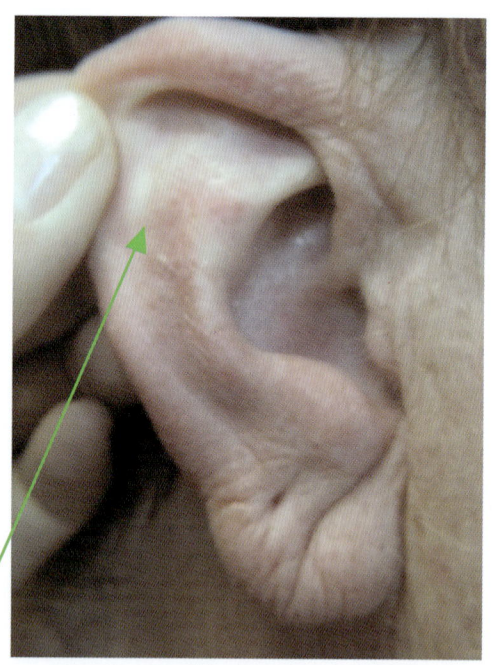

网球肘

图片 48

第三节 妇科疾病

(一)月经不调

月经是由于受垂体前叶及卵巢内分泌激素调节而呈现有规律之子宫内膜周期性变化。如垂体前叶或卵巢功能失调会引起月经周期、血量、血色和经质的异常,产生月经不调。

月经不调的原因有内在因素和外在因素,内在因素如精神情绪上的过度紧张、过食寒凉食物和辛辣刺激性食物或慢性疾病造成的体质虚弱、气血两衰;外在因素如寒、热、湿等外邪的侵袭等。

中医学认为月经不调与肾、肝、脾之经气有关。如肾气充盈,则冲任二脉调和月事正常,如肾气虚,可使冲任二脉功能失调,肝热不能藏血,脾气虚不能统血,均可使月事及周期及经色、经量发生变化。月经不调有经行先期、经期后错、经行先后不定期。经行先期即血热者多见,多因忧思气结,久郁化火,以致血热,迫血妄行而致;经期后错即血寒者多见,多因寒邪留滞胞宫,气血运行不畅,冲任受阻,经血不能应期来潮;经行先后不定期即多因肝气郁结,疏泄失常,而致经期紊乱,先后不定。

耳穴诊断:

1. 月经过多、经期提前

经期血量过多或行经时间延长,中医认为可由气虚、血热或劳伤所致。气虚者多因身体虚热、忧思伤脾、中气不足而使冲任失固,行经量多、涎长、质稀、色淡、神疲、不思饮食。

血热者:热伤冲任、迫血妄行,故经量多、色深稠粘、面赤唇红,或兼午后潮热。

劳伤者:多因经期劳倦过度、冲任受损,故月经连绵不止、血气暗淡、面色萎黄、体倦乏力、下肢酸软。

视诊:子宫区片状红润。

触诊:子宫区红色点状压痕反应。

电测:子宫穴阳性反应或强阳性反应。

2. 月经过少、经期错后

经期血量过少或行经时间过短,甚至点滴1~2日即净。可由血虚、血寒、血瘀或肾虚所致。

血虚者:经少、色淡、质稀、面色萎黄、头晕、心悸等。

血寒者:经色暗淡、形寒畏冷、小腹冷痛、喜得温热。

血瘀者:经血色暗,有血块,小腹凉而痛甚至胀,拒按。

肾虚者:兼见头晕、耳鸣、腰膝酸软。

视诊:三角窝处,凹陷变平坦。

触诊:子宫穴片状或条片状,不规则隆起,触之不平坦。

电测:子宫穴阳性反应。

3. 经期先后不定

多因垂体或卵巢内分泌功能紊乱或因精神情绪的过度紧张或外界环境的改变等引起，多因肝气郁结、疏泻失常而致经期紊乱，先后不定。

耳穴诊断：

视诊：无明显变化。

触诊：压痕反应。

电测：子宫、卵巢、脑垂体、内分泌阳性或强阳性反应。

（二）痛经

痛经是指妇女月经前后或行经过程中出现小腹及腹部疼痛而言。痛经多见于月经初期，月经后期发生疼痛者少见，痛经常伴有头晕、腰酸、恶心、腹泻等症状。痛经严重者伴有面色苍白、头面冷汗淋漓、手足厥冷等。痛经在临床上可分为原发性和继发性痛经。原发性痛经是指月经初潮时即有下腹部疼痛史；继发性痛经是指月经初潮时无痛经症状，以后起病。

原发性痛经除与体质虚弱精神紧张、痛阈较低等心理因素关系密切外，常见于子宫发育不良、子宫前屈或后倾等位置异常和宫颈狭窄及内分泌失调；经血流通不畅致子宫痉挛性收缩，生育后痛经可减轻或消失。继发性痛经多与内生殖器官病变，往往由于慢性盆腔炎、子宫肌瘤、子宫内膜炎、子宫内膜异位等。

中医认为多与外感风寒、内伤七情、气滞血瘀、不通则痛或因肝肾亏损、气血不足、胞脉失养而成。分为虚寒型、实热型、气血瘀滞型。

耳穴诊断：

视诊：原发性痛经多无明显变化，继发性痛经时，子宫区、宫颈或盆腔区片状隆起变形。

触诊：原发性痛经子宫穴、宫颈穴或盆腔穴点状压痕反应。

继发性痛经：可根据引起的病变部位的耳穴相应部位触及病理形态学改变，以触及阳性反应物所在的部位及性质判断。

电测：耳穴相应部位，子宫或宫颈或盆腔穴阳性反应或强阳性反应，下焦穴阳性反应。

（三）闭经

无月经或停经属于闭经。在青春期以前、泌乳期和育龄结束后无月经或停经，是属于正常。闭经临床上分两类：

原发性闭经：即女子 18 岁尚未月经来潮。

继发性闭经：即月经已来潮，又中断 3 个月以上，又非妊娠期或哺乳期。

病因多样：可因子宫及卵巢发育异常、内分泌功能紊乱、障碍、卵巢激素缺乏丘脑、垂体或甲状腺功能缺陷、糖尿病、神经、精神障碍、抑郁症、神经性食欲缺乏或其他慢性病，如营养不良、贫血以及环境的改变。原发性闭经亦可由于先天性缺陷所致，如特纳综合征。

耳穴诊断：

视诊：子宫区色白或水肿。

触诊：白色压痕反应。

电测:子宫、卵巢、内分泌、丘脑、脑垂体阳性反应。

(四)功能性子宫出血

功能性子宫出血见卵巢功能失调所引起的月经过多、过频及不规则出血的总称。可分为排卵型及无排卵型两类,排卵型较少见。排卵型即多见生育期妇女,月经周期每月缩短或正常,少数有延长者,行经期量大,时间长;无排卵型即多见青春期或绝经期妇女,临床上一般先有2个月左右停经史,继之出现子宫出血、量多,持续时间显着延长,甚至可达20天或更长,量时多时少,反复发作,常导致严重贫血。

功能性子宫出血中医属于"崩漏"范畴。大量出血者叫崩,经量较少且淋漓不断者称漏。崩和漏可以互相转换,崩漏的发生是由于损伤冲任二脉,不能制约经血所致。引起冲任损伤的原因,以血热、血瘀、脾虚三型多见。

耳穴诊断:

视诊:三角窝呈片状色白肿胀。

触诊:用耳穴探测仪探笔从盆腔穴沿生殖线向子宫穴划动时可见白色线形,深压痕,压痕周围水肿,并可见水纹波动感,遍及整个三角窝,压痕恢复平坦时间慢。

电测:子宫穴强阳性反应或阳性反应,脾、卵巢穴阳性反应。

耳穴对妇科病鉴别诊断

项目\\类别	月经不调		功能性子宫出血	痛经	
	经期提前月经过多	经期错后月经过少		原发性痛经	继发性痛经
视诊	片状红润	凹陷变平坦,色白	三角窝片状色白肿胀	—	片状隆起不平坦
触诊	红色点状压痕	片状,条片状不规则隆起,触之不平坦	从盆腔穴沿生殖线向子宫穴划动时,见白色线形深压痕。压痕周围水肿,可见水纹波动感,遍及三角窝,压痕恢复平坦时间慢	点状压痕。宫颈、盆腔穴、附件穴可触及条状或片状隆起	片状增厚之隆起
电测	子宫(+),卵巢(+)	子宫(+),卵巢(+)	子宫(+),卵巢(+),脾(+)	盆腔或附件或宫颈或子宫(+)下焦(+)	子宫(+),下焦(+)

(五)盆腔炎

是指包括子宫、输卵管、卵巢及附属结缔组织等内生殖器官的炎症,根据发病过程和临床表现,可分为急性和慢性盆腔炎两大类,前者多由于生殖器官手术消毒不严或不注意经期卫生,使病原体侵入生殖器感染而致;后者往往由于急性盆腔炎治疗不及时、不彻底,炎症迁延所致,也有的盆腔炎没有明显的急性期。急性盆腔炎患者常有高热,下腹剧痛,伴有尿频、排尿困难,白带增多呈脓性等症,检查可见体温增高,局部压痛,白细胞总数增高等;慢性盆腔炎患者表现为腰骶部疼痛或下腹部疼痛,劳累后加重,并伴白带增多、月经周期紊乱、血量增多等症。

本病在中医属"热疝"、"症瘕"、"带下"等症的范畴。多因肝肾虚弱、正气不足、病邪乘虚而入,湿热瘀毒潴留下焦而发病。日久则气血瘀滞,脉络失和,甚则结成瘀块。

耳穴诊断:

1．急性盆腔炎

耳穴诊断:

视诊:三角窝外下角盆腔色泽红润。

触诊:红色压痕反应。

电测:盆腔穴、下焦穴阳性反应或强阳性反应。

2．慢性盆腔炎

视诊:盆腔穴呈片状隆起变形或红润,严重盆腔炎、三角窝生理凹陷消失,整个三角窝水肿或见盆腔肿物。

触诊:盆腔穴触及隆起或条索状反应物。

电测:盆腔穴阳性反应或强阳性反应。

(六)附件炎

附件炎是子宫周围邻近的组织发炎,子宫的附件包括输卵管、卵巢及韧带组织。主要症状小腹部坠痛,可为一侧亦可为双侧在经期前及排卵期疼痛明显。

耳穴诊断:

视诊:一侧或两侧附件穴条片状或结节状隆起。急性附件炎:附件穴红色条片状隆起。慢性附件炎:附件穴白色条片状或结节状隆起。

触诊:隆起处质硬,急性附件炎时可触压痕反应,疼痛Ⅱ°。

电测:一侧附件炎时,患侧耳穴相应部位阳性反应或强阳性反应。双侧附件炎时,双侧耳穴相应部位阳性反应或强阳性反应。探测诊断时要区分双侧耳穴相应部位阳性反应点的强弱和形态学变化,以辨别哪一侧附件炎症较重,哪一侧附件炎症轻。

(七)子宫颈炎

是女性生殖系统炎症之一,分为急性和慢性两种,临床上后者尤为多见。本病常继发于分娩、流产或子宫颈外伤之后,病因可能与局部损伤和内分泌有关,症状为白带增多、黏稠,时为脓性,多伴有腰酸腹痛、坠胀感,每于经期或性生活后加重,局部可见于轻度子宫颈糜烂、黏膜增厚、充血、息肉、肥大或腺体囊肿等各种改变,本病除影响妇女健康外,还与子宫颈癌的发生有一定的关系,故应特别予以注意,积极防治。

中医认为本病与肝郁气滞或湿热下注等因素有关,属"带症"范畴。

耳穴诊断:

视诊:宫颈穴色红或见上有色白脱屑、有脂溢或有丘疹样改变触诊：宫颈穴水肿,红色压痕反应,疼痛敏感Ⅰ°～Ⅱ°。

电测：宫颈穴阳性反应或强阳性反应。

鉴别诊断：子宫颈糜烂

为慢性宫颈炎表现之一,宫颈阴道部的鳞状上皮受炎症分泌物长期浸渍而剥落,脱落面为子宫颈管增生的柱状上皮所覆盖,呈鲜红糜烂区,患者白带多,可有接触性出血,难与早期子宫颈癌相区别。

视诊：宫颈穴深红色肿胀,上覆盖白色脱屑。

触诊：宫颈穴皮肤质薄脆,用力触压时皮肤易破,可见血性渗出物。

电测：宫颈穴强阳性反应。

(八)子宫内膜炎

子宫内膜炎是在分娩、流产后或在其他情况下,细菌进入子宫腔内引起的子宫内膜炎症。可产生溃疡及黏膜脱落,临床表现月经过多,以及腰、下腹部疼痛、白带等。急性子宫内膜炎往往伴有子宫肌炎,常有的致病菌有链球菌、葡萄球菌和大肠杆菌,其症状随致病菌的类别和体质强弱而异,常有下腹痛、畏寒、发热,并有脓、血性或伴有臭味的阴道排出液。

耳穴诊断：

视诊：子宫区正常生理凹陷消失,可见不规则片状隆起。

触诊：不规则片状隆起,压痕反应、质软。

电测：子宫穴阳性反应或强阳性反应。

鉴别诊断：子宫内膜异位症

子宫内膜生长在子宫腔以外部位,多发生于盆腔内及其他部位,侵入子宫肌壁、卵巢或腹壁。这些异位内膜受到卵巢激素的影响,随同月经的经期腹痛,为继发性痛经逐渐加重及不孕,常见于30～40岁妇女。

视诊：子宫内膜生理凹陷消失,不规则结节或片状隆起。

触诊：触之结节或不规则隆起、质中,经期触压痛明显Ⅱ°。

电测：子宫穴阳性或强阳性反应。

子宫穴对子宫颈炎与子宫内膜异位症鉴别诊断

类别	项目	子宫颈炎	子宫内膜异位
临床症状		腰痛及下腹痛,月经多,带症	经期严重腹痛
诊断	视诊	子宫正常,生理凹陷消失,不规则片状隆起	子宫正常,生理凹陷消失,结节状或不规则隆起
	触诊	隆起处质软,压痕反应,压痛Ⅰ°	隆起处质中,压痕反应,疼痛Ⅱ°
	电测	(+)～(++)	(+)～(++)

耳穴对盆腔炎、附件炎、宫颈炎、子宫内膜炎鉴别诊断

项目\类别	盆腔炎	附件炎	宫颈炎	子宫内膜炎
视诊	三角窝外下角,片状红润或见隆起或结节	附件穴一侧或两侧条片状隆起,其走行与三角窝底边相平行	宫颈穴色红、脂溢或丘疹样改变,覆盖色白脱屑	子宫穴生理凹陷消失,不规则隆起
触诊	隆起处质软,红色压痕反应或水肿,触痛Ⅰ°	隆起处质中红色压痕反应。触痛Ⅰ°	宫颈穴凹陷,红色压痕反应,皮肤质薄,触之可破,血性渗出,触痛Ⅱ°	凹凸不平、质软,红色压痕反应,触痛Ⅰ°~Ⅱ°
电测	盆腔(+)~(++)下焦(+)	附件(+)~(++)下焦(+)	宫颈穴(+)~(++)	子宫穴(+)~(++)

(九)子宫肌瘤

子宫壁的肌肉和纤维组织所构成的良性肿瘤。多见于30~50岁妇女,向子宫腔内生长者称黏膜下肌瘤,生长于肌壁内者称肌壁肌瘤,这两类常引起月经过多,不规则出血,不孕或流产。向子宫表面生长者称浆膜下肌瘤,无不规则流血的症状,无症状的小肌瘤可不必处理,生长在子宫肌壁上单发或多发而出现压迫症状,经常引起疼痛和月经过多,并长的很快,则需手术治疗。

耳穴诊断:

以触诊为主,子宫肌瘤时在子宫区触及条索状增生或圆形结节,质硬,光滑可移动。多发性子宫肌瘤或较大肌瘤时,视诊可见单个或多个白色结节。

电测:子宫穴阳性反应。

笔者对70例临床确诊为子宫肌瘤者的内生殖器和内分泌穴作触诊观察,并以能触及到1毫米粗细、2~3毫米长的条索为阳性结果。70例经妇科检查子宫没有异常者同法对照,观察后的阳性结果见下表:

	内生殖器		内分泌		
	单耳	双耳	单耳	双耳	
子宫肌瘤组 $n=70$	10(14.29)	57(81.42)	3(4.28)	60(85.71)	$P<0.01$
对照组 $n=70$	7(10.00)	0(0)	11(15.71)	0(0)	

子宫肌瘤组触诊阳性率明显高于对照组($P<0.01$)。证实在内生殖器及内分泌穴触及条索状隆起能提示子宫增大。67例触诊阳性的患者中有61例宫体增大至妊娠6周以上,而且子宫增大愈明显者,上述耳穴触及条索也显得粗、硬、边界清楚,子宫肌瘤常反应在耳廓的同侧,子宫摘除半个月后,条索可变小或难以消失或留下手术瘢痕。

(十)子宫颈癌

妇女生殖器中最常见的恶性肿瘤。其发生与子宫颈糜烂、子宫颈炎症、撕裂和配偶的包皮垢等有一定关系。常表现为阴道不规则流血及白带增多的现象，早期无明显症状。

耳穴诊断：

视诊：宫颈不规则隆起，红色反应。

触诊：宫颈不规则隆起，凹凸不平，触之质硬，疼痛敏感Ⅱ°～Ⅲ°。耳前及耳背肿瘤特异区1，触之疼痛敏感Ⅱ°～Ⅲ°。

电测：子宫颈穴，肿瘤特异区1阳性反应或强阳性反应。

鉴别诊断：

发生在子宫肿瘤位置不同，恶性化程度不同，定位诊断不同。

1. 子宫颈浸润癌

宫颈癌细胞穿透上皮基底膜，侵入间质超过5 mm者。分鳞癌、腺癌及腺鳞癌。早期无症状，晚期有恶臭白带、阴道出血、发热、下腹痛、大小便困难及恶病质等。

耳穴诊断：

视诊：子宫颈，红色肿胀，凹凸不平。

触诊：宫颈穴肿块隆起，压痕水肿，触痛Ⅱ°。

电测：宫颈穴，肿瘤特异区1阳性反应或强阳性反应。

2. 子宫体癌

一般系指子宫内膜癌而言。多发生在绝经期前后的妇女。症状主要有阴道不规则流血及白带增多。

耳穴诊断：

视诊：子宫结节反应隆起不平。

触诊：结节质硬，不光滑，边缘不整齐。子宫及肿瘤特异区1触压痛Ⅱ°。

电测：子宫及肿瘤特异区1阳性反应或强阳性反应。

3. 子宫腺癌

耳穴诊断：

视诊：子宫色红肿胀，凹凸不平。

触诊：子宫穴可触及肿块隆起，压痕水肿，触痛敏感Ⅱ°～Ⅲ°，耳前及耳背肿瘤特异区1均明显触痛Ⅱ°～Ⅲ°。

电测：子宫穴，肿瘤特异区1阳性反应或强阳性反应。

耳穴对子宫颈癌、子宫肌瘤的鉴别诊断

项目 类别	子宫肌瘤	子宫颈癌
视诊	子宫穴可见条片隆起、小结节或数目不等白色小结节	宫颈穴可见结节隆起不平，色泽红润或暗红色或暗灰色
触诊	子宫穴，近耳轮缘底边，可触及小米粒大小结节及小条索状物质硬，边缘整齐、光滑，可移动。触痛（－）	宫颈穴，触及结节质硬、边缘不整齐，不可移动。触痛子宫、肿瘤特异区1Ⅱ°～Ⅲ°
电测	子宫穴（＋）	子宫穴、肿瘤特异区1（＋）～（＋＋）

(十一)输卵管炎

细菌感染而致的输卵管炎症。见于一侧或两侧,系由经阴道或子宫或血液传播的细菌感染引起。可分为急性和慢性。急性输卵管炎时下腹部有剧烈疼痛、高热、白带增多,常可误诊为阑尾炎。感染可传播致腹膜。慢性输卵管炎时有下腹痛、腰痛尤其以排卵期痛、月经期痛及不孕。严重病侧,输卵管粘连、积脓、积水可形成包块或被瘢痕组织阻塞,输卵管狭窄或阻塞。

耳穴诊断:

视诊:输卵管穴点状结节或条状隆起。

触诊:隆起之结节或条索质硬。

电测:输卵管穴阳性反应或强阳性反应。

(十二)卵巢炎

卵巢表面或内部的炎症。卵巢炎经常由输卵管或盆腔的感染引起,卵泡卵巢炎是卵巢卵泡的炎症。主要临床表现下腹痛,以患侧痛、经期痛及排卵期疼痛明显。

耳穴诊断:

视诊:屏间切迹增宽,卵巢色红肿胀。

触诊:卵巢穴红肿处,触之质软,压痛Ⅰ°。

电测:卵巢穴阳性反应。

(十三)卵巢囊肿

卵巢肿瘤中最多见的一种,分浆液性及黏液性。前者为单房含黏液,后者为多房含黏液。可发展成巨大肿瘤,囊性畸胎瘤又称皮样囊肿,内含脂肪、毛发、牙齿、软骨、骨质等,三种囊肿均属良性,应切除以防恶变。

耳穴诊断:

视诊:卵巢穴屏间切迹缘由锐边光滑变宽、增厚或出现结节状隆起。

触诊:触及条片状、结节状隆起、质硬,表面光滑、整齐,可推动,触痛不明显。

电测:卵巢穴阳性反应。

(十四)月经周期

性成熟非妊娠妇女在每四周的期间里从卵巢内释放一个卵细胞的周期性、连续性的生理活动,直到生理机能有所改变、绝经。月经是受垂体前叶及卵巢内分泌激素调节而呈现有规律之子宫内膜周期性变化。在耳穴的内生殖器——子宫穴也呈周期性改变,经过临床对月经周期在耳穴三角窝变色观察有如下规律。一般用耳穴视诊,可分辨出月经周期变化。

耳穴诊断:

月经前期:三角窝边缘变得清晰、整齐,呈粉红色,有光泽。

月经中期:三角窝边缘变得清晰、整齐,呈鲜红色,且见有红色毛细血管充血扩张。

月经后期:三角窝边缘变得清晰、整齐,呈暗紫色,毛细血管的颜色变得暗紫色。

第五章　耳穴诊断各论

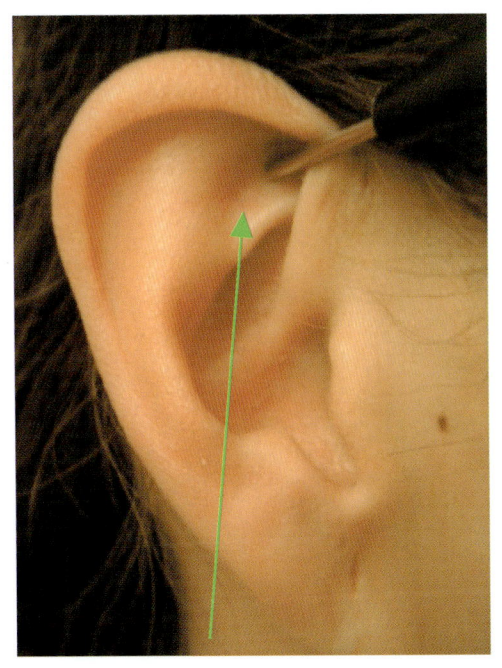

急性盆腔炎

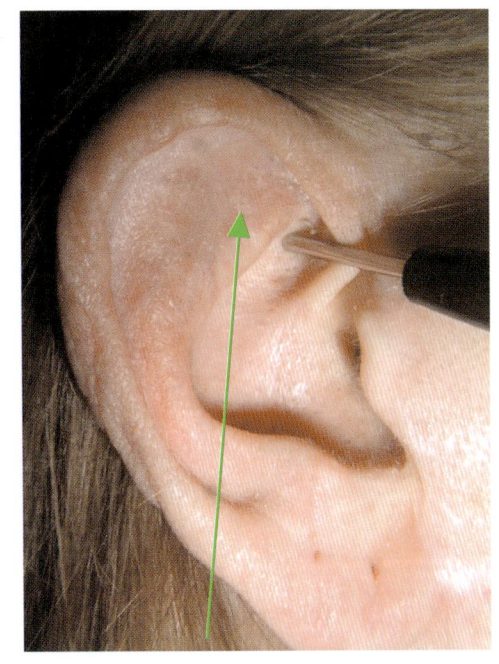

慢性盆腔炎

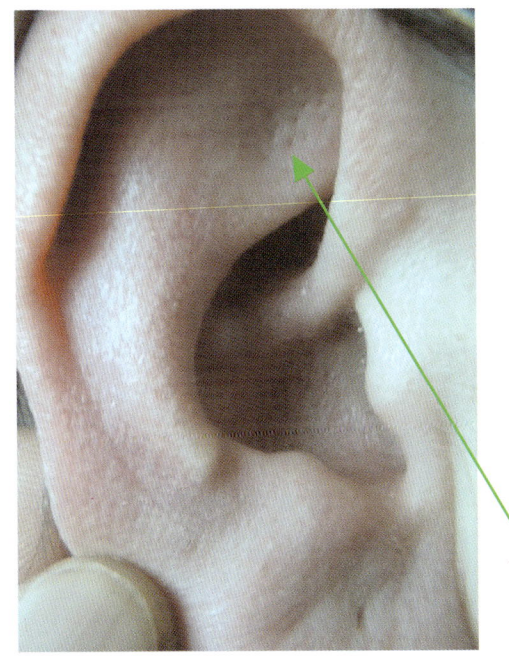

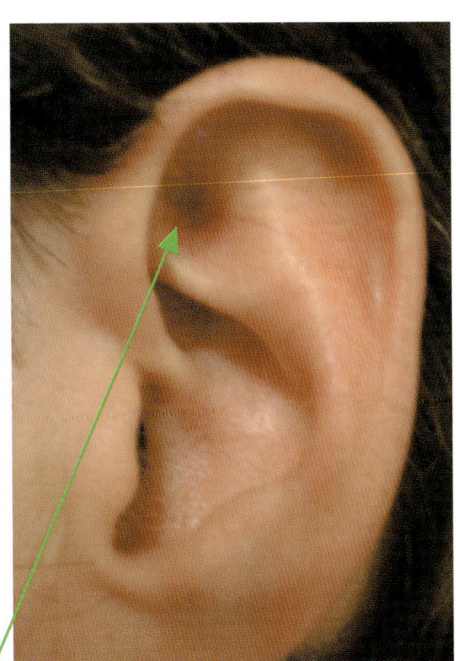

宫颈炎

图片 49

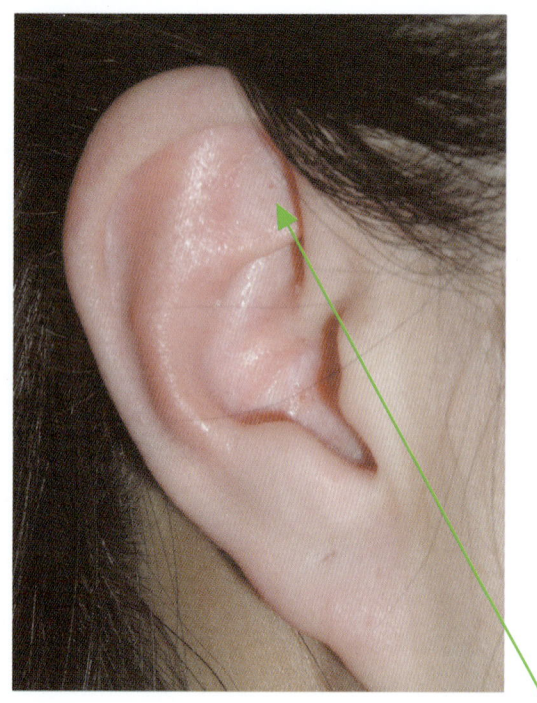 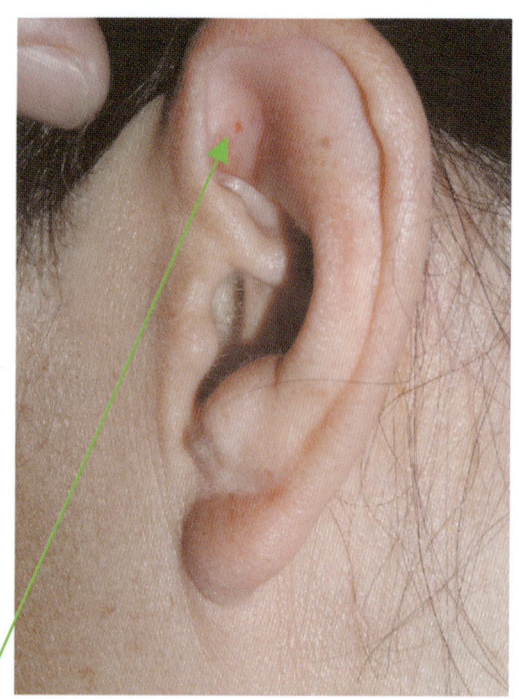

宫颈糜烂

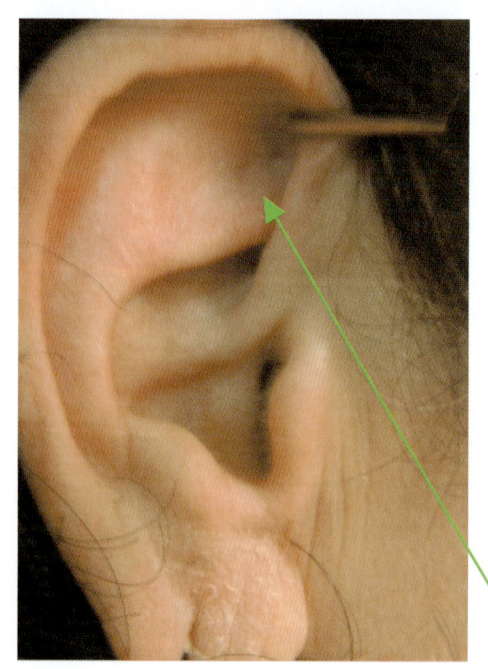 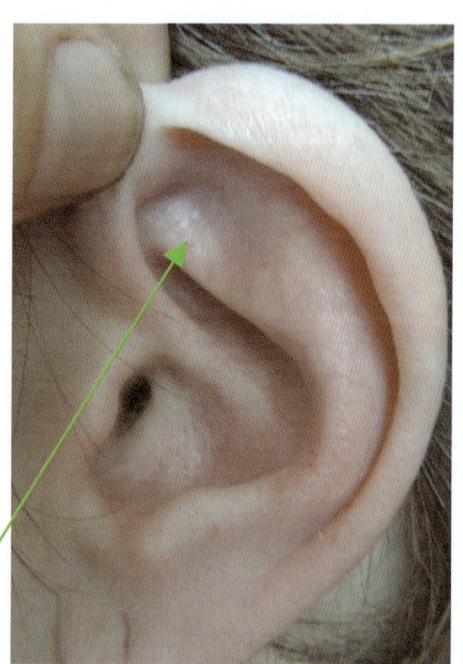

子宫肌瘤

图片 50

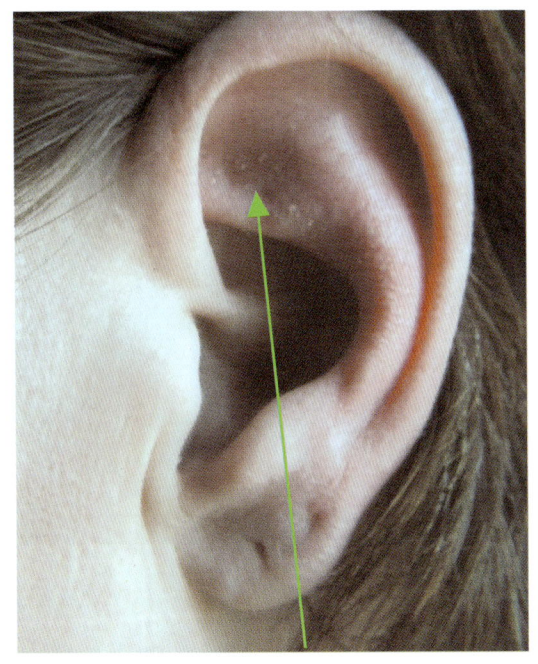
附件炎

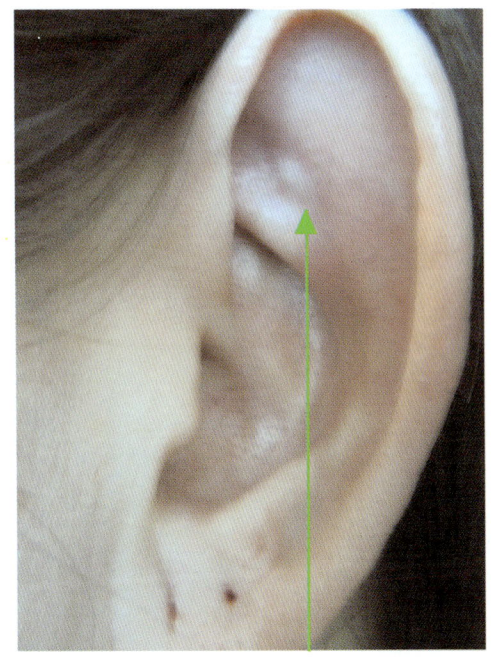
盆腔肿物

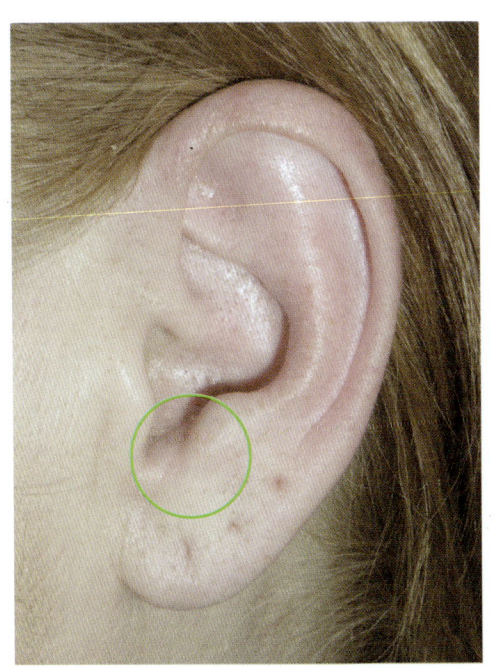
卵巢囊肿

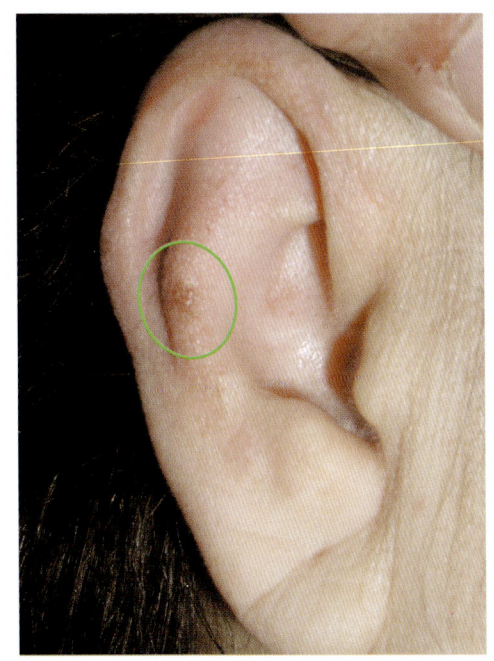
乳腺癌

图片 51

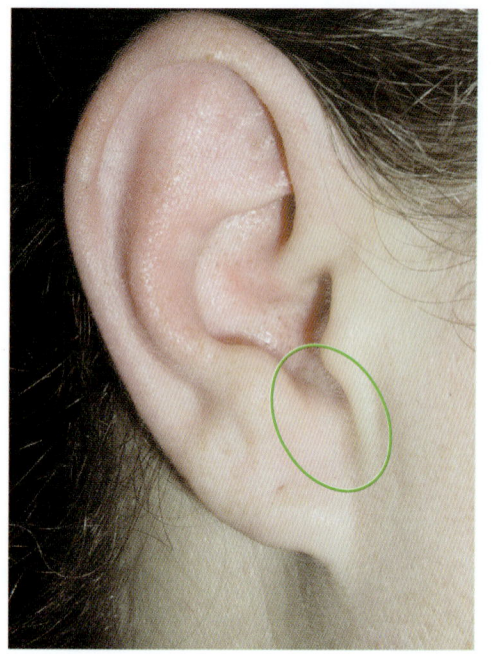
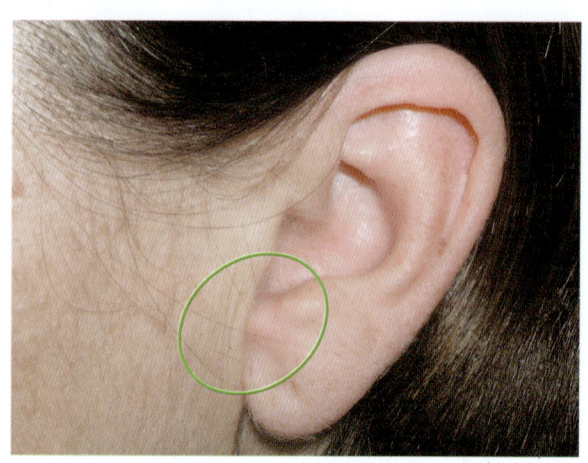

卵巢囊肿

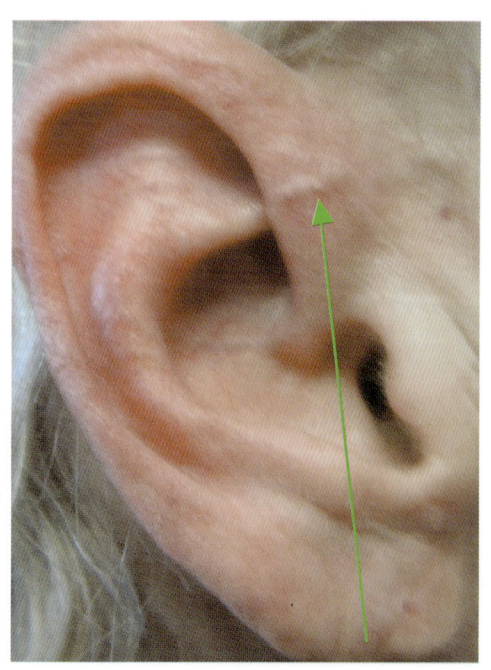

尿道炎

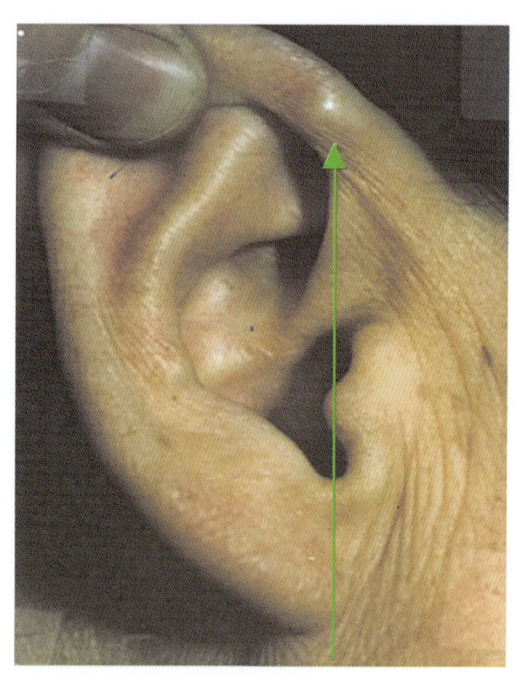

痔疮

图片 52

(十五)绝经期症候群

绝经期症候群亦称更年期综合症,是指妇女在绝经前后所出现的一系列症状。多见于45～55岁的妇女,因生理改变而涉及到内分泌功能紊乱,首先出现经期紊乱,月经来潮时间不准,出血量多少不等,由于自主神经受影响而出现头晕、耳鸣、心悸、失眠、烦躁易怒、面部潮红、五心烦热、汗出或浮肿便溏、腰酸腿软、倦怠无力,甚至情志异常,如忧郁孤僻、多疑妄想,严重时颇似精神分裂症。

中医认为:妇女以7岁作基数,至六七之年(42岁)三阳脉衰,冲任脉虚,天癸水竭,地道不通,水不能涵木,肝肾失调,肝阳上亢,脾肾亦不足而出现症状。

耳穴诊断:

以电测为主:更年期综合症主要症状是在自主神经功能失调、内分泌功能紊乱上出现一系列反应,耳穴电测主要阳性点有如下几穴:

神经系统皮质下、身心穴、神经衰弱点、脾、心、子宫、内分泌、卵巢、交感等穴。

第四节 皮肤病

(一)荨麻疹

荨麻疹亦称"风团疹",是由不同原因引起的一种常见的皮肤、黏膜血管反应性疾病。可分为皮肤型及胃肠型荨麻疹。皮肤型荨麻疹是皮肤突然出现大小不等、形态不同的风团,呈红色,奇痒;胃肠型荨麻疹则伴有腹痛、腹泻、恶心、呕吐、咳嗽、气喘、呼吸困难、头晕、心悸、血压下降或关节疼痛等。由各种过敏性刺激引起的,与某些药品、食品、昆虫、寄生虫或病灶感染及动物感染及植物因素、物理因素、某些全身性疾病等有关。临床上有急性荨麻疹和慢性荨麻疹。

中医称本病为瘾疹、风疹、赤白游风、风丹等名。俗称风疹块、风膜、鬼风疙瘩等。《诸病源候论》指出"风气客于皮肤,复风寒相折,则起风瘙瘾疹"。风为百病之长,本病可与寒热相结合,受风邪,乘人体虚弱而入,或因胃肠积热致使邪郁肌肤,经气不能外泻透发而发病。如风团疹色白属风寒型,如风团疹色红属风热型。

耳穴诊断

1. 急性荨麻疹

视诊:过敏区呈片状充血色泽鲜红,有光泽。

触诊:过敏区有红色压痕反应,压痕周围红色肿胀。

电测:过敏区,肺、脾强阳性反应。

若是胃肠型荨麻疹,胃、小肠、胸、心、大肠均为强阳性反应。

2. 慢性荨麻疹

视诊:过敏区呈片状色白肿胀。

触诊:色白肿胀周围有深红色压痕反应,压痕深不易恢复正常。
电测:过敏区肺阳性反应。

(二)皮肤划痕症

一种按压皮肤引起的局部变态反应。有高度皮肤敏感的人,可用手指或钝器在皮肤上写出字来,其压力引起持续一段时间的划痕。

耳穴诊断:

当用耳穴探测仪探笔探触耳穴后,即可看到全耳廓鲜红,在鲜红的耳廓上可看到探测后所出现的白色线条水肿,皮肤划痕反应消失很慢。

(三)脂溢性皮炎

脂溢性皮炎是发生在皮脂溢出基础上的急性、亚急性或慢性皮肤炎症。与皮脂分泌过多、感染、代谢障碍等有关。皮脂分泌增多,可使皮肤上的正常菌群大量繁殖,而葡萄菌等的溶脂酶又可分解皮脂,促进游离脂肪酸的产生,刺激皮肤,发生炎症。维生素 B_{12}、维生素 B_6 缺乏等可使症状加重。多见于儿童与青壮年。皮疹好发于头皮、颜面、外耳、腋窝、胸背中央部、脐等。

临床上可分为二型:

干型(鳞屑型):为黄色斑片,表面附有糠状油脂性鳞屑。有的为成片的毛囊性丘疹,头屑增多,可伴有脂溢性脱发,其发生眉弓处可引起眉毛脱落。

湿型(结痂型):由干型演变而来,在红斑上脂溢结痂,抓后糜烂渗出,发生在皱褶处可有皲裂,此型常合并睑缘炎、鼻前庭炎、外耳道糜烂,有时可发展成红皮病。

中医认为本病是由于肌热当风,风邪侵入毛孔,郁久血燥、肌肤失养所致,或胃经湿热上蒸肌肤而成。

耳穴诊断:

以视诊为主,可见全耳廓脂溢皮肤,色泽红润有光泽。有鳞状脱屑在耳廓。
电测:肺、胆、胰、相应部位呈阳性反应。

(四)皮肤瘙痒症

该病是一种皮肤有痒感而无原发性损伤的皮肤病。多见于成年人和老人,有全身性和局限性之分。全身性瘙痒往往情绪激动、衣服摩擦皮肤、饮酒而诱发,为阵发性。多数患者入睡时痒更甚,可引起失眠和精神不振,由于过度搔抓,皮肤可见搔抓痕,血痂等变化,久之可引起色素沉着,皮肤粗糙,甚至苔癣样变,有的出现继发感染。发生于老年者称老年性皮肤瘙痒症;局限性瘙痒症以肛门、阴囊、女阴部多见,常由于某些局部刺激因素所致。因经常性发作,搔抓、摩擦,局部皮肤可增厚。

中医称本病为"痒风",多因风湿郁滞于皮肤所致。

耳穴诊断:

以视诊为主,可见全耳廓皮肤干燥,似龟裂,上面覆盖散在糠皮样脱屑,以肺区、过敏区明显。

电测:肺、过敏区、相应部位阳性反应。

(五)牛皮癣

牛皮癣又称银屑病。是一种慢性皮肤病,其特征在肘、前臂、膝、小腿、头皮及身体其他部位上形成鳞片状红色斑。银屑病是在英国最常见的皮肤病,侵袭大约1%的人口,原因不明。家庭成员常相继发生而引起焦虑。婴儿和老人少见,最常见儿童和青少年时期发作,有时可与关节炎并存。偶可十分严重,侵犯大部份皮肤。

临床上以寻常型多见,遍身发生边缘鲜明之淡红色或暗红色红斑,红斑上有层层堆积的银白色鳞屑剥除鳞骨和在鲜红皮面上有小出血点,病损呈滴状、钱币状或地图状等。各人瘙痒程度不同,一般冬重夏轻。

中医称本病为白疮风或疮、松皮癣、多系风寒或风热外袭,郁久血燥;或因冲任不调,阴血亏耗,血虚生风,致使营卫运行不畅,肤失濡养所致。

耳穴诊断:

以视诊为主,牛皮癣患者在耳廓的相应部位可出现与牛皮癣皮损相一致的反应(如上所述)。

鉴别诊断:银屑病性关节炎

伴同银屑病人患关节炎者极少,有关节痛和丧失劳动能力,通常侵犯小关节如指、趾的末端关节及脊柱,引起脊柱炎或骶髂关节,引起骶髂关节炎。

耳穴诊断时,在视诊时除在耳廓的相应部位可与牛皮癣皮损相一致的反应外,电测时,多个关节的相应部位上亦呈阳性反应。

(六)神经性皮炎

神经性皮炎是一种慢性瘙痒性皮肤病,又称慢性单纯性苔癣、慢性瘙痒性皮肤炎。一般认为发病与精神因素有关,患者发病前或病程中往往有过度兴奋、紧张、情绪急躁、忧郁或失眠等。机体内环境突然改变,各种局部刺激均可为其发病诱因。

神经性皮炎多发于颈项部,其次为骶部、上肢肘部、前臂伸侧、胫前及外阴等处,而泛发型神经皮炎广泛分布于头面、四肢、躯干等处。神经性皮炎初起时皮肤剧烈瘙痒。然后出现密集针头呈米粒大小的正常皮色或褐色的多角形扁平丘疹。反复搔抓后,丘疹扩大成粗糙肥厚之斑片。久之出现苔癣样改变,皮肤角化,界限清楚或伴有色素增加,鳞屑及抓痕,无渗出倾向,部分患者有季节性减轻和加重。

中医称本病为"牛皮癣"或"摄领疮"以其病变部位状似粗糙的牛皮而得名,多由风湿热邪侵袭皮肤,日久化热生燥或血虚生风与外邪蕴结所致。

耳穴诊断:

视诊:相应部位皮肤粗糙,纹理加深,呈深褐色改变或见数目不等之丘疹,肺、相应部位穴位呈糠皮样脱屑。

触诊:无明显改变。

电测:肺、相应部位穴位、神经系统皮质下阳性反应。

(七)结节性痒疹

一般具有角化过度,小结节慢性瘙痒性皮肤病。病因不明,多发生于四肢,尤其是小腿伸侧。初起时可为小丘疹或瘙痒性丘疹,淡红色,数周后逐渐角化增厚、隆起,顶部粗糙钝园,呈灰褐色,较硬。病期较久及搔抓过重者可见苔癣化。

耳穴诊断:

以视诊为主,相应部位呈蚕子样散在性丘疹,无光泽呈深褐色改变。

耳穴电测:肺、神经系统皮质下,过敏区阳性反应。

(八)外阴瘙痒

多种原因引起的外阴部发痒。发痒部位在阴蒂、小阴唇、大阴唇及肛门周围。病因多为阴道炎、尿瘘、粪瘘等分泌物刺激。糖尿病、黄疸、核黄素缺乏、白血病等患者,外阴瘙痒为全身性瘙痒表现之一。

耳穴诊断:

视诊:外生殖器穴皮肤粗糙或丘疹样改变,呈褐色,并见有脱屑。

触诊:外生殖器等穴无异常发现。

电测:外生殖器,神经系统皮质下阳性反应。

(九)肛门瘙痒

局部皮肤刺激引起的痒感。有时发生神经疾患,肛门瘙痒的原因多为卫生不良、痔疮或肠蠕虫病。

耳穴诊断:

视诊:肛门皮肤粗糙或丘疹样改变,呈褐色,无光泽。

触诊:肛门穴等无异常发现。

电测:肛门穴阳性反应。

(十)湿疹

湿疹是体内外过敏原在体内引起的迟发型变态性皮肤病。神经功能障碍,如精神紧张、失眠、过度疲劳等,亦能导致本病。营养失调、消化不良、胃肠疾病、肠寄生虫、新陈代谢障碍和内分泌功能失调也可诱发本病。

临床表现:

湿疹于面部和四肢的对称部位出现多形性皮疹。急性者面部瘙痒或有渗出,并有结痂,反复发作者可变为慢性,皮肤呈局限性浸润增厚、褐色,自然灼痛、瘙痒。

此种疾病有多种形式,但主要有两种,由外因引起的湿疹性皮炎和内源性湿疹。

本病根据其表现和发生部位而继续分类,有五种类型:

特应型:常见于儿童,有时与家族过敏史有关。

盘型:范围小,界限清楚为特点。

汗泡型:见于手和脚。

皮脂溢型:在大量产生皮脂的部位头皮、脚等有鳞屑产生。

静脉曲张型:发生于下肢与血液循环不良有关。

中医类属"湿疡"、"湿毒"、"浸淫疮",急性系风湿热客于肌肤而成;慢性系病人久虚耗血以致血虚生风生燥、风燥郁结、肌肤失养所致。

耳穴诊断:

视诊:耳穴相应部位可见皮肤粗糙、皲裂或有黄色渗出液、血痂。

触诊:耳穴上相应部位,触之不平、易破,可有液体渗出。

电测:肺,相应部位,过敏区呈阳性反应。

(十一)鱼鳞癣

一种先天性遗传性及皮肤角化病。往往出生时就存在,由于皮肤角化方面的缺陷,致皮肤发干、粗糙、密布浅褐色至深色鱼鳞样脱屑,对称分布,以躯体伸侧为重,尤以四肢伸面为甚、冬重夏轻。本病严重程度不同,轻者皮肤发干,重者婴儿出生时往往死亡,皮肤似披有盔甲。

耳穴诊断:

以视诊为主,在耳廓与皮损相对应的耳穴上可见皮肤干燥、粗糙、深褐色改变,并出现鱼鳞样脱屑。

(十二)玫瑰糠疹

一种不明的常见的鳞屑性皮炎。多见于春秋季节,青年人多见,好发于躯干和四肢近端。初发时为较大的卵形的淡红色原发斑——母斑。1~2周后,陆续出现较小的红斑,中心略带黄色,有细致皱纹,边缘略高起,淡红色,表面附有糠疹状鳞屑,伴有不同程度瘙痒。常见4~6周后自愈,不留痕迹。

耳穴诊断:

以视诊为主,与皮损相关的耳穴上皮肤失去平滑和光泽。皮肤可见皱褶、色红并可见糠疹鳞屑。

(十三)痤疮

痤疮又称寻常痤疮,多为青春发育期性腺成熟、性激素分泌增加,在雄激素及黄体酮的影响下,皮脂腺增大、分泌大量而黏稠的皮脂腺,同时伴有毛囊口上皮增生及角化过程,致使皮脂腺排泄不畅而阻滞于毛囊口内,形成粉刺,露于毛囊口处的粉刺,经氧化而成黑色,称黑头粉刺。病情发展加上痤疮杆菌及葡萄球菌等产生的溶脂酶作用下,使皮肤中的甘油三酯被分解,释放出游离脂肪酸,游离脂肪酸具有较强的刺激性,引起毛囊皮脂腺发炎,于是形成丘疹、脓胞、脓肿、结节及囊肿等损害。

耳穴诊断:

以电测诊断法为主,脾、胃、肺、大肠、面颊区及相应部位,呈阳性反应点。

(十四) 酒渣鼻

又称玫瑰痤疮是指在鼻部、鼻部两侧、眉间或颊部皮肤出现红斑、丘疹、脓包为特征的,进展缓慢性皮肤病。多见于30～50岁成年人,以妇女发病为多,有时绝经可激发病变的发展,临床上可为三期:

红斑期:局部皮肤弥漫性潮红、毛细血管扩张,一般无自觉症状。

丘疹期:在红斑的基础上出现成批小丘疹及脓疱。

肥大期:鼻部结缔组织增厚,形成鼻赘。

以上三个阶段是逐步缓慢进行发展的。

本病认为可能与血管舒缩机能障碍有关。胃肠功能失调、冷热刺激、辛辣食物、核黄素缺乏、鼻及鼻腔内感染等皆有一定关系。近代研究发现,酒渣鼻的鼻部皮肤损害是由于感染寄生虫——蠕形螨所致。

耳穴诊断:

以电测为主,胃、脾、过敏区、面区、肺、外鼻及相应部位,呈阳性反应。

(十五) 带状疱疹

带状疱疹是由病毒感染所致的疱疹性疾病,多发于机体抵抗力弱或免疫功能降低的病人,如感冒及肿瘤后期。临床表现为潮红的皮肤基底上成簇排列着像绿豆或黄豆大小,沿周围神经分布,呈带状的散在皮损。常见于肋间神经和三叉神经分布区域,多为单侧性,自觉有灼热剧痛或低热,若有继发性化脓感染,则体温升高,全身症状加重,头痛,失眠,一般病程均在2～3周,痊愈后少有复发。

耳穴诊断:

以耳穴探测为主,多在与带状疱疹相对应的耳穴上阳性反应,若在三叉神经分布区,耳颞神经点、面颊区或眼、额穴或上颌、上腭和下颌、下腭出现阳性反应。若沿肋间神经走行的带状疱疹多在胸、肋胁穴出现阳性反应。

触诊:皮损与耳廓相对应的耳穴压痛Ⅰ°～Ⅱ°。

(十六) 黄褐斑

黄褐斑是一种后天性局限性皮肤黑色素增多疾病。病因尚无定论,可能与慢性疾病、内分泌功能紊乱、月经不调、日晒等诱发使局部皮肤黑色素细胞功能亢进,黑色素生成量增多有关。好发于性成熟期后的女性。目前,与妊娠无关的女性,甚或男性亦有发病,病损局限于前额、颧部、颊部、鼻部、口周围等容易被日光照射处,左右对称分布。损害为淡褐色至深褐斑片,界限清楚,可略呈蝴蝶形。

中医认为本病为肾气不足、肾水不能上承;或因肝郁气结,肝火不能条达郁久化热,灼伤阴血,致使颜面气血失和而发病。俗称"蝴蝶斑"、"面尘"、"黧黑斑"、"肝斑"。慢性肝炎、肝硬化、肝癌、肾上腺皮质功能低下、埃狄森病等多见。

耳穴诊断:

以耳穴探测为主,肾、肝、脾、肺、脑垂体、促性腺激素点及相应部位阳性反应。女性黄褐斑,卵巢、子宫穴阳性反应,男性黄褐斑,肝、肾穴多呈阳性反应。

(十七)白癜风

白癜风是一种后天性局限性皮肤黑色素脱失疾病。曾认为酪氨酸活性酶障碍,电镜证实病变较久,损害处黑色素细胞遭受破坏,目前认为与遗传基因、精神神经因素、自身免疫因素等有关。部分患者血内可查到黑色素细胞抗体。

中医认为本病是外受风邪、气血失和、血不荣肤所造成。

耳穴诊断:

由于黄褐斑与白癜风都属于色素代谢失调症,多与脑垂体、松果体与丘脑对黑色素的分泌、调节有关,另外与自身免疫也有关。

耳穴诊断以电测为主,常在内分泌穴—相当于松果体穴、脑垂体、丘脑、过敏区及相应部位上出现阳性反应。

(十八)盘状红斑狼疮

盘状红斑狼疮是一种自身免疫性疾病,由病毒感染、紫外线照射及应用某些药物等因素诱发。多见于鼻部及两颊部起蚕豆大而高于皮肤的红斑,以后逐渐扩大融合成为蝴蝶状分布。损害部边缘高起呈盘状,周围有色素沉着环绕,中心萎缩稍凹陷,表面附以灰白色鳞屑,揭去后可见鳞屑底面有角化栓突出,而于损害表面遗留扩大的毛囊口。头皮、耳廓、手背、足跟、胸背、口唇等处也有发病。日晒后常使病情加剧。

中医认为本病多属肾阴虚,但亦兼有肾阳虚者。

耳穴诊断:

耳穴诊断以视诊为主,阳性反应与牛皮癣在耳穴上的反应有相似。牛皮癣耳穴脱屑易于擦去,而盘状红斑狼疮在耳廓相应部位上易有脱屑,但不易剥去,有红斑,耳穴探测时,肺、相应部位穴、过敏区呈阳性反应。

(十九)扁平疣

扁平疣是一种病毒性皮肤病,多发于青年人,故称青年扁平疣,皮损多为针头至米粒大小,表面光滑,呈淡褐色圆形或椭圆形扁平丘疹,境界清楚,丘疹可为散在或群集状,有时可沿抓痕呈线形排列。

中医学类属"疣症"。为风邪搏于肌肤之赘生。分肝郁、血虚、湿热三型。

耳穴诊断:

视诊:在相应部位的耳穴上可见皮肤色素沉着,散在或聚集样褐色小丘疹,无光泽。

触诊:相应部位的耳穴上、皮肤上触感不平滑。

电测:相应部位上呈阳性反应。

(二十)瘢痕疙瘩

皮肤的纤维组织增生物。不规则的瘢痕组织常可增大，往往在外伤、损伤、烧伤愈合处形成，或在低张力的外科切口处形成。在耳背或颈、胸部呈隆起的硬块，形成数目不定、浅红或鲜红色，较大者可引起肢体挛缩，妨碍功能活动。可有瘙痒、灼痛或刺痛。

耳穴诊断：

以视诊为主，在与机体瘢痕相对应的耳穴区，似瘢痕样的反应。

第五节　五官科疾病

(一)近视

调节机能失常，远处之物平行光线的焦点投射，在视网膜之前结像，某物体离眼的距离大于6米时就变得模糊不清，并且不能因调节而变得清楚起来。常由眼球前后距离过长，或晶状体凸度过大所致。中医学称本病为能视近祛远症。《诸病源候论》载："目不能远视乃劳伤脏腑，肝气不足所致"。《审视瑶函》载：近视所因"肝经不足肾经病"，并说："禀受生成近觑"，"久视伤睛成近觑"的理论。说明青少年形成近视因学习、工作环境昏暗，书写阅读体位不正，目标距睛不适中，持续近距离使用目力而成。本症病机为心阳衰弱，阳不足而阴过盛，以致阳被阴浸，光华发越于近。

耳穴诊断：

以视诊耳穴目2穴形态变化为主，1956年北京平安医院许作霖老大夫报道，在相当现有的目2穴是散光穴，目1是青光。经过大量病例观察视力的变化，当近视时，目2穴出现片状圆形隆起，色泽正常，触之质软。

(二)远视

眼调节静止状态下远方物体的平行光线结像于视网膜后方一个焦点上的屈光不正所产生的现象。物体距眼近于6米时，就显得模糊。多为眼球前后径过短或角膜、晶状体的屈光力过弱所致，自觉视力模糊，伴有前头痛、眼睛易于疲劳。

耳穴诊断：

以视诊耳穴目2穴形态变化为主，远视时仍在相当于原散光穴，即现在称之目2穴处反应出来。远视以条状隆起变形为诊断依据，色泽正常、触之质软。

(三)散光

散光是由于角膜或晶状体之折光面各经纬线的曲率半径不一致，使射入的光线经折射后不能全部聚焦在视网膜上的一种屈光异常。物象通常在垂直轴或水平轴上变形所致的视力缺陷。物体某些部分可能在视网膜上聚焦，但有些部分的光可能在视网膜前或视网膜后聚焦，是因角膜或晶状体表面类似蛋形面而非球形面的曲度反常。

散光分为规则散光和不规则散光。主要表现为视力减退,易发生眼疲劳。

耳穴诊断:

以视诊耳穴目 2 穴形态变化为主。1956 年北京平安医院许作霖老大夫提出 15 个新耳穴刺激点,散光穴在屏间切迹外侧缘。经临床大量屈光不正的患者观察,其位置大致是对的,笔者观察结果凡屈光不正都在屏间切迹外侧,即卵巢与额之间有形态学的变化,诊断散光以目 2 穴点状或不规则凹陷为主。色泽无变化。

鉴别诊断:

屈光不正是眼的任何一种折射异常,结果使视网膜成像模糊。屈光不正除上述单纯表现为近视、远视、散光外,还有近视伴散光或远视伴散光。

耳穴视诊观察所见:

近视伴散光:目 2 穴隆起伴凹陷。

1)圆形隆起伴有点片状凹陷。

2)圆形隆起中有点片状凹陷,像盆地。

3)中间短条片状隆起,两旁有点状凹陷。隆起处似鼻子,两边凹陷处似两只眼睛,即一个鼻两只眼反应,似小狗脸。

远视伴散光:隆起伴凹陷。

1)长条状隆起伴点状、小片状凹陷。

2)长条状隆起,两边有点状凹陷。似一个长鼻子,两边有两只眼睛,像大象鼻反应。

目 2 穴对屈光不正的鉴别诊断

项目 类别	近视	远视	散光	近视散光	远视散光
视诊	片状圆形隆起,色泽正常	条状隆起,色泽正常	点、片状凹陷,色泽正常	圆形隆起伴凹陷,色泽正常	条状隆起伴凹陷,色泽正常
触诊	质软	质软	质软	质软	质软
电测	(+)	(+)	(+)	(+)	(+)

(四)青光眼

青光眼是一种较常见的眼病,本质为房水循环障碍。眼压升高是本病的主要特征,其次是瞳孔散大,故称绿风内障,亦称充血性青光眼。本病有原发性、继发性和先天性之别。原发性青光眼又分为非充血性(慢性单纯性青光眼)和充血性青光眼(急、慢性充血性青光眼)。

急性充血性青光眼,眼压突然升高伴有眼痛和显著的视力模糊。

慢性单纯性青光眼,眼压逐渐升高,常无眼痛,视力丧失是隐袭的,同样的视力丧失可发生于眼压正常的眼睛,称为低眼压性青光眼。

原发性青光眼随年龄增长而增多,是失明的重要原因。

继发性青光眼由于眼的其他疾病破坏房水的正常循环而导致眼压升高。

青光眼有三个主要表现:高眼压、视乳头萎缩及凹陷、视野缺损、视力下降。

临床症状为自觉头痛、眼微胀、视力减退,继之头痛剧烈,伴有恶心、呕吐、虹视(在灯光周围有彩色圈)、结膜充血、角膜混浊、视力下降,最后可因眼压升高、眼底神经萎缩而失明。

中医学认为属"绿风内障"、"瞳孔散大"范畴,系肝胆之火上亢或真阴不足,虚火上延、经气失调所致。

耳穴诊断:

耳穴诊断以电测为主要方法,青光眼主要反应点在1956年,北京平安医院许作霖老大夫提出的"青光"穴,现称目1。其他阳性反应点有额、目2、枕、肝穴。

(五)急性结膜炎

急性结膜炎是一种常见的传染性眼病,俗称"红眼"或"火眼"。常见的致病菌有肺炎双球菌、链球菌、葡萄球菌等。双眼明显充血,有黏液脓性分泌物,自觉异物感和烧灼感。当角膜受累时,有疼痛、畏光、流泪及视力障碍等

耳穴诊断:

以视诊为主,急性结膜炎,眼区呈片状充血、红润肿胀。

触诊:有红色压痕反应,触痛Ⅰ°。

电测:眼、目2阳性反应和强阳性反应。

(六)麦粒肿

麦粒肿是眼睑的急性化脓性炎症,俗称"针眼",初起眼睑红肿,有胀痛感,数日后在睑缘或黏膜上形成硬结,终则软化化脓,破溃排脓后,迅速痊愈。多因继发感染而导致疼痛与分泌物潴留所致炎性肉芽肿,腺体变成胶冻样的物质,眼睑有硬结、眼睑变形。可因继发感染而导致疼痛与分泌物增加。

耳穴诊断:

视诊:眼区,毛细血管充血、红润、肿胀。

触诊:压痕反应,红色肿胀区有触痛感Ⅰ°。

电测:眼、目2阳性反应。

(七)内耳眩晕症

内耳眩晕症又称美尼尔综合征或发作性迷路性眩晕,多系由变态反应引起神经失调所致迷路动脉痉挛,内耳毛细血管的渗透压增加,使耳内淋巴管压力增高,以致内耳迷路水肿,进而导致内耳末梢器(科蒂器)缺氧、变性等病理变化,前庭神经功能障碍。此外,内耳疾病炎症、动脉硬化等影响前庭神经,皆可发生眩晕症候群。临床多数于中年起病,男性略多,典型症状为阵发性眩晕,严重时伴恶心呕吐、面色苍白、出汗及迷走神经刺激症状,发作持续时间数分钟至数小时甚至数天不等。多数患者伴耳鸣及听力下降等症状。

中医称本病为眩晕,认为多由肝阳上亢或痰湿瘀阻以及气血不足所致。

耳穴诊断:

视诊：内耳片红肿胀，少数伴皱褶或耳鸣沟。
触诊：内耳穴、脾压痕反应，触痛Ⅰ°～Ⅱ°。
电测：内耳、颞、脾阳性反应。

(八)听力减退、耳鸣

耳鸣是自觉耳内有声响，无外界声源而由听器官病变所产生的异常声音感觉。发生在颅内者，称脑鸣或头鸣。耳鸣有高音耳鸣和低音耳鸣。高音耳鸣似蝉鸣，常为听觉器质性病变所致，当听神经受到一定的刺激时，耳蜗神经单位直到颞上回任何一个部位都可产生高音耳鸣；低音耳鸣是听觉紊乱现象，它不仅是耳部的症状，全身疾病也可发生为"轰"、"嗡"的声音，往往属传导器有病变。耳鸣常伴有听力下降。引起耳鸣的原因可见：

1)神经性耳鸣：耳蜗及其听觉传入径路受到刺激引起。
2)内脏性耳鸣：和脉搏同步或肌性微音，于安静环境中外界噪音很小时可听及，一般属生理性。
3)耳部疾患：外耳道异物、中耳炎、耳硬化及耳蜗病变，引起耳鸣。
4)全身性疾病：脑膜炎、过高热、药物中毒等。
5)外伤：可发生耳鸣、听力下降。

中医认为耳鸣与耳聋是同一病症的不同发展阶段，鸣者聋之渐也，多与肝、胆、肾有关，皆有虚实之分。

虚症：多因肾阴亏损，或心肾不交所致，声如蜂鸣。
实症：多因肝胆火旺，或痰火蒙窍所致，鸣声如潮。
耳穴诊断：
视诊：轻者：内耳穴、点状凹陷或皮肤皱褶，呈单个或放射状。
  中度：可见耳鸣沟，从内耳走向目2沟浅或半个耳鸣沟。
  重度：全长耳鸣沟，沟深似将耳垂分两半。
触诊：内耳压痕反应。
电测：内耳穴、听觉中枢—相当颞穴处阳性或强阳性反应。

(九)耳聋

为重听或听力丧失。听觉系统传音功能障碍所致的听力减退。轻者谐重听。由于声音从外耳向内耳传导障碍所致的耳聋称为传导性耳聋，分为外耳、中耳空气导音性聋和内耳液体导音性聋。常见的原因为感染波及中耳听小骨，也可以是内耳病变影响声音的传导。由内耳的耳蜗、听神经或脑内的听中枢的损害所致的耳聋称为感音性耳聋，如内耳螺旋器性感觉耳聋、神经性耳聋、中枢性耳聋，感觉性耳聋与神经性耳聋合称感觉-神经性耳聋，以泛指非导音性耳聋。

感音性耳聋可以与生俱来，如母亲在妊娠期患过风疹。成人发生的原因为损伤，美尼尔病等或长时间受强烈噪声影响，进行性感音性耳聋常发生于老年期、老年性耳聋。

中医病症认为可由先天缺陷或外感内伤诸因所致。暴聋多实，久聋多虚。

实症多因外感风寒、风热、肝炎等,如有棉塞伴有耳鸣或内耳胀痛、鼻塞、头痛、口苦等。

虚症多因中气不足或肝肾亏损,症见耳聋无痛胀,伴耳鸣头晕目眩、腰酸乏力。

耳穴诊断:

视诊:1)内耳凹状,凹陷皮肤色泽正常。

2)见深而长从目2走向内耳的耳鸣沟,皮肤色泽正常。

触诊:内耳穴凹陷,无触痛。

电测:内耳穴、耳鸣沟、颞阳性反应或强阳性反应。

(十)中耳炎

中耳的炎症病变。有急性、慢性两种。

急性中耳炎常由上呼吸道炎所引起,亦可并发于麻疹、猩红热等急性传染病,有发热、耳痛、听力减退等症状。常有鼓膜穿孔和流脓。如不及时治疗可蔓延形成急性乳突炎或转为慢性化脓性中耳炎。

慢性中耳炎多次发作没有及时治疗或治疗不当,致使咽鼓管黏膜增厚或粘连,是形成慢性中耳炎的主要原因。临床主要症状为耳鸣、耳内阻塞感、间歇性耳流脓、听力减退。

慢性中耳炎按病理可分三型:

单纯型:此型最常见,病变主要在中耳鼓室黏膜,多为紧张部中央性穿孔,分泌物一般为黏液脓性,无特殊臭味。听力障碍较轻,表现传导性耳聋。

骨疡型:组织破坏较深、波及骨质,鼓室内常有肉芽增生,又称肉芽型。鼓膜穿孔可位于松弛部或紧张部,脓性分泌物较少,听力损失较重。

胆脂瘤型:在鼓膜松弛部和后侧边缘部穿孔,有腐臭分泌物及胆脂瘤形成。

耳穴诊断:

1. 急性中耳炎:以视诊为主

视诊:内耳穴,毛细血管呈网状充血,红润肿胀。

触诊:红色压痕反应,压痕反应周围水肿,触痛Ⅱ°。

电测:内耳穴强阳性反应。

2. 慢性中耳炎:以触诊为主

视诊:内耳穴失去正常光泽,凹凸不平,似瘢痕样反应。

触诊:内耳穴可触及不平坦、凹凸不平的条索状物,压痕反应。

电测:内耳穴阳性反应或强阳性反应。

3. 鼓膜内陷

常在大气压力改变时,耳内压迫感胀痛或伴有耳鸣、头昏、听力下降。

耳穴诊断:

以触诊为主,其特点内耳穴深压痕,周围肿胀,压痕时间长,恢复平坦时间慢。

(十一)耳痛

耳科的一种临床症状。分为原发性与继发性两类。前者由耳廓本身疾病所致;后者系某些部位的疾病。如口腔疾病、咽喉疾病及颞颌关节等组织的疾病,通过神经反射所引起。耳痛常为针刺样痛、放射样痛、瞬间痛,反复发作多为耳廓神经痛。若持续痛、胀痛多为其他疾病引起的放射性牵涉性痛,如妇女面部拉皮手术亦可引起耳廓及耳周围部疼痛。

耳穴诊断:以电测诊断为主。

1. 原发性耳痛

1)耳道口前壁,耳前痛、耳颞神经点多呈强阳性反应。

2)耳道口周围、耳甲腔、耳甲艇处痛,迷走神经、舌咽神经、面神经混合支刺激点——三焦穴及迷走神经点、耳中穴多呈阳性反应。

3)耳廓处上方:耳舟上部,对耳轮脚上部痛,枕小神经点呈阳性反应。

4)耳廓外下方:耳垂、对耳屏、对耳轮及耳舟下方疼痛,耳大神经点呈阳性反应。

2. 继发性耳痛

多在耳廓疼痛的原发部位及机体某些部位病变在耳廓的相应反应点,电测阳性反应。

(十二)鼻炎

鼻腔黏膜炎症,有急性和慢性两种。急性鼻炎与普通感冒有关,也可为某些以呼吸道为主的急性传染病的鼻部表现。

慢性鼻炎大多为急性反复发作致使鼻黏膜长期受到炎症刺激,引起黏膜及黏膜下层慢性炎症性病变,或外界有害气体的长期刺激形成。慢性鼻炎临床上分为单纯性鼻炎、肥厚性鼻炎和萎缩性鼻炎。

耳穴诊断:

1. 急性鼻炎

视诊:内鼻穴红色充血、有光泽,不伴形态学变化

触诊:内鼻穴压痕反应。

电测:内鼻穴阳性反应。若是感冒引起可测及咽喉、气管、额穴均呈阳性反应。

2. 慢性鼻炎

1)单纯性鼻炎

视诊:内鼻穴无形态学及色泽改变。

触诊:内鼻穴压痕反应平坦。

电测:内鼻穴阳性反应。

2)肥大性鼻炎

视诊:内鼻穴白色片状隆起。

触诊:内鼻穴片状隆起处质硬,无明显压痕反应。

电测:内鼻穴阳性反应。

3)萎缩性鼻炎

视诊:内鼻穴色泽发白,凹陷。

触诊:内鼻穴凹陷,质中。

电测:内鼻穴阳性反应。

(十三)过敏性鼻炎

过敏性鼻炎是鼻腔黏膜的变态反应性疾病。可分常年性变态反应性鼻炎和季节性变态反应性鼻炎两种。常年性变态反应性鼻炎又称血管运动性鼻炎或假性鼻炎。过敏性鼻炎往往突然发作,以流清涕、喷嚏多,鼻痒为主症,多见于过敏体质的患者,有时与其他过敏性疾患、哮喘、荨麻疹同时并发。

耳穴诊断:

视诊:内鼻区白色片状肿胀,似水肿。

触诊:内鼻穴红色深压痕反应,周围水肿,过敏区压痕反应。

电测:内鼻、过敏区均呈阳性反应。

(十四)副鼻窦炎

副鼻窦炎是与鼻腔相通的面颊骨内的一个或一个以上的含气黏膜腔(副鼻窦)的黏膜非特异性炎症,通常由鼻腔的感染蔓延引起。包括急性或慢性上颌窦炎、额窦炎、筛窦炎或蝶窦炎。前两者常见,两个窦以上同时患病称多窦炎。临床症状特点为流脓涕、头闷、头痛、鼻塞、记忆力减退等。急性者有发热及局部压痛,甚者可引起视神经炎及颅内并发症。

耳穴诊断:

视诊:内鼻区,片状隆起肿胀。

触诊:内鼻穴隆起质硬,压痛。

电测:内鼻、额、上颌或上腭阳性反应或强阳性反应。

鉴别诊断:

1. 鼻咽炎

鼻咽炎是软腭上咽部分的炎症,临床症状为鼻液倒流,鼻咽炎部症状严重时,鼻塞、睡眠、打鼾,甚至有呼吸骤停。

耳穴诊断以电测鼻咽炎穴阳性反应点为依据,鼻咽炎是经过临床对鼻咽癌、鼻咽炎、鼻液倒流等大量病例观察所定的穴位,当探测阳性反应或强阳性反应时有特定诊断意义。

2. 鼻咽癌

鼻咽癌是鼻咽部黏膜的恶性肿瘤。一般在中年发生,多见于男性。好发于中国的华南地区,特点为鼻咽部有血性分泌物,一侧鼻腔阻塞,耳鸣或听力减退等也有时出现头痛、眼球运动失调征象。

耳穴诊断:

视诊:鼻咽穴结节状隆起。

触诊:结节状隆起、质硬、不光滑、不易推动,压痛明显Ⅱ°,耳前及耳背肿瘤特异区 1,压痛敏感Ⅰ°~Ⅱ°。

电测:鼻咽穴、肿瘤特异区 1 阳性或强阳性反应。

内鼻穴对鼻部炎症鉴别诊断

项目\类别	慢性鼻炎			过敏性鼻炎	副鼻窦炎	鼻咽炎
	单纯性鼻炎	肥大性鼻炎	萎缩性鼻炎			
视诊	光滑平坦	片状白色隆起	片状白色凹陷	片状隆起肿胀	片状隆起肿胀	鼻咽穴充血红润
触诊	(-)	质硬	凹陷处平坦	深红色压痕反应,周围水肿,过敏区压痕反应	质硬	鼻咽穴压痕反应
电测	内鼻(+)	内鼻(+)	内鼻(+)	内鼻(+),过敏区(+)	内鼻、额、上颌、上腭(+)	鼻咽穴(+)

(十五)扁桃体炎

扁桃体炎是由细菌或病毒感染所致的扁桃体发炎。多发生在受凉或过分疲劳之后,常见青少年。急性扁桃体炎、扁桃体红肿,有黄白色渗出物,并有发热、咽喉痛和吞咽困难。多次发作易转为慢性扁桃体炎。

耳穴诊断:

1. 急性扁桃体炎

视诊:扁桃体穴毛细血管网状充血、红肿、有光泽。

触诊:红色压痕反应,压痕周围水肿,触痛Ⅰ°~Ⅱ°。

电测:扁桃体穴阳性或强阳性反应。

2. 慢性扁桃体炎

视诊:扁桃体穴,色白隆起。

触诊:扁桃体穴,触之不平坦,有条索状物或条片状隆起,触之无痛。

电测:扁桃体穴阳性反应或弱阳性反应。

(十六)咽炎

咽部黏膜的炎性病变,常由受凉、劳累等所诱发。病毒、链球菌和流行性感冒杆菌等为主要致病源。急性期咽部充血,有发热、咽痛、吞咽困难等症状。若屡次发作可转为慢性。慢性咽炎也可因烟酒过度、职业性气体刺激、张口呼吸及多尘环境引起;全身因素如血液循环障碍及慢性疾患等也可致病。主要症状有咽部不适、隐痛、异物感、干燥等。

耳穴诊断:

以耳穴探测为主,其阳性反应点多在咽及气管两穴。

触诊时可见气管穴有压痕反应,触痛不明显。

(十七)喉炎

喉和声带的炎症。是由细菌或病毒感染或气体、化学剂等刺激所致。有急性和慢性两种。

急性喉炎是上呼吸道炎的一部分,除咳嗽多痰等症状外,由于声带水肿而不能振动,引起声音沙哑甚至完全失声,呼吸困难并发出粗的声音,咳嗽时疼痛,声音像雁鸣。婴儿、儿童因喉腔窄小,急性期容易引起喉阻塞。慢性喉炎主要症状是失声嘶哑、声带有充血、肥厚、息肉样等病理变化。

耳穴诊断:

以耳穴探测为主,其阳性反应点多在喉、声门、气管三穴。

触诊时可见气管穴有压痕反应,触痛不明显。

(十八)咽部异物感

中医病症名为梅核气。西医属于癔症的范畴,其特点是感觉咽喉内有异物存在,时时有梗阻不适,咽又不能咽下,咳也不能咳出,颇感难过。中医认为是肝郁气滞、痰气互结所致。常兼见胸脘痞闷,嗳气呃逆、精神抑郁。此病多见于中年妇女。咽喉检查未见异常。

耳穴诊断:

以耳穴探测为主,其阳性反应点多在咽、喉、气管、食道、口、胸、神经系统皮质下穴。触压时无明显压痕反应及压痛反应。

(十九)复发性口腔溃疡

复发性口腔溃疡又称阿弗他口腔炎,其病因比较复杂。有人认为是病毒感染;有人认为是过敏反应;内分泌紊乱或消化道功能障碍等。本病主要症状是口腔黏膜反复出现圆形或椭圆形小溃疡。溃疡边缘整齐,周围有红晕,溃疡面有黄白色纤维样渗出物覆盖,疼痛不适,遇冷、热、酸、甜等物刺激时,疼痛加重,可妨碍饮食和入寐,常因不寐、纳差、疲劳使病情加重或反复发作。

耳穴诊断:

视诊:下腭、舌、上腭、三区隆起不平。

触诊:在耳垂2区,触之隆起不平,似有瘢痕样感觉并可触及条索或条片状隆起物,口腔溃疡发作时在耳垂2区与溃疡发作病变相关的耳穴上可有红色压痕反应,压痛Ⅰ°~Ⅱ°,口区亦有压痕反应,其周围可见水肿。

电测:耳垂2区、下腭、舌、上腭、口呈阳性反应或强阳性反应。

(二十)颞颌关节综合征

颞颌关节综合征又称颞颌关节痛与功能障碍综合征或颞颌关节紊乱。由于颞颌关节咬合失常,压迫邻近的神经或压迫咽鼓管周围组织引起的一组症候群。压迫神经可引起疼痛并反射到耳、面、头部。压迫咽鼓管可引起耳闷、耳鸣、耳聋、眩晕甚至可出现眼震。关节本身在咬合时作响,并张口困难、活动受限。颞下颌关节疼痛及下颌运动的肌肉有触痛。

耳穴诊断:

视诊:颞颌关节穴,片状隆起、肿胀、色泽正常。

触诊:颞颌关节穴压痕反应,压痛Ⅰ°~Ⅱ°。

电测:颞颌关节穴阳性反应或强阳性反应。

(二十一)牙周病

支撑和紧贴牙齿的组织、牙龈、牙周膜和牙槽骨的疾病。该病是由于受到靠近这些组织的牙齿表面菌斑中的细菌代谢作用引起。牙周病包括龈炎和牙周炎的后期,此时牙龈与牙齿之间形成空隙,即牙周袋,牙齿与颌骨相连的某些纤维骨质皆受损。慢性牙周病为最常见的病型。表现牙龈红肿出血、牙周袋形成、牙槽溢脓、牙槽骨破坏、吸收、牙龈萎缩和牙根暴露,牙齿松动等,可致牙齿脱落,是老年牙齿丧失的主要原因。口腔卫生差是主要的致病因素,但与病人抵抗力下降,全身慢性疾病、糖尿病、慢性腹泻及肝病等有关。

耳穴诊断:

视诊:耳垂三区,片状肿胀、隆起。急性牙周病毛细血管呈网状充血、色红。慢性牙周病,片状白色隆起或片状隆起,色泽正常。

触诊:压痕反应,压痕周围肿胀,触压痛不明显。

电测:耳垂三区,呈阳性反应或强阳性反应。

(二十二)龈炎

齿龈的炎症,由牙颈表面的菌斑引起。主要症状是齿龈肿胀并容易出血。龈炎有缘龈炎、肥大性龈炎、妊娠期龈炎、青春期龈炎以及非肿痛性的牙龈增生等。慢性龈炎是牙周病的早期阶段。若为溃疡性龈炎疼痛,并有破坏性。

耳穴诊断:

视诊:口区、气管、耳垂三区片状色红肿胀,有光泽。

触诊:口区至气管穴大片状肿胀,呈现压痕反应,压痕深且不易恢复。上颌、下颌两穴连成片状隆起,急性牙龈病、牙龈出血色泽鲜红,慢性龈炎色泽发白。

电测:口、气管、耳垂三区均呈阳性反应或强阳性反应。

(二十三)龋齿

龋齿俗称"蛀牙"、"虫牙"。口腔常见多发病之一。牙齿组织受腐蚀,牙面上形成龋洞。吃冷、热、酸或甜的食物时感到牙痛。深度龋齿可引起牙髓炎、牙槽脓肿、蜂窝组织炎等继发病。

耳穴诊断:

以电测及触诊为主。探测上颌穴及下颌穴阳性反应,伴点状凹陷,压痕周围肿胀不明显。

(二十四)缺齿

缺牙即掉牙,可在上牙缺损也可在下牙缺损,以视诊为主要判断方法,耳垂及对耳屏外侧有两个沟:

下缺齿沟:从脑干(喉牙穴)走向智齿(智齿在耳轮尾与下颌联机中点)或走向下颌穴,可判断下牙缺损,若下缺齿沟从脑干到下颌为犬齿或门齿缺损,若下缺齿沟从脑干到智齿为下智齿缺损。

上缺齿沟：从脑垂体或脑垂体以内的对耳屏上缘走向下颌的沟或上颌的沟，均诊断上牙缺损。

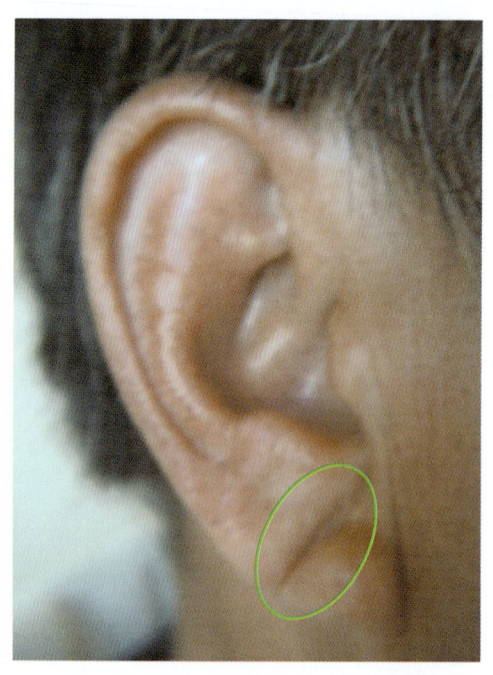

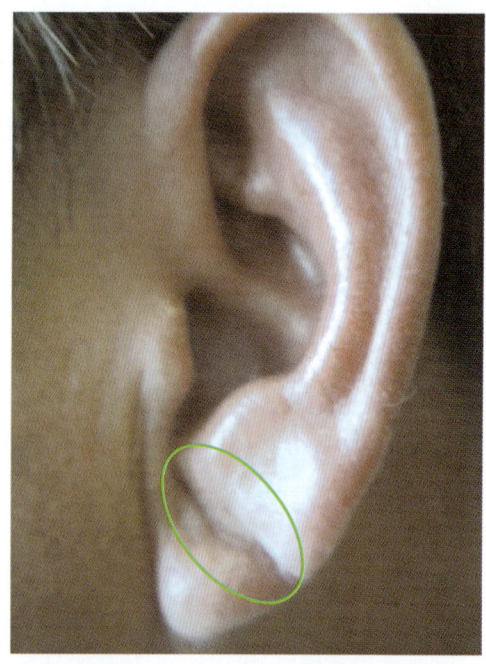

耳鸣

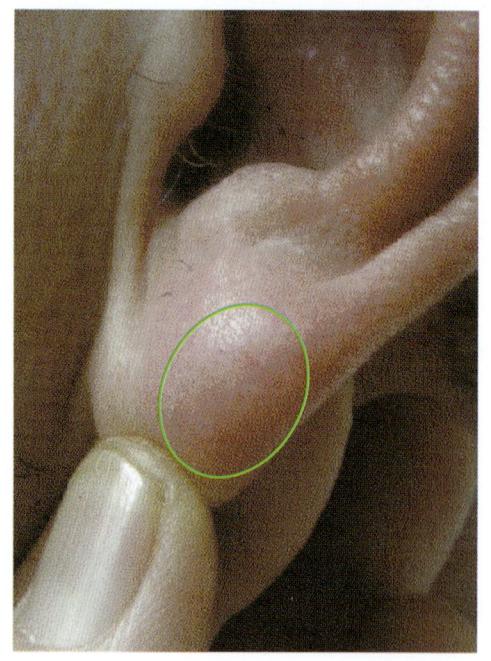

急性中耳炎

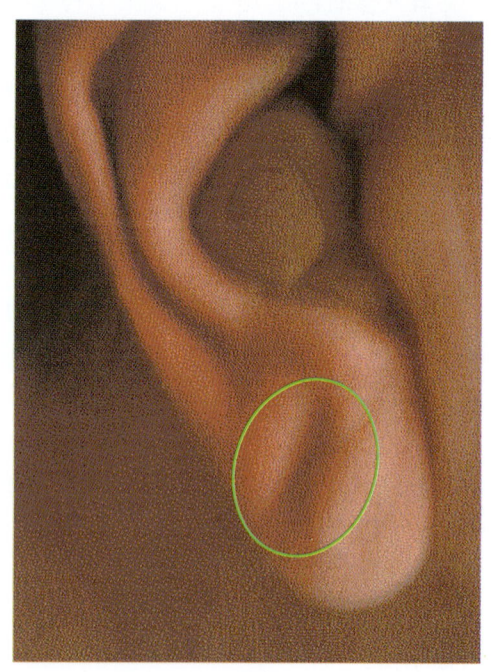

耳聋

图片 53

第五章 耳穴诊断各论

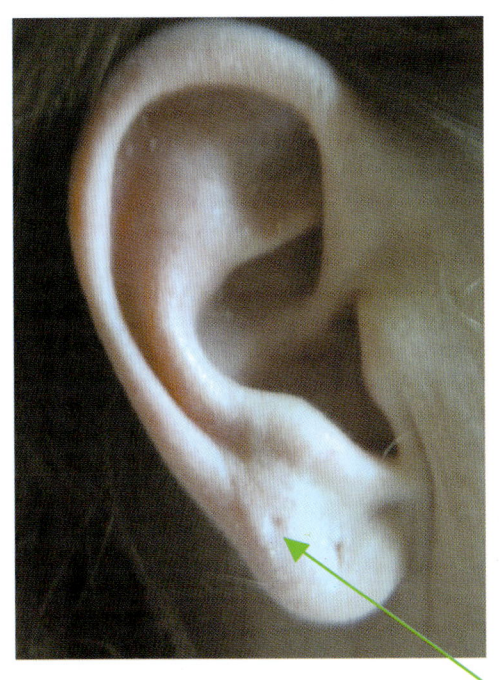
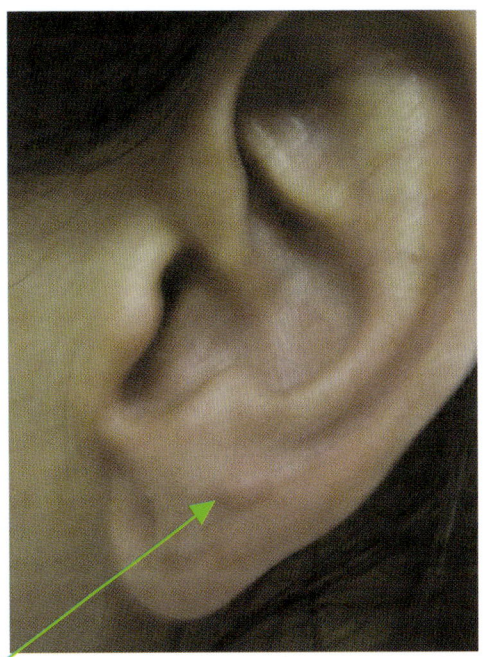

颞颌关节紊乱

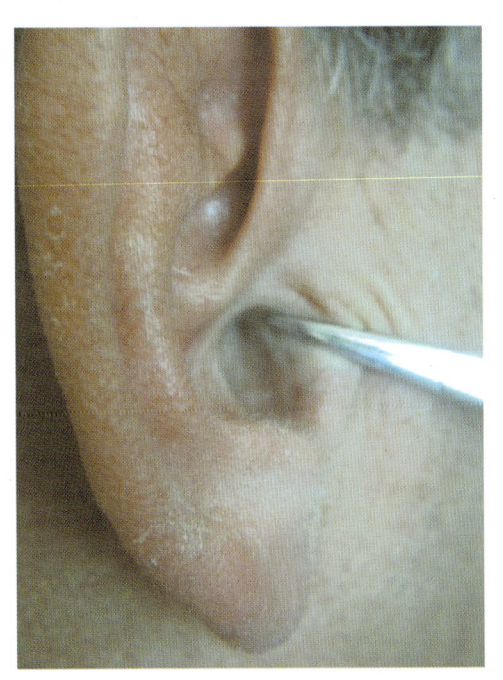
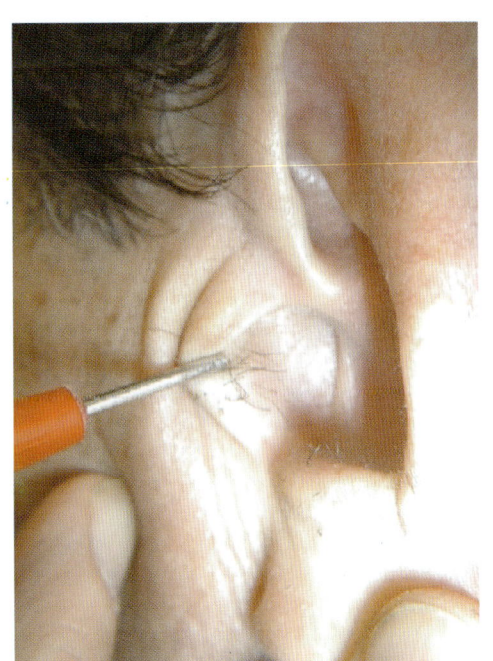

鼻炎

图片 54

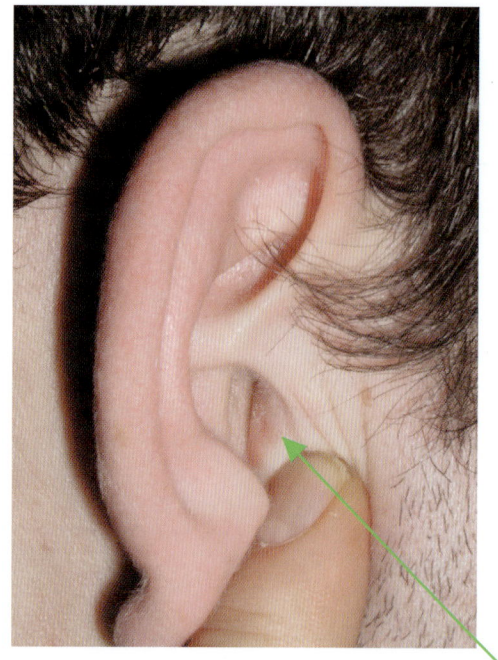
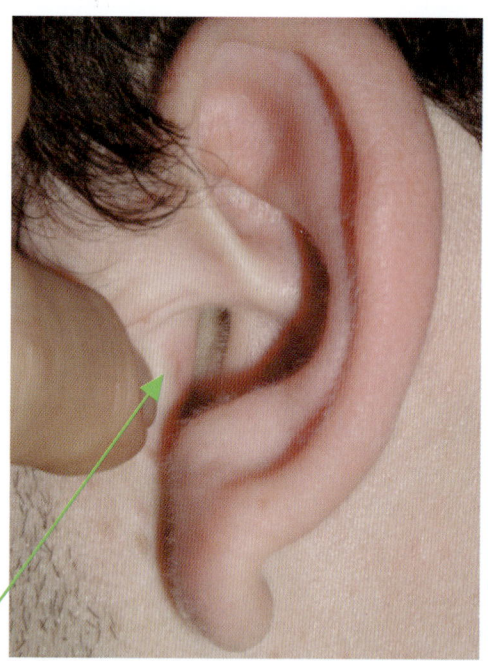

过敏性鼻炎

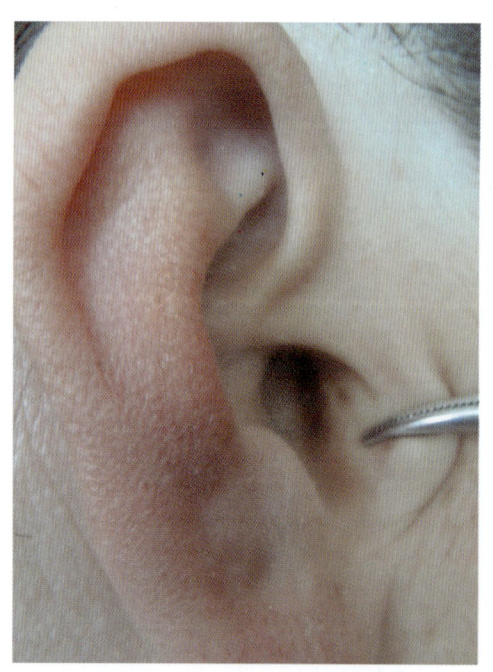
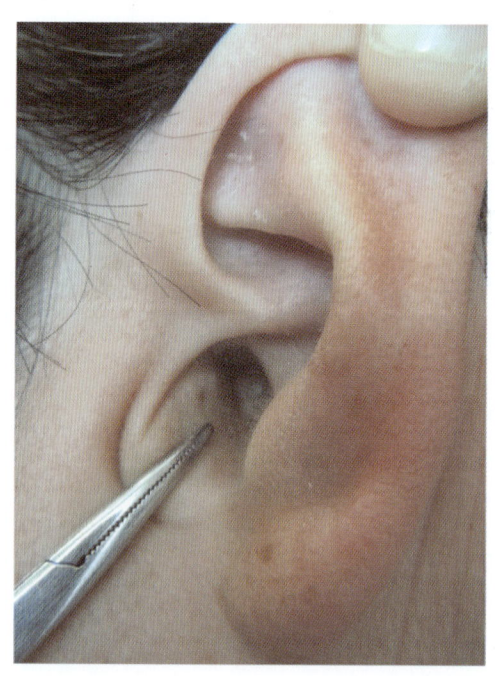

咽喉炎

图片 55

第五章 耳穴诊断各论

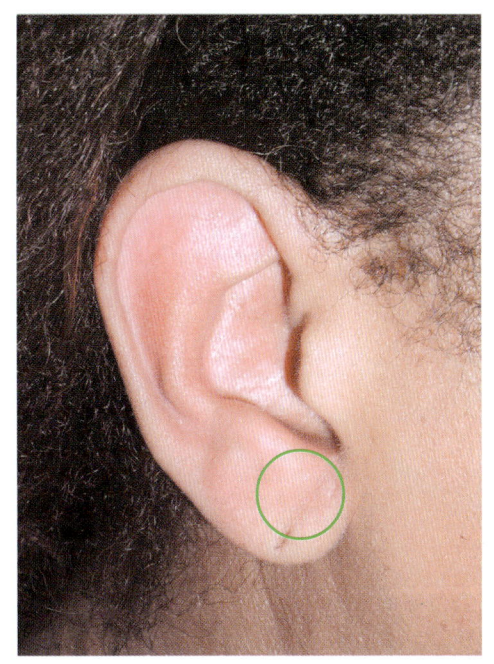
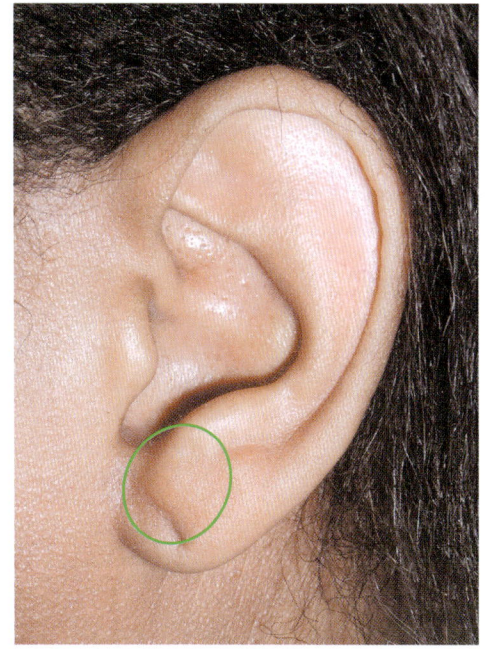

近视

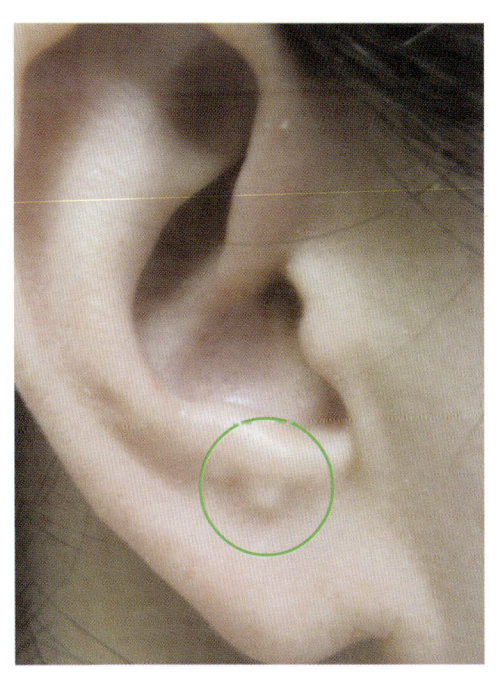
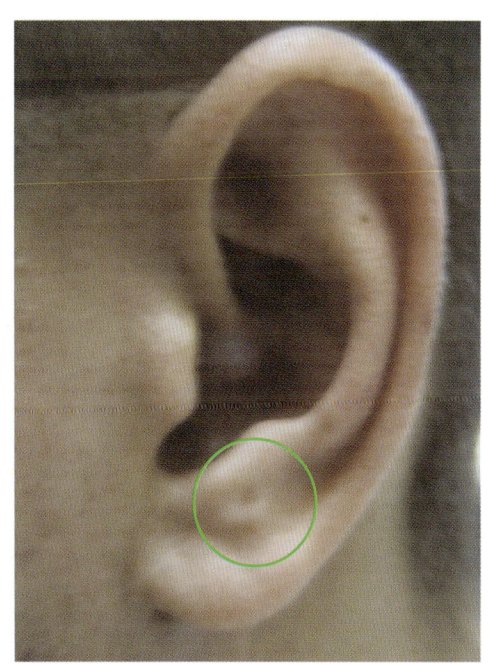

近视散光

图片 56

· 296 ·

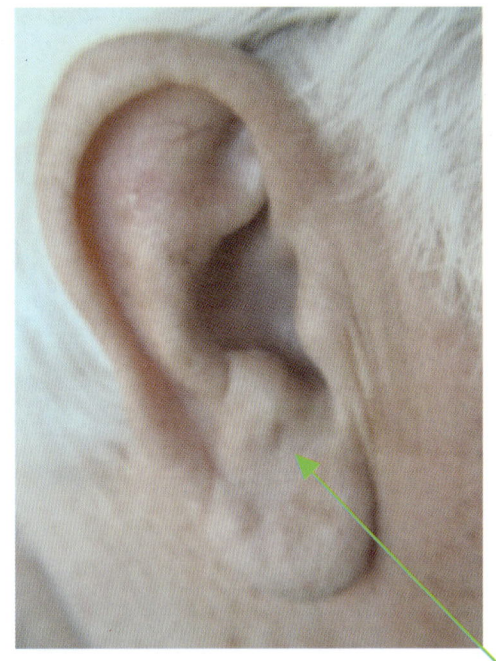
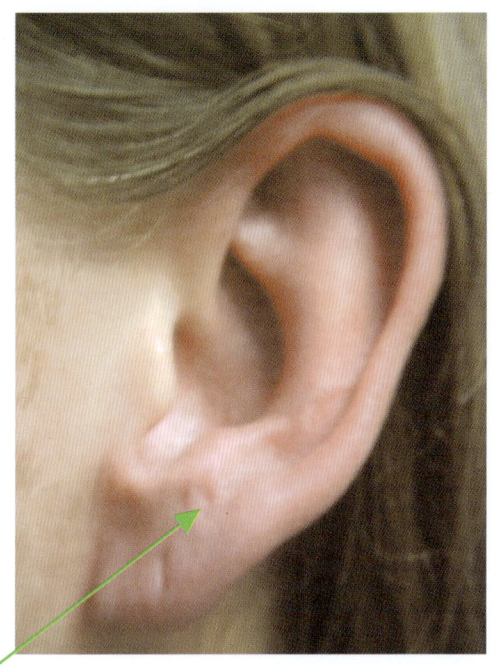

散光

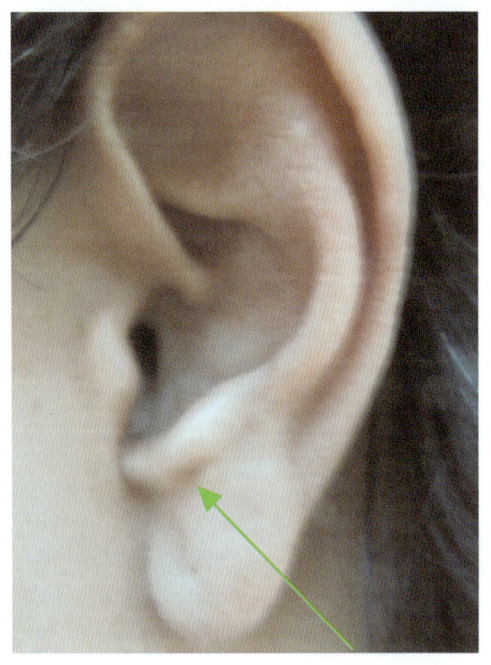
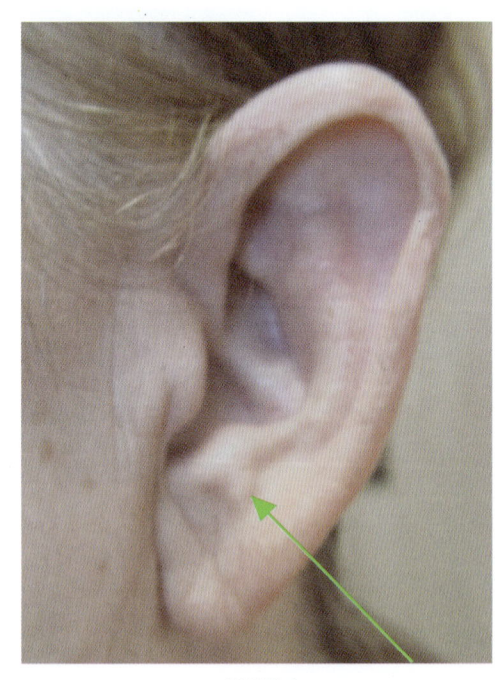

散光　　　　　　　　　　　　远视散光

图片 57

第五章　耳穴诊断各论

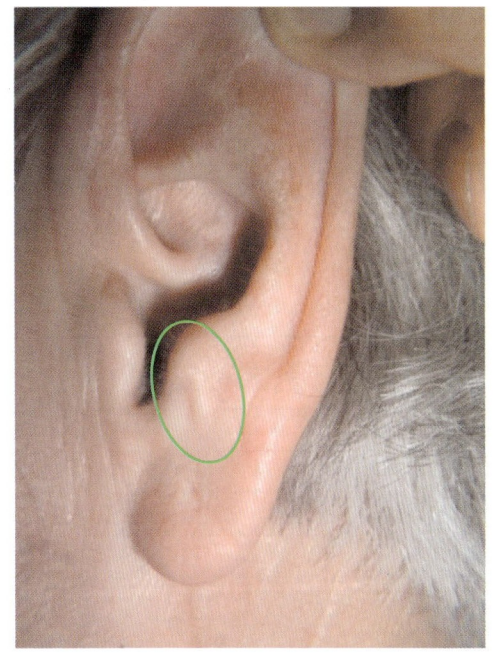
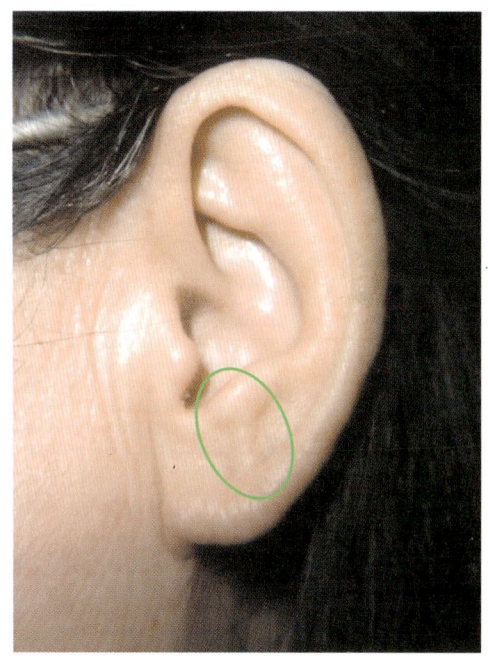

远视散光

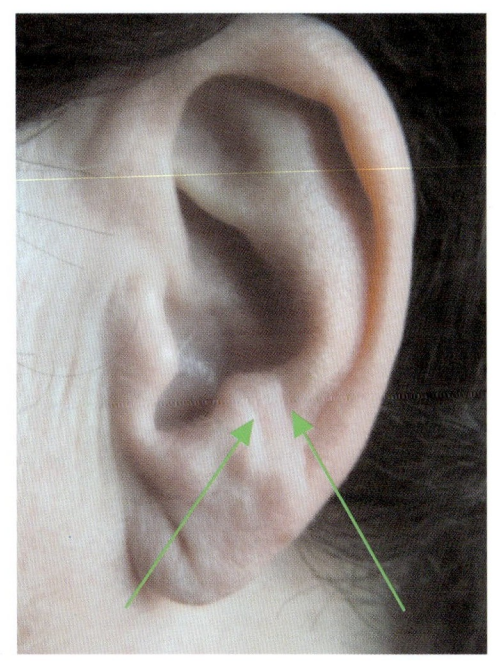

上缺齿沟　　　下缺齿沟

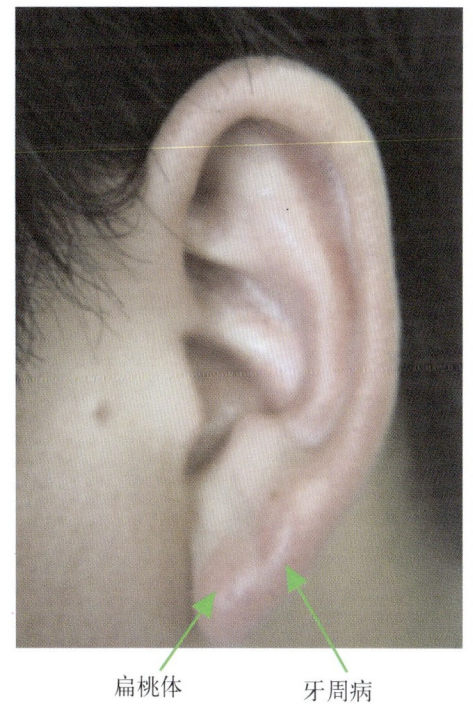

扁桃体　　牙周病

图片 58

附录一　耳穴常见病治疗取穴表

1. 内科疾病

类别	项目	主穴	配穴
胃炎	浅表性胃炎	胃、脾、消化系统皮质下	交感、贲门
	萎缩性胃炎	胃、脾、消化系统皮质下	胰、小肠、口、内分泌
	肥厚性胃炎	胃、脾、消化系统皮质下	腹胀区、三焦
胃溃疡		胃、脾、交感、消化系统皮质下	神门
十二指肠溃疡		十二指肠、胃、交感、贲门、脾、消化系统皮质下	十二指肠球结节
十二指肠球炎		十二指肠、胃、交感、贲门、脾、消化系统皮质下	
急性胃肠炎		耳尖放血、交感、胃、大肠、小肠、脾、消化系统皮质下	恶心、呕吐：贲门 痉挛性腹痛：神门、枕 坠胀感：下焦、腹胀区 消炎：过敏区、内分泌
慢性胰腺炎		胰腺、十二指肠炎、脾、三焦、胃、内分泌、消化系统皮质下	食欲差：口 消瘦、吸收功能差：小肠
食管炎		食道、贲门、脾、交感、胸、消化系统皮质下	
反酸恶心		贲门、胃、交感、消化系统皮质下	胆、肝
呃逆		膈、贲门、胆、肝、胃、交感、消化系统皮质下	神门
腹泻		耳尖放血、乙状结肠、直肠、大肠、脾、消化系统皮质下	过敏性结肠炎：过敏区、内分泌 五更泻：肾
便秘		乙状结肠、大肠、脾、肺、三焦、消化系统皮质下	腹胀时：腹、腹胀区
肠功能紊乱		小肠、大肠、脾、消化系统皮质下、交感、肝	
消化不良		小肠、胃、脾、内分泌、胰、消化系统皮质下	腹泻：大肠
肝炎		耳肝点、肝、耳中、三焦、内分泌、消化系统皮质下	食欲差：口 乏力：脾 肝区痛：肋缘下、肋胁 腹胀：腹胀区、下焦

续表

类别	项目	主穴	配穴
	肝硬化	耳肝点、肝、脾、食道、胃、三焦、内分泌、消化系统皮质下	腹胀:腹胀区、腹水:腹水点
	脂肪肝	肝、胆、胰、小肠、三焦、内分泌、消化系统皮质下	高胆固醇、高甘油三脂:肾
	感冒	耳尖放血、咽、喉、气管、内鼻、肺、轮4放血	头晕、头痛:额、枕 酸软乏力:肝、脾 咳嗽:支气管、平喘
	气管炎	气管、支气管、平喘、脑干、交感、耳尖放血	免疫功能低下:过敏区、内分泌 咳痰:脾、肺 胸痛:胸
	支气管炎	支气管、肺、脾、平喘、交感、耳尖放血	过敏性支气管炎:过敏区、内分泌 感染性支气管炎:肾上腺 胸痛:胸
	支气管哮喘	耳尖放血、支气管、平喘、交感、肾上腺、脾、肺、过敏区	胸憋气短:胸、心血管皮质下 免疫功能低下:内分泌 老年肾不纳气、气喘:肾
	支气管扩张	支气管、肺、脾、平喘、胸、内分泌、耳尖放血	咯血时:肾上腺、脑垂体、膈 炎症:过敏区、肾上腺
	胸闷、胸痛	胸三角:交感、胸、心血管皮质下	相应部位与疾病相对应耳穴
	肺气肿	肺区、脾、肾、交感、平喘、三焦、内分泌、支气管	胸闷气短:胸、心血管皮质下 免疫功能低下:过敏区、耳尖放血
	肺炎	耳尖放血、肺、过敏区、内分泌、肾上腺、平喘	胸痛时:胸 咳痰:脾
	高血压	耳尖放血、降压点、心、心血管皮质下、肝、肾、交感、枕、神门	前头痛:额 后头痛:枕 头晕:晕区 颈项痛:颈后三角区
	低血压	四大升压穴:升压点、脑垂体、肾上腺、内分泌 调节血压中枢:心血管皮质下	心、肝
心律失常	心律不齐	心、心血管皮质下、胸	小肠
	心动过速	心、心血管皮质下、降率穴、神门、枕	
	心动过缓	心、心血管皮质下、交感、肾上腺	胸闷时:胸
	冠心病	心、心血管皮质下、肺、肝、小肠	心绞痛、胸闷时:胸
	心神经官能症	心、心血管皮质下、肝、神门、枕、胸、神经系统皮质下	伴忧郁、焦虑、紧张:身心穴、快活穴 伴失眠多梦:神经衰弱区、多梦区、神经衰弱点

续表

类别 \ 项目		主穴	配穴
脑血管疾病		脑、心血管皮质下、额、心、肝、耳大神经点、枕小神经点、脑后沟	相应部位、耳尖放血,轮4放血
头痛	前头痛	耳尖放血,额、外交感、神经系统皮质下	鼻炎、副鼻窦炎引起:内鼻 屈光不正引起:目2
	后头痛	耳尖放血,枕、枕小神经点、神经系统皮质下	颈椎病引起:颈后三角区
	头顶痛	耳尖放血,顶、外交感、神经系统皮质下	肝
	偏头痛	耳尖放血,颞、胆、外交感、神经系统皮质下、交感	神经紧张性头痛:神门、枕 内分泌紊乱、经前期头痛:子宫、卵巢、内分泌
	全头痛	耳尖放血,枕、颞、额、顶、外交感、神经系统皮质下、枕小神经点	神门
头晕		耳尖放血,晕区、枕、肝、外交感	美尼尔综合征:内耳、脾 运动病:内耳、贲门 贫血引起头晕:脾、三焦 自主神经功能紊乱:交感、神经系统皮质下 脑动脉硬化:脑、心血管皮质下
神经衰弱、多梦		耳尖放血,神经系统皮质下、神门、神经衰弱区、神经衰弱点、枕、多梦区	心脾两虚型:心、脾 肝郁气滞型:肝 心虚胆怯型:胆 心肾不交型:心、肾 胃失和降型:胃、脾
三叉神经痛		耳颞神经点、脑干、三焦、耳尖放血、神经系统皮质下	第一支痛:眼、额 第二支痛:上颌、舌、上腭、面颊区 第三支痛:下颌、下腭、面颊区
忧虑、焦虑、紧张		身心穴、快活穴、神经系统皮质下、神经衰弱点、耳尖放血、神门、枕	心、肝 更年期综合征引起:脑垂体、卵巢
疲劳综合征		疲劳恢复点(口)、脾、三焦、身心穴、神经系统皮质下	失眠:神经衰弱区、神经衰弱点 甲状腺功能低下:甲状腺、脑垂体、内分泌 免疫功能失调:过敏区、内分泌 妇科病:子宫、卵巢、内分泌 贫血:胃、胰、肝、消化系统皮质下
癔症		神经系统皮质下、耳尖放血,脑干、肝、心、额、神门	癔症性偏瘫:耳大神经点、相应部位枕小神经点 癔症性失语:三焦、口、声门 癔症性失明:目2、眼、枕
脑振荡后遗症		枕小神经点、脑干、脑、神经系统皮质下、耳尖放血,轮4放血、肾、肝、神门	伴头晕、目眩:晕区 伴恶心、呕吐:贲门、胃

续表

类别\项目	主穴	配穴
精神分裂症	耳尖放血,神经系统皮质下、额、心肝、神门、枕、神经衰弱点、身心穴	躁狂型:脑干 抑郁型:快活穴
自主神经功能紊乱	交感、神门、神经系统皮质下、丘脑、心、枕	胃肠功能紊乱:胃、脾 心慌、胸闷:心血管皮质下、胸 多汗、自汗、盗汗:肺、脾、肾 失眠多梦:神经衰弱区、神经衰弱点、多梦区
癫痫	癫痫点、脑、脑干、神经系统皮质下、神门、枕、肝、耳尖放血	
面肌痉挛	三焦、面颊区、脑干、耳颞神经点、神经系统皮质下、身心穴、快活点、肝、脾	神门、枕
面神经麻痹	耳尖放血,轮5放血、三焦、脑干、相应部位点刺放血、耳颞神经点、耳大神经点、耳背面颊区、交感、口	肝、脾
幻肢痛	相应部位、枕小神经点、耳大神经点、神经系统皮质下、交感、神门、枕、耳尖放血	神经烧灼痛不能入睡:神经衰弱区,神经衰弱点,多梦区
肋间神经痛	肋胁部、耳大神经点、相应部位,耳尖放血	肝、胆、胸、枕
肾小球肾炎	耳尖放血、过敏区、内分泌、肾、肾炎点、交感、脾、三焦	血压高:降压点、神经系统皮质下心血管系统皮质下、心 浮肿:腹水点、肺
肾盂肾炎	耳尖放血,肾、膀胱、尿道、脾、三焦、内分泌、过敏区	
膀胱炎	膀胱、内尿路、尿道,耳尖放血、过敏区、内分泌、三焦	
尿频、尿道炎	尿道、内尿道、膀胱、神门、枕、神经系统皮质下、耳尖放血	老年神经性尿频:神经衰弱区、神经衰弱点、睡眠深沉穴
糖尿病	糖尿病点、胰腺、三焦、耳中、内分泌、脑垂体、丘脑	口渴:渴点 易饥:饥点 尿频:尿道、膀胱 皮肤瘙痒:过敏区、相应部位 肢体麻木:枕小神经点、耳大神经点、相应部位 视力模糊:目2、眼、枕、耳尖放血

续表

类别 \ 项目	主穴	配穴
甲状腺功能亢进	甲状腺、脑垂体、丘脑、心血管皮质下、内分泌、耳尖放血、神经系统皮质下	心慌：心 多汗：交感、心 烦躁：身心穴、快活点 失眠：神经衰弱点、神经衰弱区、神门
甲状腺机能低下	甲状腺、脑垂体、丘脑、内分泌、兴奋点、促性腺激素点、肾、脾、三焦、交感	浮肿：腹水点、相应部位 月经不调、闭经：子宫、卵巢
低血糖	交感、十二指肠、胰腺、内分泌、肝、脾、脑垂体、丘脑	
柯兴氏综合征	肾上腺、内分泌、脑垂体、三焦、肾、肝、神经系统皮质下，耳尖放血	血压高：降压点、心
埃狄森氏病	肾上腺、内分泌、脑垂体、兴奋点、丘脑、促性腺激素点、三焦	肝、肾
肥胖症减肥	一、调节内分泌：脑垂体、内分泌 二、三增加： 1. 增加兴奋促进脂肪燃烧：额、兴奋点 2. 增加饱感：饥点、丘脑 3. 增加排泄：肾、三焦、肺、大肠 三、一定向：腹、臀或相应部位	

2. 外科疾病

类别 \ 项目	主穴	配穴
急性扭、挫伤	相应部位，耳尖放血或轮4放血	颈、肩、背扭挫伤：颈三角、耳大神经点 腰腿外伤：腰三角 四肢外伤：枕小神经点
风湿性关节炎	相应部位，耳尖放血或轮4放血、过敏区、内分泌、三焦、脾、肝、肾	颈三角、腰三角（坐骨神经三角区）
类风湿性关节炎	耳尖放血，相应部位、内分泌、过敏区、肝、脾、肾、三焦、心血管皮质下、枕小神经点	
骨性关节炎	耳尖放血，相应部位、肾、肝、脾、三焦、内分泌、心血管皮质下	与骨性关节炎的相对的耳背部
痛风	耳尖放血，相应部位、肾、肝、三焦、内分泌、过敏区、心血管皮质下	伴有肾结石：腹外穴

续表

类别＼项目	主穴	配穴
腰肌劳损	相应部位	与相对应部位、相对应的耳背部对贴压后加手法
腰椎骨质增生	相应部位及与相应部位相对应的耳背腰椎、肾、肝、内分泌、三焦	伴有坐骨神经痛时：取相应部位痛点
腰椎间盘突出	相应部位及与相应部位相对应的耳背腰椎穴、坐骨神经三角区	肾、肝、内分泌、三焦、耳穴手法推拿、按摩
骶髂关节炎	骶髂关节及与其穴相对的耳背部	
肾虚腰痛	相应部位、肾、肝、脾、三焦	与相应部位相对应的耳背部
腰棘间韧带椎旁韧带劳损	对耳轮腰椎间及腰椎旁阳性反应点	与对耳轮腰椎间及腰椎旁阳性反应点的耳背穴
臀筋膜炎	相应部位、臀、髋关节	与耳前相对应部位的耳背阳性反应点
坐骨神经痛	坐骨神经三角区、耳尖放血	相应部位、沿坐骨神经走行之痛点，腰骶椎、臀、髋关节、腘窝、踝、趾
腓肠肌痉挛	腓肠肌点、肝、脾、腘窝、枕小神经点、心血管皮质下	耳背腘窝穴
跟痛跟骨骨质增生	跟、耳尖放血、枕小神经点	跟骨骨质增生：肾、肝耳背与耳前相对应之跟穴
足底痛	足底一条线：足跟→足心→足掌→趾耳尖放血	枕小神经点
尾椎痛	耳前及耳背相对应之尾椎穴	
颈椎病	颈后三角区：颈$_3$、颈$_4$、颈$_6$、颈$_7$，耳大神经点耳尖放血或轮4放血	颈$_3$、颈$_4$骨质增生：晕区、枕颈$_6$、颈$_7$骨质增生伴肩痛、手臂麻木：肩关节、锁骨、指、枕小神经点、心血管皮质下、耳大神经点
多发性肌纤维炎	耳尖放血，轮4放血，相应部位、颈后三角区、腰三角区（坐骨神经三角区）	相应部位、肝、脾、颈后三角、过敏区、内分泌、心血管皮质下
肩关节周围炎	耳前及耳后肩三点、锁骨、肩关节、肩、耳大神经点、轮4放血	肩臂不能上举：锁骨、肩肩关节不能外展后伸：耳前肩关节、锁骨肩后痛不能旋前：耳后肩三点2,1
网球肘高尔夫球肘	肘、网球肘穴轮1、轮2穴间放血	
腕管综合征	耳前及耳后腕轮1放血	
板机状指	耳前及耳背指　耳尖穴或轮1放血	

续表

类别\项目	主穴	配穴
阑尾炎	阑尾、交感、下焦、耳尖放血、腹	神门、枕、内分泌
胆囊炎	胆、胆道、十二指肠、内分泌、三焦、消化系统皮质下、脾、耳背胆囊区	腹胀：腹胀区、三焦 口苦：口 反酸：交感、贲门
胆道感染胆管炎	胆管、十二指肠、内分泌、三焦、胆脾、消化系统皮质下	
胆石症	胆、耳背胆囊区、胆道（胆管）、十二指肠、交感、内分泌、耳中、消化系统皮质下	胆区痛：肋缘下、肋胁 口苦：口 反酸：贲门 腹胀：腹胀区、下焦 便秘或腹泻：大肠、乙状结肠、脾
脱肛	直肠、肛门、脾、肝、三焦、膈、脑垂体、消化系统皮质下	便秘时：大肠、乙状结肠、肺
慢性前列腺炎	前列腺、膀胱、下焦、内分泌、内生殖器、盆腔、肝、肾、耳尖放血、尿道	
前列腺肥大	前列腺、内生殖器、下焦、内分泌、膀胱、脑垂体、盆腔、促性腺激素点	肾、肝
泌尿系结石	相应部位、交感、神门、下焦、神经系统皮质下	肾结石：肾、腹外穴：耳前及相对应的耳背部 输尿管结石：输尿管狭窄部位阳性反应点、盆腔 膀胱结石：膀胱、内尿路 尿道结石：内尿路、尿道、盆腔
睾丸炎、附睾炎	睾丸、内、外生殖器、盆腔、肝、三焦、内分泌、前列腺、耳尖放血	肾
阳痿	内生殖器、外生殖器、促性腺激素点、动情穴、兴奋点、内分泌、脑垂体	肾、肝、快活穴
遗精（梦遗）	神门、肾、肝、心、多梦区、内生殖器、外生殖器、神经衰弱区、神经衰弱点	耳尖放血
夜尿症	尿道、耳中、脑垂体、兴奋点、额、膀胱	外伤引起遗尿：腰骶椎
尿潴留	肾、膀胱、下焦、腹水点、脑垂体、内分泌、神经系统皮质下	肝、脾
尿失禁	尿道、膀胱、脑垂体、腰骶椎、肝、神经系统皮质下	

续表

类别＼项目	主穴	配穴
乳腺炎	乳腺、胸、肝、内分泌、三焦、耳尖放血	胃
淋巴管炎	耳尖放血，相应部位、过敏区、内分泌、肾上腺	淋巴管炎肿胀时：腹水点、三焦、脾
丹毒	耳尖放血，相应部位、过敏区、内分泌、肾上腺、脾、肺	
红斑肢痛症	耳尖放血，相应部位、交感、肺、脾、心血管皮质下、神经系统皮质下、神门、枕	夜间痛甚影响睡眠：神经衰弱区、神经衰弱点
肋软骨炎	相应部位、胸、肋缘下、肋胁、交感	心血管皮质下
血栓闭塞性脉管炎	相应部位、交感、心血管皮质下、心、肺、热穴、枕小神经点、肝、脾、内分泌	
雷诺氏病	交感、热穴、心血管皮质下、枕小神经点、耳大神经点、相应部位（指、趾等）	心、肝、肺、脾
静脉炎	耳尖放血，相应部位、过敏区、内分泌、交感、心血管皮质下、三焦、热穴	心、肺、脾

3．妇科疾病

类别＼项目	主穴	配穴
月经不调	子宫、脑垂体、内分泌、卵巢、肾、肝	神经系统皮质下
月经少、闭经	子宫、脑垂体、内分泌、卵巢、交感、促性腺激素点、兴奋点	心血管皮质下、肾、肝
月经过多功能性子宫出血	子宫、脑垂体、内分泌、卵巢、肾上腺、脾、膈	肾、肝
痛经	子宫、盆腔、下焦、交感、内分泌、脑垂体、卵巢、耳尖放血	肾、肝
盆腔炎	盆腔、下焦、内分泌、三焦、肝、脾	肾
附件炎	附件炎、盆腔、下焦、内分泌、肝、脾、三焦	肾、耳尖放血
子宫颈炎、带症	宫颈、三焦、下焦、内分泌、脾、肝	肾、耳尖放血
子宫内膜炎	子宫、宫颈、内分泌、卵巢、脑垂体、丘脑、促性腺激素点、三焦	肾、肝
输卵管炎	输卵管、下焦、三焦、内分泌、卵巢、肝	肾、脾
卵巢炎	卵巢、输卵管、内分泌、三焦、下焦、肝、脾、促性腺激素点	子宫、肾

续表

类别 \ 项目	主穴	配穴
更年期综合征	子宫、卵巢、脑垂体、内分泌、交感促性腺激素点、神经系统皮质下	肾、肝
子宫下垂	子宫、宫颈、盆腔、下焦、肝、脾、脑垂体、三焦、腹	肾
经期紧张症 经期乳胀	子宫、卵巢、内分泌、乳腺、脑垂体、丘脑、肝、胃	神经系统皮质下、身心穴、快活穴

4. 皮肤病

类别 \ 项目	主穴	配穴
荨麻疹	过敏区、内分泌、肾上腺、耳尖放血、肝、脾、肺、交感、膈	胃肠型荨麻疹：胃、小肠、胆、神门、枕
脂溢性皮炎	肺、交感、肝、胆、胰、交感、三焦、耳尖放血、心血管皮质下	脂溢性脱发：相应部位、枕、项、颞
接触性皮炎	过敏区、交感、内分泌、耳尖放血、肾上腺、相应部位、脾、肺、肝	疼痛、灼痛：神门、枕
皮肤瘙痒症	耳尖放血、相应部位、过敏区、肺、肝、脾、神经系统皮质下、内分泌、膈	失眠、夜间痒甚：神经衰弱区、神经衰弱点
神经性皮炎	耳尖放血、神经系统皮质下、身心穴、交感、神门、枕、肺、脾、心、肝、相应部位	失眠、烦躁不安：神经衰弱区、神经衰弱点、耳大神经
结节性痒疹	相应部位、耳尖放血、神经系统皮质下、过敏区、内分泌、肺、肝、心、脾	失眠奇痒：耳穴相应部位点刺放血、神经衰弱区、神经衰弱点
外阴瘙痒	外生殖器、耳尖放血、过敏区、肝、肺、膈、神经系统皮质下、神门、枕	痒甚者：耳穴外生殖器点刺放血，若为妇科病引起：生殖线
肛门瘙痒	肛门、膈、耳尖放血、肝、肺、脾、心、神经系统皮质下	痒甚者：肛门穴点刺放血
牛皮癣	耳尖放血、轮4放血、肝、肺、脾、心、内分泌、过敏区、相应部位	便秘、烦躁者：大肠、三焦、胆
湿疹	耳尖放血、过敏区、内分泌、肾上腺、肺、脾、相应部位、三焦、交感	神门、枕
白癜风	相应部位、脑垂体、丘脑、内分泌、肾、肺、脾、神经系统皮质下、三焦	肝、肾上腺
黄褐斑	相应部位、脑垂体、丘脑、内分泌、肾上腺、肾、肝、肺、三焦、促性腺激素点	心血管皮质下、脾

类别\项目	主穴	配穴
带状疱疹	相应部位、耳尖放血,肝、胆、肺、过敏区、内分泌、神经系统皮质下	耳大神经点、神门、枕
扁平疣	相应部位、耳尖放血、肺、肝、脾、过敏区、内分泌、面颊区、肾上腺	
痤疮	耳尖放血,相应部位、肺、胃、脾、内分泌、过敏区、三焦	女性经期前痤疮加重:子宫、卵巢 便秘:大肠、乙状结肠
玫瑰痤疮 酒渣鼻	耳尖放血、面颊、外鼻、肺、胃、脾、过敏区、内分泌、肾上腺	酒渣鼻甚者:外鼻区点刺放血
盘状红斑狼疮	耳尖放血、相应部位、过敏区、内分泌、肝、肾、肺、脾、肾上腺	
多汗症	交感、心、肺、脾、神经系统皮质下、相应部位	肾

5. 五官科疾病

类别\项目	主穴	配穴
近视	耳尖放血,目2、眼、交感、枕、肾、肝	
屈光不正、眉心痛	耳尖放血,目2、眼、交感、枕、额	肾、肝
青光眼	耳尖放血,目1、眼、降压点、枕、肝	肾、神经系统皮质下 眼胀痛者:额、神门
急性结合膜炎	耳尖放血,眼、肺、肝、内分泌、目2	过敏性结膜炎:过敏区 眼肿胀痒甚者:眼区点刺放血
麦粒肿、霰粒肿	耳尖放血、眼、脾	目2、内分泌
角膜炎	耳尖放血、眼、肝	目2、内分泌
视神经萎缩 视神经炎	耳尖放血,目2、眼、枕、交感、心血管皮质下、肾、肝	外交感、枕小神经点
内耳眩晕症	内耳、颞、三焦、晕区、枕、肝、脾、耳尖放血	恶心呕吐:贲门、胃
耳鸣	内耳、颞、三焦	高音耳鸣:肾 低音耳鸣:胆、肝、耳尖放血
听力下降	内耳、颞、三焦、速听点(肘)、交感、目1、外耳	外交感、肾、胆
中耳炎	内耳、颞、三焦、耳尖放血、目2、外耳、内分泌、肾上腺、脾	急性炎症时:轮5放血

续表

类别\项目	主穴	配穴
耳痛	耳尖放血,相应部位、外耳、三焦	耳源性疼痛:外耳 放射牵扯痛:相应部位阳性反应点 耳廓神经痛:耳神经刺激点 耳屏内及耳前痛:耳颞神经点 耳廓外上方痛:枕小神经点 耳廓外下方痛及耳垂痛:耳大神经点 耳屏内耳甲腔、耳轮脚周围痛:迷走神经（耳穴）
鼻炎	内鼻、鼻通穴(外耳)、肺	肾上腺、脾、大肠
过敏性鼻炎	内鼻、过敏区、内分泌、肺、肾上腺,耳尖放血	脾
副鼻窦炎	内鼻、鼻通穴(外耳)、肺、额、上颌、肾上腺、三焦	脾
鼻咽炎 鼻液倒流	鼻咽、内鼻、肺、脾、交感、过敏区、内分泌、肾上腺、耳尖放血	咽、喉
咽部异物感	咽、喉、口、食道、气管、三焦、肺	内分泌、肝、神经系统皮质下
咽炎	咽、气管、三焦、内分泌、口、肺,耳尖放血	
喉炎	喉、喉牙穴、声门、气管、三焦、肺	脾、心、耳尖放血
声音嘶哑	喉、声门、气管、肺、三焦、口、肺、脾	
鼻出血	内鼻、肾上腺、膈、脾、脑垂体	肺
嗅觉失灵	内鼻、耳颞神经点、三焦、神经衰弱点(嗅中枢)、内分泌、大肠	
颞颌关节紊乱	颞颌关节、三焦、口、耳颞神经点、喉牙穴	急性颞颌关节炎:轮4放血、外耳
复发性口腔溃疡	相应部位:上腭或下腭或舌、脾、口、三焦、轮4放血	过敏区
牙周病	下颌、上颌、三焦、脾	耳尖放血
牙龈出血	下颌、上颌、脾、脑垂体、膈、肾上腺	
牙痛	下颌或上颌阳性反应点、三焦、轮4放血	口

附录二　耳穴诊治疾病原理的探讨

耳针是中国医学的一个重要组成部分,现已成为针灸学的一门分支学科,并形成了独立诊断和治疗疾病的体系。世界卫生组织以正式把耳针归属于"微刺系统",并形成耳医学。为什么能通过耳穴可以诊断疾病,又为什么能通过耳穴治疗疾病,耳穴诊断和治疗疾病的原理是什么？耳穴工作者一直在不断研究和探讨这个问题,并做了大量的工作,形成了各种学说,但迄今尚无一明确统一的认识,因此只能在研究和探讨耳穴诊断和治疗疾病的原理所做的工作和认识作一概述。

第一节　耳穴与经络的关系

《灵枢·海论篇》记载"夫十二经脉者,内属于脏腑,外络于肢节"。经络系统遍布于人体各部。奇经八脉中,督脉为"阳脉之海"总督诸阳,调节全身诸阳之气,任脉为"阴脉之海",任督两脉共同调节肢体的运动和眼睑的开合,阴维阳维则分别维系六阴和六阳经络,以维持阴阳经之间平衡,因此经络系统将人体各部的组织器联系成一个有机的整体。在生理上经络可运行气血、调理阴阳、抗御外邪、保卫机体。在病理状态下,邪气侵入机体或某脏腑时,经络则是传注病邪反映病候的通路,因此针刺体穴、耳穴等部位,经络能传导感应,调整虚实,使人体各部的功能活动得到调整,以保持相对平衡,从而达到治疗疾病的目的。

临床实践中发现,接受耳针或耳穴贴压治疗的病人有轻微的触电或气体流动,或一股发热暖流由耳廓沿着一定路线向身体的某一部位放射,其经过路线大部与经络循环的路线相似,有实验证明:在所观察的48条经中,有42条经与相应耳穴发生传感联系(占87%),可以认为耳穴与相应经络传感联系是客观存在的。上海市耳针协作小组,应用耳部针刺,对200例针刺后的放射感应,所涉及的有关经脉络路线进行观察:

1. 感应次数,有59例发生放射感应,占29.5%,足太阳膀胱经发生放射反应,针刺耳穴坐骨神经占9例,其余大肠、肺及内分泌区出现反应。
2. 放射感应病例中,均在同侧有压痛、压酸及面部酸麻感。
3. 感应出现与手法关系,59例中,强手法45例,轻手法14例。

上海市杨浦区中心医院,针刺300例观察耳廓压痛点与放射感应关系发现:

1. 感应路线与病人敏感度有关。敏感人易出现。
2. 感应路线与捻针方向有关,如5例针刺坐骨神经穴,用泻法时,感应路线向颞侧方向传导,病人感头痛、头胀。改用补法时,针刺路线沿相应胆经路线进展。
3. 肢体上局部取穴能影响感应路线的产生,针刺耳廓腕穴时,患者感有电刺激样感应到手背外缘,相当小肠经路线。针刺腕关节处的阿是穴后,感应路线消失,随后拔出阿是穴的针,再捻转耳穴的针,就无法诱发感应路线了。

广西中医学院针麻经络研究室,对针刺体穴循经感传显著的受试者,刺激耳穴时出现循经感传进行了观察,在104次的测试中,90次所诱发的感传的循行路线与耳廓刺激互有特异的对应关系,约占86.5%,其余14例感传系沿着同名经、表里经或其他无关经脉的路线循行。他们在观察中还作了一些指标,如指血流图、痛酸变化、肌肉颤动以及肌电等。

笔者1973年在保定地区中医院经络科病房对经络敏感人进行了耳穴肝、胆、心、胃、膀胱、肺经等穴位的探测,在用耳穴探测仪测其脏腑时,均发现经络感传,而感传的路线是自耳廓开始,沿一定的路线向相应的经脉的起止穴,然后在沿该经脉的路线循行,终其全程。在经络敏感人身上不只是刺激五脏六腑的耳穴,穴位中出现经络感传,而电刺激其他耳穴如:五官、肢体、脊椎等某一穴位时,亦可出现敏感的经络感传现象,其路线自耳穴发出,传至相应的机体组织器官,同时发现若准确地刺激到耳廓穴位点时,可迅速出现经络感传,而刺激耳廓非穴位区,无诱发经络感传,说明耳穴定位有相对特异性,耳穴与机体有特定的相关性联系。

国外亦有关于耳穴与经络关系的报道,日本石川县岸勤于1972年发表了人体的各条经络路线全部到达听会穴的论点。他的实验指出,各经络到达听会后,再从听会穴开始,向耳廓上循行,各自又发生特异的耳廓经络路线的现象。岸勤认为,在耳廓上的十二经络循行是环形的。

法国医生诺吉尔报道,耳廓的两条"能量管道"及其更细的分支把耳廓各敏感点连成一个整体,沿耳轮缘形成一个大环状,能量在这两条管道中不断循行,并被认为是所谓耳廓的经络。目前有人证实,诺吉尔所谓的"管道"乃是耳廓经络的某段路线。诺吉尔的前条管道自耳屏下方开始向下,经耳垂转个弯至对耳屏,认为是耳廓手足太阳经脉的一部分路线,而后条管道从耳轮尾上升,沿着耳轮缘走行止于耳轮脚应视为耳廓手阳明经的一段行程。

上述资料和实践结果说明,耳廓与经络确实存在着极其密切的关系。由于经络是运行气血的通路,具有内属脏腑,外络肢节,沟通内外,营养全身,抗御病邪,保卫机体的作用,所以当针刺耳廓某穴位时,就能调整某条经脉,从而起到治病的作用。又由于经络有反映病候和传注病邪的作用,所以当某条经脉或某个脏腑有病时,通过经络又会反应到耳廓上来,"通则不痛,痛则不通"。《灵枢·经筋篇》"以痛为俞"说明当经络瘀阻,脏腑功能失调,气血运行不畅时,必定会出现相应的耳穴出现低电阻,低痛阈及体表颜色、形态的异常变化,耳诊工作者,就是依据这些变化,临床上称之阳性反应点来进行诊断疾病。

第二节 耳穴与脏腑的关系

耳与五脏六腑的关系十分密切,是机体体表与内脏联系的重要部位。在经典著作中,有关耳与脏腑关系的论述很多。

源于中国传统医学的整体观,在诊断和治疗上有一定价值,当机体脏腑功能失调,经络瘀阻后,在相应的耳穴上,便会出现各种阳性反应点,其中以疼痛敏感及电阻低、导电量高为主,这种反应为疾病诊断提供了理论依据。

在临床观察中,发现良导点出现率与脏象学说有密切关系,经过对113例血栓闭塞性脉管炎患者进行了耳穴良导点探测观察,良导点电量最高的有:心、肾、内分泌、心血管系统皮质下区、相应部位。中医学认为:血栓闭塞性脉管炎病因辨证关系是"元气虚损,心肾失调"。对366例神经衰弱患者耳穴良导点探测,心、神门、神经系统皮质下区、神经衰弱点导电量最高,其次是肾、胆、肝、脾、胃穴。神经衰弱是情志所伤,扰动心神,而心藏神、主神明、神不得安,神不守舍而失眠多梦。因此神经衰弱在临床可见:心肾不交型、心脾两虚型、心虚胆怯型、肝郁气滞型、胃失和降型等类型,在治疗中应以取心、神门为主的辨证施治取穴。

耳穴阳性反应在疾病诊断中,有一定特异性。如有的穴位是一穴一病的反应,有的穴位是一穴多病的反应,而有的是多穴一病的反应。临床观察中五脏六腑的穴位多呈一穴多病反应,不单属本脏腑器质性的疾病,耳穴探测中会呈现强阳性或阳性反应,而在其他多种病症中也会出现阳性或弱阳性反应,如各种慢性病、虚弱病,肾穴均可出现反应。如肾小球肾炎、肾功能减退、肾盂肾炎、膀胱炎、尿道炎、阳痿、遗精、带症、月经不调、耳鸣、耳聋、听力减退、神经衰弱、脱发、慢性腹泻等,这是由于肾在中医脏腑系统中是一个极为重要的脏器,其生理功能是藏精、主水、主骨生髓,又主纳气,与人体的生殖、生长发育、衰老及水盐代谢有密切关系,这种一穴多病的反应,体现脏象学说的核心,即一个脏腑具有多种功能的特点。内脏的生理活动或病理变化可反应人体的正常与异常,由于这种特征能客观地反映内在脏腑的机能变化、机体的状况。从而可以做为推论或判断脏腑生理和病理变化的客观依据。

耳穴工作者不但在临床实践中观察到耳穴与脏象学说有密切关系,而解在实验研究上作了大量的工作。

原北京医学院基础部针麻原理研究形态组,在无菌条件下,手术结扎兔左冠状动脉前降支,造成心肌梗塞。实验组兔手术前心电图正常,手术后心电图呈急性心肌梗塞波形,不经治疗,两个月左右心电图逐渐恢复,在心肌梗塞期间,兔耳廓凹面下1/3皮肤出现了大量低电阻点。与手术前相比,差异极明显。这个实验说明耳穴与心脏是有联系的。

昆明彭印高用氯化钡引起家兔心肌梗塞,研究用耳针对心脏损害的治疗作用,共用家兔20只,治疗组10只针刺双耳心穴后接G6805型治疗仪。对照组耳针无关点也接上治疗仪。输出电压和频率两组相同。电针30分钟后,静脉注射10%氯化钡,造成心肌梗塞,静脉注射完毕后,即刻、半小时、4小时各记录心电图的变化。

依全身状况和心电图组间对比来判定结果,实验后家兔不能站立,甚至死亡者,为全身状况差;能保持自由体态及主动摄食者,为全身状况良好。对照10例家兔,有7例全身状况不良,其中2例死亡。治疗组10例全身状况良好。两组有非常显著的差异($\chi^2 = 10.77$,$P < 0.05$)。从心电图看,对照组10例均有心脏病变的心电图表现,而治疗组仅有2例有心脏病变。两组比较有非常显著的差异($\chi^2 = 13.3, P < 0.05$)。静脉注射氯化钡:对照组有5例出现心律失常,而治疗组无一例心律失常,两组比较有非常显著的差异($\chi^2 = 6.7, P < 0.01$)。从以上指标可看出,耳针对家兔实验性心脏损害有非常明显的治疗作用。

耳穴心区与机体心脏在生理活动和病理变化中亦有密切关系。北京大学医学部第三医院白哲伦、袁硕两位医生对急性心肌梗塞者的耳穴心区作了耳穴色泽、形态及电阻值的连续动态观察,结果是耳穴的电阻值、各穴位之间的电阻均值(心、小肠、神门、交感、皮质下),均随着病情的好转而增高,其中心区电阻均值之差,病情急性期(治疗前)与病情稳定期(治疗后)两耳均大于 30 kΩ,而神门、交感、皮质下电阻之差两耳均在 20 kΩ 以下,说明耳穴心区、电阻值的动态观察,可做为心肌梗塞患者病情好转的一个客观依据。

30 例急性心肌梗塞患者中,86.7% 患者心区可充血红晕,73.3% 小肠区可见充血性片状红晕,心、小肠区同时出现充血性片状红晕者占 56.7%。这一观察结果和中医学心与小肠相表里的理论是一致的。

北京市第二医院心血管研究室赵玉环等运用中国科学院生物物理研究所严智强创立的"人体物理光谱分析方法"对 42 例双耳心区光谱成分进行定量观测,其中 20 例健康人组,耳穴心区红光强度左右无明显差异;冠心病人组,耳穴心区左右两侧红光强度存在显著差异,且左侧大于右侧。

为探讨耳与经络、脏腑关系,耳穴—体穴—脏腑三者相互关系,笔者与中国科学院物理研究所严智强、北京市第二医院心血管研究室赵玉环等,对冠心病耳穴心区与体表内关、外关等穴位温度、电阻值进行测定,做了客观化观察。

(一)观察仪器

中国科学院生物物理所研制的 BKT 温度测定仪。

(二)观察对象

冠心病组:39 例伴有胸闷、气短、心绞痛发作症状,不正常心电图。
健康组:33 例。
对照组:96 例冠心病患者。

(三)观察部位

耳穴:心、小肠、降率穴、皮质下。
体表穴位:内关、神门、外关、阳池、阳陵泉、丘墟。

(四)刺激部位

体表穴位:内关。
耳穴:冠心病组、健康组为心、小肠、降率穴、皮质下。
对照组:大肠、枕、耳廓非穴$_1$、非穴$_2$。
观察方法:测试冠心病组、健康组、对照组的每位受试者,在未进行耳穴、体穴治疗前的各观察部位的温度及体表电阻,并予以记录。测试后分别针刺内关穴观察心、小肠、降率穴、皮质下肢体表温度;冠心病组以气痛丸贴压耳穴心、小肠、降率穴、皮质下,观察体表穴温度和电阻信息。对照组除单一刺激心、小肠、降率穴、皮质下分别观察体表温度外,并同时刺激耳穴大肠、枕、耳廓非穴$_1$ 和非穴$_2$,每组穴位耳压后稍按 20~30 秒休息 20 分钟后在进行测定予以记录。

(五)观察结果

1. 刺激耳穴心、小肠、降率穴、皮质下、观察体表温度变化,冠心病组内关、外关、阳池、神门穴温度值较贴压前明显上升,统计学处理 $P<0.001$;而阳陵泉、丘墟穴温度有变化,但无统计学意义。冠心病组、对照组采用单一刺激耳穴心、小肠、降率穴、皮质下或同时刺激与治疗冠心病无关耳穴大肠、枕、耳廓非穴$_1$、非穴$_2$。结果温度差值与贴压前比较均未见明显差异。健康组同时刺激耳穴心、小肠、降率穴、皮质下四穴,温度值变化不明显,显著低于冠心病组。

2. 刺激冠心病组体穴内关,观察耳穴心;小肠、降率、皮质下温度较刺激前明显上升,统计学处理 $P<0.05$。针刺健康组内关穴,观察耳穴心、小肠、降率穴、皮质下温度未见明显差异性改变,统计学处理 $P>0.05$。

3. 刺激耳穴心、小肠、降率穴、皮质下观察冠心病组内关、神门穴电阻值变化,左手内关穴、双侧神门穴电阻值明显上升。而刺激耳穴,观察健康人体穴位,其体表电阻值未见显著差异性改变。

通过刺激冠心病组耳穴或体穴,出现温度和体表电阻值相应的改变,与健康组比较有显著差异,提示人体内脏病理改变可在体表穴位上或耳穴上出现客观反应。冠心病可通过针刺耳穴心、降率穴、小肠、皮质下或针刺内关穴的治疗得到调整。体现了耳穴—体穴—内脏之间的相互联系。刺激单个穴位或同时刺激与治疗冠心病无关穴位,其体表温度未见差异性改变,提示耳穴有特异性,在治疗中调整作用是协调的,在治疗应用中要有一定的刺激强度,方能达到治疗效果。

耳穴和五脏六腑的相关性,耳针对胃肠蠕动的影响,天津市耳针研究小组、上海市耳针协作小组、上海市气功疗养院等单位报道,在104例无上消化道病史的正常人中,针刺耳穴胃区前后作消化道钡餐检查比较,发现耳针后,幽门管开放时间由原来的68秒减为54秒。胃蠕动波最大深度也略有增加。对一例溃疡病疼痛急性发作者,在耳穴胃区找到敏感点,进行针刺,并在X光下观察,发现胃的蠕动在针刺以后有明显增强现象。而在非敏感点针刺后2分钟,肠鸣音频率增进达最高峰,以后逐渐减退,平均持续时间约在5分钟左右;对胃肠患者,在针刺耳穴胃区前后,于X光观察胃蠕动,发现不论蠕动的波速、频率、波深及胃收缩均有改变。

山东中医学院李心虹等作了电针耳穴胃区对人体胃电影响的临床实验观察,119例病例均是胃、十二指肠疾病患者。实验分胃区组60例,对照组胃区、心区组28例,胃区耳尖组31例三组。观察针刺前后胃电的改变,结果胃区组选取病变导联,每导联取10个波幅的均值计算,经过实验表明,针刺耳穴胃区、前后胃电波幅和频率的改变皆有显著意义($P<0.01$),从效应上看,低幅值组和频率组针后波幅和频率升高;高幅值组和高频率组针后皆降低;胃区、心区组,胃区耳尖组将针刺胃区和心区,胃区和耳尖的两组病例分别进行同体对照,比较针刺胃区与心区,胃区与耳尖前后胃电波幅和频率的差值,结果在胃区电波幅的改变上都有显著差异,即针刺耳穴胃区,对胃电波幅的影响明显大于针刺耳穴心区及耳尖。频率的比较,两组都没有统计学意义。本实验结果表明,针刺耳穴胃区对胃电的波幅和频率,其效应呈良性双向性调整作用,即针前胃电波幅和频率偏低者,针后可提高;针前偏高的针后可提高;针前偏高的针后则能降低。提示针刺耳穴胃区对病理状态下的胃、十二指肠具有良好的改善功能,恢复期机能正

常的作用,说明耳穴胃区对胃有相对的特异性,更加证实了耳穴和内脏之间存在着一定联系。

近代对耳穴与胆关系的实验很多。管遵信等用耳穴染色法对339例确诊胆石症的患者和67例胃、十二指肠患者作了对比观察,研究耳穴与胆的关系。结果胆石症组的胰胆穴和肝穴耳穴染色法的着色率分别为66.2%和27.6%;而胃、十二指肠患者仅11.9%和9.7%。经统计学处理,二者有非常显著的差异。这一结果提示,耳穴胰胆与内脏存在相关性,并有相对特异性。肝穴着色率较低,但和胃、十二指肠有统计学上的差异。这对验证"胆和肝向相表里"的理论有一定意义。

许东平等用管氏耳穴染色法对确诊的胆囊炎、胆石症患者88例进行了观察,以21例排除胆囊炎、胆石症的其他病例患者作对照,研究耳穴和胆的关系,结果胆囊炎,胆石症组88例中,胰胆穴着色者80例,占90.1%,而对照组中胰胆穴着色1例,占4.7%。二组相比,有非常显著的差异($P<0.001$),这一结果与管遵信研究的基本一致,再次验证了耳穴与胆的联系。

刘维洲、杨云碧等对142例胆道石患者做的耳穴染色观察,其结果与上述两个结果基本一致,说明耳穴与胆的联系是可重复的。

上海医学专科学校生理教研组,对耳穴与尿液分泌的关系做了观察,耳针家兔肾和膀胱区9例,均可使尿量减少。然后又给家兔耳静脉注入30%葡萄糖溶液20毫升,达到利尿目的,并注射垂体后叶素0.5毫升,使其尿量减少。结果表明,在尿量多时,耳针有抑制作用;而在尿量少的情况下,耳针刺激确有完全的相反作用。说明耳针对尿液分泌有调整作用,使之平衡。

在耳穴与五脏六腑、耳穴与相应的组织器官的相关性研究上,近代各大专院校基础部生理教研室、中医研究院、耳针研究所、经络研究所等单位作了大量工作。如管遵信作了实验性急性阑尾炎的耳穴染色观察,胃、十二指肠溃疡者的耳穴染色观察,耳穴电测法,耳穴与硅肺的实验研究,耳穴与子宫的相关的研究;朱元根做了耳穴与腹膜,耳穴与心包炎的相关性和相对特异的研究,观察了动物和人体的阴虚症的耳穴特异反应的观察等,大量的资料和实验结果证明,耳廓与脏腑有着密切的联系。耳穴与各内脏之间,不仅存在着相关性,而且具有相对特异性。因此针刺或贴压耳穴可调节脏腑和器官功能活动,治疗疾病。脏腑各器官有病时,在耳廓上与该脏腑有联系的部位就会产生反应,从而可以用来诊断疾病。

第三节 耳穴与神经的关系

耳廓的神经很丰富,有来自脊神经颈丛的耳大神经和枕小神经;有来自脑神经的耳颞神经、面神经、舌咽神经、迷走神经的分支以及随着颈外动脉而来的交感神经。

分布在耳廓上的四对脑神经及两对脊神经和中枢神经系统均有联系,如分布在耳廓的耳颞神经属三叉神经下颌支分支,除司咀嚼运动和头面感觉外,还与脊髓发生联系;面神经除司面部表情肌运动外,还管理一部分腺体。延髓发出的迷走神经和舌咽神经对呼吸中枢、心脏调节中枢、血管运动中枢、唾液分泌中枢(呕吐、咳嗽中枢)等都有明显的调节作用。来自脊神经的耳大神经、枕小神经除管理躯干、四肢、骨关节肌肉运动以外,还支配五脏六腑的运动。由脑、脊髓部发出的副交感神经和脊髓胸、腰部发出的交感神经(分布在耳廓上的迷走神经属副交感神经;交感神经在耳廓上伴动脉分布),所组成的内脏神经,对全身的脏器几乎有双重支配作用,两者互相抵抗,而又协调,共同维护全身脏腑躯干四肢的正常运动。

从耳廓神经分布看出,耳廓与全身有密切联系,从耳廓神经分布的显微观察,更可以看出耳廓和神经系统有密切联系。神经进入耳廓后,从表皮至软骨膜中会有各种神经感受器;游离丛状感觉神经末梢、毛囊神经感觉末梢及环层小体;耳肌腱上和耳肌中存在有单纯型和复杂型丛状感觉神经末梢、高尔基型腱器官、露菲尼样末梢及肌梭。由于耳廓含有浅层和深层感受器,在耳针治疗中如手法行针、耳穴按压、电脉冲、激光、磁力线、超声波等不同刺激方法出现的"得气"可能是兴奋了许多感受器,尤其是痛觉感受器,接受和传递各种感觉中冲动汇集到三叉神经脊束核。然后,由该核传递冲动至脑干的网状结构。

网状结构是由延髓到丘脑的脑干全长的异质性神经元集团,网状结构的机能和结构的特点,是在这一系统的神经元中各种冲动的特殊高度聚合。它对各种内脏活动的调节和各种感受机能的调节都有重要的影响。

网状核的细胞是脑干的联合神经元,它除了联系脑和脊髓的运动神经之外,还联系脑干上下各段的传入纤维,并接受无数上行束的侧支(旁支),在由此发出上行纤维至皮层,激活皮层的醒觉状态,这就是网状结构的非特异性投射系统。所以网状结构认为是耳针作用的高级神经部位。其依据:

1. 去皮层的丘脑动物(包括人类)仍有痛觉。相反,网状结构及丘脑内部毁坏后的动物,虽然通向皮层的一切感觉通路完整,但动物却永远停留在昏睡之中。

2. 从网状结构微电极的研究,业已证实在针刺刺激后,可以消除动物对疼痛刺激的电反应。

3. 耳针不但能镇痛,还可以对各种病理生机能如血压、脉搏、呼吸以及胃肠活动等变化产生良好调整作用。

一、耳廓与中枢神经的关系

根据中国科学院生理研究所报道,给猴子以伤害性刺激,即腓骨切断术。以辣椒油棉球包围坐骨神经,用15%的高渗氯化钠注射液,连续多次向大腿肌肉注射,还有颅顶开囟术,开囟术缝合皮肤,此后在猴耳三角窝及对耳屏下面的沟中,产生大量压痛点。然后以猴子大脑皮层切除术、脑室内注药法研究大脑皮层及皮层下脑室周围部分与耳廓压痛点的关系。结果切除两侧大脑皮层以后,压痛点仍然存在,但压痛反应程度与周围比较,都有所减轻。说明大脑皮层对压痛反应敏感点非常必要,但仍有一定作用;向脑室内注射奴夫卡因,则由于皮层下中枢的释放现象,而致痛点泛化,相反当向脑室内注射入中枢神经兴奋药马钱子素后,则压痛反应敏感点则更集中,更为明显。但两者均随药性的消失而恢复原状。提示耳廓压痛反应敏感的中枢部位在脑干中央靠近脑室处。

天津市耳针研究小组认为在探讨耳廓反应点的原理方面,应充分估计到大脑皮层的作用。在观察到昏迷、全身麻醉及服用大量冬眠灵之患者,其耳廓皮肤的导电量普遍降低。深昏迷深度麻醉时,耳廓皮肤导电量都为零,值得注意的是某些患者在全身麻醉最后耳廓皮肤导电量的变化是与麻醉深浅有一定的关系,当麻醉轻浅时,导电量降低则较少。精神病患者随着冬眠灵作用的逐渐消失,抑制脑干网状结构作用的减弱,耳廓导电量可逐渐增加而趋向恢复。

相反某些神经衰弱患者,由于皮层内抑制过程的减退,兴奋过程的增强,常常可已呈现耳廓导电量普遍增高,因此在研究耳穴作用原理时,需注意大脑皮层的作用。

在耳穴作用机理的实验研究上,安徽中医学院针灸经络研究所刘维洲作了分别切断家兔各支耳廓神经,观察耳针对胃肠电变化的影响。分对照组、切断耳迷走神经组、切断耳大及枕小神经、切断颈交感神经组及耳廓神经全切组,分别刺激胃交感与迷走神经组,结果在耳廓神经支配完好的情况下,耳针对胃体、胃窦、十二指肠、结肠等具有分段双相调整作用。分别切断耳廓神经支配后,出现:

1. 胃肠电频率:除切去颈交感神经组胃窦电活动减弱外,单一切断其他耳神经支配后,耳针效应多能保留,耳针前后胃肠电变化明显($P<0.05\sim0.01$),当切断耳廓各支神经后,针刺效应明显减弱或消失,耳针前后胃肠电变化差异不大($P>0.05$)。

2. 胃肠电幅值:针刺效应类同频率。

3. 胃肠电活动指数和反应面积:针刺前后切断单支耳廓神经与对照组相比较,差别不明显;耳廓神经全切断组,针刺前后胃肠电活动变化率只有 $37.5\%\sim62.5\%$,而对照组保持在 $58.4\%\sim93.8\%$,一般为 80% 以上。

4. 刺激胃迷走神经或交感神经后,胃肠电都有显著改变($P<0.01\sim0.05$),但是两者皆有双相调整(兴奋或抑制),没有绝对兴奋或抑制的神经类型之分。

实验结果提示,耳穴的作用基础,在外周并不限于某一支神经支配,无论耳穴诊断或治疗,耳廓神经支配的完整性可能是重要的,也可能有某种同构型,耳穴有特定的多元的内在规律,在作用机理上耳穴有复杂结构及机能联系。涉及各个传导径路和各级中枢调节。

二、耳廓与自主神经的关系

北京医学院通过家兔实验性腹膜炎和胃溃疡的耳廓电阻点的观察,导电量增高的低电阻点都出现耳廓的血管区,因为该区正是迷走神经耳支分布的范围。

福建医学院曾以狗作实验性胃炎后,发现耳甲腔反应点导电量剧增,当耳廓根部(该处有迷走神经耳支和耳后神经通过),用奴夫卡因注射后,则反应点导电量显著降低;奴夫卡因作用消失后,导电量多增高。在人体耳廓根部封闭后原来导电量最高的反应点也明显降低,30分钟才逐渐恢复。当注射尼古丁和麦角毒碱等抑制植物神经药物后导电量则降低,注入抑制副交感的阿托品,交感神经相对兴奋;导电量又增高,但根据上海对家兔造成人工胃溃疡后,切除颈交感神经观察,对耳廓低电阻点形成影响的研究结果,并没有显示出如此明显的直接的效果。可是失去交感神经支配之后,耳廓低电阻点的出现一般推迟 $3\sim5$ 天,并且在数量上亦显著减少。胃人工溃疡愈合后,低电阻点的消退比对照动物或是对照侧耳廓为慢。说明交感神经的支配对低电阻点的形成具有一定的影响,它的活动有可能是配合某种因素在形成耳廓低电阻点中起着重要作用,使得形成人工胃溃疡后,耳廓的阻抗发生更为迅速的变化。所以耳廓低电阻形成很可能不是某某单一神经活动的结果,而有更为复杂的多种因素参与。

天津市耳针研究组报道,在分别切除家兔之颈交感神经及迷走神经后,针刺兔耳"心穴"对正肾上腺素所引起的心律减慢无调节作用,提示耳廓与内脏组织之间的联系可能与交感神经的轴突反射有关。

上海等地曾对针刺耳廓胃区在钡餐透视线下观察胃运动机能的影响进行研究,结果证明耳针可使胃蠕动增强、幽门迟缓,认为耳针影响胃肠机能在于使副交感神经兴奋或副交感神经中枢的紧张性增高有关。

上述实验结果均表明针刺耳穴所产生的效应与自主神经系统的调节是分不开的。

据现代电生理学实验研究,指出了从神经生理学推断耳针作用原理,机体的内脏和体表有密切的联系,这种相互联系,可以存在着一定的空间定位上的特异性,即来自内脏或躯体某一部位的神经冲动与来自皮肤某部或某穴位的神经冲动,可以达到同一神经元,发生聚合反应相互影响,如心绞痛时上肢的牵涉痛,胆囊炎时肩部牵涉痛等。在耳廓与机体的联系上,亦可能来自耳廓周围部(脊神经)支配的传入冲动与来自宇躯体部分的传入冲动,投射于中枢同一的或邻近的神经元,而来自耳甲区(脑神经支配)传入冲动与来自耳穴各相应部位的冲动,投射于另一些相同的、邻近的神经元。因此,当内脏及躯体发生疾患时,病理性刺激的传入冲动与接受这些冲动的相应神经元之间,发生病理性联系,而且提高这些神经元的兴奋性,由这些神经元与相应的耳穴联系,而相应的耳穴兴奋性提高,影响了投射于该神经元或邻近神经元耳穴的感觉阈,使之敏感性增高,产生敏感点,又由于耳穴敏感点处的神经末梢或感受器的兴奋性提高,导致各皮肤组织活动增强,新陈代谢加快,由真皮层向表皮层渗入的各种物质增加。汗腺、皮脂腺分泌、各种代谢产物增加,从物理学角度分析,这些物质可以理解为正负电离子的电解质,这就使此处皮肤的电解质较其他部位增加。由于有汗液及渗出液等液体存在,便形成为电解质导体。因此,敏感处导电量增高,电阻降低。敏感点兴奋性越高,新陈代谢越快;电离子和液体越丰富,电阻就会明显降低。在运用耳穴电测仪探测穴位时,虽然很低的电压、微弱的电流也会刺激神经末梢或感受器产生疼痛,形成了阳性或强阳性反应点,在阳性或强阳性反应中还可见变色、变形、丘疹、脱屑等。这些阳性反应为耳穴诊断和治疗提示了准确穴位,用不同的治疗方法可产生各种良性刺激传入冲动传至相应的神经元后,使该神经元发生维金斯基氏抑制,即间生态抑制,阻碍了原有的病理性传入冲动或者良性刺激可产生强烈的兴奋性,并按优势原则使邻近的原有的病理性兴奋灶被抑制,从而阻断了病理冲动的恶性循环,改变了病理性因果转化链的发展方向,待之以正常的生理调节,致使病患减轻或消失。

第四节　耳穴与神经体液的关系

现代医学认为人体各部分及各种功能之间所以能紧密地相互联系起来,是由于身体具有神经和体液综合调节的机能所保证。

为了探讨内脏——耳穴反应中是否体液因素参与,基础研究单位曾把甲乙两动物的血管接通,使两者建立血流循环关系,然后将甲动物处于针麻状态,不久在乙动物身上也产生了镇痛作用。说明针刺可以通过体液传递和调动体内的抗痛能力。

中医研究院朱原根等作了交叉循环的实验,将两只家兔的动静脉相互联系(颈动脉与耳静脉相联)通过预置的心脏刺激电极,刺激其中一只家兔的心脏,4小时候停止刺激和交叉循环,并同时测定两只兔子的耳穴导电量,结果家兔皆发生了耳廓各测定点的平均导电量增加,其增加程度、变化趋势皆很一致,仅仅被刺激心脏的家兔同时有心电图的变化,而未刺激心脏者无此变化。在5对家兔的实验中,各时期的耳廓导电量的测定与刺激前相比皆有显著差异。在第5天后方恢复正常。另外5对家兔做为对照组,也进行了交叉循环,但不刺激心脏,各时期的耳廓导电量皆无变化。这一结果说明,内脏受刺激或发生病变后,产生的耳穴反应可通过某种体液途径进行。

为了探讨肾上腺的作用,又进行了摘除家兔肾上腺后观察其耳穴反应的实验。已经摘除肾上腺的家兔在刺激心脏4小时后其耳穴反应大量减弱。与未摘除肾上腺的家兔比,耳廓各测定点平均导电量的增加出现较迟,持续时间短,程度也较轻。但反应部位比较集中,大多数耳廓"胸区"的下方出现少数低电阻点。这一结果表明,肾上腺在内脏——耳穴反应中起重要作用。推测肾上腺分泌的某一类物质可能与交感神经协同,引起耳穴的非特异性反应,正常情况下可以掩盖交感神经兴奋引起的特异性反应。

上海市某耳针协作小组,在家兔实验性软组织炎的工作中,发现谷胱甘肽在针刺后的平均值比针刺前为低,其原因可能是机体的硫化氢化合物有了重新分布,使内脏中的含量增加,使琥珀酸脱氢酶活动也增加,从而产生了解毒功能,针刺后黏蛋白含量一般较针刺前减低,这是因为粘蛋白可能是血清蛋白部分分解的产物,在炎症情况下,则加速它的分解,针后由于加强了机体的防御作用,而含量下降。另外丙种球蛋白在针刺后较针前有着不同程度的增加。

上海在临床中用耳针治疗急性阑尾炎或软组织炎时发现,针刺后白细胞吞噬作用及调理指数显著上升,尤其在第2~3天平均值上升最高,以后随着炎症的消退而相应下降,在白细胞观察中,针刺后嗜酸性白细胞、嗜中性白细胞、大单核白细胞、加氢皮质素等增加。

江苏省中医研究所生理研究室,对急性细菌痢疾患者,针刺治疗前及治疗中的第3、6、9日查蛋白电泳分析表明,在针刺头6天内血清蛋白有极显著下降,$α_1$、$α_2$和β球蛋白有极显著增高,γ球蛋白虽增加但不明显,因α和β球蛋白的增高,可提高白细胞吞噬能力。γ球蛋白与抗体形成有关,说明针刺能使人体的防卫免疫力增强。

近几年对脑内5-羟色胺(5-HT)的产生部位与针刺镇痛的关系等作了许多研究,中医研究院针灸经络研究所生化组报道,5-HT是中枢5-HT能神经的神经介质,它参与许多生理机能的调节作用。针刺镇痛作用与脑内5-HT的水平之间有着明显的依赖关系,5-HT水平高,则针刺镇痛效果好;反之则差。这是由于5-HT由脑干中缝核所产生,它对束旁核神经元放电有明显的抑制作用。韩济生等报道脑内去甲肾上腺对针刺镇痛有拮抗作用,其含量增强,刺激镇痛效果则减弱。

陕西中医研究所报道,中枢神经去甲肾上腺素(NE)能神经纤维上行投射背束起源于桥脑被盖第四脑室两侧蓝斑核,损毁蓝斑核可使不同脑区去甲肾上腺素含量分别下降29%~60%,并可明显增强针刺镇痛作用。特别是损毁前电针镇痛不明显的动物,损毁后则表现出明显的镇痛效果。说明去甲肾上腺素递质极其有关结构——蓝斑核在针刺镇痛中有重要的调节作用。

实验中表明,乙酰胆碱可能参与了丘脑在针刺镇痛中的整合作用。针后丘脑内乙酰胆碱含量增加,胆碱酯酶活性降低。若在脑室注射密胆碱,阻断脑内乙酰胆碱的合成,针刺镇痛作用则明显减弱。

许多实验还指出,17-羟皮质类固醇、三磷酸腺苷、单胺氧化酶、垂体后叶素、内源性吗啡样物质、儿茶酚胺等也都不同程度地参与针刺对全身的调节和整合作用。

安徽省刘仕配等作了耳穴贴压治疗神经根痛型颈椎病血单胺类神经递质变化的研究与疗效观察,疾病组24例耳压30秒与贴压前相比,病人血浆中5羟色胺呈升高趋势($P<0.01$),5羟吲哚乙酸(5-HIAA)含量未见明显变化($P>0.05$),去甲肾上腺(NE)含量明显下降($P<0.01$),多巴胺(DA)含量均为明显下降($P<0.01$)。对照组5例健康人耳压前后血浆中5-HT、5-HIAA,未见明显变化,但血浆中NE、DA含量升高。

说明单胺类物质对机体的生理、病理功能在调节中起重要作用,5-HT含量升高,产生局部的化学镇痛作用。所以耳压治疗后,临床症状减轻或缓解。耳压后30秒血中NE、DA含量下降,说明耳压可使交感神经处于相当抑制状态,有利于血液循环的改善,促进物质代谢达到调衡作用。正常人组耳压后血中5-HT系统无变化,NE、DA有升高趋势。可以说耳压对正常健康人是一个良性局灶性的刺激,在局部形成兴奋灶,使机体的交感神经系统活动兴奋性增强。耳穴刺激法对机体产生不同的生理功能起到双向的调整作用。揭示了内脏与耳廓相关学说的物质基础,以及耳穴病理阳性反应和内脏疾病与神经液体之间的关系。

中国科学院动物研究所认为,耳针的作用规律与神经体液的调节作用密切相关,但其作用的具体途径、部位和方式还不完全清楚。根据动物实验结果,切除家兔额顶区、新皮层,损毁猫两侧中脑中央被盖束区、完全吸除猫眶回皮层或损毁丘脑特异感觉核——腹后核,均没有明显改变针刺镇痛,可能这些中枢部位不是针刺镇痛的唯一中枢通路。

另外针刺或电针对正常人和动物的脑垂体—肾上腺皮质系统、交感神经—肾上腺髓质系统、迷走神经—胰岛系统、脑垂体—性腺系统,脑垂体后叶等均有影响。说明耳廓上各耳穴与脏腑躯体的联系是多途径的,不仅神经系统参加,体液也参加,是由神经体液综合调节的结果。

所以,针刺或某种治疗方法的强烈的传入冲动,在影响中枢神经系统机能状态的同时,一方面通过丘脑系统调节交感和副交感神经对机体的平衡和营养状况;另一方面也可能通过丘脑—垂体系统影响体液中激素等的动态平衡,激发机体内非特异性防御反应,广泛动员机体内各种免疫因素,从而调动机体内主观能动性,抗御病邪恢复健康。

第五节 耳针作用原理与其他学说

一、生物电学说

国内外很多实验研究及临床实践证明,当人体患病时,耳廓一定部位(耳穴)会产生电阻降低等电学变化,并有一定规律性,因此,利用患病的相应耳穴电阻降低的原理广泛的应用于诊断疾病和治疗疾病。

1950年以后西方几个大学的研究工作,证实中枢神经内所有神经细胞具有约80毫伏的膜电位。感受器发生兴奋,神经细胞传导兴奋,以及在神经和感受器之间、神经和神经细胞之间的兴奋传递,均以细胞膜处的电活动为基础,电性膜的功能适用于整个神经系统(包括大脑、脊髓)。以脊髓的神经细胞为例,由突触在神经细胞产生兴奋,其兴奋过程在于细胞膜处电位差的改变。静止时电位约为60~80毫伏,兴奋时暂时变成20~60毫伏,膜电阻也有相应的改变,由静止时的1千奥姆/平方厘米,变成0.1千奥姆/平方厘米。由神经细胞和神经纤维传导的不同频率的动作电位,是向身体不同部位、脊髓、大脑以及中枢神经系统内部传递信息的重要手段。耳穴的电阻降低,可由细胞膜的电阻改变而获得解释。如冠心病时之所以耳穴"心"产生电阻降低和痛觉敏感,是由于冠心病造成的冠状动脉硬化,引起心肌缺血,使心脏某些神经细胞和神经纤维的膜电位改变,这些动作电位以不同频率循一定的信道传导至中枢,引起中枢某些神经元的膜电位改变,耳穴"心"有许多神经纤维参予,这些纤维被来自中枢某些神经元的刺激所兴奋,从而造成"心"穴电位和电阻的降低,由于"心"穴处神经的兴奋,所以痛觉敏感。

生物电轴认为,传导生物电的通路是经络,经络是人体内生物电轴现象,它是一种独特的电子束沿着特定路线循行的电磁波。穴位是机体内外通电的门户,此学说认为机体各组织器官均系具有磁特性的蛋白质和细胞所组成。在生命活动中,由于新陈代谢的不断进行,从而产生生物电如心电、脑电、肌电、神经纤维的动作电位等,这种生物电在体内借助组织及体液含有电解质,呈容积导电形式投射到皮肤表面。在皮肤上就具有各器官电力线的交叉点——穴位。这种生物系统认为,当组织或器官有病时,其异常生物电测沿经络这个通道反应到耳穴(或体穴)上来,表现为某耳穴电阻降低。针刺这些穴位,所产生的电位差和创伤电流又沿经络这个电轴传至组织或器官,起到治病作用,机体内的生物电及皮肤电的活动和变化都有神经系统的参予,特别是自主神经系统的参与调节。

二、生物控制学说

控制论是研究各种控制系统中的控制、调节、联系以及信息传递一般规律的一门现代科学。其基本观点认为生物(特别是人)与机器(主要是各种自动机器)中的过程具有某些共同的规律。各种控制系统都具有信息的接收、传递、储存与加工的过程。人体也是一个控制系统,所以近年已把控制论的研究方法和基本原理,应用研究人体和动物,以此观点来看人体和经络,根据《内经》等经典著作论述,经络"内属于脏腑,外络于肢节","运行气血、沟通表里、协调阴阳、平衡虚实","决生死、处百病",经络则相当于整个人体的控制系统,气血类似于信息及其"载体",经脉、络脉相当于信息通道,耳穴相当于信息的输入端或输出端。经脉、络脉做为信息通道,可能不具有特异的管道结构形式,而是现有组织基础上产生一定循行路线的一种机能信息通道。经络感传路线与神经走向不同,感传速度比神经电脉冲传导的速度慢得多。

从生物控制论的观点对耳针作用原理,可有如下观点:

(一)扰动补法

是开环控制的基本原理,即利用控制信息,如针刺耳穴产生的输出反应,抵销、削弱或改变由扰动信息,如疾病、手术创伤等产生的输出反应,例如心绞痛所产生的扰动信息,其输出反应通过经络"扰动通道"反应,新前区及左肩和左上臂的疼痛,在耳穴心、胸、左肩等部位产生阳性反应点,可做为诊断心绞痛的依据,并可以利用心、胸、左肩等穴位,给予针刺或贴压等方法的控制信息,在耳穴上施用一定手法,产生"得气"。通过经络这个"补偿通道"到达心前区、左肩臂等部位,从而抵销、削弱或改变因心绞痛所产生的扰动信息,使输出反应产生改变,从而疼痛等症状减轻或消失。

昆明耳针研究所管遵信认为,实现扰动补偿有两种情况:

1. 完全补偿。就是由于耳针产生的控制信息与疾病产生的扰动信息相互抵销,获得消除疾病症状,达到痊愈的理想情况。

2. 部分补偿。就是由于耳针产生的控制信息的作用,仅部分的抵销或干扰、混频,改变了疾病的扰动信息,因此只能减轻或改善症状。从这一思路出发,在耳针的取穴、留针时间、手法等方面来探讨"抑制扰动信道"、"兴奋补偿信道"是有意义的。

(二)阈值控制

中国医科学院首都医院再从控制论观点,探讨针麻原理与经络实质时提出所谓阈值控制是用控制信息去改变"扰动通道"的传递特性。比如,改变"扰动通道"的动作"门限",改变其"通频带"或"放大倍数"及至阻断扰动信息通道(即开关控制)。如下所示:

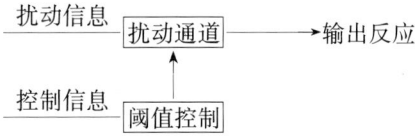

1."门限控制"是改变"扰动通道"。耳针之所以能使症状减轻或缓解,可能是耳针提高了"扰动通道"的"门限",产生了"门限"控制,提高痛阈。如图所示:

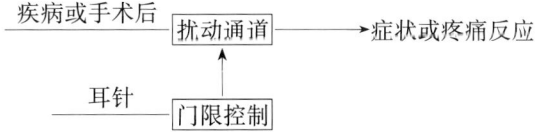

2."开关控制"耳针的控制信息,可由"或"门输出,产生针感;另一方面经过一定"延时"由"非"门输出,使"与"关门。因而使疾病的扰动信息通过"与"门,所以,不产生疾病症状。实际上,开关有"泄漏"关闭不严的情况,所以往往不能全部消除症状,扰动信息仍然可以通过"与"门达到"或"门,产生疼痛症状,此时可加强耳针所产生的控制信息,通过留针、施展手法;气功——"延时",由"非"门输出,作用于"与"门,使"与"门关闭,于是扰动信息——疼痛、症状不能通过"与"门。疼痛症状消除。如下所示:

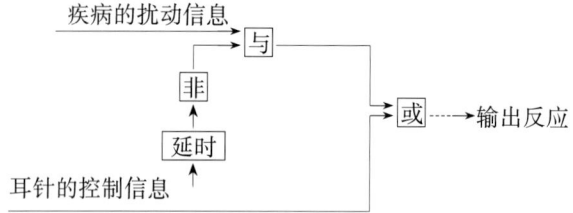

3. 反馈适应："反馈"是死循环控制的基本原理。在控制信号作用下，被控制对象的状态发生一定的改变，被控制对象又将目前的状况通过反馈的形式发生信息，沿反馈线路传到控制系统上，控制系统根据这些信息和预定程序，制定并发出新的信号，沿控制线路传到被控制对象上，如此反复的进行，使整个自动系统能够稳定进行工作。

人体的"反馈适应"是利用输出信息的反馈作用，调节各部分之间的及各种功能的平衡。如体温、水液、内分泌调节等。若反馈适应性失调或减弱，表现出各种偏亢或偏弱的临床症状，发生疾病。

耳针之所以能治病，就在于激发了人体的反馈调节能力，使机体各项生理功能得以调节，达到治病的目的。

生物控制论在研究和阐述耳穴诊治原理及其他医学重大问题的时候，不但不排斥神经、体液、经络、脏象等学说的理论及实验，且在这些学说的基础上，把这些学说加以科学的概括，再用生物控制的方法加以实验证实，从而为进一步开展耳穴诊治法的研究开辟了新的途径。

三、生物全息律学说

生物全息律是1973年张颖清提出来的，发现人的第二掌骨恰像是整个人体的缩小，在第二掌骨侧，根据压痛点有无和位置，可判断机体有无病症及部位，在痛点上针刺或按摩，便可治疗与机体相对应部位的疾病。张颖清又提出人体任何一节肢系统，不论是股骨、还是指骨、都有着与第二掌骨侧面相同的分布规律，都是人体的整个缩影。1974年又提出：穴位就是某一特定器官物质构成相似的细胞群，是一化学组成相似程度较大的细胞群，认为生物体的任何相对独立的部分的每一点的化学组成，相对于这一部分的其他位点，都和整体上这点所对应的分布规律与所对应的部位在整体的分布规律相同。并且在每相连的两个独立部分，化学组成相似程度最大的两个端点——相同的两极，总是处于相隔最远的位置。从而总是对立的两极联系在一起，在整个机体这样相对力的部分首尾相接，获取同一走向，恰像很多小磁针在磁场中，N、S极相连接或取同一走向排布一样，每一部分是整体的缩小。

1950年代法国诺吉尔提出"倒置胎儿"的耳穴分布规律。人体的五脏六腑、四肢百骸、五官七窍、甚至更小的部位，在耳廓上都有其相对应的部位。耳廓就像一个头朝下、臀向上倒蜷缩在母体子宫中的胎儿一样的缩影，耳穴的这个分布规律完全与生物全息律相一致，因此生物全息律为耳穴分布尤如一个"倒置胎儿"的理论找到了归宿。

根据生物全息律，耳廓这个独立部分是人体整体的缩影，耳廓包含了人体各部分的信息。因此有人对耳穴信息的传递原理提出了全息反射机制。这个反射机制，就是由脑内全息联系的神经元做为反射中枢而形成的全息反射路。脑内神经元的全息联系,是指机体的任何一相对独立部分的每一位区在中枢内投射,都与其所对应的整体部位在中枢内的投射存在着双向突触联系。耳穴与其对应整体部位之间的信息传递,就是通过这种联系进行的。全息反射中枢所存在的基本部位是在脑干,从脑干到大脑皮层的各级中枢,都有神经细胞参与了这一反射过程的控制。

从德尔他反射通路充分说明耳穴信息的传递原理是符合生物全息律学说,其反射机制是由脑内全息联系的神经元为反射中枢而形成的全息反射路。而且躯体内脏组织器官⇌中枢⇌耳廓某区某穴位的通路是双向反射径路。这种反射径路不仅是耳穴疗法的基本反射通路,也是其他穴位刺激疗法的生理学基础。由于这一反射图呈三角形,颇似尼罗河下游的德尔他三角洲,故称德尔他反应。

在作用原理上,"德尔他反射学说"是美籍朝鲜人赵敏行(M. H. Cho)提出的,他是内科医生,任过大学生理助教,他多次访问法国、日本,并到法国、日本学习耳针疗法,喜欢用耳针与体针相结合的"电针体耳疗法"。

"德尔他反射"是用胶布将电子测温计探头固定在耳廓的手、足、膝、腹等区点上,每次固定一个探头,待测温计指针稳定后,双手或足、膝等部位用冷、热或扎针进行刺激,则见 10~15 秒内,耳廓上与受刺激部位的相应的区域皮温上升 1~5.5 ℃,维持时间不等,最长可达 2 小时以上,并有个体差异,耳廓上不相应的区域未见温度升高,同样刺激耳廓某区点亦可在相应的躯体上出现皮温升高。

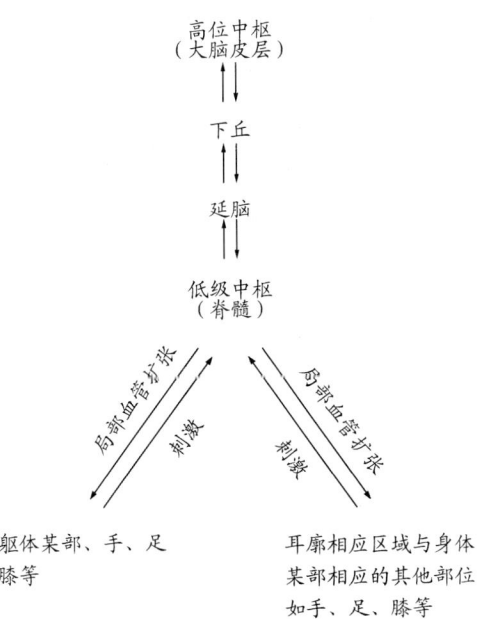

德尔他反射通路示意图

从实验中提出躯体某部与其相应的耳穴间有犹如钥匙和锁孔一样的关系。根据这种学说:提出耳穴工作者不论做耳穴诊断及治疗对穴位的定位一定要准确,特别在治疗上准确的刺激与疾病相关的耳穴才能产生治疗效应。这也说明一个穴位阳性反应时可以诊断治疗一种疾病,属于"一穴一病"的诊断和"一穴一病"的治疗的道理。

一种疾病可在耳穴产生多个阳性反应点,按生物全息律分析,一个阳性反应区可与病灶直接联系,其他耳穴的反应是间接联系,因为人体是一个统一的整体,各器官协调的进行活动。所以,当某一器官发生了疾病,常常影响到与其相关的器官活动。因此,在耳穴不但产生相对应部位的阳性反应,而且与其相关的对应部位也出现阳性反应,即一种疾病多个耳穴阳性反应。安徽中医学院经络研究所刘维洲、安徽黄山卫生学校杨云碧将这种脏腑与耳穴相关的部位成称为"相关群"现象。在耳穴"相关群"学说上他们从多方面找到规律,在以下几方面均有躯体与耳穴间"相关群"现象。

1. 激发耳穴循经感传中可见躯体与耳穴间"相关群"现象。1950年末上海市耳针协作组报道,耳廓几个穴位区都能激发膀胱经感传。天津市耳针协作组报道,十二经脉的感传也可被单一的耳穴激发,这体现了躯体与耳穴间的"相关群"现象。

2. 耳穴压痛点可见躯体、内脏与耳穴间"相关群"现象。有人对猴子的下肢实验性创作了耳穴压痛点检查,发现实验动物的耳廓压痛点、三角窝等5个穴区;阑尾炎患者的耳穴压痛点分布在5个穴区,其中大、小肠区相关性强。

3. 耳穴低电阻点的躯体、内脏与耳穴间"相关群"现象。翟传琪报道,52例肾小球炎耳穴电测敏感点有20处,明显有肾、膀胱、内分泌、肾炎点;107例肺结核患者,耳穴敏感点电测出26处,突出的有结核点、大肠、肾。

4. 耳穴染色法显示内脏与耳穴间"相关群"现象。自1987年管遵信应用染色以来,对胃、十二指肠患者耳穴染色观察,胃、十二指肠、交感穴着色率与对照组相比有非常显著差异($P<0.01$)。杨云碧、刘维洲对108例胆结石患者耳穴染色,其中胰胆、十二指肠、胃、肝、胆管着色率高。

5. 耳穴酚酞—氯化钾电化学反应显示内脏与耳穴间"相关群"现象。杨云碧、刘维洲医生用酚酞—氯化钾电化学反应(简称PKEC)在56名经B超确诊的胆石患者与健康人对照组实验结果,胆石症相关耳穴胆、十二指肠、肝、胃、胆总管、腹外出现直径1~2毫米鲜红色点,与对照组有非常显著差异,此种方法与耳廓视诊的阳性点、压痛敏感点等显示的意义相同,为耳穴的临床和原理研究提供了一种直观耳穴的手段。

6. 耳廓视诊显示内脏与耳穴"相关群"现象。耳廓视诊中,不只是与内脏、躯体直接相对应的耳穴上出现反应,而且与相关的耳穴上出现反应,如癌肿,可在与内脏、躯体直接相对应的耳穴上出现反应,还可以在肿瘤特异区②出现色如蝇屎状,压之褪色,另外还可见在耳舟上方软骨增生等。

"相关群"现象的主要特点:

1. 呈现形式多样性。痛阈变化、电学特性变化、穴位皮肤颜色、形态改变及局部组织化学改变等。

2. 病情与病程呈一定规律变化,疼痛的程度轻、中、重不同,耳穴导电量不同。不同时期内生殖器穴的颜色、电阻、压痛变化不同,其变化与月经周期有关。

3. 排列组合上有相对特异性及个体差异性。

耳穴"相关群"出现机制可能与以下因素有关:

1. 根据耳廓的神经支配和中枢的非特性传导途径可能是耳穴"相关群"的解剖学基础。

2. 胎胚发生学上的耳穴不同层次，同躯体与内脏间有同源组织的关系，外胚层的衍生物，除神经组织及神经胶质外，汗腺、乳腺、毛发、指甲、晶状体、视网膜、泪腺和泪道、鼻腔、副鼻窦、口腔(包括味蕾、涎线等)、脑垂体、肛门、男性尿道末端、羊膜、绒毛膜、虹膜来源于外胚层，与耳廓表皮同源。而平滑肌、心肌、心包、腹膜、肾、输尿管、膀胱上角、睾丸、副睾、精囊、输精管、卵巢、输卵管、子宫、阴道、淋巴管、关节滑车、腱鞘等由中胚层发育而来，与耳廓的表皮和软骨同源。从胚胎发育看出人体各自构成解剖学上的系统关系，机体是一整体，因此，当机体任何一个部位的变化都可发生全身的反应，耳廓"相关群"是属于整体反应的一部分。

3. 林真设想经络是乙酰胆碱酯酶的几种同工酶构成的复杂系统。认为每一种同工酶都有他特定的分布区，含有某一型酶分子的皮肤带，深部组织和内脏由含有这种酶分子的神经纤维与神经组织联系在一起。因此有人认为：内脏与耳穴"相关群"现象，用此学说解释也不是不可能的。

4. 全息论的观点认为，大的全息场中可能存在着小全息场，并且他们的分布彼此交错重叠，作用相似又有差异，耳廓作为一个全息场，也可能包括许多小全息场。耳穴"相关群"有反应各小全息场的相似一面。

根据生物全息律，患病部位与耳穴有着对应关系，当疾病发生后，病灶对应的耳穴产生高度特异性病理反应——直接反应；也可由于病灶影响了与其密切的组织器官，这些组织器官使其相应的耳穴产生了阳性反应——间接反应，形成"相关群"现象。这种躯体、内脏的生理或病理的改变，在耳廓相应穴位上发生特别的变化，如变色、变形、丘疹、脱屑、血管充盈、压痛和低电阻等。这种耳穴"相对特异性"变化，以发展成为耳廓诊断和耳廓治疗学很重要的理论依据。因此，在耳穴诊断时，应准确的分辨"相关群"点的变化、性质及部位，才能准确地对疾病进行定位诊断和定性诊断；在治疗中准确找到相关症候群的部位，掌握适宜刺激方法、手法、刺激强度，才能取得满意疗效。

四、闸门控制学说

这一学说认为疼痛的产生决定于刺激所兴奋的传入纤维的种类和中枢机能结构特征。细纤维兴奋可以打开"闸门"让疼痛神经冲动通过；粗纤维兴奋则使"闸门"关闭，疼痛性冲动不易通过。并认为刺激皮肤发生的传入神经冲动传到脊髓的后角中的胶状质细胞(SG)；后角中的第一级中枢传递细胞(T)；后索纤维向脑的投射三个系统。根据这一学说，认为整个疼痛现象是上述三个系统相互作用决定的。粗纤维和细纤维都直接投射到T细胞，当粗纤维兴奋时，可使T细胞发放一串快速冲动，但粗纤维的侧枝同时又使SG细胞兴奋，反馈抑制粗纤维和细纤维的冲动到达T细胞，使T细胞放电迅速停止。当细纤维兴奋时，他使T细胞发放冲动，细纤维的侧枝又通过抑制性中枢神经原使SG细胞抑制，从而取消突触前反馈抑制，使T细胞放电加强。因此粗纤维兴奋能使闸门关闭，而细纤维兴奋则使闸门开放。此外中枢控制系统下传的冲动也能以突触前抑制的方式来控制闸门的开关。当T细胞的冲动发放到并超过一临界水平时，就能触发作用系统活动。作用系统是接受T细胞发出冲动的较高级中枢结构，他包括感觉分辨系统和反应,发动系统两部分,感觉分辨系统产生痛的感觉,反应发动系统产生痛的反应。即闸门控制学说的作用原理。如下所示:

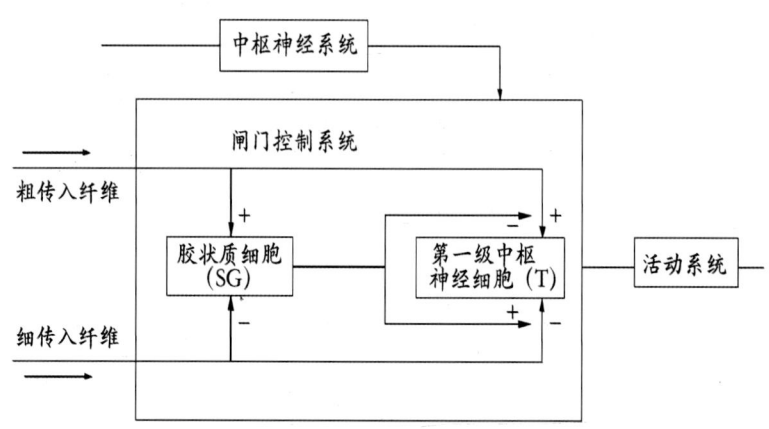

注:+表示兴奋 -表示抑制

根据闸门控制学说,耳针镇痛是由于耳针刺激(机械的或化学的)粗神经纤维,并使其兴奋,传入脊髓后,先使T细胞进入活动状态,当T细胞的活动持续到一定时间之后便作用到SG细胞,而SG细胞反过来对T细胞起抑制作用,即关闭闸门,这时病痛及手术创伤痛的冲动便进不到T细胞处,因而也就不感觉疼痛。

五、免疫学说

免疫学是研究机体免疫系统和免疫反应规律的一门科学。近20年大量实践研究表明,针刺(耳针和体针)可以调整人体的免疫系统,增强人体的免疫能力,从而能够治疗疾病。

管遵信在研究患病脏腑相应耳穴的组织学改变时,将家兔人为造成阑尾炎模型或胃溃疡模型,与患病内脏相应的耳穴以管氏染色法标记后,切片在显微镜下观察发现,这些耳穴着色部位除角化层变薄或消失、生发层和棘层增生变厚外,还发现有大量淋巴细胞浸润。而对照组(健康兔)家兔的相应耳穴则无淋巴细胞,这一结果表明,内脏患病时,与之相应的耳穴则出现免疫反应,耳穴与内脏存在着免疫学系统的联系。这为耳穴诊治疾病是调整和增强免疫系统的结果,提供了组织学依据。

不少人用针灸对细胞免疫及体液免疫的影响做了实验性研究,候升魁等对肾虚患者,针刺肾俞和京骨两穴进行T淋巴细胞代谢结果观察,针刺后比针刺前T细胞平均增加6.8%～12.1%,经统计学处理,两者有显著差异,这一结果表明,针刺可以提高细胞免疫。马振亚等对乳腺增生病人进行了针刺治疗,在获得一定疗效基础上,同时测定其淋巴细胞转化率,由60.35%增高至71.89%,$P<0.01$,增高非常明显,这一结果表明,针灸可以调整细胞的转化功能。张涛清等在用针灸治急性菌痢过程中,检测了血清各类蛋白比例的变化。实验结果各种球蛋白有明显变化,如α_1球蛋白针灸治疗3天比治疗前上升27.98%,治疗5天又比3天治疗前上升47.15%,β球蛋白针灸治疗3天比治疗前上升9.75%,5天比3天上升9.47%,γ球

蛋白，$α_2$ 球蛋白治疗后也有升高，这些球蛋白的变化，比痢特灵治疗组明显，结果表明，针灸穴位可以提高人体的免疫球蛋白，并可调整各类球蛋白的比例。针灸还可以使血清补体含量增高，王雪苔观察了 38 例针灸前后补体的变化。在针灸后第一次采血，其血液中平均补体效价由原来的 40.5 单位上升为 44.0 单位，第二次采血其平均升至 50.8 单位。此外还观察了补体增加与原补体的关系，既原来补体量少者，针灸后增加较多，原来补体量多者，针灸后增加较少。这一实验表明，针灸对补体有调整作用，可增加补体的含量。

从上述实验说明，耳穴诊断疾病的原理是调动人体免疫功能。耳穴既能增强体液免疫功能，又能提高细胞免疫功能；既能调节增强人体特异性免疫，又能调节和增强人体非特异性免疫。

此外，在耳穴诊治的原理上，还有从细胞阴阳学说，提出外环境的化学信号通过细胞膜受体的作用，即 cAMP（环-磷酸腺苷）与 cGMP（环-磷酸鸟苷）的变化，由此引起不同酶体系催化反应及表现不同的功能状态。用阴阳失调来说明一些疾病的发生正如内经《素问·阴阳应象大论》指出的"阴胜则阳病"。裴廷辅等通过实验认为，针灸治病基础主要在于调节阴阳。环核苷酸是具有广泛调节机能的物质，尤其是 cAMP 和 cGMP 可能是细胞内体现阴阳相平衡的关键环节。

管遵信用耳穴染色法标记实验性阑尾炎、胃溃疡家兔相应耳穴中磷酸酶活性的实验研究，又观察了患者脏腑相应耳穴的组织学改变，发现患病脏腑相应的耳穴，即着色的耳穴全部都有酸性磷酸酶（ACP）活性存在，而对照组的耳穴没有 ACP 活性，这为耳穴诊治疾病原理提供了组织化学依据。

赵钦等在患病脏腑相应耳穴中测定化学元素的变化，以灭菌松节油胸膜腔注射复制家兔急性胸膜炎模型 20 只，对照健康家兔 20 只，其中 8 只右侧胸膜腔注射生理盐水作对照组，4 支空白对照组，测定耳廓染色区非染色组织中一些化学素如 Zn、Cu、Fe 等微量元素和 Ca、Mg、K 等宏量元素的含量。测量结果发现，胸膜炎家兔左、右耳染色区的 Zn、Ca、Fe 等元素含量都比对应的非染色区高，亦比对照组家兔相应耳廓区高，统计学表明呈现显著差异（$P<0.01$）。由于患病的脏腑相应耳穴中，具有化学元素，在耳穴特定敏感区富集，又由于细胞膜通透性改变，渗出液增加，导致耳穴敏感区电阻降低，导电能力增加，这为耳穴染色电测诊断等提供了实验依据。

在耳穴诊治的原理上从不同的途径、用不同的方法去研究和探讨作用机理，作了大量工作，已取得一定认识，但由于耳廓与机体联系是极其复杂的，是多层次、多途径的，对于躯体、内脏有病时在耳穴反应上研究涉及到生理、生化和电子学等许多理论和应用学科，因此仍需临床诊疗和基础实验共同探讨，去研究耳穴的本质，去揭示耳穴的奥秘。

南京医学院陈巩荪、许瑞征等在研究耳穴的过程中，根据临床实践和实验研究绘制了耳诊原理设想图，对研究耳穴诊断原理提供了途径。

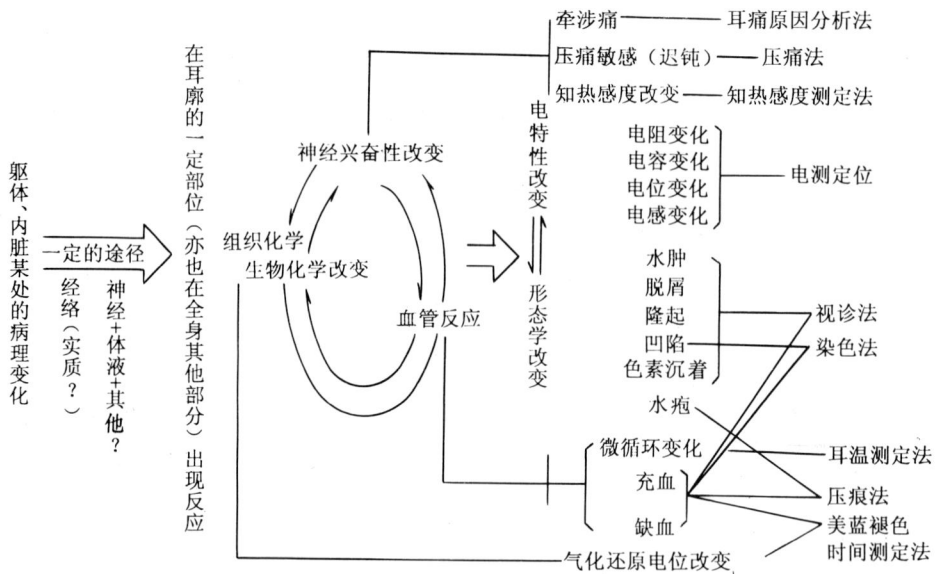

耳穴诊治原理设想图

参 考 文 献

1. 黄帝内经·素问.人民卫生出版社,1978
2. 灵枢经.人民卫生出版社,1979
3. 皇甫谧.《针灸甲乙经》.人民卫生出版社,1982
4. 葛　洪.肘后备急方.人民卫生出版社,1983
5. 孙思邈.备急千金要方.人民卫生出版社,1982
6. 孙思邈.千金翼方.人民卫生出版社,1983
7. 李时珍.本草纲目.人民卫生出版社,1974
8. 杨继洲.针灸大成.人民卫生出版社,1973
9. 王肯堂,诊治准绳.上海卫生出版社,1958
10. 许　毅,等.车医宝鉴.人民卫生出版社,1982
11. 张振鋆辑.厘正按摩要术.人民卫生出版社,1955
12. 南京部队某部.耳针.上海卫生出版社,1972
13. 王　忠.耳针.上海科学技术出版社,1984
14. 陈巩荪,等.耳针的临床应用.江苏科学技术出版社,1982
15. 管遵信.耳针诊治疾病原理综述.1986
16. 刘士佩,等.耳廓诊断与治疗.1986
17. 古　励,等.宝用耳穴诊学手册.山西科学教育出版社,1989
18. 李志明,等.耳穴诊治法.中医古籍出版社,1988
19. 王照浩,等.宝用耳针.广州高等教育出版社,1988
20. 尉迟静.简明耳针学.安徽科学技术出版社,1982
21. 杨传礼.宝用耳穴诊疗法.对外贸易教育出版社,1989
22. 中国针灸学会.国际耳穴诊治学术讨论会论文摘要汇编.1989
23. 中国针灸学会.世界针灸学联合会第一届针灸学术大会论文摘要汇编,1987
24. 中国针灸学会.第二届全国针灸.针麻学术讨论论文汇编,1984
25. 南京中医学院编.中医学概论.人民军医出版社.1958
26. 江苏新医学院.江苏新医学院第二附属医院编.耳穴的来源发展.临床应用及作用原理的出步讨论.1972
27. 湖南医学院主编.生理学,人民卫生出版社.1978
28. 中老年强身顾问.人民体育出版社.1983

图书在版编目（CIP）数据

耳穴诊断学 / 黄丽春主编. —北京：科学技术文献出版社，2004.8（2023.11重印）
ISBN 978-7-5023-4715-4

Ⅰ.耳… Ⅱ.黄… Ⅲ.耳—穴位—诊法 Ⅳ.R241.2

中国版本图书馆 CIP 数据核字（2004）第 077989 号

耳穴诊断学

策划编辑：付秋玲	责任编辑：付秋玲	责任校对：唐 炜	责任出版：张志平

出 版 者	科学技术文献出版社
地　　址	北京市复兴路15号　邮编 100038
编 务 部	(010) 58882938, 58882087（传真）
发 行 部	(010) 58882868, 58882870（传真）
邮 购 部	(010) 58882873
官方网址	www.stdp.com.cn
发 行 者	科学技术文献出版社发行　全国各地新华书店经销
印 刷 者	北京时尚印佳彩色印刷有限公司
版　　次	2004 年 8 月第 1 版　2023 年 11 月第 14 次印刷
开　　本	787×1092　1/16
字　　数	487千
印　　张	22.75
书　　号	ISBN 978-7-5023-4715-4
定　　价	118.00元

版权所有　违法必究

购买本社图书，凡字迹不清、缺页、倒页、脱页者，本社发行部负责调换

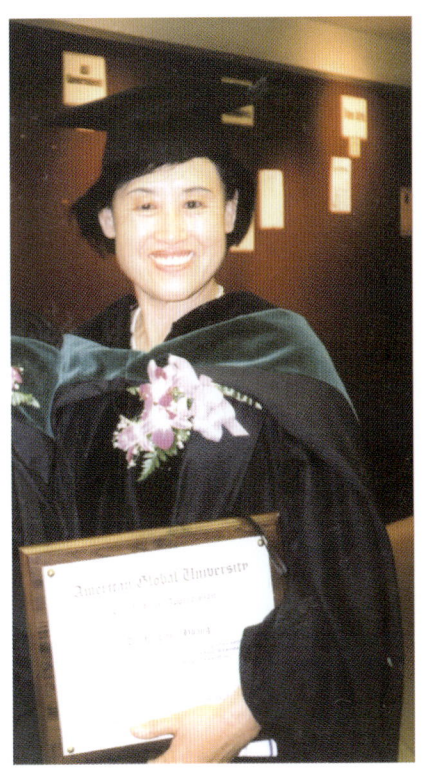

黄丽春为针灸博士班导师

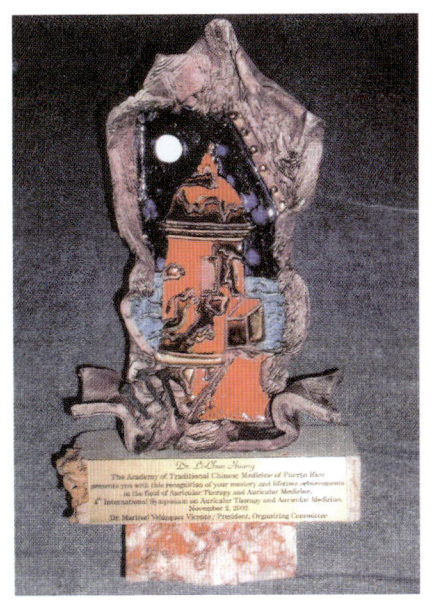

2002年11月，在波多黎哥召开的第四届世界耳医学大会上获得头等奖，并给予终身研究成果荣誉奖

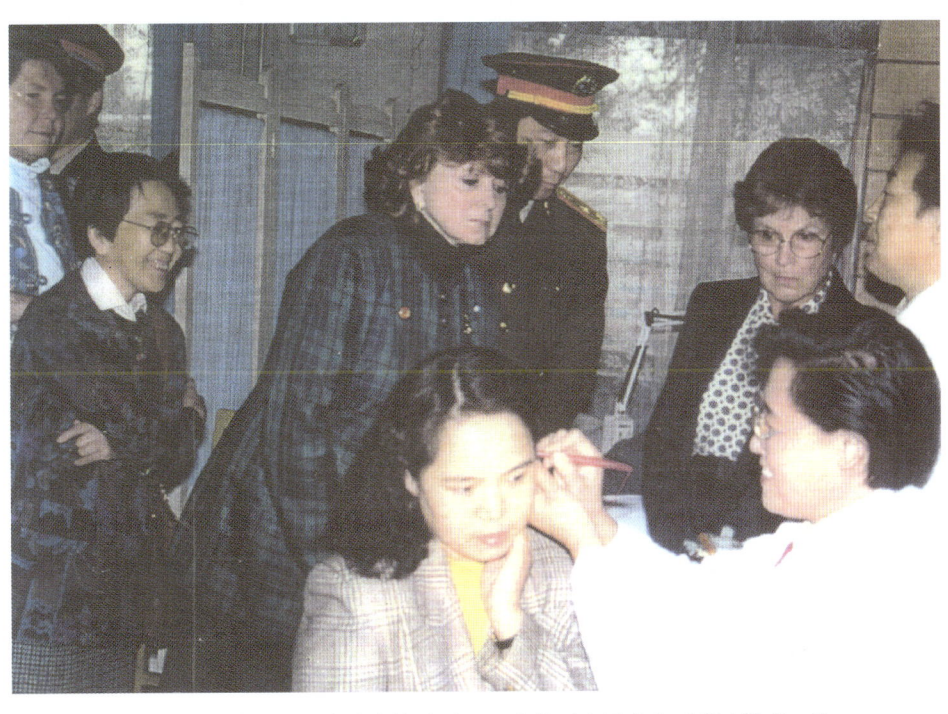

黄丽春医师在中国时经常为来访政要及国宝作耳穴医疗之示范及治疗，该照为美国国防部长培里夫人（后排右起第二位）正聚精会神地看黄医师治疗

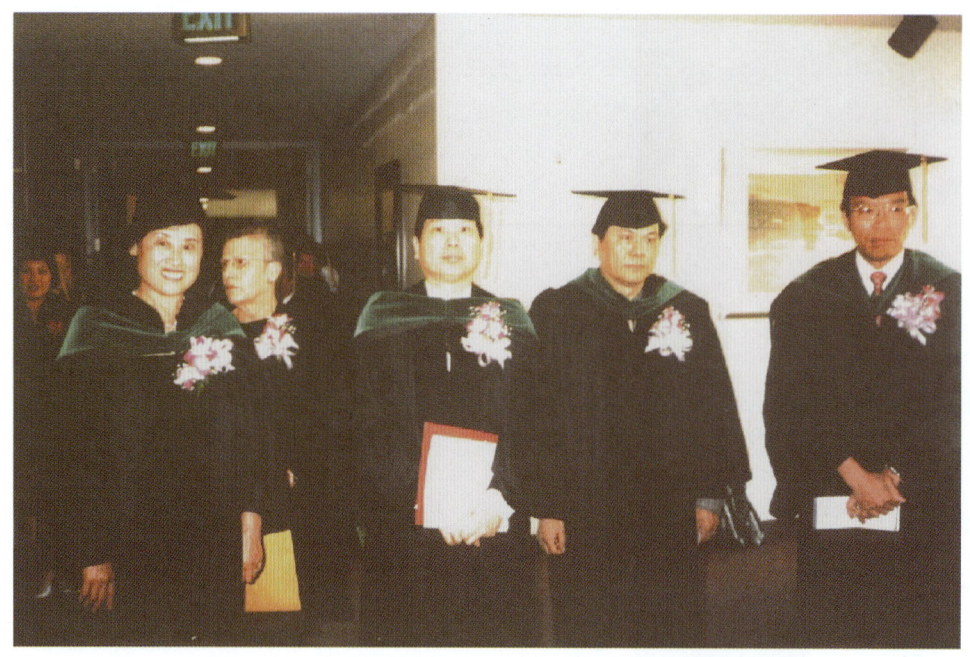

黄丽春医师来美国后致力于推广中医医学教育，该照为1999年摄于美利坚全球大学学生毕业典礼

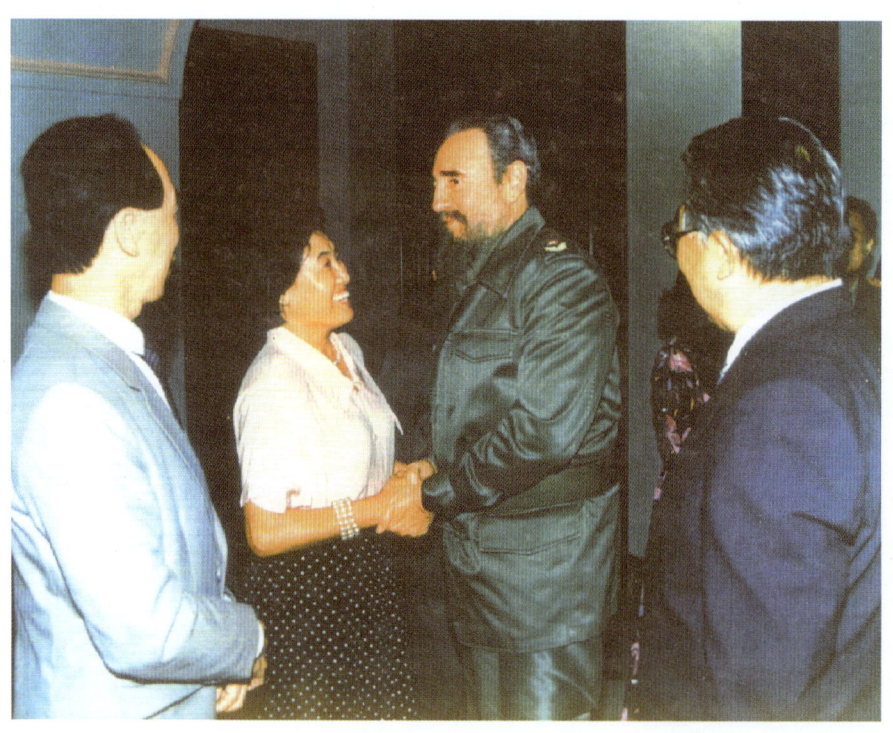

古巴总统卡斯特罗于1994年接见黄丽春医师及其领导之中国医疗代表团，向他们对古巴医学教育之贡献表达谢意

Dr. Li-Chun Huang was awarded a special bonus from PRC Government for her expertise and contributions in medical business.

中國政府爲表彰黃麗春醫師在醫療方面之貢獻，特予頒發政府特殊津貼之證書

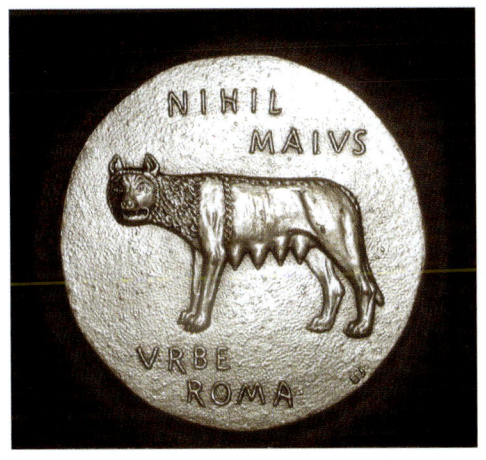

黄丽春医师为意大利总统治疗后获得其赠送此奖章

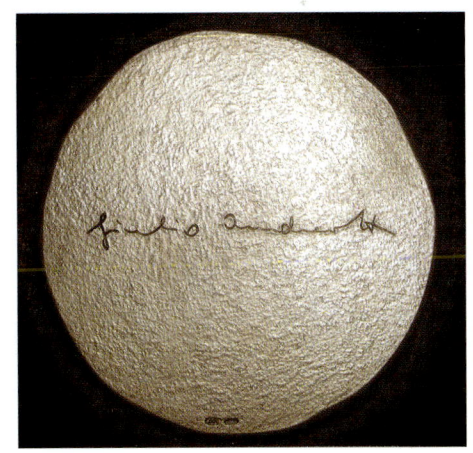

意大利总统赠送黄丽春医师之奖章背面为其亲笔签名